서울의대 기생충학교실 4대가 함께 연구한

임상 기생충학

Seo and Lee's Clinical Parasitology

집필진

대표저자

채종일 서울대학교 의과대학 명예교수

저자

홍성태 서울대학교 의과대학 열대의학교실 교수
최민호 서울대학교 의과대학 열대의학교실 교수
신은희 서울대학교 의과대학 열대의학교실 교수
배영미 서울대학교 의과대학 열대의학교실 교수
홍성종 중앙대학교 의과대학 환경의생물학교실 교수
손운목 경상대학교 의과대학 기생충학·열대의학교실 교수
유재란 건국대학교 의학전문대학원 환경생물의학교실 교수
고원규 인제대학교 의과대학 기생충학교실 교수
서 민 단국대학교 의과대학 기생충학과 교수
박윤규 인하대학교 의과대학 열대의학교실 교수
한은택 강원대학교 의학전문대학원 환경의생물학교실 교수

감수

이순형 서울대학교 의과대학 명예교수
(대한민국학술원 회원)

Seo & Lee's Clinical Parasitology

Jong-Yil Chai
Emeritus Professor, Department of Parasitology and Tropical Medicine, Seoul National University College of Medicine, Seoul, Korea

Co-authors
Sung-Tae Hong, Min-Ho Choi, Eun-Hee Shin, Young-Mee Bae, Sung-Jong Hong, Woon-Mok Sohn, Jae-Ran Yu, Weon-Gyu Kho, Min Seo, Yun-Kyu Park, Eun-Taek Han

서울의대 기생충학교실 4대가 함께 연구한

임상 기생충학

Seo and Lee's Clinical Parasitology

대표저자 | 채종일

저자 | 홍성태 · 최민호 · 신은희 · 배영미 · 홍성종 ·
손운목 · 유재란 · 고원규 · 서민 · 박윤규 · 한은택

감수 | 이순형

머리말

우리나라는 지난날 '기생충왕국'으로 불릴 만큼 각종 기생충질환이 만연하였다. 다행히 최근에는 기생충감염률이 많이 줄어들어 선진국 수준이 되었다. 그러나 유행하는 기생충의 종류가 다양해지고 유행양상도 복잡하게 되어, 매우 새로운 국면을 맞이하고 있다.

예를 들어, 과거에는 회충, 구충, 편충 등 토양매개성 기생충질환에 가려 제대로 인식되지 못하고 있던 새로운 종류의 기생충들이 차츰 부각되어 관심을 끌고 있다. 한동안 사라졌던 말라리아가 1993년부터 다시 나타나 매년 1,000−2,000명의 환자를 발생시키고 있다. 인수공통감염성 및 식품매개성 기생충감염 증례들이 속속 나타나고 있고, 해외여행자 수가 급증하면서 유입 기생충질환들이 새로운 보건문제로 떠오르고 있다.

더불어 기생충감염 환자의 진단과 치료에 더욱더 전문적인 지견과 경험이 요구되는 추세를 보이고 있다.

한편, 최근 많은 국내 기생충학자들이 아시아와 아프리카 등 개발도상국의 기생충감염관리 문제를 도와주기 위한 국제협력사업에 활발히 참여하고 있다. 학생들과 젊은 학자들 중에서도 기생충질환 등 이른바 소외된 열대질환(Neglected Tropical Diseases, NTD)의 관리와 예방을 위한 국제협력 활동에 많은 관심을 기울이고 있는 추세이다.

이에 기생충학 학습 지침서로서 교과서의 필요성은 따로 강조할 필요가 없을 것이다.

우리나라 기생충학의 선구자이신 고 서병설 교수께서 ≪임상 기생충학≫(1962년)과 ≪최신 임상 기생충학≫(1978년)을 저술하신 바 있으며, 그 후 이를 이어받아 이순형 교수(현 명예교수)께서 ≪임상 기생충학 개요≫(1996년)의 집필을 주도하셨다. 그러나 이제 ≪임상 기생충학 개요≫가 출간된 지도 벌써 14년이나 흘렀다. 그동안 몇 차례 개정 작업을 하려 하였으나 여의치 않았던 점은 매우 아쉽다.

다행히 2008년에 서울대학교 의과대학 기생충학교실 출신 동문 12명이 모여 공동저자로 참여하여 개정된 교과서를 발간키로 합의하였다. 이어서 2년여에 걸쳐 원고를 수집하게 되었다. 그동안 모든 저자들이 열심히 노력하여 집필해 주셨고, 이제 곧 탈고를 앞두고 있다. 책명은 영어로는 두 선생님의 학문적 업적을 계승한다는 의미에서 ≪Seo & Lee's Clinical Parasitology≫로 하였고, 우리말로는 ≪임상 기생충학≫을 그대로 사용하기로 하였다(부제 '서울의대 기생충학교실 4대가 함께 연구한'은 에디팅 과정에서 부가되었다).

그림은 서병설 교수님의 ≪최신 임상 기생충학≫(1978년)의 것을 유가족의 동의를 받아 사용한 것이 많으며, 일부는 ≪임상 기생충학 개요≫(1996년)의 것을 그대로 사용하였다. 충체와 증례 사진 등은 가급적 새로 찍어 사용하였다. 주요 학술용어는 대부분 한글로 표시하였고, 학명 등은 〈기생충학 학술용어(II)〉(1995)와 〈기생충학 학술용어(III)〉(1998)를 따르도록 하였다.

이번 책에서 또 하나 달라진 점은 각 기생충별 본문 말미마다 국내에서 이루어진 논문 위주의 참고문헌을 몇 개씩 붙인 것이다. 이를 활용하여 학생들이 교과서 외에 추가로 참고문헌을 통한 학습을 할 수 있도록 하였다.

2010년 1월은 유례없는 강추위가 엄습하여 모두가 꽁꽁 얼어붙은 형국이다. 엄동설한에 이 책의 발간을 위해 애써 수신 서울대학교 의과대학 기생충학교실 대학원생 여러분과 출판을 맡아 주신 서울대학교출판문화원 관계자 여러분께 심심한 감사의 말씀을 드린다.

2010년 1월
서울대학교 의과대학
기생충학교실 303호실에서

대표저자 채종일

차례

Chapter 01

기생충학 총론

Chapter 02

기생충학 각론

I. 원충학

II. 연충학

연충류

선충류

흡충류

조충류

Ⅲ. 의용절지동물학

Ⅳ. 항원충제와 구충제

Chapter

01

기생충학 총론

Introduction to Parasitology

기생충학 총론

Introduction to Parasitology

이순형, 채종일, 신은희, 배영미

1. 기생충감염의 특성
2. 각종 생활양식과 기생충
3. 숙주-기생충 상호관계
4. 생태계와 기생충
5. 기생충감염의 역학
6. 기생충감염의 병인론
7. 기생충감염의 면역
8. 기생충감염의 진단
9. 기생충감염의 치료
10. 기생충감염의 예방과 관리

1

기생충감염의 특성

1 질병과 인간생활

사람이 삶을 살아가는 데 있어서 불행을 초래하고 인간을 비참의 구렁텅이로 몰아넣는 요인은 사람마다 그 입장이나 관점에 따라 다르겠으나 대체로 질병과 빈곤, 무지로 요약할 수 있을 것이다. 이 세 가지 요인은 서로 밀접한 상관관계를 맺고 악순환의 고리를 만들고 있어서 그 순환속도가 빠르면 빠를수록 사람은 더 불행해지고 비참해지며, 반대로 이 고리를 끊을 때 건강과 풍요와 지혜를 얻고 행복한 삶을 누리게 된다.
의학도는 위의 세 가지 요인 중 질병을 일차적으로 공략함으로써 악순환의 고리를 끊고 인간의 행복을 추구하는 것을 목표로 한다.

2 풍토병(Endemic disease)적 성격

인류 역사에서 질병이 인간에게 가장 큰 영향을 미친 것으로 흑사병, 콜레라, 인플루엔자 등과 같은 감염병(communicable disease)을 예로 들 수 있을 것이다. 이런 급성감염병은 단기간에 걸쳐 세계적으로 전파되면서 많은 감염인구를 발생시키고 높은 사망률을 나타내기 때문에 공포의 대상이 되어 왔다. 이에 비해 만성감염병은 장기간에 걸쳐 어느 특정 지역에 늘 존재하는 풍토병(지방병, endemic disease)의 성격을 띠면서 역시 많은 감염인구를 발생시키지만 은밀하고 잠행성 특징으로 인해 사람들의 주의나 관심을 끌지 못하고 의학적 주시 대상에서도 벗어나는 일이 많다.

이러한 만성감염병의 성격을 가장 잘 갖춘 것이 기생충감염이다. 대부분의 기생충감염은 만성적이고 장기적인 경과를 취하고, 감염률이 높은데 비해 사망률은 그리 높지 않으며 임상증상도 미약한 것이 보통이다. 그러나 장기간에 걸쳐 감염자의 건강을 해친다. 이와 같이 어떤 질병이나 위험 인자에 기인한 건강의 손실을 계량화하기 위하여 세계은행은 '장애보정연수(DALY: Disability-adjusted life year)'라는 개념을 도입하였다. 즉 '건강한 생활' 중 1년을 손실하게 되는 단위를 1 DALY로 한다. 즉 높은 기생충감염률은 인류의 '건강한 생활'을 장기간 침해하게 되는 것이다.

기생충감염의 또 하나의 특징은 일반적으로 감염인구가 가난하고 무지한 사회 계층에 속하는 경우가 많다는 점이다. 빈곤이 기생충질환을 가져오는 것과 관련되는 요인으로 위생상태의 불량, 영양실조, 문맹, 인구 과밀 등을 들 수 있다. 이 밖에도 기생충감염은 유행지역의 생태학적 조건과 지역 주민들의 풍습과 종교 등의 사회, 경제, 문화적 특성과 밀착되어 발생하므로 기생충감염은 관리가 대단히 어렵고, 성공적인 관리에 오랜 시간이 소요된다.

3 열대질환(Tropical disease)으로서의 성격

위의 여러 가지 특징으로 말미암아 기생충감염이 세계 각국에서 국가 주요 보건정책의 우선순위에서 밀려나고, 따라서 더욱 넓은 지역적 분포와 높은 감염률을 지속적으로 유지하게 되는 것이다. 또 기생충감염은 국가별로 볼 때에도 한 지역사회의 빈곤계층에서 많이 발생하듯이 잘사는 선진국에서는 문제가 되지 않는 반면, 저개발국가나 개발도상국에서는 국가 발전을 저해할 정도의 심각한 문제가 된다. 이를테면 기대수명(life expectancy)은 2008년 기준으로 볼 때 선진국에서는 80세인데 비해 개발도상국 중에는 60세 이하로 남아 있는 곳이 많다. 감염병으로 인한 사망률은 선진국에서는 40%인데 비해 개발도상국에서는 80%에 달하고 이 중 기생충질환이 큰 비중을 차지한다. 이런 저개발국가나 개발도상국이 공교롭게도 열대 또는 아열대지역에 위치하고 있고, 기생충 발육에 알맞은 생태 및 기후조건을 갖추고 있기 때문에 기생충감염은 주로 이들 지역에 만연해 있다(그림 1).

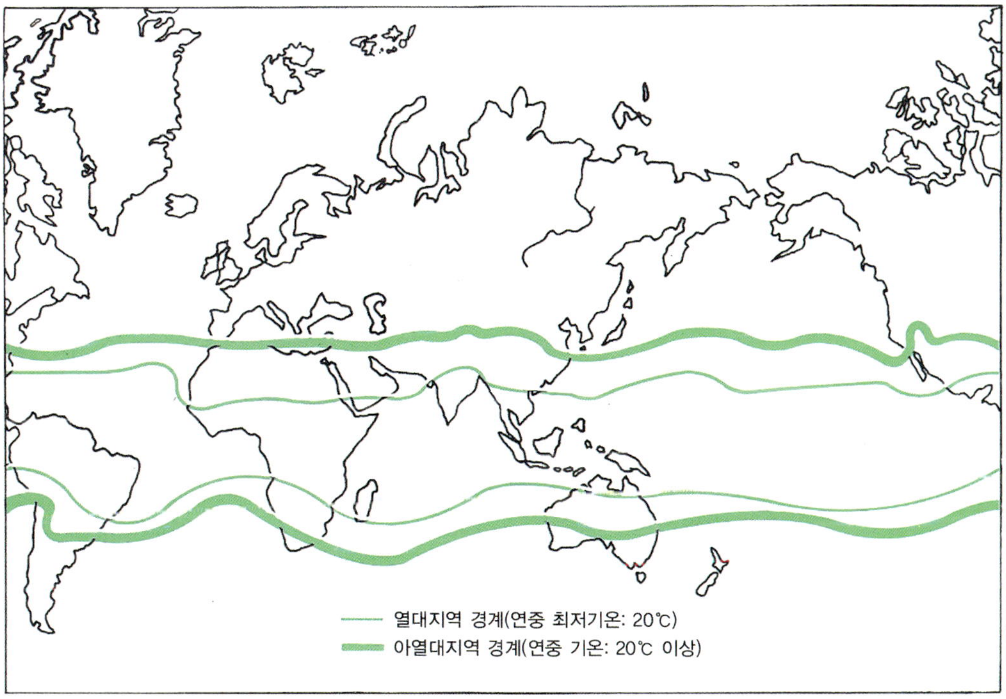

그림 1. 열대와 아열대지역.

이들 지역에 토착화한 풍토병을 열대질환(tropical disease)이라 부르기도 하는데 기생충감염이 그 주류를 이룬다.

예를 들면, 세계보건기구(WHO)에서 최근 30여 년간 역점을 두고 관리해 온 6대 열대질환—말라리아와 주혈흡충증, 파동편모충증, 리슈만편모충증, 사상충증, 나병—중 다섯 종류가 기생충질환이다.

최근 2007년 2월부터는 '소외된 열대질환(NTD, neglected tropical diseases)' 12가지를 선정하여 주요 관리대상으로 삼기 시작했다. 그 중 7가지가 기생충질환으로 주혈흡충증(schistosomiasis)과 파동편모충증(trypanosomiasis), 리슈만편모충증(leishmaniasis), 회선사상충증(onchocerciasis), 림프관 사상충증(lymphatic filariasis), 메디나충증(dracunculiasis), 토양매개성 연충증(soil-transmitted helminthiases)이다. 나머지 5가지는 요스(yaws)와 부룰리궤양(Buruli ulcer), 콜레라(cholera), 뎅기열(dengue fever), 나

병(leprosy)으로 미생물질환이다.

기생충감염의 세계적 현황은 표 1에서 보는 바와 같다.

표 1. 기생충질환별 전 세계 추정 감염인구 수(Schmunis and López-Antuñano, 2005).

질환별	감염인구(명)	감염노출 인구(명)	DALY
아프리카수면병	25-30만	5,000-5,500만	1.6
샤가스병	1,600-1,800만	6,000만	0.6
아메바증	50,000만	전 세계	–
회충증	78,500-150,000만	전 세계	1.2
간흡충증	700만	28,930만	–
타이간흡충증	1,030만	6,350만	–
메디나충	16-17만	10,000만	–
요충	40,000만	전 세계	–
간질	240만	18,000만	–
사상충증(림프관)	7,860-9,000만	75,100만	5.6
람블편모충증	20,000만	전 세계	–
구충증	75,000-100,000만	전 세계	1.8
장흡충증	4,000-5,000만*	40,000-50,000만	–
리슈만편모충증	1,200-1,300만	35,000만	2.4
말라리아	50,000만	240,000만	42.3
회선사상충증	1,750만	7,500-8,000만	1.0
폐흡충증	2,050만	19,480만	–
주혈흡충증	20,000만	40,000-50,000만	1.8
분선충증	8,000-10,000만	전 세계	–
유무구아시아조충증	7,000만	70,000만	–
편충증	75,000-104,900만	전 세계	1.6

* Fried et al. (2004).

4 기생충감염이 사회에 미치는 영향

기생충감염이 한 국가나 지역사회에 직접 또는 간접으로 미치는 영향을 살펴보면 다음과 같다.

1) 직접적 영향

높은 감염률로 인하여 많은 사람들이 질병으로 인해 고통을 받으며, 심한 경우 사망률도 대단히 높을 수 있다.

2) 간접적 영향

① 다른 질병의 발생을 조장 또는 촉진한다.

② 영양장애로 인해 성장과 발육을 지연시킨다.

③ 질병으로 인해 작업시간의 단축, 기술습득의 미숙, 의료비 지출의 증가 등 경제적 손실을 초래한다.

이와 같은 일반적인 영향 외에도 아프리카지역 국가에서 알려진 바와 같이, 국가중점사업으로 건설한 다목적 댐이 오히려 주혈흡충증(schistosomiasis)이나 회선사상충증(onchocerciasis)을 더욱 만연케 하는 요인이 되어 국민복지정책이 무위로 돌아간 사례도 있었다. 때로는 한 국가의 정치성향이나 집권자의 정치생명까지 좌우하는 경우도 있었다.

5 우리나라의 기생충감염

1) 우리나라의 현황

우리나라도 과거에는 기생충 누적감염률이 200%에 달하여 국민 1인당 2종 이상의 기생충에 감염되었던 시기도 있었다. 그러나 1966년 기생충질환예방법이 공포, 시행되어 집단관리 사업이 활발히 진행되었으며, 아울러 국민의 소득과 교육수준의 향상과 생활환경의 개선이 때맞춰 이루어졌다. 이에 따라 현재는 기생충감염률이 격감되기에 이르렀고, 특히 장내 기생충 문제가 그러하다.

2) 향후 변동양상

기생충감염률은 인구이동이나 전쟁, 내란과 정치, 경제, 사회적 불안정 등의 요인에 따라 대단히 유동적이기 때문에 항상 감염률 변동의 추이를 감시하고 이에 대한 대비를 소홀히 해서는 안 된다. 특히, 인구이동은 기생충을 고유 유행지에서 다른 지역으로 쉽게 전파되도록 하기도 한다. 1990년대 초 기준으로 지구상의 인구 중 약 5억 명이 항공편으로 국경을 넘었으며, 약 5,000만 명이 피난이나 기타 이유로 생활 근거지를 떠난 것으로 알려졌다. 이같은 인구이동은 기생충의 이동을 동반하므로 이미 기생충감염관리가 성공적인 지역에서도 재유행할 가능성이 언제나 있다. 수입 식료품 역시 식품매개성 기생충감염(food-borne parasitic infections) 확산의 주요 원인이다.

우리나라가 향후 직면할 것으로 예상되는 기생충감염의 변동양상을 요약하면 다음과 같다.

① 토양매개성 기생충(soil-transmitted parasites)의 지속적 감소

② 외래성, 수입성 기생충질환(foreign or imported parasitic diseases)의 증가

③ 인수공통감염증(zoonotic infection)의 증가

④ 기회감염(opportunistic infection)의 증가

⑤ 자유생활종(free-living species)의 병원성 획득

⑥ 신종(new species) 발견으로 인한 새로운 인체기생충증의 출현

즉, "세계는 작아지나 더욱 복잡해진다"는 말과 같이 우리나라의 기생충감염도 그 감염인구는 줄어들지만 문제는 더욱 어려워지는 양상으로 변하고 있다.

6 기생충학의 성격

1) 기생충감염의 진단, 치료, 관리의 측면

기생충학 학습목적에서도 명시한 바와 같이, 기생충과 그 질환에 관한 지식과 수기의 습득은 일차적으로 기생충질환의 진단, 치료, 예방과 관리에 활용할 수 있다. 이는 인간 불행의 악순환 요인 중 의학도가 목표로 하는 질병퇴치를 통하여 인류에 공헌하는 첩경이 된다. 특히 기생충질환이 사회의 가난하고 무지한 계층에서 많이 발생하는 점을 감안할 때, 기생충질환의 퇴치는 '의학은 인술'이라는 이념을 실천하는 길이라 하겠다.

2) 과학으로서의 기생충학

기생충은 동물계에 속하는 병원체로 단세포생물체인 원생동물(원충,Subkingdom Protozoa), 선형동물(Phylum Nemathelminthes), 편형동물(Phylum Platyhelminthes), 절지동물

(Phylum Arthropoda) 등 분류학상 넓은 범주의 동물들을 포괄한다. 그러므로 이에 대한 연구가 매우 다양하며 때로는 독특한 개념을 창출하기도 한다.

기생충학은 기생생활과 계통발생, 생태학, 형태학, 생리학, 생화학 등의 기초적인 접근법과 병리학, 약리학, 면역학, 유전학, 역학 등의 실제적인 접근법에 따라 분자 수준에서 세포, 조직, 기관, 개체, 집단에 이르기까지 무궁무진하게 연구할 수 있다. 그리고 그 결과는 과학적으로 매우 진귀한 독창성을 인정받으며, 무엇보다도 학문적인 흥미가 두드러진다.

더구나, 기생충학의 새로운 지견은 기생충감염의 퇴치에 직접 응용이 되므로 우리의 현실 문제를 해결하는 데 필수적임은 물론 세계적인 보건문제의 해결에 크게 공헌할 수 있는 것이다. 실제로 그동안 우리나라 기생충감염관리에 성공한 경험과 축적된 지식이 국제사회에서 좋은 평가를 받아 여러 나라에서 활용되고 있다. 그동안 국내 기생충학자들이 발견하여 기록한 신종 기생충은 20여 종이며, 이 중 3종은 인체감염을 일으킨다.

오늘날 지적 자원마저 전략무기화 하는 국제 경쟁시대에 기생충학의 연구는 우리의 문제를 우리 지혜로 해결한다는 학문적 자립정신을 함양하고, 과학 선진을 지향하는 우리나라의 국위선양을 위해 민족의 지적 자산을 축적하는 데 있어서 가장 좋은 모델이 되는 것이다. 더욱이 이루어진 것보다는 앞으로 이루어야 할 과제가 산적해 있으므로 이를 지향하는 의학도의 장래는 밝고 한없이 열려 있다.

3) 인류에게 유익한 생물체로서의 기생충

기생충은 자신이 숙주에 병을 일으키기도 하지만 발열과 번역소설 기능 등을 통하여 다른 질환을 호전시키는 매우 이로운 면도 가지고 있다.

말라리아원충은 감염자의 체온이 40℃에 달하는 열을 나게 하는데, 이는 열에 매우 약한 뇌 속의 매독(syphilis) 균을 사멸시켜 뇌매독(neurosyphilis)을 치료할 수 있다. 이러한 점을 이용하여 매독 감염자에게 말라리아원충을 인공접종하여 많은 환자의 생명을 구한 일이 있었다. 율리우스 바그너 폰 야우레크(Julius Wagner von Jauregg)는 이 업적을 인정받아 1927년 노벨의학상을 받기도 하였다.

최근에는 돼지편충(*Trichuris suis*)을 크론병(Crohn's disease) 또는 궤양성대장염

(ulcerative colitis) 환자에게 인공감염시켜 대장염증상을 완화시킨 보고가 나오고 있다. 또한 개구충(*Ancylostoma caninum*)을 기관지천식(bronchial asthma) 환자에게 인공감염시켜 천식증상을 완화시킨 결과도 계속 보고되고 있다.
나아가 선천적으로 알츠하이머병(Alzheimer disease) 유전자를 가진 마우스에 톡소포자충(*Toxoplasma gondii*)을 감염시키면 알츠하이머 진행이 지연된다는 연구보고도 나오고 있어 기생충을 이용한 타 질환 치료에 좋은 전망을 준다.

2
각종 생활양식과 기생충

1 생물체의 각종 생활양식

자연계에서 생물이 살아가려면 생물체가 서로간에 연관을 맺는 일이 필수 불가결하다. 같은 종(species)의 생물이 떼나 무리를 짓고 사는 집단생활 공동체를 동종연합(同種聯合, homospecific association)이라 한다. 서로 다른 종의 생물이 어울려 공동체를 이루는 것을 이종연합(異種聯合, heterospecific association)이라 한다.

동종연합의 경우 양이나 얼룩말, 개미, 꿀벌 등에서 볼 수 있듯이, 자신들의 생존에 어떤 이익을 가져오기도 하지만 각 개체간의 관계는 비교적 소원한 편이다. 이에 비해 이종연합에서는 각 개체간에 보다 밀접한 관계가 형성되는데, 그 이해관계에 따라 다음과 같은 몇 가지 생활양식으로 분류한다.

1) 공서생활(共棲生活, Symbiosis)

서로 다른 종의 생물이 일정하게 불가분의 관계를 맺고 서로 협조, 의존함으로써 상대방 생물이 없이는 생존할 수 없는 것을 말하며, 이런 개체를 공생자(symbiont)라 한다. Mutualism과 동의어로 사용되기도 한다. 예로는 흰개미(termite)와 장내 편모충류(intestinal flagellate)인 트리코님파(*Trichonympha*)의 관계가 있다.

2) 기거생활(寄居生活, Commensalism)

두 생물체의 관계가 기거, 즉 서식처(shelter)를 주고받는 것 이외에 특별함이 없을 때를 말한다. 한 생물체의 경우 생존에 필요한 공간이나 먹이를 얻지만 다른 생물체는 이익도 불이익도 받지 않는다. 학자에 따라 이를 편리공생(便利共生)이라 하기도 하고, Raumparasitismus라 부르기도 한다. 예로는 소라게(hermit crab)와 말미잘(sea anemone)의 관계가 있다.

3) 기생생활(寄生生活, Parasitism)

한 생물체가 다른 생물체의 체내 또는 체표에 일시적 또는 영구적으로 서식하면서 영양물을 탈취하는 생활양식을 말하며, 서식처와 영양물을 탈취해 가는 생물을 기생체(parasite), 이를 제공하는 생물을 숙주(host)라 한다. Parasite는 희랍어의 parasitos에 어원을 두고 있으며, 다른 생물체에 의존해 살면서 이익을 취하는 식물 또는 동물을 일컫는 말이다. 넓은 의미에서 기생생활을 영위하는 생물체 모두를 기생체(parasite)라 부르지만, 좁은 의미로는 이들 기생체 가운데 동물계에 속하는 것만을 한정하여 기생충(parasite)이라 한다.

2 기생생활과 기생충

현대에 이르러 기생충의 생리와 대사에 관한 연구가 진척됨에 따라 기생생활을 위의 고전적인 정의만으로는 설명하기 어렵게 되었다. 따라서 기생생활을 숙주에 대한 대사의존도(metabolic dependence)로 이해하려는 시도가 있다. 이 관점에 따르면, 완전한 기생생활을 '대사의존도 100%'로, 자유생활(free living)을 하는 생물체를 '대사의존도 0%'로 표시하며 그 범주 안에 여러 형태의 기생생활이 포함된다.

대사의존도란 ① 영양물질의 공급, ② 발육에 필요한 자극, ③ 소화효소의 이용, ④ 성숙 조절 가운데 하나 또는 그 이상을 숙주에 의존하는 것을 뜻한다.

1) 기생충의 여러 유형

기생충은 숙주 체내에서 고유한 서식장소를 갖는 경향이 있는데, 이를 정상 기생부위(normal habitat)라 하고, 이 서식처 내에서도 더욱 미시적인 서식부위를 생태학적 기생부위(ecological niche)라 부른다.

정상 기생부위를 이탈하여 다른 장기에 들어가 살 때 이를 이소기생(異所寄生, ectopic parasitism)이라 하고, 그러한 개체를 이소기생충(ectopic parasite)이라 한다. 기생부위에 따라 기생충을 대별할 때 숙주 체내에 기생하는 것을 내부기생충(endoparasite), 체표에 기생하는 것을 외부기생충(ectoparasite)이라 한다. 기생생활에 적응한 정도에 따라 전적으로 숙주에 의존하는 것을 편성기생충(obligatory parasite), 부분적으로 자유생활을 하기도 하는 것을 통성기생충(facultative parasite)이라 칭한다. 또 숙주에 대한 병원성에 따라 병원성 기생충(pathogenic parasite) 또는 비병원성 기생충(non-pathogenic parasite)으로 구분하기도 한다.

한 숙주내에 여러 종의 기생충이 동시에 기생할 때 이를 다기생(多寄生, polyparasitism)이라 하고, 동종 기생충의 자웅(雌雄) 또는 한 기생충이 다른 기생충에 기생할 때 이를 중기생(重寄生, hyperparasitism)이라 하는데, 특히 후자를 epiparasitism이라 한다.

2) 기생충학(Parasitology)의 범위

기생생활을 하는 기생체 가운데 동물성 기생체(animal parasite)를 주로 연구하는 학문을 기생충학이라 한다. 기생충 중에서 단세포 단위(single cell-like unit)로 된 원생동물인 원충(protozoa)에 대한 학문을 원충학(protozoology)이라고 하며, 조직과 기관이 발달한 후생동물(metazoa)인 연충(helminth)에 대한 학문은 연충학(helminthology) 또는 윤충학이라 한다. 이외에 절지동물(arthropoda)을 연구하는 학문은 절지동물학(arthropodology)이며, 그중에서 곤충만을 대상으로 할 경우 곤충학(entomology)이라 한다. 이 세 가지가 기생충학의 주를 구성하는 분야이다.

기생충학 중에서도 특히 인체에 기생하여 인체 질병의 병원체 또는 매개체로 작용하는 것을 연구하는 분야를 인체기생충학(human parasitology) 또는 임상 기생충학(medical or clinical parasitology)이라 한다. 근래에 기생충뿐 아니라 인체의 질병이나 위해를 가져오는 절족동물, 강장동물, 척추동물 등을 포함한 동물성 병원체 전반을 연구하는 경향이 있는데, 이런 학문이 의동물학(medical zoology)이다.

위생동물학(sanitary zoology)이라는 분야는 숙주 체표에 기생하여 각종 전염병을 매개하는 동물, 기생충의 중간숙주가 되거나 인체에 해로운 유독물질을 가진 동물을 대상으로 하는 학문이다. 여기에는 의연체동물학(medical malacology)이 속하는데, 의학적으로 중요한 갑각류(crustaceans)와 진드기를 연구하는 영역(medical acarology)이 포함된다.

3 기생충의 분류 및 명명법

자연계의 생물들은 생식이나 형태, 생태로 보아 서로 다른 집단과 구분할 수 있는 단위를 이루고 있다. 이를 구분하는 학문을 분류학(taxonomy)이라 한다. 생물의 집단을 통상 다음과 같은 순서의 분류단위로 구분한다.

① 계(界, kingdom)

② 문(門, phylum)

③ 강(綱, class)

④ 목(目, order)

⑤ 과(科, family)

⑥ 속(屬, genus)

⑦ 종(種, species)

미지의 생물을 관찰해서 분류하고 그 종을 확인하는 과정을 동정(identification)이라 하며, 종의 동정에 필요한 여러 요소를 표로 만들어 비교하게 되는데 이 표를 검색표(key)라 부른다.

1) 기생충의 명명법

기생충 명명은 린네(Linnaeus)가 1758년에 확립한 이명법(二名法, binomial nomenclature)의 원칙에 따라 이루어지며, 세부사항은 국제동물학명명법(International Code of Zoological Nomenclature)에 따라 정한다.

즉 기생충의 어떤 종을 표현하려면 라틴어로 된 속명(屬名, generic name)을 대문자로 시작해서 쓰고, 이어 종명(種名, species name)을 소문자로 시작해서 쓴다. 그 뒤에 명명자의 이름을 쓰고 콤마(,)를 찍은 뒤 명명된 해를 명기한다. 이것을 학명(scientific name)이라 부른다.

예: 회충의 학명

Ascaris	*lumbricoides*	Linnaeus,	1758
(속)	**(종)**	**(명명자)**	**(명명년도)**

여기서 속명과 종명은 다른 문자와 구별하기 위해서 이탤릭체의 활자를 쓴다. 같은 책이나 논문 속에서 학명이 반복해서 쓰일 경우 첫 번째에는 학명을 모두 써야 하나 두 번째부터는 속명을 줄여 쓸 수 있다. 이때 속명의 경우 대문자만 남기고 마침표(.)를 찍은 다음 종명을 쓰는 것이 올바른 생략법이다.

예: *A. lumbricoides*

또 과명(family name)을 표기할 때는 대표(代表) 속(屬)의 어근에 '-idae'라는 어미를 붙이고, 상과명(superfamily name)을 표기할 때는 '-oidea'의 어미를 붙인다.

예: 회충과 Ascaridae
회충상과 Ascaridoidea

학명은 세계 공통으로 적용되나 나라에 따라 자국내의 통용을 위해 각국 학회가 정한 그 나라 이름이 있는데, 이를 '향명(鄕名, common name)'이나 '속명(俗名)'이라 한다.

예:	*A. lumbricoides*	*E. vermicularis*
우리나라	**회충(蛔蟲)**	**요충**
미국	roundworm	pinworm

2) 기생충질환의 명명법

기생충질환을 표기할 때는 속명에서 어미를 뗀 다음 그 어간에 '-iasis' 또는 '-osis'를 붙이면 된다. 우리말의 경우에는 '향명(鄕名)'에 '-증(症)'을 추가하면 된다.

예:	*Ascaris* - ascariasis	**회충 - 회충증**
	Clonorchis - clonorchiasis	**간흡충 - 간흡충증**
	Toxoplasma - toxoplasmosis	**톡소포자충 - 톡소포자충증**

4 숙주(host)와 매개체(vector)

1) 감염과 침습

기생충을 갖는 숙주는 일반적으로 크기가 기생충보다 크며 또 계통발생학적으로도 더 진화된 동물인 경우가 보통이다.

기생충이 숙주내에 침입, 기생하는 것을 감염(感染, infection)이라 하는데, 외부기생충처럼 숙주에서 분열, 증식하지 않는 종류에 대해서는 침습(侵襲, infestation)이란 용어를 사용한다.

예: *Ascaris* infection, *Toxoplasma* infection, head louse infestation

2) 감염형

기생충의 발육시기 중 어느 특정한 때에만 숙주내에 침입하여 기생생활에 성공하게 되는데, 이런 시기를 감염기(infective stage), 발육형태를 감염형(感染型, infective form)이라 한다.

예:	*Ascaris lumbricoides*의 감염형	- 자충포장란(embryonated egg)
	*Ancylostoma duodenale*의 감염형	- 제3기 사상유충 (the third stage filariform larva)
	*Entamoeba histolytica*의 감염형	- 4핵성 포낭(quadrinucleate cyst)

3) 숙주의 분류

한 종류의 기생충이 여러 종류의 숙주를 감염시킬 수 있는 경우 그 중 가장 보편적으로 감염되는 숙주를 '주숙주(主宿主, principal host)'라 부른다.

기생충은 발육과정에서 여러 단계의 숙주를 거치기도 하는데 성충기(adult stage)나 유성생식(sexual reproduction)을 영위하는 숙주를 '종숙주(終宿主, final host or definitive host)'라 하고, 유충기(larval stage)나 무성생식(asexual reproduction)을 보유하는 숙주를 '중간숙주(中間宿主, intermediate host)'라 한다. 기생충의 종류에 따라 중간숙주가 둘이 될 수도 있는데, 처음 것을 '제1중간숙주(the first intermediate host)', 나중 것을 '제2중간숙주(the second intermediate host)'라 부른다.

기생충이 숙주 체내에서 번식하지 않고 피포(encapsulation) 또는 피낭(encystation)의 상태로 있다가 다음 숙주에게 섭취되는 경우, 이런 상태의 기생충을 보유한 숙주를 '운반숙주(transport host)'라 한다. 또 자연계에는 감염기 유충을 가진 중간숙주를 종숙주가 섭취하지 않는 경우가 있는데, 이를 생태학적으로 연결해 주는 동물들이 있다. 이들은 '연장중간숙주(延長中間宿主, paratenic host)'라 부른다.

사람의 기생충이 다른 동물도 감염시킬 수 있을 때, 사람과 동종의 기생충을 갖고 있어 사람감염의 근원을 제공하는 동물을 '보유숙주(保有宿主, reservoir host)'라 한다.

흡혈성 절족동물(blood sucking arthropods)은 기생충을 한 숙주로부터 다른 숙주로 전파하는 경우가 많은데, 이를 '매개체(媒介體, vector)'라 한다. 때로 연충이 어떤 병원체의 매개체 구실을 할 때도 있는데, 이것을 helminthic vector라 부른다.

3

숙주-기생충 상호관계

1 숙주특이성(Host specificity)

기생충은 일정한 종류의 숙주에서만 발육하고 성장하는 성질이 있다. 회충과 무구조충 같은 '소숙주성(少宿主性, stenoxenous)' 기생충은 사람에서만 성충으로 발육한다. 한편 선모충과 간흡충 등의 '다숙주성(多宿主性, euryxenous)'은 사람뿐 아니라 여러 동물에서 성충으로 발육할 수 있다. 또 생활사(life cycle)를 완료하는 데 둘 이상의 숙주가 필요한 기생충은 발육 도중 어느 시기가 되면 광범위한 숙주에 침입한다. 그러나 다른 단계에서는 한 숙주에만 기생하는 경우도 있다.

이와 같은 기생충과 숙주 간의 엄격하거나 관대한 관계를 '특이성(specificity)'이라 하는데, 이런 현상은 기생충의 감염력과 숙주의 감수성(susceptibility), 습성 등 복잡한 요인에 의해 결정된다. 그렇지만 근연관계에 있는 숙주동물은 기생충에 대해 대체로 비슷한 감수성을 갖고 있어서 숙주-기생충 특이성은 숙주동물의 분류나 계통발생학적 위치를 결정하는 데 활용되기도 한다.

2 기생충의 진화(Evolution of parasites)

기생충이 어떤 진화과정을 거쳐서 숙주에 기생하게 되었는지 아직도 명백하지는 않다. 그러나 동물은 개체보존이나 종족보존을 위하여 섭식과 생식, 방어의 본능이 있고, 생존을 위해서는 자유생활보다 다른 동물에 의존하는 것이 편리할 때가 많다. 이런 조건을 만족시켜 줄 숙주를 찾아 기생할 수 있게 적응(adaptation)한 것이 현존하는 기생충이라 생각된다. 당초에는 자유생활종이던 것이 먹이선택과 외적을 피하기 위해서 우연히 숙주 체내에 들어갔다가 그 환경에 적응, 기생생활을 하게 되었으리라 믿어진다.

그러나 기생충이 숙주에게 주는 피해가 너무 커서 숙주가 죽으면 기생충 자신도 죽게 되는 운명이기에 숙주에게 치명적인 영향을 주는 기생충들은 도태되었을 것이다. 따라서 성공적인 기생생활(successful parasitism)이란 숙주에게 최소한의 피해를 주면서 기생충 자신의 수명이 다할 때까지 최대의 이익을 누리면서 살아남는 것이라 할 수 있다.

그러므로 기생충의 진화는 자유생활에서 시작되어 단순운반(phoresis), 기거생활, 기생생활의 방향으로 진행되었으며 장차 공서생활로 이행하게 되리라 생각된다. 예를 들어, *Entamoeba moshkovskii*는 자유생활종이고, 대장아메바(*Entamoeba coli*)는 기거생활종, 그리고 이질아메바(*Entamoeba histolytica*)는 기생생활종이다. 이런 이행과정을 보여주는 기생충들이 실제로 남아 있기에 기생충을 '살아 있는 화석(living fossil)'이라 부르는 학자도 있다.

3 기생충의 생식(Reproduction of parasites)

기생충이 성충이 되기 위해서는 복잡한 생활사를 거쳐야 하고, 그 복잡한 과정을 거칠 때마다 생존에 위협이 되는 불리하고 위험한 조건에 놓이게 되는 일이 많다. 그래서 생활사가 간단한 기생충은 세계적 분포를 하게 되는데 비해 복잡한 생활사를 가진 기생충은 분포지역의 한계가 있다.

이와 같은 조건을 극복하고 생활사를 이어가자면 기생충에게는 막대한 번식력이 필요하다. 또 불리한 환경조건에서 살아남으려면 각 발육단계의 기생충은 외부에 대한 저항력을 가져야 한다. 회충란의 3층 난각구조, 아메바의 포낭(cyst) 형태가 그 좋은 예이다.

생식방법도 각 기생충의 종류와 발육시기의 특성에 따라 다양하다.

1) 무성생식(Asexual reproduction)

(1) 이분열(binary fission): 이질아메바(*Entamoeba histolytica*)

(2) 다분열(multiple fission, schizogony): 말라리아 원충류(*Plasmodium* spp.)

(3) 출아증식(endodyogeny): 톡소포자충(*Toxoplasma gondii*)

2) 유성생식(Sexual reproduction)

(1) 자웅이체(gonochorism): 회충(*Ascaris lumbricoides*)

(2) 자웅동체(hermaphroditism): 간흡충(*Clonorchis sinensis*), 조충류(*Taenia* spp.)

(3) 포자생식(sporogony): 등포자충류(*Isospora* spp.), 말라리아 원충류(*Plasmodium* spp.)

분선충(*Strongyloides stercoralis*)의 경우 인체내에서 보통 암컷만 발견되는데, 이는 한 충체에 웅성생식기가 먼저 발육하여 정자를 생산한 후 자성생식기가 성숙, 수정하고 충란을 형성하기 때문이다. 이런 것을 웅성생식기 선숙성 자웅동체(protandrous hermaphroditism)라 한다.

4 기생충의 감염원(Sources of infection)

1) 감염원의 제공자

(1) 환자(patient)

기생충에 감염되어 증상을 나타내고, 치료의 대상이 된다.

(2) 보충자(carrier)

기생충에 감염되어 있으나 별다른 증상을 나타내지 않으면서 기생충 전파에 가장 중요한 구실을 한다. 대부분의 감염자가 이에 속한다.

(3) 보유숙주(reservoir)

감염된 동물이 인체감염의 근원이 된다.

2) 매개적 측면

(1) 흙

한때 우리나라 기생충감염의 주류를 이루었던 회충, 편충, 구충(십이지장충) 등이 흙을 통해 감염되는 대표적 기생충이다. 세계적으로도 가장 보편적인 감염매개체이다.

(2) 물

이질아메바의 포낭이나 주혈흡충의 유미유충(cercaria) 등이 물을 통해서 감염된다.

(3) 채소와 과일

흙으로부터 이차적으로 오염되어 기생충의 충란, 포낭 등을 함유한다. 실제적인 감염원이 된다.

(4) 동물

식용이 되는 동물의 근육을 통해서 선모충, 간흡충, 폐흡충, 조충류 등에 감염된다. 때로는 애완동물과의 접촉을 통해서 포충의 충란과 벼룩, 진드기 같은 외부기생충이 사람에게 옮아온다.

3) 기생충의 전파방식(mode of transmission)

(1) 직접 전파(direct transmission)

기생충의 감염형이 사람에서 사람으로 직접 감염되는 경우를 일컬으며 사면발이 등이 그 예이다.

(2) 간접 전파(indirect transmission)

이질아메바의 감염형인 4핵성 포낭을 파리가 기계적으로 운반하는 기계적 전파(mechanical transmission)가 대표적이다. 다른 경우로는 말라리아, 사상충 등과 같이 매개체 내에서의 분열이나 발육을 통해 감염형이 되는 생물학적 전파(biological transmission)가 있다.

4) 전파방식에 따른 연충류의 분류

(1) 토양매개성 연충(Soil-transmitted helminths)

흙 속에서 감염형으로 발육하는 연충으로 회충, 편충, 구충 등을 들 수 있다.

(2) 패류매개성 연충(Snail-transmitted helminths)

패류를 중간숙주로 하는 연충으로 광동주혈선충, 주혈흡충, 간흡충, 폐흡충 등이 이에 속한다.

(3) 절족동물매개성 연충(Arthropod-transmitted helminths)

절족동물에서 감염형으로 발육하여 종숙주에 매개되는 연충으로 사상충, 개조충 등을 예로 들 수 있다.

(4) 식용동물매개성 연충(Food-animal transmitted helminths)

식용이 되는 가축, 어류 내에서 감염형으로 발육하는 연충을 말하며, 무구조충, 유구조충, 광절열두조충, 고래회충 등이 그 예이다.

(5) 접촉감염성 연충(Contageous or fecal-borne helminths)

감염형 충란이나 유충이 사람에서 사람으로 전파되는 연충을 말하며, 요충, 분선충, 왜소조충 등을 들 수 있다.

5 기생충의 감염 경로(Portals of entry)

기생충은 앞에서 설명한 감염원을 통해서 인체의 적당한 침입구로 침입하여 감염을 일으킨다.

1) 소화기

기생충의 감염형 포낭과 충란, 유충이 소화기, 특히 음식물을 통해 입으로 침입하는 경우로서 가장 보편적인 감염방식이다. 이를 경구감염(oral infection)이라 부르며, 회충, 간흡충, 무구조충 등 거의 대부분의 기생충감염이 이런 방식으로 일어난다.

2) 피부

구충의 유충, 주혈흡충의 유미유충 등은 직접 피부를 뚫고 숙주내의 모세혈관으로 침입하는데 이를 경피감염(cutaneous infection)이라 한다.

3) 혈액

매개체가 되는 절족동물이 사람을 물고 흡혈할 때 감염형이 혈관내로 침입하는 경우이다. 때로 혈관 주사, 수혈 등에 의해 감염되기도 한다(말라리아, 파동편모충, 사상충 등).

4) 모체내 감염

산모에 감염된 기생충이 태반을 통해 태아에 이행하는 것으로 경태반감염(transplacental infection)이라 한다. 그 예로는 말라리아, 톡소포자충, 회충, 구충 등이 있다.

5) 기타

주폐포자충은 호흡기로, 질트리코모나스는 생식기로, 동양안충이나 스파르가눔은 눈을 통해서 감염된다.

6 인수공통감염증(Zoonosis, zoonotic infection)

인수공통감염증은 척추동물과 사람 사이를 자연적 조건 하에서 상호 이행하는 일체의 감염 또는 질환을 말한다. 즉 사람도 감염되고 동물도 다 같이 감염되는 질환이다. 이러한 질환으로 세계보건기구(WHO)에서는 150여 종을 열거하고 있는데, 이 중 14종이 원충이며 42종이 연충으로 기생충질환이 1/3 이상을 차지하고 있다.

기생충이 동물계 내에서 정상적인 생활사를 영위하는 환경이 있는데, 이 환경에 사람이 끼어들어 그 생활사를 방해할 때 '사람의 우연감염'이 성립된다. 이것이 비정상숙주(abnormal host)인 인체에 점차 적응하여 발육이 가능하게 되면, 사람의 기생충으로서 인간집단 내로 전파되기에 이른다. 반대로 인간집단 내의 기생충이 동물집단에 적응하여 인수공통기생충이 되는 경우도 있다.

동물계에 기생충의 인체 적응과정에서 사람은 다음과 같은 숙주의 역할을 하게 된다.

1) Accidental host

보편적으로 인체에서 발견되지 않는 동물의 기생충이 감염되는 아주 드문 경우를 말한다.

2) Aberrant host

인체에 침입한 동물의 기생충이 성충으로 발육할 수 없을 경우를 일컫는다.

3) Abnormal host

위의 두 가지 경우를 합한 개념을 말한다.

4

생태계와 기생충

1 생태계(Ecological system)

지구상의 모든 생물은 자연이나 인공적 환경과 밀접한 관계를 맺고 살아가는데 이를 생태계(ecosystem)라 한다. 생태계 내에서 식물과 동물, 미생물 등 여러 생물 종(species)의 개체군(population)은 서로 상호작용을 하는 복잡한 그물을 이루고 살아간다. 생태학(ecology)은 이런 생태계 내에 각종 구성원은 얼마나 되며, 이들 생물이 주위환경으로부터 에너지와 영양을 어떻게 섭취하며 또 이들 상호간에 어떻게 전달, 순환시키는가 하는 문제를 연구하는 학문이다.

만물의 영장이라는 인간의 관점에서 보면 인간이 지구의 주인이라 생각하지만 인간은 *Homo sapiens*라는 단일종에 불과하며 개체 수(인구 수)도 2007년 현재 약 67억 명에 지나지 않는다. 이에 비하면 곤충류만 하더라도 80만여 종이나 있으며 그 개체 수는 헤아릴 수 없이 많다. 이 때문에 생태계의 관점에서 보면 인간은 무수한 생물 중의 아주 미세한 부분에 불과하다. 따라서 생태계 내에서 기생충은 생물, 그중에서도 동물계에 속하는 많은 종으로 구성되어 있으며, 그 대부분은 다른 동물이나 식물에 기생하며 살고 있고 인체기생종은 극히 일부분일 뿐이다.

2 기생충이 숙주에 미치는 영향

기생충이 생태계 내에서 복잡한 생활사를 이어 가면서 생존을 위해서, 중간숙주나 중숙주에 침입하고 감염숙주의 행동을 변화시키는 현상들이 근래에 많이 밝혀지고 있다. 생태학자 무어(Janice Moore)는 그의 저서 ≪Parasites and the Behavior of Animals≫(2002)의 서론에서 이런 현상을 '외계인의 침입'에 비유하고 있다. 즉 과학소설에서 외계인이 인간 내부에 침입하여 인간의 통상적인 행동을 비정상으로 바꿔놓는 경우와 같다는 것이다. 이런 현상들은 생태계에서 기생충이 오랜 진화과정을 거치면서 적절한 적응을 통해 현존 기생충 종으로 선택(selection)되는 생존전략이라고 할 수 있다.

기생충이 감염된 숙주나 중간숙주에 미치는 영향을 대별하면 다음과 같은 것들이 있다.

① 숙주내 기생부위의 선택
② 숙주내 영양섭취방식의 결정
③ 숙주 통상 행동의 변화
④ 숙주 외양(appearance)의 변화
⑤ 숙주 생식능력과 성결정(sex determination)의 조절
⑥ 숙주의 기생충 방어능력과 감염량의 조절
⑦ 기생충전파와 포식(predation)의 조절
⑧ 숙주 수명과 체력의 조절
⑨ 숙주 주광성(phototaxis)과 도피기전의 변화
⑩ 숙주의 지능조절
⑪ 숙주의 사회활동(social behavior) 조절

다시 말해 기생충이 숙주동물에 미치는 영향은 기생충 생활사의 필요에 따라 중간숙주나 종숙주의 행동을 적극적으로 변화시킨 결과에서 초래된 것이라 하겠다. 물론 숙주행동의 변화를 유도하는 목적은 기생충이 숙주동물에 쉽게 전파되게 하는 데 있다.

3 기생충감염으로 인한 숙주 행동변화(Behavioral alteration)

1) 창형흡충(*Dicrocoelium dendriticum*)은 소나, 양 같은 초식동물의 담도내에 기생하는 흡충으로 간혹 사람도 감염시킨다. 제1중간숙주는 육산패류(land snail)이며 제2중간숙주는 개미(ant)이다. 제1중간숙주에서 배출되는 점액구(slime ball)내의 유미유충(cercaria)이 개미 체내에 들어가면 개미 머리의 신경계를 조정해 밤이면 개미가 풀잎의 끝에 올라가 머물도록 만든다. 이는 종숙주인 초식동물들이 풀을 뜯어먹을 때 개미를 쉽게 섭취하도록 조정하는 것이다. 그러나 낮에는 개미로 하여금 정상 상태로 돌아오게 하여 개미가 햇볕 아래에서 말라죽는 것을 방지한다.

2) 캘리포니아송사리(Killifish, *Fundulus parvipinnis*)에 기생하는 흡충은 이 물고기를 수면 가까이 부상하게 하고 비정상적 경련동작을 하게 만들어 이 흡충의 종숙주인 조류에 더 쉽게 포식되도록 한다. 이 흡충의 피낭유충을 많이 가진 개체군일수록 기생충에 감염되지 않은 개체군보다 조류에 더 많이 포식됨은 물론이다.

3) 사슴 같은 초식동물은 단방조충(*Echinococcus granulosus*)의 중간숙주이고 개, 늑대 등은 초식동물의 포식자(predator)로서 종숙주에 해당한다. 초식동물이 이 조충의 유충에 감염되면 폐에 상당한 크기의 포충(hydatid cyst)이 형성되고 이로 인하여 폐기능이 저하되어 잘 뛰지 못하게 된다. 그 결과 늑대 같은 포식자로부터 도망가지 못하고 쉽게 잡아먹히게 된다. 또 다두조충(*Taenia multiceps*)의 중간숙주 역시 초식동물인데, 초식동물의 뇌 속에 공미충(coenurus) 형태의 유충으로 기생한다. 감염된 초식동물은 뇌기능에 이상이 생겨 어지러움증이 생기고 감염 이전보다 행동이 뒤처지게 되기 때문에 늑대 같은 육식성 종숙주에 쉽게 포식된다. 기생충의 입장에서는 이것이 생활사를 쉽게 이어가는 방법이 된다.

4) 스파르가눔(sparganum)으로 알려진 *Spirometra mansonoides*의 유충에 감염된 설치류에서는 성장호르몬 비슷한 물질(growth hormone-like material)이 분비되어 성장이 증진되며 비만을 초래한다. 그 결과 행동이 둔화된다. 또 선모충(*Trichinella spiralis*)에 감염

된 설치류에서는 근육내에 형성된 피포유충(encysted larva)으로 인하여 운동능력이 저하된다. 이런 현상 역시 종숙주인 육식동물에 쉽게 포식되는 결과를 가져온다.

5) 쥐가 톡소포자충(*Toxoplasma gondii*)에 감염되면 뇌 속에 포낭(cyst)이 형성되고 뇌기능의 지장이 초래된다. 그 결과 쥐는 고양이를 두려워하지 않고 도망가거나 피하지 않게 된다. 감염되지 않은 보통 쥐가 고양이의 특수 호르몬을 본능적으로 감지하고 도망가는 것과는 다른 행동을 보이는 것이다. 이는 기생충이 생활사를 잘 이어가도록 쥐의 두뇌를 조정하는 예라 하겠다.

6) 만손주혈흡충(*Schistosoma mansoni*)에 의하여 감염된 마우스의 경우 테스토스테론(testosterone)이 감소하여 거세효과(castration effect)를 나타내기도 한다.

7) 쥐조충(*Hymenolepis diminuta*)의 중간숙주는 바구미(*Tenebrio molitor*)이다. 종숙주인 쥐의 대변에 배출되는 충란이 바구미에 섭취되어 유낭미충(cysticercoid)이라는 유충시기로 발육한다. 이를 갖고 있는 바구미가 곡식, 밀가루 등과 함께 쥐에 먹혀 쥐의 장내에서 성충이 된다. 유낭미충에 감염된 바구미는 운동속도가 느려지고 특유의 역주광성이 없어지는 등의 행동변화가 일어나 밀가루 속으로 숨지 않게 되고 이로 인해 쥐에게 쉽게 잡아먹히게 된다. 이는 유낭미충이 배출하는 페로몬(pheromone)의 영향 때문이다.

8) 개회충(*Toxocara canis*)의 충란을 섭취하여 유충시기가 기생하는 마우스도 포식자에 대한 경계심이 감소하는 경향이 있음이 밝혀졌다.

9) 절지동물 중간숙주인 매개곤충(vector)의 근육내에 침입한 로아사상충(*Loa loa*), 파항사상충(*Brugia pahangi*) 등은 곤충의 활동을 저해하는 것으로 알려져 있다.

10) 열두조충(*Diphyllobothrium*)에 감염된 연어류에서는 흉부지느러미가 커지는 등 숙주외양(host appearance)의 변화를 보인다. 일반적으로 기생충에 많이 감염된 숙주일수

록 외관이 더 화려하고 강렬하게 나타나는 경향이 있다. 즉 외관이 강렬할수록 기생충에 대한 포용력이나 저항력이 큰 것으로 여겨지며, 또 숙주동물 개체군 내에서 건강한 유전자를 선택하는 현상을 보이는 것으로 해석된다.

이와 같은 생태계 내에서의 기생충의 생존전략으로 미루어 볼 때 인체기생충에 잘 감염되는 유행지역의 인간생활 습관도 마치 외계인의 침입을 받은 과학소설 속의 인간들처럼 은연중 기생충의 숙주 행동변화 전략에 영향을 받고 있음직도 하다.

5

기생충감염의 역학

1 생태계(Ecosystem)와 역학계(Epidemic system)

자연계에서는 기생충과 환경 사이에 상호연관 체계가 형성되는데 이를 생태계라 하며, 기생충감염으로 성립된 인체 질병과 환경 사이의 상호연관 체계를 역학계라 한다. 따라서 생태계를 연구하는 학문을 생태학(ecology), 역학계를 다루는 학문을 역학(epidemiology)라 한다.

2 기생충감염의 토착성

기생충감염은 그 만성적 성격이나 기후조건, 중간숙주, 매개체 등 생태계와의 연관, 그리고 환경요인, 사회경제적 요건 등 역학계와의 연관으로 인하여 비교적 안정된 역학적 평형을 이루면서 특정 지역에 토착화하는 경향이 있다. 이렇게 지역적으로 토착화된 만성질환을 풍토병(endemic disease)이라 하며, 기생충감염은 풍토병의 대부분을 차지한다.

특정 기생충은 어느 특정 지역에 토착화하는 성질이 있다. 그리고 이 때문에 그 지리적 분포가 뚜렷하게 나타난다. 그러므로 기생충감염의 지리적 분포를 파악하는 것은 그 진단, 예방, 관리에 대단히 중요한 정보가 된다. 따라서 기생충감염이 의심되는 환자의 문진에서는 출생지, 주거지, 여행지 등을 반드시 물어야 한다.

이런 질병 분포의 특징 때문에 지리적 분포의 측면에서 Geographical medicine 또는 International medicine, 여행의 측면에서는 Travel medicine이라는 새로운 학문 영역이 생겨났으며, 모두 기생충감염이 중심이 된다.

3 기생충감염의 양적 분석

기생충감염을 양적으로 파악하기 위한 지표로서 흔히 사용되는 것은 다음과 같다.

1) 감염률(유병률, prevalence rate)

발병한 시기와는 관계없이 현재 감염된 사람 수만을 대상으로 한다. 즉, 어느 일정 시점(point)에서 기생충학적 방법에 의하여 규정된 감염인구의 비를 말한다. 예를 들면, 회충 감염률은 분변검사에서 충란양성자의 백분율(%)로, 사상충 감염률은 야간혈액검사에서 자충양성자의 백분율로 표시하는 일 등이다.

2) 발생률(이환율, incidence rate)

일정 기간(period) 중에 발생한 신환 수를 그 지역의 적절한 인구로 나눈 것으로, 이는 기생충감염의 진행과정에 있어서 한 단계에서 다른 단계로 이행하고 있는 사람의 인구비를 나타낸다. 예를 들어 회선사상충 감염자 중 매년 실명하는 인원 수를 파악하는 데 적용될 수 있다.

3) 감염강도(intensity of infection)

감염강도는 감염자가 갖고 있는 기생충의 충체 수, 즉 충체부하(worm burden, worm load)로 표시하는 것이 보통이다. 감염충체 수를 직접 파악하기 어려운 경우가 많으므로 통상 충란계산법 등을 이용하여 간접적으로 추정하는 방법을 쓴다.

4) 유행도(endemicity)

질병이 일정지역의 인간집단 내에서 큰 변동 없이 중간 정도로 상시 발생할 때 이것을

endemic이라 하고, 상당히 높을 때 hyperendemic, 폭발적으로 발생할 때 epidemic이라 한다. 그리고 전 세계로 전파되어 나갈 때 이를 pandemic이라 부른다. 또 동물집단 내에서의 질병발생도 인간집단에서의 용어에 상응하여 각각 enzootic, hyperenzootic, epizootic이라는 말을 사용한다.

4 역학계의 환경요인(Environmental factors)

기생충은 숙주의 체외에서 일정 기간 성장, 발육하여야 하므로 기생충병은 여러 환경요인의 영향을 받게 된다. 중요한 것을 열거하면 다음과 같다.

1) 기온(temperature)

회충이나 구충의 충란의 경우 25℃ 내외가 발육의 최적온도(optimal temperature)이고, 100℃에서는 즉각 사멸한다. 또한, 15℃ 이하의 저온에서는 발육이 정지되며, 회충란은 −15℃에서, 구충의 경우 10℃ 이하에서 죽는다. 열원충의 발육도 온도의 영향을 크게 받는다.

2) 습도(humidity)

구충의 유충은 토양의 습도에 따라 발육과 생존의 정도가 달라진다. 건조한 사막에는 구충의 유행이 있을 수 없고, 연평균 강우량 1,000 mm 이상의 지역에서 중감염이 나타난다.

3) 토질(soil nature)

회충의 유행에는 점토질(clay soil)이, 구충의 유행에는 사토질(sandy soil)이 적합하다.

4) 기타

산소, 수소이온 농도(pH), 태양광선, 중력 등이 기생충의 성장과 발육에 영향을 준다.

5 사회경제적 요인(Socioeconomic factors)

앞서 언급한 물리적, 화학적 환경요인 못지않게 다음과 같은 사회경제적 요인이 기생충감염의 유행에 주요한 영향을 미친다.

1) 생활관습(habits)

식습관, 배변습관 등은 기생충감염에 거의 절대적인 영향을 준다. 영농방법과 시비형태도 중요하다.

2) 종교의식(religion)

힌두교에서는 쇠고기를, 회교도는 돼지고기를 먹지 않으므로 이로 인한 기생충감염이 드물다. 물속에서 의식을 진행하는 종교인의 경우 주혈흡충에 감염될 확률이 높다.

3) 정치적 안정성(political stability)

전쟁, 내란 등이 일어날 경우 기생충감염률이 상승한다.

4) 경제수준(economic standard)

일반적으로 국민소득과 기생충감염률은 서로 반비례하는 경향이 있다. 빈곤한 사회에서 감염률이 높게 나타나고 생활수준이 개선되면 저하된다.

5) 교육수준(educational level)

기생충감염은 특히 보건교육과 밀접한 관계에 있다. 개인위생과 집단위생의 준수, 집단관리에서의 순응도, 구충제의 생산능력 등이 교육에서 비롯된다.

6) 기타

연령, 성별, 직업 등이 기생충감염과 관계가 있다.

6 기생충감염의 병인론

1 숙주에 대한 기생충의 작용

기생충이 숙주로부터 취하는 이점은 다양하다. 외부의 부적당한 환경으로부터 보호되며, 영양분을 숙주로부터 취할 수 있고 숙주와 함께 먼 거리로의 이동도 가능하다. 또한 기생충은 숙주를 이용한 번식작용을 통해 다음 세대의 개체 수를 늘리는 목적을 달성하고자 하며 숙주의 죽음은 기생충의 죽음도 의미한다. 따라서 기생충이 숙주에 적응이 되면 될수록 숙주에 대한 장애는 적어지고, 질병이 발생했을 때 병의 진전 정도는 급성보다는 만성적으로 경과된다.

2 질병의 발생요인

1) 감염된 기생충의 수

기생충에 많이 감염될수록 영양장애, 기계적 장애 등 숙주의 위험부담이 커진다. 따라서 기생충감염과 질병발생의 관계는 감염 또는 비감염의 이분법적 논리보다는 감염강도가 더 문제시된다.

2) 기생충의 병원성

기생충의 종(species) 또는 주(strain)에 따라 숙주에 대한 독성이 달라진다. 아울러 병원성이 강한 종류들에 대한 유전정보를 파악하고자 하는 연구들이 활발히 진행 중이다.

3) 기생충체의 크기와 활동성

같은 수의 기생충에 감염될 경우 크기가 큰 쪽의 위해(危害) 정도가 더 크며, 한곳에서만 기생하는 종류보다는 인체내를 활발히 이행하는 쪽이 더 심한 병변을 일으킨다.

4) 감염부위 및 감염횟수

일반적으로 체강내에 기생하는 체강 기생형(coelozoic species)보다는 조직 기생형(histozoic species)이나 세포내 기생형(cytozoic species)에 의한 위해가 더 크다. 또 초기감염(initial infection)에서 심한 위해를 보이다가 재감염(reinfection) 때 경감되는 종이 있는가 하면, 이와 반대인 경우도 있다.

5) 숙주의 저항성

기생충에 감염이 되면 숙주는 다양한 유전자를 발현하거나 특이적 혹은 비특이적 면역반응을 일으키는 등의 방법으로 저항성을 나타낸다. 숙주의 종, 종족, 연령, 해부생리학적 조건에 따라 차이를 나타낸다.

3 숙주에 대한 장해작용

1) 영양물질의 유실

영양물질의 탈취는 기생생활의 일차목표다. 구충의 흡혈, 광절열두조충의 비타민B_{12} 탈취 등을 예로 들 수 있다.

2) 조직과 세포의 파괴

숙주의 폐를 이행하는 회충, 구충 등 선충류의 유충은 폐포나 모세혈관을 파괴하며, 열원충은 감염된 적혈구를 파괴한다.

3) 기계적 장애

회충에 의한 장폐쇄, 간흡충에 의한 담도폐쇄, 사상충으로 인한 림프관폐쇄 등이 대표적인 예이다.

4) 자극과 염증

구충의 유충, 주혈흡충의 유미유충 침입으로 인한 피부염, 요충 감염 시의 항문 가려움증 등을 예로 들 수 있다.

5) 독성물질의 산출

파동편모충의 대사산물이 숙주에 신경독으로 작용하여 아프리카 수면병을 야기한다. 또 기생충이 배출하는 항원으로 인한 과민반응은 흔히 볼 수 있는 일반적인 현상이다.

6) 미생물 침입의 조장

회충의 장 천공으로 인하여 복막염이 일어나는 기전이나 돼지 인플루엔자, 칠면조의 흑두병(black head disease) 발생이 이와 같은 것이다.

4 병리조직학적 소견

기생충감염 시의 병리조직학적 소견은 매우 다양하나 대표적인 유형을 요약하면 아래와 같다.

1) 염증(inflammation)

국소적 또는 전신적으로 나타나지만, 충체, 충란, 유충이 침입한 주위 조직에서 흔히 볼 수 있다. 조직내 또는 혈액내 호산구증가증(eosiniphilia)이 나타나는 것이 기생충감염의 특징을 이룬다.

2) 증식(hyperplasia)

간흡충 감염 시 담관 상피세포가 선종증식(adenomatous hyperplasia)을 일으키는 경우 등이 관찰된다.

3) 화생(metaplasia)

폐흡충 감염 시 기관지 점막의 원주상 상피세포가 편평 상피세포로 변화하는 것, 간흡충 감염 시에 담관상피세포층에 점액 분비세포가 출현하는 것을 들 수 있다.

4) 조직신생(neoplasia)

기생충감염 시 충체, 충란, 유충을 중심으로 육아종(granuloma)이 형성되는 것이 일반적인 소견이나 주혈흡충에 감염된 방광벽에서 신생물(방광암)이 생겨나고, 또 간흡충 감염 시에도 담관세포암이 발생한다는 보고들이 있다.

7

기생충감염의 면역

1 선천 저항(Natural resistance)

선천면역은 반드시 면역계(immune system)의 관여 없이도 숙주가 태어날 때부터 지닌 구조적 혹은 생리적 특성과 같은 선천적인 저항성을 말한다. 즉 기생충 항원에 노출된 적이 없는데도 불구하고 비특이적(non-specific)으로 기생충에 대해 저항성을 나타내는 경우를 말하며 여기에는 다음과 같은 요인이 관여한다.

1) 생리적 저항(Physiological resistance)

① 피부의 두께, 장점막, 융모 사이의 간격.

② 눈물, 소화액, 체액의 조성.

③ 체온, pH, 영양, 염증세포, 내분비물 등 해부와 생리학적 요인.

2) 행동 저항(Behavioral resistance)

① Habit barrier: 숙주의 영양상태, 연령 증가, 관습에 의해 생겨난 기생충 저항성.

② Ecological barrier: 생태학적으로 기생충에 노출되지 않는 환경.

③ Climatic barrier: 기후 등의 환경요인.

3) 유전적 저항(Genetic resistance)

동물의 종(species), 인종(race), 개체(individual) 차이에서 기인한다.

① 어떤 한 동물 혹은 사람에게 기생하는 기생충이 다른 동물에 들어가면 발육, 성장하지 못하는 경우.

② 오랫동안 특정 기생충에 환경적으로 노출된 후 그에 대한 저항성이 형성되어 유전되는 경우.

③ 유전적 요인에 따라 Duffy (–) 혈액형을 가진 종족의 말라리아 감염 저항성.

4) 체세포 및 염증세포에 의한 저항

기생충에 처음 감염되었을 때 다음의 비특이적인 방어기전이 관여하며, 그 종류는 아래와 같다.

① 병원체에 비특이적으로 저항하는 혈액 염증세포들:
단핵구(monocytes), 호산구(eosinophils), 호중구(neutrophils), 자연살해세포(natural killer cells) 등.

② 조직세포인 mast cells, goblet cells, fibroblasts, histiocytes, macrophages 등.

2 기생충감염 면역(Innate & acquired immunity)의 특성

1) 숙주 면역계의 반응

기생충에 대한 숙주 면역계의 반응에 의해 생기는 저항으로 침입한 기생충을 살멸시켜 생체의 정상 상태를 유지하고자 하는 방어기전이다. 이에는 태어나기 전 어머니로부터 태아에게 옮겨진 면역 즉, 선천면역(innate immunity)과 더불어 기생충감염에 의해 면역계가 작동하여 나타나는 획득면역(acquired immunity)이 있다. 획득면역은 특이 항체 생성을 유도하는 체액성 면역(humoral immunity)과 세포성 면역반응(cellular immunity)으로 크게 구분할 수 있다.

2) 획득면역

세포성 면역에는 T–림프구의 역할이 중요하다. 이는 대식세포를 활성화시키고 육아종(granuloma) 형성과 호산구증다증(eosinophilia, 호산구증)을 가져오며, 체액성 면역에서 생성된 항체와 협력하여 세포독성을 생성하고 기생충을 살멸한다. 즉 기생충 항원에 대해 특이 항체(specific antibody)가 생성되면 세포독성을 나타내는 백혈구 표면의 항체 수용기(receptor)와의 결합을 통해 항체-의존성 세포독성(antibody-dependent cellular cytotoxicity; ADCC)반응이 생기며 기생충이 제거되는 과정을 겪는다. 특히, IgE는 연충 감염에서 크게 증가하는데 이는 IgG와 더불어 항체-의존성 세포독성을 나타내는 중요한 항체로 알려져 있다.

장관내에 기생하는 연충의 경우에는 IgA가 중요하며, 특히 장흡충의 경우 goblet cell hyperplasia와 mucin 분비 증가로 인해 기생충이 제거되는 것으로 알려져 있다.

기생충감염에서 발현되는 숙주의 체액성 또는 세포성 면역반응이 실제로 강력한 방어효과를 나타내지 못하는 요인은 다음과 같으며, 기생충이 적극적으로 숙주의 면역반응으로부터 피하고자 하는 것을 면역회피기전(immune evasion mechanism)으로 설명한다.

3) 면역회피기전

(1) 기생충의 운동성(motility)

기생충은 능동적으로 움직이기 때문에 면역세포나 항체의 공격을 쉽게 피할 수 있다.

(2) 기생충의 크기와 기생부위

기생충은 단세포인 원충으로 수십 cm 또는 수 m에 이르는 연충까지 크기가 다양하다. 장내 혹은 조직 기생충의 경우 크기가 커서 항체 - 의존성 세포독성반응에 의해서 효과적으로 제거되지 못한다. 원충의 경우 대식세포내에 기생하거나, 장관내와 CNS 등에 기생하여 면역체계에서 떨어져 있기도 한다.

(3) 항원성의 변화(antigenic variation)

기생충의 특수한 면역회피기전(immune evasion)으로 발육단계가 다양하고 신속한 변태(metamorphosis)가 항원을 다양하게 만든다. 대표적인 예로 파동편모충의 경우 각 발육단계마다 표면항원(VSG, variant surface glycoprotein)을 지속적으로 변화시켜, 형성된 특이 항체가 제대로 작용하지 못하게 하여 면역계의 공격을 피한다. 숙주 MHC class I & II 항원을 기생충 표면에 덮게 함으로써 면역세포로부터의 공격을 피할 수 있다.

(4) 기생충 항원의 복잡성(complexity of parasite antigen)

대부분의 원충에는 조항원(crude antigen)이, 연충에는 분비-배설 항원(excretory-secretory antigen)이 주 항원으로 작용한다. 따라서 이들 항원들이 감염된 숙주 체내에서 면역반응을 유발시킴에도 불구하고, 이미 충체에서 분비된 이후의 항원에 작용하거나 충체가 유충에서 성충으로 발육하는 단계에서의 면역반응은 발육단계가 진행된 충체에는 큰 영향을 미치지 못한다.

(5) 숙주 면역글로불린의 분해

일부 기생충은 단백질분해효소를 분비하는 것으로 알려져 있는데, 이 중에는 사람의 IgG 항체를 분해하는 기능도 포함되어 있다. 이는 숙주 면역에 대한 충체의 방어기전으로 작용할 수 있다.

(6) 표면 항원의 위장

충체 자신의 표면(surface)을 숙주 단백질로 씌우는 방식이다. 예를 들어 주혈흡충의 경우 혈관내에 존재하는 충체의 표면에 숙주의 항원물질(host RBC glycoprotein)을 덮어쓰는 것으로 위장하기 때문에 충체 자체는 면역계에 노출되지 않는다.

(7) 면역관용의 유도(immune suppression, immune tolerance)

일부 기생충감염 시 숙주 면역기전이 억제되는 현상이 있는 것으로 알려져 있다. 이러한 현상은 열원충, 톡소포자충, 파동편모충, 회선사상충 등의 감염 시 림프구의 분화가 억제되고, 세포성 면역과 체액성 면역이 급격하게 저하됨이 확인되었다.
이상과 같은 기생충의 면역회피기전으로 인하여 기생충감염에 대한 실제 방어력(actual protection)이 미약하고 백신(vaccine) 개발 또한 부진한 상태이다.

3 숙주 면역반응에 의한 기생충 방어효과

1) 세포성 면역반응

① 기생충의 증식억제, 숙주 생존기간의 연장

② 충체의 성장, 발육억제, 숙주 체내 이행의 억제

③ 세포독성 T세포와 대식세포의 활성화

④ 호산구증다증과 관련하여 연충 상해효과

⑤ 특이 항체 생산관여, 기생충에 대한 면역기억 형성

2) 특이 항체의 작용

① 항체 – 의존성 세포독성 유발

② 옵소닌 작용, 식작용 증대효과

③ 장점막에서의 작용(IgA 생산)

④ 재감염 시의 감염방어

4 면역병리학적 작용으로서의 과민반응(Hypersensitivity)

기생충감염 시의 면역계의 근본적 역할은 감염원의 제거지만 반응의 최종 결과는 방어적이거나 병해적인 것, 두 현상으로 나타난다. 방어적인 경우를 면역(immunity), 그리고 병해적인 경우를 과민증(hypersensitivity)이라고 하며 기생충 알레르기반응이라고도 한다. 실제로 기생충감염의 면역반응은 과민반응을 유발하여 오히려 숙주에 해로운 영향을 미치는 경우가 종종 있다. 특정 기생충 항원에 감작된 후에 동종의 기생충감염이나 대사산물에 접하게 되면 과도한 반응이 나타난다. 이때 수 분 내지 수 시간 안에 반응이 나타나 절정에 이르는 경우를 즉시성 과민증(immediate type hypersensitivity), 그리고 반응이 완만하게 진행되어 수 시간 내지 수일이 지나서야 절정에 이르게 되는 경우를 지연성 과민증(delayed type hypersensitivity)이라고 한다. 이들 과민반응은 기생충감염에서의 병인론, 병변이나 임상증상을 이해하는 데 도움이 된다.

1) 아나필락시스(anaphylaxis)

회충 감염 시 나타나는 위장관 경련으로 인한 복통(횟배앓이, Schultz-Dale 반응)이 알려져 있다. 이 증상은 회충의 체강액이 위장 평활근의 수축과 장관벽의 부종을 가져오기 때문에 일어난다. 포충증의 경우에도 포충의 제거 수술 시 낭액이 숙주조직에 유입되어 다량의 항원자극이 생기면 제1형 과민반응인 아나필락시스 반응이 일어나는데 이것이 쇼크(shock)를 유발하기도 한다.

2) 세포독성(cytotoxicity, molecular mimicry)

기생충에 대한 항체가 숙주조직이나 세포와 교차반응을 일으켜 숙주세포를 공격하는 경우이다. 예를 들어 말라리아 감염 시의 혈관내 용혈 현상과 Chagas' disease에서 *Trypanosoma cruzi* 감염은 자가면역질환을 유도하여 심장질환을 야기시키며, 충체에 대한 항체가 식도와 결장의 ganglion cell에 대해 idiotype antibody로 작용하여 기능을 마비시킨다.

3) 면역복합체 중개형(immune complex-mediated type)

기생충의 기생부위와 동떨어진 조직이나 장기에 면역복합체가 과량 형성, 침착되어 병변을 일으킨다. 예로 사일열원충 감염 시의 신중후군을 들 수 있다.

4) 세포매개성(cell-mediated type)

지연성 과민반응으로 T-림프구가 매개한다. 예로 주혈흡충의 유충이나 충란을 중심으로 간조직내에 육아종을 형성하는 현상이 지연성 과민반응의 결과이다.

5 기생충감염에서 특이한 면역현상

1) Sarles 현상(Sarles' phenomenon)

살아 있는 충체나 충란을 항혈청과 작용시켰을 때 그 주위에 면역복합체의 침전물이 생기는 현상을 지칭한다. 즉 1938년에 Sarles가 쥐모양선충(*Nippostrongylus muris*)에 감작

시킨 쥐의 혈청 속에 동종 기생충의 유충을 넣으면 유충의 입, 배설공, 항문 등에 침전물이 생기는 것을 발견하였다. 이런 현상은 생체 속에서 유충의 발육을 저지할 뿐만 아니라 사멸을 유도함으로써 재감염을 방지한다.

2) 감염면역, 동반면역 또는 부수면역

기생충에 대한 감염면역(infection immunity)으로서 premunition or concomitant immunity라고도 한다. 이는 감염된 기간 동안에만 동종 기생충의 재감염에 대해 적극적인 방어를 보이는 면역성이다. 그 예로 급성말라리아가 만성으로 이행되면서 소수의 원충만이 남아 있는 시기에도 재감염에 대해 고도의 저항성을 보이지만, 모든 원충이 사멸되어 없어지면 면역성도 사라지고 감수성이 되돌아오기 때문에 재감염이 이루어지는 것을 들 수 있다.

6 면역학적 진단

대부분의 기생충은 많은 수의 충란이나 포낭을 배출하므로 이를 검출하면 쉽게 확진이 이루어지지만, 이런 것들을 찾기 어려운 다음과 같은 경우에는 면역학적 진단이 활용될 수 있다. 그러나 기생충의 근연종 간에는 교차반응이 나타나므로 혈청면역학적 검사에는 한계가 있다. 따라서 기생충의 궁극적 진단에 활용하기에는 어려움이 있다.

① 충란, 충체의 배출구가 없는 조직 기생충의 경우
② 유충의 이소기생
③ 유충 또는 수컷만의 기생 시
④ 선별검사(screening test)가 필요할 때
⑤ 혈청 역학 조사가 필요할 때

8

기생충감염의 진단

1 기생충감염의 진단법

1) 외부기생충의 진단

원인 충체를 직접 체표에서 채취하면 진단이 된다(예: 사면발이, 머릿니). 일시적 기생충의 경우 흡혈 후 숙주로부터 이탈하는 경우가 대부분이므로 주의하여야 한다.

2) 내부기생충의 진단

(1) 충체검사

가장 확실한 진단법이다. 원인 충체의 전부 또는 일부로서 진단이 가능하다(예: 회충, 무구조충 등).

(2) 검변

직집도말, 부증도말, 집란법 등으로 대부분의 기생충의 충란, 유충, 포낭 등을 검출할 수 있을 뿐 아니라 충란계산법을 이용하여 감염충체 수도 측정할 수 있다.

(3) 항문주위도말

배변과는 관계없이 항문주위에서 채취되는 기생충의 진단에 유용하다(예: 요충, 무구조충 등).

(4) 가래검사

폐 속에 기생하는 폐흡충, 주폐포자충 등을 진단하는 데 필요하다. 그러나 가래와 침을 구별하여야 한다.

(5) 혈액검사

열원충, 파동편모충, 사상충 등의 충체를 혈액내에서 검출할 수 있다. 골수천자액에서는 리슈만편모충을 검출할 수 있다.

(6) 요검사

질트리코모나스, 방광주혈흡충, 거대신충의 충체나 충란이 오줌에서 발견된다.

(7) 생검

조직내에 기생하는 선모충, 회선사상충, 간카필라리아, 유구낭미충, 폐흡충의 이소기생 등을 진단하는 데 필수적인 진단법이다.

(8) 뇌척수액검사

파동편모충, 톡소포자충, 아메바성 수막뇌염 등과 뇌폐흡충증, 뇌낭미충증의 진단에 필요하다.

(9) 배양검사

아메바, 리슈만편모충, 람블편모충 등의 원충은 배지에서 배양할 수 있다. 크루스파동편모충(*Trypanosoma cruzi*)의 검출을 위해서는 매개체가 되는 곤충을 사육하여 감염이 의심되는 환자를 흡혈케한 후 곤충의 체내에서 증식된 충체를 확인하는 xenodiagnosis를 사용하기도 한다.

(10) 혈청학적 진단

조직내 기생충, 이소기생 연충류의 진단과 치유의 평가를 위해서 여러 가지 면역혈청학적 방법이 개발되었다.

(11) 동물실험에 의한 진단

톡소포자충증에서 환자의 뇌척수액을 마우스 복강내에 접종하고 증식된 병원체를 검출하기도 한다.

(12) 방사선을 응용한 진단

주로 조직내 기생충, 이소기생 연충을 진단하기 위해 방사선진단법을 적용한다. 최근 발달된 CT scan, MRI 등은 뇌낭미충증 진단에 필수가 되고 있다.

3) 임상증후에 의한 진단

말라리아 감염에서 전형적인 열형(fever type)이나 비종대, 사상충 감염에서의 상피증(elephantiasis) 같은 경우 임상증후만으로도 잠정적 진단(tentative diagnosis)이 가능할 때가 있다.

2 기생충감염 진단 시의 유의사항

1) 환자의 과거와 현재의 주거지, 기생충감염 유행지와의 상관관계를 문진에서 파악해야 한다.
2) 기생충감염의 궁극적 진단을 위해서 가급적 완전한 충체를 확보하는 것을 목표로 삼아야 한다. 특히 신종이라든가 미기록종의 증례보고를 위해서는 완전한 충체가 반드시 필요하고 영구보관해야 한다.
3) 충란 검출은 차선책이며 면역혈청학적 진단은 보조진단 수단임을 유의해야 한다.
4) 가검물은 종종 배양검사, 동물접종, 동물감염실험의 필요가 있으므로 채취 즉시 고정하지 않는 것이 좋다. 또 생검표본에서도 완전한 충체를 얻어야 충체 동정이 용이하므로 부득이한 경우를 제외하고는 조직절편을 만들지 말아야 한다. 이와 같은 가검물을 잠정적으로 보존하려면 이를 생리적 식염수에 넣어 4℃의 냉장고에 보관하는 것이 좋다.

3 검변상 위양성과 위음성

1) 위양성의 경우

이른바 위성감염(spurious infection, false infection)의 경우로서 실제 감염이 없는데도 음식물의 섭취나 용기의 오염으로 충란이나 유충이 검변에서 일과성으로 발견되는 수가 있다. 소의 간을 먹었을 때 그 담도내의 간질충란도 섭취되어 체내를 통과하면 그대로 대변에서 발견될 수 있는 것이 한 예이다.

2) 위음성의 경우

기생충에 감염되어 있음에도 불구하고 기생충이 다음과 같은 경우일 때는 검변에서 충란이 발견되지 않는다.

① 수컷만 기생할 때

② 산란 이전의 미성숙 암컷일 때

③ 산란수가 충분치 못할 때

④ 산란이 일시적으로 정지되었을 때

⑤ 산란이 끝난 늙은 암컷만 기생할 때

기타 채변량의 부족, 가검표본 제작의 미숙, 판독의 미숙 등 기술적인 결함이 있을 때, 그리고 무엇보다도 검사자의 성의가 결여되었을 때 검변에서 충란이나 포낭이 간과되게 마련이다.

9

기생충감염의 치료

1 기생충감염의 일반요법

기생충감염자 중에는 영양장애, 2차감염, 합병증, 간기능 저하 등으로 인해 외과적 처치를 하거나 또는 화학요법제를 투여하기에는 전신상태가 너무 허약한 경우가 많다. 이런 환자에게 기생충의 구충만을 강행한다면 '쥐 잡으려다 독을 깨는 어리석음'을 범하게 된다. 그러므로 특이화학요법을 시작하기 전에 환자의 전신상태를 감안하여 수혈, 고단백, 고비타민 식이 등 지지요법(支持療法, supportive treatment)을 시행하고 필요할 경우 대증요법(對症療法, symptomatic treatment)도 병행하여야 한다.

2 기생충감염에 대한 화학요법의 목표

기생충의 병인작용은 충체의 크기나 부피로 인한 물리적인 요인과 대사산물로 인한 화학적, 면역학적 요인으로 구성된다. 기생충질환의 치료에 있어서 가장 중요한 것은 숙주로부터 충체를 제거하는 것이다.

이에 따라 화학요법제는 기생충을 죽이는 것(parasiticidal)과 운동을 마비시켜 체외로 배출시키는 것(parasitifugal)으로 구분할 수 있다.

기생충 가운데 원충은 숙주내에서의 활발한 분열증식을 통해 병을 유발시키므로 원충의 증식억제가 화학요법의 초점이 된다. 따라서 대부분의 항원충제(antiprotozoal drug)는 증식에 필요한 핵산과 단백질 형성을 저해하는 것이다.

이에 비해 연충은 숙주내 체류, 성장과 운동성이 문제가 되므로 당의 흡수저지, ATP 형성 방해, 근신경 연합부의 차단 등 충체의 성장과 운동을 억제하고 마비시켜 체외로 배출시키는 것이 구충제(anthelmintics)의 작용이다.

1) 화학예방요법(chemoprophylaxis)

말라리아 같은 질환에서는 그 화학요법제를 미리 복용할 때 예방효과를 나타내는 것으로 알려져 있으므로 말라리아 유행지역을 여행하거나 체류할 경우 도움이 된다. 화학요법제는 일부 연충 감염에서도 예방효과를 나타낸다.

3 화학요법의 평가

기생충감염에 대한 화학요법을 시행한 후 그 효과를 평가하는 방법으로 다음 두 가지가 흔히 사용된다.

1) 충란음전율: 치유율(egg negative conversion rate: cure rate, CR)

연충 감염자에게 화학요법을 시행한 후 검변에서 충란이 검출되지 않을 때 이를 치유된 것으로 간주하고 음전자의 백분율로 표시한다. 즉, 100명의 회충란 양성자에게 구충제를 투여한 후 검변했을 때 95명이 음전되고 5명만이 양성으로 남았다면 이 구충제의 충란음전률(치유율)은 95%이다. 이와 같은 원리는 원충 감염에도 준용할 수 있다.

2) 충란감소율(egg reduction rate, ERR)

연충 감염에서 화학요법 투여 후 완전구충은 되지 않았으나 배출하는 충란 수가 감소하게 되는 경우도 있다. 이는 차기 감염의 근원을 줄이는 효과가 있음에 그 의미가 있다. 치료 전 1,000만 개의 충란을 배출하던 환자가 치료 후 100만 개의 충란을 배출하게 되었다면 이 구충제의 충란감소율은 90%가 되는 것이다. 이것은 개인 차원의 평가뿐 아니라 집단구충의 평가에도 적용된다.

4 화학요법제의 구비요건

기생충감염에 대한 화학요법을 개인 치료는 물론 집단 치료(mass treatment) 또는 집단투약(MDA, mass drug administration)에 이용할 때가 많으며 열대지역 같이 고온 다습한 환경에서 시행할 경우가 많다. 치료대상이 가난하고 무지한 감염자인 경우도 많으므로 이들의 경제력이나 저항(reluctancy)을 극복해야 기생충감염의 관리에 성공할 수 있다. 그러므로 기생충감염의 화학요법제는 특히 다음과 같은 요건을 충족시키는 것이라야 한다.

① 치료효과가 높아야 할 것(high therapeutic efficacy)

② 부작용이 없어야 할 것(no or little side effects or adverse events)

③ 투여가 간편해야 할 것(easy administration)

④ 화학적, 생물학적 안정성이 높아야 할 것(chemically and biologically stable)

⑤ 값이 싸야 할 것(low cost)

5 화학요법의 금기

"독작용이 없는 약은 없다."는 말도 있듯이 기생충에 독작용을 나타내는 약은 숙주에게도 어느 정도의 독작용을 주게 마련이다. 구충은 어찌 보면 인간과 기생충의 싸움이다. 따라서 구충제는 인간에게는 해가 없고 기생충에게는 치명적인 약제라야 한다.

이런 약제를 찾아내는 방법으로 첫째, 예부터 써오던 것을 선별, 개선하는 경험적 접근법(empirical approach)과 둘째, 숙주와 기생충의 대사상의 차이에서 유래하는 기생충의 취약점을 이용하는 합리적 접근법(rational approach)으로 구분된다.

그러나 아직도 경험적으로 얻는 구충제가 많은 실정이며 합리적 접근법으로 개발된 약제 중에는 발암원(carcinogen), 돌연변이원(mutagen)에 속하는 것도 있다. 따라서 화학요법제를 투여할 때는 반드시 환자의 여러 상태를 잘 고려해야 하며, 다음과 같은 경우에는 원칙적으로 투여하지 말아야 한다.

① 임신부나 노약자, 만 1세 미만의 유아

② 약제에 대한 과민성이 있는 환자

③ 영양상태가 매우 나쁜 환자

④ 간, 신장, 심장 또는 신경질환이 있는 환자

10
기생충감염의 예방과 관리

기생충감염의 예방은 한 개인의 우발적 감염(incidental infection)을 방지하기보다는 유행지의 환경 개선과 집단관리에 초점을 맞추어야 한다. 환경개선 없이 개별 치료만을 강행한다면 곧 재감염(reinfection)되는 악순환을 반복하기 때문이다. 이른바 회충성 환경(ascaris environment)이 좋은 예이다.

어떤 지역사회에서 기생충감염이 발생하여 유행하려면, ① 감염원을 제공하는 숙주가 있어야 하고, ② 전파요인이 되는 토양, 물 같은 물리적 요인과 중간숙주, 매개체 등 생물학적 요인이 개재되어야 하며, ③ 감수성 숙주가 기생충의 감염형을 받아들여야 된다. 이 세 가지 요인의 연결을 끊는 것이 기생충감염 예방과 관리의 요체가 되는 것이다.

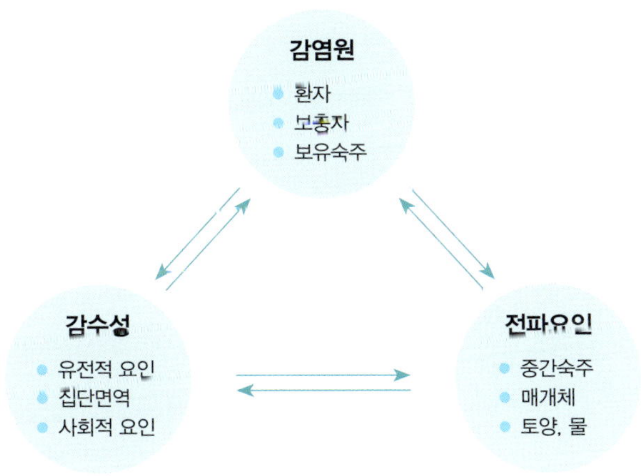

그림 2. 기생충감염 악순환의 연결 고리.

1 감염원의 봉쇄

1) 감염자와 보유숙주의 치료

기생충감염의 근원을 제공하는 환자, 보충자, 보유숙주를 찾아내어 이를 치료함으로써 이들이 배출하는 충란, 유충, 포낭 등 근원을 없애거나 감소시켜야 한다.

2) 환경 개선

아울러 이들 근원이 주위 환경으로 퍼져 나가는 것을 방지하기 위하여 배변습관의 교정, 화장실과 분료 처리방법의 개선, 인분비료 사용의 금지, 하수도의 증설 등이 이루어져야 한다.

2 전파요인의 관리

1) 환경적 관리(Environmental control)

일단 감염원이 환경을 오염시켰을 경우 배수, 매몰, 잡초제거, 인공구조물 설치 등을 통해 감염원이 감염형으로 발육하지 못하도록 만들거나 제거하는 방법이다.

2) 화학적 관리(Chemical control)

살충제, 살패제 등을 이용하여 패류 중간숙주나 매개체를 없애는 방법이 있다. 그러나 이 방법 이용에는 화학약품 사용으로 인한 환경오염의 위험부담이 따른다.

3) 생물학적 관리(Biological control)

중간숙주나 매개체를 없애거나 변형시키는 방법으로, 이들의 먹이를 바꾸거나 먹이의 경쟁자(competitor), 천적(predator), 기생충의 도입과 거세(castration) 등을 이용한다. 공해를 야기하지 않는 이상적인 방법이지만 생태학적인 제한이 있다.

3 감수성 높은 숙주의 보호

1) 위생상태의 개선

개인이나 집단을 막론하고 생활습관과 생활환경을 위생적으로 개선하여야 한다. 특히 음식물, 음료수를 소독하는 시설과 매개체와의 접촉을 피하는 방충망, 모기장 등의 설치도 필요하다.

2) 가열처리

대부분의 기생충감염형은 열에 약하므로 100℃로 끓이거나 익히면 안전하다. 우리나라의 기생충감염은 대부분 음식물을 통하여 경구감염되는 것들이므로 생식(生食)의 금지 및 음식물의 가열처리가 무엇보다도 중요하다.

3) 냉동처리

육류나 생선류가 중간숙주가 되는 기생충감염에서는 −15℃ 이하의 냉동처리를 하면 기생충이 죽거나 감염력이 없어지는 경우도 있다.

4) 기타

방사능을 이용하여 중간숙주내 감염유충을 없애는 방법, 곤충기피제(insect repellent)나 방충용 의복으로 매개체의 공격을 피하는 방법, 화학예방법, 주거지의 이전 등이 기생충의 종류에 따라 활용된다.

4 보건교육

기생충감염의 예방과 관리처럼 보건교육이 절실히 필요한 경우는 드물 것이다. 앞서 말한 대로 기생충감염은 그 지역사회의 문화적 배경, 특히 풍습의 영향이 절대적이므로 이를 시정하자면 오랜 시일이 소요된다.

병원체, 생활사, 병변과 폐해, 예방과 관리에 관한 지식을 각급 학교와 사회에서 교육하여야 한다. 특히 기생충질환은 감염병이므로 개인은 물론 공중보건의 차원에서 사회전체가 공동대처해야 관리에 실효를 거둘 수 있다는 점을 주지하여야 한다.

우리나라에서 기생충감염률이 격감하게 된 데에는 집단검변-집단구충계획을 각급 학교를 중심으로 실시하여 성공을 거두었기 때문이라 하겠다.

참고문헌

Anthony RM, Rutitzky LI, Urban JF, Stadecke MJ, Gause WC (2007) Protective immune mechanisms in helminth infection. Nature Review of Immunology 7: 975-987.

Beaver PC, Jung R, Cupp E (1984) Clinical Parasitology. 9th ed. Lea & Febiger, Philadelphia, USA.

Blackwell JM (2001) Genetics and genomics in infectious disease susceptibility. Trends in Molecular Medicine 7: 521-526.

Chai JY, Lee SH (2002) Food-borne intestinal trematode infections in the Republic of Korea. Parasitology International 51: 129-154.

Chai JY, Murrell KD, Lymbery AJ (2005) Fish-borne parasitic zoonoses: status and issues. International Journal for Parasitology 35: 1233-1254.

Fried B, Graczyk TK, Tamang L (2004) Food-borne intestinal trematodiases in humans. Parasitology Research 93: 159-170.

Garcia LS(2007) Diagnostic Medical Parasitology. 5th ed. ASM Press, USA.

Girones N, Cuervo H, Fresno M (2005) *Trypanosoma cruzi*-induced molecular mimicry and Chagas' disease. Currunt Topics in Microbiology and Immunology 296: 89-123.

John DT, Petri WA (2006) Markell and Voge's Medical Parasitology. Saunders-Elsevier, USA.

이순형, 채종일, 홍성태 (1996) 임상 기생충학 개요. 고려의학, 서울.

Lewis EE, Campbell JF, Sukhdeo MVK (2002) The Behavioral Ecology of Parasites. CABI Publishing, New York, USA.

Mehlhorn H (1988) Parasitology in Focus. Springer-Verlag. Berlin, Germany.

Moore J (2002) Parasites and the behavior of animals. Oxford University Press, New York, USA.

Neva FA, Brown HW (1994) Basic Clinical Parasitology. 6th ed. Prentice-Hall International. Englewood Cliffs, New Jersey, USA.

Peters W, Pasvol G (2007) Atlas of Tropical Medicine and Parasitology. 6th ed. Mosby-Elsevier.

Playfair J, Bancroft G (2004) Infection and Immunity. 2nd ed. Oxford University Press, Oxford,

UK.

Schmidt GD, Roberts LS (2000) Foundations of Parasitology. 6th ed. McGraw-Hill International Editions, Singapore.

Schmunis GA, López-Antuñano (2005) World-wide importance of parasites. In Cox FEG, Wakelin D, Gillespie H, Despommier DD eds. Topley & Wilson's Microbiology & Microbial Infections. 10th ed. Vol. 6. Parasitology. Hodder Arnold, London, UK.

Smyth JD (1994) Introduction to Animal Parasitology. 3rd ed. Cambridge University Press. Cambridge.

Strickland GT (2000) Hunter's Tropical Medicine & Emerging Infectious Diseases. 8th ed. W.B. Saunders Co. Philadelphia, Pennsylvania.

Yoshida Y (1996) Illustrated Human Parasitology. 5th ed. Nanzando. Tokyo.

Chapter

02

기생충학 각론

Protozoology

I. 원충학

Protozoology

채종일, 홍성태, 유재란, 고원규, 최민호, 신은희, 박윤규, 한은택

11

원충류 개요

원충(protozoa)은 운동성을 가진 단세포동물(single-celled animal)로서, 대부분 자유생활을 하지만 일부 원충은 인체내에서 기생생활을 하면서 무증상부터 치명적인 증상까지 다양한 증상을 유발한다. 원충은 단세포로 이루어져 있는 가장 원시적인 진핵생물(eukaryote)이며, 실험실 내에서 배양이 가능하므로 생명과학의 주요 연구대상으로 이용되기도 한다.

1 형태학

원충은 단세포동물로서 한 세포 안에 생존과 생식에 필요한 모든 기능을 가지고 있으며, 일반적으로 크기와 모양이 다양하다.

원충은 핵과 세포질로 구성되어 있다. 핵은 핵막과 핵질(nucleoplasm)로 이루어져 있는데, karyosome과 핵막 안쪽에 분포하는 chromatin particle을 가진다. 대부분의 영양형은 1개의 핵을 가지지만 2개의 핵을 가지는 종류도 일부 있다.

세포실은 크게 내세포질(endoplasm)과 외세포질(ectoplasm)로 구성된다. 내세포질은 핵을 둘러싸며 과립성세포질로 구성되어 있는데, 식포, 수축포, 글리코겐, 크로마틴양체(chromatoidal body), 미토콘드리아, 골지체, microsome, 내형질세망(endoplasmic reticulum)이 있다. 외세포질은 내세포질을 둘러싸는 덜 진하고 과립성이 낮은 바깥층의 세포질이다. 이 부분은 운동성과 식작용, 호흡, 배설과 외부환경에 대한 보호작용을 한다. 외세포질의 기능에 있어서 가장 중요한 기관이 원형질막으로 대개 반투과성이다. 영양형(trophozoite)에서 포낭형(cyst)으로 변할 경우 원형질막의 겉으로 키틴성분이 분비되어 만들어지는 포낭벽(cyst wall)에 둘러싸이므로 보호작용이 훨씬 효과적으로 된다.

외세포질에는 종에 따라서 몇 가지 형태의 운동기관이 존재한다. 위족(僞足, pseudopodium)은 일정한 형태 없이 필요에 따라 외세포질이 일시적으로 늘어나거나 줄어들어 생기는 기관이고, 주로 아메바군에서 관찰된다. 편모충(flagellates)에서는 머리카락 같은 세포질돌기인 편모(鞭毛, flagellum)가 운동핵(kinetoplast)에서 시작하여 길게 돌출하는데, 채찍 같은 움직임(jerky movement)을 보인다. 파동편모충(trypanosome)과 질편모충은 편모와 체벽 사이에 물결 모양으로 변형된 파동막(undulating membrane)을 가진다. 섬모충의 표면은 무수한 짧은 실 같은 돌기로 덮혀 운동성을 가지는데, 이를 섬모(纖毛, cilium)라 한다. 섬모는 많은 수가 천천히 함께 움직이는 cytostome(cell mouth)과 cytopyge(cell anus)를 갖는데, 이 중 cytostome에는 액체 또는 고형물질을 먹는 기능이 있다.

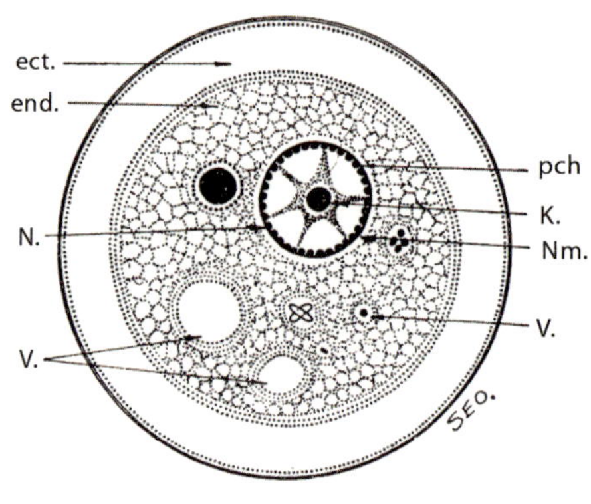

그림 3. 원충류의 일반적 형태.

ect. 외세포질, **end.** 내세포질, **K.** karyosome, **N.** 핵, **Nm.** 핵막, **pch.** 주위성 크로마틴 과립, **v.** 공포.

2 생물학적 특징

원충은 현재 남아 있는 동물체 중 가장 오래된 동물의 형태로서 지구상에 처음으로 나타난 동물체로 간주되고 있다. 원충은 처음 생물체를 동물계와 식물계로 단순하게 구분할 때에는 동물계의 아계(subkingdom)였으나 현재는 Protista계의 아계로 구분한다. 현재까지도 해수, 담수, 흙 속에서 자유생활을 하는 종류가 많고, 각종 동물과 식물에 기생하는 종류도 많다. 원충이 사는 환경의 특성을 살펴보면, 온도, 염도, 산도, 습도, 삼투압이 매우 다양하여 넓은 범위에 적응하여 생존한다. 한 개체가 시기별로 아주 다른 환경에서 사는 종류가 있는가 하면, 기생생활을 하는 원충은 강(腔, lumen) 속에 사는 것부터 세포내에 기생하는 종류까지 있을 정도로 그 종류가 다양하다.

기생생활을 하는 원충은 특히 온도 변화에 민감하다. 충체가 온혈동물숙주에 들어가면 높은 온도에 의한 열자극에 적응하여 생존에 필수적인 열충격단백질(heat shock protein) 유전자가 작동하고 이로 인하여 단백질이 합성된다. 그리고 원충은 그 단백질의 기능을 기반으로 살아남는다.

아직도 엽록소를 가지고 광합성을 하는 원충이 있기는 하지만 대부분의 종에서 영양물을 외부로부터 공급받는다. 기생 원충은 물론 숙주로부터 이미 소화된 영양물을 얻어 생활한다. 자유생활 원충은 대개 유산소대사를 통해 영위하지만 기생 원충의 대부분은 무산소 대사를 한다.

원충이 외부에서 영양물을 섭취하는 방식에는 단순확산(simple diffusion), 능동흡수(pinocytosis, cell drinking), 탐식(phagocytosis)이 있다. 단순확산는 액체에 녹은 물질이 농도 차이에 의하여 확산되는 것을, 능동흡수는 에너지를 사용하여 액체를 능동적으로 흡수하는 것을 말한다. 그리고 탐식은 고형물체를 식작용하여 세포내 소화하는 과정을 뜻한다. 또 원충보다 크기가 큰 세포를 탐식하는 방법의 하나로 suctorial tentacle을 이용하는 방법이 있는데, 이는 상대세포에 suctorial tentacle을 부착하여 세포막에 구멍을 낸 후 세포질을 빨아 먹는 것이다. 이는 능동흡수의 가장 발달한 방식이며, suctorial tentacle은 여러 microtubule이 모여 구성한 실린더를 일컫는다.

3 생식(Reproduction)

원충의 생식은 무성생식의 일환으로 단순하게 분열증식하는 방식과 유성생식과 무성생식을 번갈아 영위하는 방식으로 구분된다.

분열증식의 가장 흔한 형태는 이분법(binary fission)이며, 종에 따라 분열하는 방식에 차이가 있다. 즉, 아메바는 일정한 방향성 없이 임의로 분열되며, 편모충은 장축을 기준으로, 섬모충은 적도면에서 분열한다. 이분법의 변형된 양식으로 톡소포자충(*Toxoplasma gondii*)과 같이 내부출아법(endodyogeny)에 의해 증식하는 종류도 있고, 다분법(multiple fission)이라고 하여 한 번에 여러 개의 개체로 분열하는 종류도 있다.

모든 포자충과 아메바의 일부, 편모충, 섬모충에서 유성생식을 하는 것으로 알려져 있다. 대개의 경우 무성생식을 하면서 별도로 유성생식을 진행하거나 숙주를 바꾸면서 유성생식을 한다. 척추동물과 무척추동물을 숙주로 하여 생활사를 잇는 포자충에서는 무척추동물(주로 곤충류) 체내에서 유성생식이 완료된다. 유성생식은 양성 생식모세포가 만들어지고 합쳐지는 유성생식기(gametogony)와 접합체에서 다분열을 하고 이를 통하여 여러 개의 포자소체(sporozoite)를 만드는 포자생식기(sporogony)로 이루어진다.

4 생활사

원충의 생활사에서 관찰할 수 있는 발육단계는 크게 영양형과 포낭으로 나눌 수 있다. 영양형은 숙주 체내의 기생부위에 기생하면서 운동을 하며 능동적으로 영양물을 흡수하며 활발하게 증식하는 시기로서, 대부분 원충의 병원성과 관련되어 있다. 포낭은 숙주 체외로 배출되는 형태로 강력한 보호막인 낭벽에 둘러싸여 있어 외계의 불리한 조건 하에서 오랜 기간 동안 생존할 수 있다.

원충의 생활사는 그 종류에 따라 매우 다양한데, 영양형만 있는 종류, 영양형과 포낭형을 거치는 종류, 그리고 유성생식 단계를 거치는 종류가 있다. 영양형만 있는 종류에서도 숙주를 바꾸거나 다른 기생부위에 따라 여러 형태의 시기로 변화하는 종류도 있다.
포낭을 형성하는 경우에는 생식을 위한 것과 보호, 전파를 위한 것으로 구분된다. 자유생활 또는 기생성 아메바와 일부 편모충은 생식목적으로 포낭을 형성하는데, 포낭시기에 핵분열로 개체가 증식하고, 글리코겐과 운동기관을 가지는 것이 특징이다. 이 경우에도 포낭이 다른 숙주로 전파되는 시기가 된다. 또 보호 목적으로 포낭을 만드는 종류는 외계로부터 보호할 수 있는 낭벽을 둘러쓰지만 포낭내에서의 발육은 더 이상 하지 않는다.
영양형이 포낭으로 변하게 되는 원인은 영양물의 부족 또는 과다, 대사산물의 과잉, 산도의 심한 변화, 건조, 산소의 과다 또는 부족, 개체의 과밀증식 등이 있다. 포낭의 벽은 영양형이 키틴질을 분비하여 둘러쌈으로써 형성되거나 매우 단단하고 열악한 조건의 환경에서 생존하는 데 유리하도록 형성된다. 포낭은 외계에서 최대 한 달 정도 생존할 수 있다. 포낭의 탈낭에 관여하는 요인으로 삼투압의 변화, 낭벽 안쪽의 효소작용, 원충의 직접적인 효소작용, 외부의 온도, 산도, 효소작용 등이 있다.

5 숙주와 숙주 간의 전파

사람에 감염되는 원충의 인체감염형은 종에 따라 다양하지만, 크게 영양형, 포낭형(cyst & oocyst)이나 포자소체(sporozoite)로 구분할 수 있다.
영양형 또한 여러 시기가 있어 다양한 감염형이 있을 수 있다. 영양형의 전파는 직접 접촉과 매개곤충에 의한 것이 있고, 인위적인 조작(수혈, 주사기 등)이 매개할 수 있다.
포낭형은 외계에서 오래 생존할 수 있는 시기이므로 포낭이 인체감염형인 경우가 많은데, 포낭은 음료수나 음식물을 통하여 전파된다.
포자소체는 매개곤충이 직접 주입하거나, 성숙한 낭포낭(卵胞囊, oocyst)의 형태로 섭취된 후에 포자소체가 탈낭하여 감염을 일으킨다. 원충을 전파시키는 흡혈동물에는 무척추동물로 곤충(모기, 흡혈파리, 빈대)과 진드기, 거머리 등이 있을 수 있다.

6 숙주내 기생부위

원충이 숙주의 체내에서 기생하는 부위는 세포내외로 구분하거나 장기별로 다음과 같이 구분할 수 있다.

① 세포내 기생: 열원충(말라리아원충), 바베스열원충, 톡소포자충, 리슈만편모충, 크루스파동편모충, 와포자충

② 세포막: 람블편모충, 폐포자충

③ 조직내: 이질아메바, 가시아메바

④ 체강내: 대장아메바, 질편모충

⑤ 혈액, 림프, 뇌척수액: 수면병원충(감비아파동편모충, 로데시아파동편모충)

7 세계적인 유행상황

원충류에 의한 인체감염의 세계적인 유행상황은 표 2에서 보는 바와 같다.

표 2. 원충 감염질환별 전 세계 추정 감염인구 수(Schmunis and López-Antuñano, 2005에서 인용).

질환별	감염인구(명)	감염노출 인구(명)	DALY
아프리카수면병	25-30만	5,000-5,500만	1.6
샤가스병	1,600-1,800만	6,000만	0.6
아메바증	50,000만	전 세계	–
람블편모충증	20,000만	전 세계	–
리슈만편모충증	1,200-1,300만	35,000만	2.4
말라리아	50,000만	240,000만	42.3

참고문헌

Baron S (1996) Medical Microbiology. 4th ed. University of Texas Medical Branch at Galveston, Texas, USA.

Schmunis GA, López-Antuñano (2005) World-wide importance of parasites. In Cox FEG, Wakelin D, Gillespie H, Despommier DD eds. Topley & Wilson's Microbiology & Microbial

Infections. 10th ed. Vol. 6. Parasitology. Hodder Arnold, London, UK.

12
이질아메바, 장내 아메바
Entamoeba histolytica, Enteric amoebae

1 아메바증(Amebiasis)

엄격히 말하면 아메바증은 아메바과(family Entamoebidae)에 속하는 원충의 감염증을 통칭하지만, 일반적으로 병원성 아메바인 이질아메바(*Entamoeba histolytica*)에 의한 감염증을 말한다. 이질아메바는 학명에서 의미하듯 사람의 장내에 기생하면서 조직을 분해하고 이질(설사)을 유발한다.

이질아메바 외에도 비병원성 기거생활종으로는 인체에 감염되는 것으로 왜소아메바(*Endolimax nana*), 대장아메바(*Entamoeba coli*), 잇몸아메바(*Entamoeba gingivalis*), 요드아메바(*Iodoamoeba bütschlii*) 등 여러 종이 있다. 그 외에도 이질아메바와 오랫동안 혼동되었던 작은아메바(*Entamoeba hartmanni*)와 동형아메바(*Entamoeba dispar*)가 있다.

특히 동형아메바는 이질아메바와 형태가 똑같지만 이질아메바와는 달리 병원성이 없는 기거생활종이다. 실제로 대변검사에서 이질아메바로 진단되는 사례의 대부분이 이 종에 의한 감염으로 추정되는데, 이질아메바로 진단된 경우의 90%는 동형아메바에 의한 감염이라 할 수 있다. 이 두 종의 아메바는 형태학적으로는 구분할 수 없으나 생화학적, 혈청학적, 또는 분자생물학적 방법을 이용해서 감별할 수 있다. 우리나라의 최근 자료에 의하면 대변검사에서 진단된 이질아메바의 포낭 중에서 80% 정도가 동형아메바임이 밝혀졌다.

이들 아메바는 사람에서 비교적 흔하게 관찰되므로 잘 알아 둘 필요가 있다. 그러나 워낙 크기가 작고 감별점이 되는 형태학적인 소견을 인지하는 것이 어렵기 때문에 이

들 원충의 감별진단에는 숙련된 인력이 필요하다.

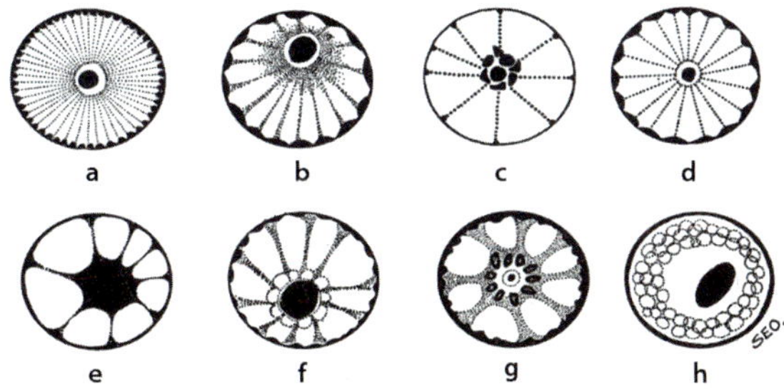

그림 4. 인체기생 아메바 각종의 핵 구조(동일 확대 아님).
a. 이질아메바, **b.** 대장아메바, **c.** 이핵아메바, **d.** 잇몸아메바, **e.** 왜소아메바, **f.** 요드아메바, **g.** *Entamoeba polecki*, **h.** *Hartmanella hyalina*.

2 역학

아메바증은 전 세계적으로 유행하나 열대와 아열대지역에서 더 유행하고, 아프리카, 중남미, 인도, 네팔, 방글라데시의 감염률이 특히 높다. 포낭 배출자(cyst carrier)는 알래스카부터 남극대륙까지 사람 사는 곳 어디서나 관찰된다. 전 세계 인구의 10%가 감염되어 있고, 매년 5억 명 정도가 새로 감염된다. 이 중 약 10%인 5,000만 명이 일 년 동안 이질이나 간농양이 생기는 임상증례로 발전하고, 이로 인해 직접 사망하는 증례가 연간 4만-10만 명인 것으로 추산된다. 이는 기생충질환에 의한 사망원인 집계에서 말라리아, 주혈흡충증에 이어 3위를 차지할 정도로 높은 수치다.

아메바증은 전형적인 수인성 전염병의 하나이며, 유행지역을 여행한 후 발생하는 여행지 설사의 하나이다. 이질아메바는 4핵성 포낭(quadrinucleated cyst)에 오염된 물 또는 음식 섭취를 통하여 감염되며, 상하수도와 대변 처리시설이 부족하거나 비위생적인 후진국에서는 중요한 보건문제가 된다. 유행지역에서의 가장 중요한 포낭의 오염원은 건강한 포낭 배출자이다. 이질아메바는 환자와의 직접 접촉으로 감염될 수도 있으며 선진국에서는 동성애자들에게서 유의하게 높은 감염률을 보인다.

우리나라에서는 1920년대에 처음 30%-40%의 포낭 양성률이 보고되었고 1960년대에는 10%대의 양성률이 기록되었으나 최근에는 많이 감소하여 1980년대에 1% 정도, 최근에는 0.1%–0.5% 정도로 관찰된다. 서울과 같은 대도시에서는 거의 전파되지 않고 식수 사정이 좋지 않은 농촌이나 도서지방에 감염률이 높은 지역이 있다. 그러나 다른 종의 아메바와 감별하기 어렵기 때문에 여러 종의 아메바가 이질아메바로 동정되는 사실을 감안하면 실제 이질아메바 감염은 이보다 훨씬 낮다. 최근의 국내 자료에 의하면 진단된 포낭 배출자의 대부분은 이질아메바의 감염이 아니고 동형아메바(*E. dispar*)에 의한 감염임이 증명되었다.

3 형태와 생활사

이질아메바는 생활사 중 영양형, 포낭전기(precyst), 포낭형, 포낭후기(metacyst)를 거친다.

영양형은 숙주조직내에 기생하는 형태로서 구형으로 18–25 μm의 크기이고, 외계에 배출되면 곧 죽는다. 핵은 중심에 위치한 karyosome과 핵막 안쪽으로 분포하는 미세한 주위성 크로마틴(peripheral chromatin)을 가진다. 내세포질은 각종 과립과 공포, lysosomes를 포함하는데 미토콘드리아와 골지체는 확인되지 않았고,내형질세망은 발달이 극히 미약하다. 투명한 외세포질은 위족을 만들어 모양을 계속 바꾸며 움직인다.

포낭은 포낭전기의 아메바가 키틴성 물질을 분비하여 세포막의 외부를 둘러싸면서 형성된다. 둥근 구형으로 직경이 10–20 μm에 이르며 세포막 겉에 단단한 포낭벽을 가진다. 초기에는 상대적으로 크기가 큰 핵 1개가 있고, 글리코겐 덩어리와 끝이 뭉툭한 크로마틴양체가 흔히 관찰된다. 대변과 함께 외부로 배출된 포낭은 외계에서 핵분열을 하여 4개의 작은 핵을 가지는 포낭형으로 성숙하면서 글리코겐과 크로마틴양체가 소실된다. 이 4핵성 포낭은 새로운 숙주에 감염되는 인체감염형이 된다.

하나의 포낭이 인체내로 들어오면 소장 상부에서 탈낭하여 4개의 영양형이 생기고, 곧 한 번 더 분열하여 8개의 영양형이 된다. 처음 생기는 초기 영양형을 포낭후기라 하며 음식물과 함께 대장으로 이동하여 정착한 후 분열증식한다. 포낭후기는 직경이 비교적 작고 조직을 침입하는 능력이 매우 커서 능동적으로 파고들어 일차적인 병소를 만든다.

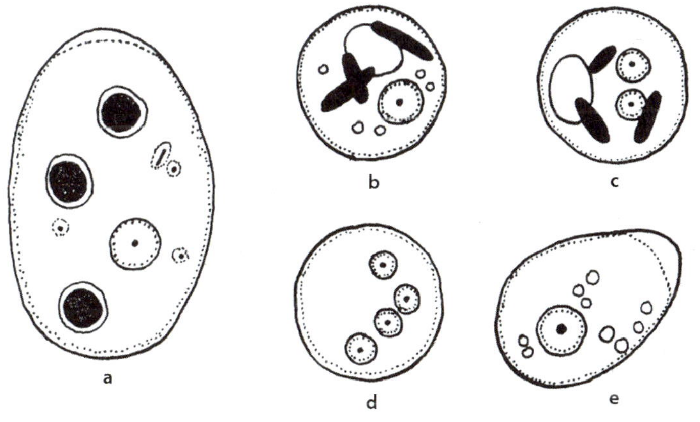

그림 5. 이질아메바.
a. 영양형, **b-d.** 포낭, **e.** 포낭전기.

영양형은 이분법으로 증식하고, 조직에 파고들어 병소를 만들며, 왕성한 탐식작용으로 적혈구와 숙주세포를 탐식하는 경우가 흔하다. 이 시기는 감염된 조직에서의 병인이나 임상 소견과 관련이 있다. 영양형은 다른 숙주로 옮겨 가기 위해서 포낭형으로 바뀌는데, 포낭은 생식과 전파를 함께하는 시기이다. 따라서 포낭은 아메바가 외계의 악조건, 즉 온도의 변화, 건조, 각종 유해물질, 위산이나 소화효소 등에 견디어 아메바가 살아남을 수 있는 발육 시기이며 역학적, 보건학적으로 중요한 의미가 있다.

표 3. 장내기생 아메바의 감별진단.

	이질아메바	동형아메바	작은아메바	대장아메바	왜소아메바	요드아메바
영양형						
신선표본						
직경(평균, μm)	18-25(20)	18-25(20)	10-25(20)	15-50(20)	6-18(8)	6-25(8-10)
핵	거의 보이지 않음	거의 보이지 않음	거의 보이지 않음	거의 보이지 않음	보기 힘듦	거의 보이지 않음
운동성	활발	활발	활발	약함	느림	약함
세포질	Hyaline상, RBC, 조직세포 내포	Hyaline상, RBC, 조직세포 내포	Hyaline상, RBC, 조직세포 내포	과립상, 세균, 기타 내포	Hyaline상, 세균내포	과립상, 세균, 기타 내포

염색표본						
핵						
karyosome	중심성	중심성	중심성	편재성	큰 단일 mass	중심성 또는 편재성
주위성 크로마틴 과립	미세	미세	미세	큼	없음	
내용물	RBC, 조직세포	RBC, 조직세포	RBC, 조직세포	세균, 기타	세균	세균
포낭형						
신선표본						
직경(μm)	10-20	10-20	6-10	10-33	10-15	5-20
염색표본						
핵	1, 2, 4개	1, 3, 4개	1, 2, 4개	1, 2, 4, 8개	1-4개	1개
크로마틴양체	뭉툭한 원형	뭉툭한 원형	뭉툭한 원형	예리한 절단면	극히 미소	
Lugol 염색	녹황색	녹황색	녹황색	황갈색	녹황색	일정치 않음

4 병인과 병리

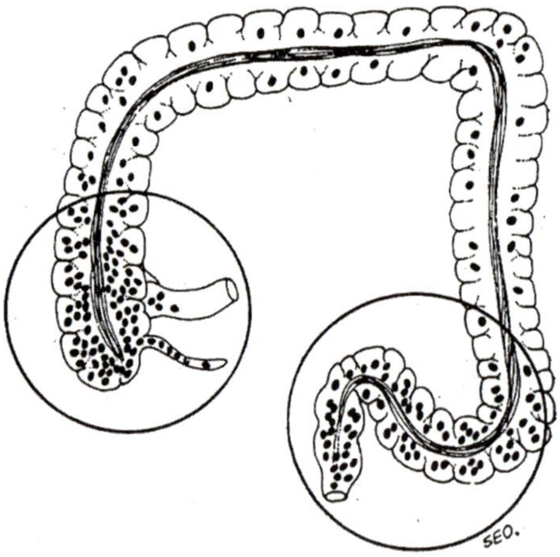

그림 6. 장아메바증의 호발 부위.

이질아메바의 인체내 통상적인 기생부위는 맹장이며, 상행결장, 직장과 S형 결장에도 기생한다.

이질아메바의 병원성과 관련된 인자로는 크게 galactose/N-acetylgalactosamine lectin, amoebapore, cysteine proteinase, 세 가지가 알려져 있다. 아메바는 lectin을 이용하여 장상피세포의 표면에 부착한 후 amoebapore를 분비하여 상피세포의 세포막을 파괴한 다음, 강력한 병원성 단백질인 cysteine proteinase로 세포를 분해한다. 이질아메바와 형태가 똑같은 동형아메바 역시 cysteine proteinase를 가지고 있으나 영양분을 분해하는 정도의 활성만 가지고 있고, 숙주조직을 분해할 정도로 강력하지는 않기 때문에 병원성을 보이지는 않는다.

이질아메바는 상피세포를 파괴한 후 간질층을 분해하고, 점차 장점막 표면에서 점막하 조직으로 병변을 확대해 가면서 궤양을 진행시킨다. 궤양은 아메바 위족에 의한 활발한 운동성과 이차 세균감염 등으로 인해 더욱 커진다. 이런 방식으로 아메바에 의해 형성된 궤양은 입구가 작고, 안쪽으로 바닥이 넓게 조직이 파괴되고, 그 안에 파괴된 조직과 염증세포가 모이는 소위 플라스크형 궤양(flask-shaped ulcer)을 만든다. 충체는 궤양의 경계부에서 분열증식하면서 병변을 넓혀 가므로 경계부에서 영양형을 관찰할 수 있다. 궤양이 형성되면서 주위에 강한 조직반응이 일어나고 육아조직과 섬유조직이 궤양부 주위를 둘러싼다. 이러한 반응이 강해지면서 대장벽에 아메바종(amoeboma)이 만들어지는데 이 덩어리가 커지면 임상적으로 문제가 될 수도 있다. 점차 숙주의 면역반응이 강해지면서 궤양이 더 커지지 않고 병변이 장기화되면 충체는 분열증식하는 한편 포낭으로 변한 뒤 대변을 통하여 포낭이 배출되기 시작한다.

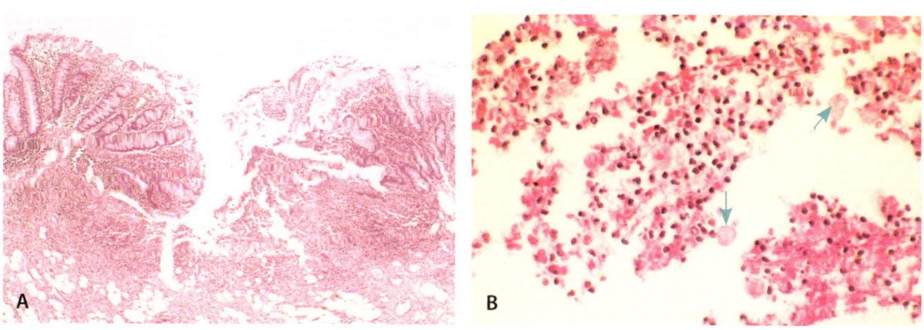

그림 7. 이질아메바(*Entamoeba histolytica*)에 의한 대장점막의 궤양(flask-shape ulcer)(A, x 40)와 궤양조직 내부의 이질아메바 영영형(trophozoites)(화살표)(B, x 400).

일부 아메바는 문맥순환(portal circulation)을 통해 혈류를 타고 간으로 이동하는데 주로 간 우엽에 병변을 형성하며, 장점막에서와 같은 기전으로 간세포를 파괴하여 농양을 형성한다. 아메바는 농양 안(內)이 아닌 농양 벽에서 증식하며 대개 검출률이 낮다. 또 농양은 아메바에 의한 간조직 파괴로 인해 형성되며 중성구가 관찰되지 않는 점이 특징이다. 농양의 색깔도 노란색이 아닌 갈색 또는 초콜릿색을 띠어 anchovy paste color 또는 chocolate color로 표현된다.

아메바는 무산소 또는 산소가 거의 없는 대장내에서 기생하므로 무산소 대사를 한다. 그러나 혈액 속으로 옮겨 가거나 조직을 침범하면 산소농도가 높은 환경에 노출되거나 중성구, 대식구 등 숙주 면역반응의 결과로 발생하는 활성산소(reactive oxygen species)에 노출된다. 아메바는 이러한 유해 환경에서도 생존할 수 있는 superoxide dismutase, flavin reductase, peroxiredoxin과 같은 항산화효소를 가지고 있는 것으로 확인되었다.

이질아메바가 장외조직으로 이행하는 것은 숙주나 아메바의 입장에서 그리 바람직한 상황은 아니다. 장외 이행에 관하여서는 아직 생물학적 의의를 알지 못하는데 이 부분에 대해서는 좀 더 연구될 부분이 많다.

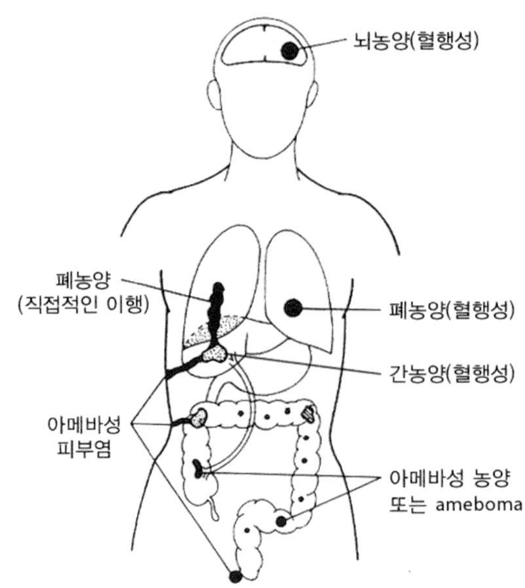

그림 8. 장아메바증과 장외 아메바증의 호발 부위(Neva & Brown(1994)에서 모사).

5 증상

아메바증의 잠복기는 대개 1개월 전후이나 경우에 따라서는 열흘 남짓 후에 발병하기도 하고, 수년 후에 증상이 생겼다는 보고도 있다. 이질아메바에 감염되었다고 하여 모두 환자로 발전하는 것은 아니며, 실제 병변의 형성에는 숙주의 반응도 중요할 것으로 생각된다. 내상벽에 작은 병소를 만든 후 더 이상 병변이 진행되지 않고 잠복하는 경우에는 보충자 또는 단순 포낭 배출자가 된다.

장아메바증에서 관찰되는 특징적 증상은 혈점액성 설사(bloody mucous diarrhea)와 복통, 후중증(tenesmus)이다. 처음 설사를 심하게 할 때에는 주로 영양형이 배출되며, 궤양이 더 커지지 않고 장벽에 덩어리를 형성하면 만성화하여 변비 또는 연변이 된다. 복부 팽만감, 하복부 팽만감, 둔통 등의 증상이 있다.

아메바는 혈관 또는 직접 접촉을 통해서 다른 기관으로 이행하여 장외 아메바증을 유빌하는데, 가장 흔히 유발되는 일차 부위는 간이며, 복막, 폐, 뇌, 피부 등에도 병변을 형성한다. 대장의 병소에서 간이나 뇌로 전파될 때는 혈행성으로 전파되고, 폐나 피부로 전파될 때는 간농양 부위에서 직접적인 이행으로 전파된다.

아메바성 간농양(amoebic liver abscess)은 가장 흔한 장외아메바증으로 장아메바증 환자의 1.8%에서 발생한다. 우상복부 또는 어깨의 둔통이 있고, 간염증상이 나타난다.

6 진단

대변검사로 급성기에는 영양형을, 만성기에는 포낭을 관찰하여 진단한다. 다른 장내 기거생활 아메바와 감별해야 한다. 영양형을 관찰하고자 할 때에는 검체를 얻은 즉시 가급적이면 체온에 가깝게 유지하면서 검사실로 가져와야 하며, 검사실에서는 미리 덥혀 놓은 슬라이드와 생리식염수를 이용하여 검사하도록 한다.

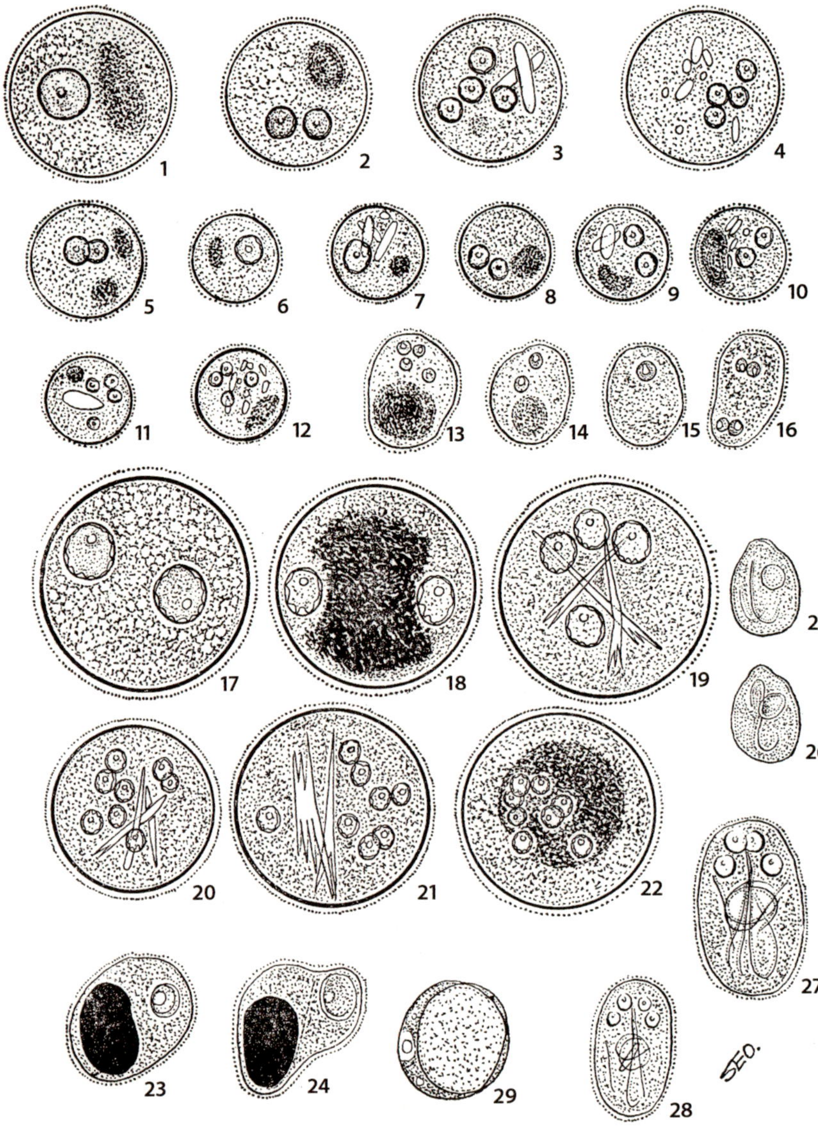

그림 9. 장내기생 원충의 포낭.

1-4. 이질아메바, **5-12.** 작은아메바, **13-16.** 왜소아메바, **17-22.** 대장아메바, **23-24.** 요드아메바, **25-26.** 메닐편모충, **27-28.** 람블편모충, **29.** *Blastocystis hominis.*

장에 궤양이 있을 때는 대장경으로 진단할 수 있으며, 간 등 장외 감염 시에는 방사선학적 방법이 유용하고, 혈청검사도 유용하다. 단클론항체를 이용하여 대변내의 항원(coproantigen)을 검출하여 진단하기도 한다. 아메바성 간농양의 경우 초음파 또는 CT에서 공간점유성 병변(space-occupying lesion)으로 관찰되며 혈청검사 또는 농양천자액에서 아메바의 영양형을 관찰하여 진단할 수 있다. 아메바 영양형은 농양 벽에서 증식하므로 농양 천자의 마지막 천자액에서 검경해야 관찰될 가능성이 높다.

7 치료

Metronidazole 또는 그 유도체(tinidazole 또는 ornidazole) 1.0–2.0 g을 3회 분복한다. 심한 경우 10일까지 사용한다. 농양이 있을 때 배농하면 치유가 빠르다. 이 약제는 위장관 자극, 어지럼증, 백혈구 감소 등의 부작용이 있고, 술과 함께 먹으면 술의 독작용이 심해진다. 또한 기형을 일으킬 위험이 있으므로(teratogenic) 임산부에게는 사용하지 않는다. 그러나 이 약제는 필수적인 적응증 외에는 가능한 한 사용하지 않는 추세이다.

참고문헌

Stanley SL Jr (2003) Amoebiasis. Lancet 361: 1025-1034.

13
자유생활아메바
Free-living amoebae

자유생활아메바(free-living ameba)는 호수, 수영장, 수돗물과 같은 물이나 흙 또는 먼지 속에서 자유생활을 하면서 우연한 기회에 사람 몸 안에 들어오면 병변을 유발한다. 대표적인 예로 가시아메바(*Acanthamoeba*), 자유아메바(*Naegleria*), *Balamuthia mandrillaris* 가 있다.

1 자유아메바

자유아메바의 영양형은 7–35 μm의 크기로 아메바형 또는 편모형, 두 가지 형태이다. 편모형일 때에는 분열증식을 하지 않으나 편모가 없어지고 아메바형이 되면 분열증식한다. 포낭은 7–15 μm의 크기로 1개의 핵을 가지며 두꺼운 이중 낭벽을 가진다.

파울러자유아메바(*Naegleria fowleri*)는 영양형 또는 포낭에 오염된 물이나 먼지를 흡입함으로써 감염된다. 코를 통해 들어온 원충은 후각신경 상피세포의 탐식작용을 통해서 비점막을 침입한 후 후각신경을 따라 뇌까지 침범하여 원발성아메바수막뇌염(primary amoebic meningoencephalitis, PAM)을 일으킨다. 전 세계적으로 200례 정도의 PAM이 보고되었다. 담수에서 수영한 적이 있는 건강한 어린이나 젊은이에게서 주로 발병하는데, 매우 빠른 경과를 보이고 거의 모든 경우 사망한다. 잠복기는 짧게는 2–3일, 길게는 7–15일에 이른다. 초기엔 두통, 졸음증(기면), 후각 또는 상기도 증상이 관찰되며, 점차 병이 진행되어 심한 두통, 발열, 구토, 경부경직, 혼수 등으로 이행하면서 결국 사망하게 된다.

PAM은 뇌척수액이나 뇌생검표본에서 영양형을 관찰함으로써 확진한다. 척수액을 저속(250 × g)으로 원침하여 광학현미경이나 위상차현미경으로 살아 움직이는 영양형을 관찰하면 되는데, 백혈구와의 감별이 어려울 수 있다. 척수액검사 시에는 세균성 뇌염에서 관찰되는 소견과 비슷하여 백혈구와 단백량의 증가, 포도당의 감소가 관찰된다. 대부분의 경우 발병 이전 오염된 물에서 수영이나 목욕을 한 과거력이 있으나, 반드시 그렇지는 않다. 또 면역반응이 발동될 시간이 없을 정도로 질병이 전격적으로 진행되므로 혈청검사는 도움이 되지 않는다.

자유아메바는 in vitro 실험에서 amphotericin B에 잘 죽는 것으로 나타났다. 그러나 극소수를 제외한 환자에게 amphotericin B 단독 또는 miconazole과 병행으로 경막내 주사 또는 정맥 주사를 했으나 치료에 성공하지 못했다. 다만 amphotericin B, miconazole, rifampin을 투여해 성공적으로 치료된 사례가 1례 보고되었다. 뇌압과 경련을 줄이기 위해 dexamethasone과 phenytoin을 각각 투약할 수 있다.

2 가시아메바

가시아메바의 영양형은 25–40 μm 크기로 가시 모양의 위족(acanthapodia)을 가지고 있는 것이 특징이다. 포낭은 약 20 μm 크기로 다면체 형태를 하고 있으며 이중 낭벽을 가지는데 별 모양의 내벽과 물결 모양의 외벽으로 이루어져 있다. 영양형과 포낭 모두 1개의 핵을 가지며, 핵 안에는 큰 karyosome이 있다.

자유아메바는 비강을 통해서만 감염되며, 가시아메바는 호흡기, 눈 또는 피부의 상처부위 등을 통해서 감염된다. 가시아메바는 점막 표면에 부착한 후 조직내로 침입해서 단백분해효소나 산소 라디칼을 분비하여 조직을 파괴함으로써 육아종성 아메바뇌염(granulomatous amoebic encephalitis, GAE), 아메바성 각막염(amebic keratitis) 또는 피부병변을 일으킨다.

우리나라에서도 가정용 수돗물이나 콘택트렌즈 보존용기 또는 용액에서 가시아메바가 검출된 사례가 보고되었다. 또 가시아메바에 의한 GAE 또는 각막염 증례가 몇 번

보고되었다.

1) 육아종성 아메바뇌염(GAE)

몇 종의 가시아메바(*Acanthamoeba culbertsoni, A. polyphaga, A. castellanii, A. astronyxis, A. healyi, A. divionensis*)는 면역기능이 저하되거나, 이미 저하되어 있는 만성환자에 침입하여 육아종성 아메바뇌염을 일으킨다. 그러나 자유아메바보다는 훨씬 더 천천히 진행하고 만성적인 뇌염을 일으킨다. 잠복기는 확실하지 않지만 수 주부터 수개월 정도이다. 임상경과는 아급성 또는 만성으로 진행된다. 보통 선행질병이나 외상과 관련되며 수영과는 관련되지 않는다. 혼돈(confusion), 어지러움, 졸림, 구토, 메스꺼움, 두통, 기면, 경부경직, 경련, 그리고 가끔 반신마비가 유발된다.

자유아메바와는 달리 영양형과 포낭에서 모두 관찰된다. 면역억제된 환자에게서는 다핵 거대세포(multinucleated giant cells)로 구성된 육아종이 관찰되지만 면역기능이 정상인 사람에게서는 육아종 형성이 미약하거나 관찰되지 않는다. 중추신경계의 암, 농양, 진균 감염 등과 같은 공간점유성 병변과 함께 감별진단해야 한다. GAE는 골수이식 시 나타나는 드물지 않은 합병증이며, AIDS 환자의 기회감염성 질병으로도 알려져 있다.

In vitro 실험에서 모든 종의 가시아메바에 대한 효과적인 단일 약제는 없는 것으로 나타났다. 그러나 sterol-targeting azoles(clotrimazole, miconazole, ketoconazole, fluconazole, itraconazole)과 pentamidine isethionate, 5-fluorocytosine, sulfadiazine 등을 함께 투약해서 효과를 본 경우는 있다.

2) 아메바성 각막염

각막염의 원인으로 알려진 가시아메바는 *A. castellanii*, *A. polyphaga*, *A. hatchetti*, *A. culbertsoni*, *A. rhysodes*, *A. griffini*, *A. quina*, *A. lugdunensis*이다. 눈이 가시아메바에 오염된 물질이나 용액에 직접 노출될 때 감염되므로 콘택트렌즈 착용이 주요한 위험요인으로 꼽힌다. 대개 가정에서 만든 식염수를 사용하거나 콘택트렌즈를 비위생적으로 관리한 경우, 또는 각막에 상처가 있을 경우 감염된다. 콘택트렌즈를 사용하지 않는 사람도 감염될 수 있으며, 이 경우 진단이 2–3주 더 늦어질 수 있다.

콘택트렌즈를 가열소독하면 화학소독할 때보다 훨씬 효과적으로 가시아메바의 영양형이나 포낭을 죽인다. 이는 콘택트렌즈 착용자에게서 서서히 진행되나 각막에 찰과상이 있을 경우 진행이 빨라져 궤양, 홍채염(iritis), 공막염(scleritis), 심한 통증, 전방축농(hypopyon) 등의 증상이 나타난다. 오진되거나 치료가 지연될 때 감염된 눈의 시력상실이 초래될 수 있다.

각막 중심에서 주변부로 각막 농양이 둥그렇게 관찰되는 각막환(corneal ring)과 잘 치료되지 않는 각막궤양이 있으면 아메바성 각막염을 의심할 수 있다. 또 세균, 곰팡이 또는 바이러스 감염에 대한 치료에도 반응하지 않을 경우에는 가시아메바 감염을 의심해야 한다. 가시아메바를 눈 또는 기타 조직에서 검출하기 쉽지 않은 까닭에 아메바성 각막염 환자의 70% 이상이 바이러스성 각막염으로 오진된다.

진단을 빨리 받고 감염부위가 각막의 상피세포에 국한된 경우에는 죽은 조직 절제술(debridement)로도 충분히 치료가 가능하다. 그러나 진단이 지연되거나 병변이 각막 또는 각막 이하 조직까지 확대되면 수개월 또는 일 년 이상 치료하기도 한다.

참고문헌

Garcia LS(2007) Diagnostic Medical Parasitology. 5th ed. ASM Press, Washington DC, USA.

Kong HH(2009) Molecular phylogeny of *Acanthamoeba*. Korean Journal of Parasitology 47(suppl.): S21-S28.

Shin HJ, Im KI(2004) Pathogenic free-living amoebae in Korea. Korean Journal of Parasitology 42: 93-119.

14

람블편모충

Giardia lamblia, Giardia intestinalis

1 형태와 생활사

영양형과 포낭형이 있으며, 영양형은 서양배 모양으로 크기가 10-20 μm 정도이고 앞이 넓고 원형이며 뒤가 뾰족하고 좌우가 대칭이다. 배측은 볼록하고 복측의 전반부는 두 개의 흡반(sucking disc)을 형성하여 이것을 이용하여 장점막에 흡착한다. 흡반 속에 각각 하나의 핵을 가지며, 영양형은 두 개의 핵을 가진다. 모두 네 쌍의 편모가 충체 가운데서 빠져나간다. 포낭은 타원형이며 크기가 8-12 μm로서, 핵이 2-4개이고 장차 편모가 될 섬유(fibrils)가 있다. 사람의 감염형은 4핵성 포낭이고 오염된 식수나 음식물을 통하여 인체로 감염되면 장강내 즉, 십이지장과 소장 상부 점막에 기생하고 분열증식하여 포낭으로 대변과 함께 체외로 배출된다.

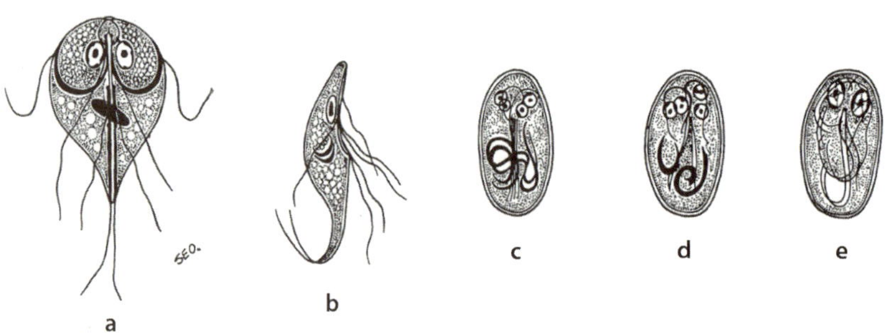

그림 10. 람블편모충.

a-b. 영양형(정면과 측면). **c-e.** 포낭.

2 역학

세계적으로 넓게 분포하며 열대와 아열대지역에 많다. 열대지역의 후진국에서는 물론 감염률이 매우 높다. 국내의 포낭 양성률은 0.5% 정도이다. 여행자설사(traveler's diarrhea)의 가장 중요한 원인으로 알려져 있고, 수인성 전염 역시 가장 흔하다. 일반적으로 소아 감염률이 성인보다 더 높다.

3 병리와 증상

소수의 원충에게 감염되어 무증상이나 중감염을 보일 경우 설사와 복통을 동반한다. 인체 침입 후에 10–15일이 경과하면 충체가 분열증식하여 무수한 충체가 소장 상부의 점막을 거의 다 덮어 버리게 된다. 점막에는 염증반응과 융모의 위축이 있고, 이때부터 설사가 지속된다. 묽은 변으로 시작하여 점점 지방변(steatorrhea)이 된다. 지방변이 생기면 냄새가 심해지고, 악취의 가스가 동반된다. 더불어서 식욕감퇴, 메스꺼움, 구토, 상복부 팽만감 등이 있다. 설사가 수개월에서 수년 간 지속되어 흡수장애와 체중감소가 생긴다. 혈변이나 점액변은 없다. 최근 저 감마 글로블린증, 장내 분비형 IgA의 저하, AIDS, 면역억제제 투여 등으로 숙주의 면역상태가 저하되었을 때 충체가 분명히 증가하는 것으로 나타났다.

4 병인과 병변

이 원충이 설사와 흡수장애를 유발하는 데 다음의 기전이 관여하는 것으로 알려져 있다.

① 점막표면의 기계적인 장애

② 융모의 위축

③ 장상피세포의 turnover 증가

④ 미소융모막(brush border)의 손상과 미소융모막 효소 활성의 감소

이 원충에 감염된 숙주에게서 나타나는 증상의 경중은 숙주의 면역반응과 밀접하게 관련된다. 점막의 상피세포와 각종 염증세포가 작용하여 충체 수를 줄이고 병변을 가볍게 한다. 특히 점액과 IgA가 함께 충체를 배출시키는 작용이 탁월하며 특이한 세포매개면역도 확인되어 있다.

5 진단

신선한 설사변과 십이지장액은 직접 검경하여 활발하게 운동하는 영양형을 검출할 수 있고, 포낭은 설사변와 고형변 등에서 검출이 가능하다. 포르말린-에텔법, 요오드 염색법, 형광항체 검사법 등으로 검사가 가능하다.

6 치료

Metronidazole을 250 mg씩 3회/일 5-10일간 복용하고, tinidazole을 200 mg씩 2회/일 7일간 복용한다. 임산부나 유아의 경우 quinacrine을 100 mg씩 1일 3회 5일간 복용한다.

7 기타 장내 편모충류(Other luminal flagellates)

메닐편모충(*Chilomastix mesnili*)

맹장편모충(*Enteromonas hominis*)

장후진편모충(*Retortamonas intestinalis*)

15
세모편모충과
Family Trichomonadidae

이 과에 속하는 편모충들은 세포입(cytostome)과 3–5개의 긴 전방 편모를 가지며, 한 편모기 파동막(undulating membrane)을 형성한다. 한 개의 axostyle이 후단의 밖으로 돌출한다. 포낭시기가 없다. 사람의 기거생활종에는 구강편모충(*Trichomonas tenax*)과 장세모편모충(*Trichomonas hominis*), 질편모충(*Trichomonas vaginalis*)이 있으며, 이중 질편모충은 병원성이 있어서 가장 중요하다.

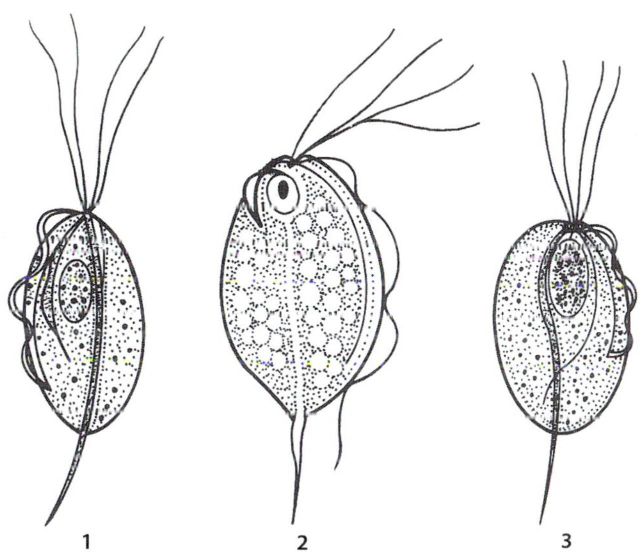

그림 11. 세모편모충과.

1. 구강편모충, **2.** 장세모편모충, **3.** 질편모충.

16
질편모충
Trichomonas vaginalis

1 형태와 생활사

영양형만 존재하고 포낭을 만들지 않는다. 영양형은 7−23 × 5−12 μm의 크기이고 서양배 모양이다. 큰 핵을 하나 가지며, 전방에 네 개의 편모를 낸다. 파동막이 충체의 적도부에 이르며, axostyle이 충체의 앞 끝에서 중앙부를 관통하여 뒤 끝을 지나 몸체 밖으로 이어진다.

2 역학

성적 접촉으로 전파되는 질병의 하나이다(STD, sexually transmitted disease). 증상이 없는 남성이 감염원이 되어 성접촉을 통해 여성에게 전파한다. 환자는 거의 20−30대의 가임 여성이다. 전 세계적으로 분포하며 성 개방 사회일수록 더욱 만연하여 미국에서만 매년 300만 명이 새로 감염된다. 성 접촉 상대자의 수가 많은 사람의 감염률이 높고 국내에서도 널리 유행하였으나 최근 감소하는 경향이 있다.

3 병리와 증상

정상적으로 질과 요도, 전립선의 세포가 있을 때만 충체가 분열증식하고 콜로니를 형성한다. 이 영향으로 충체가 가용 에너지원을 소모하여 정상 질내 세균이 제대로 유지되지 못하여 질내 정상 산도(pH 3.8−4.4)가 상승하게 되고, 질이나 요도의 점막상피세포가 퇴화하여 탈락하고 주위 조직에 백혈구가 침윤한다. 정상 기생부위에는 조직을 침입하거나 세포를 파괴하는 능력은 없다. 점막에서 질내로 분비물이 증가하고 백혈구도 함께 분비된다. 산도가 올라가고 분비물이 증가함에 따라 이차적인 잡세균의 증식도 초래된다.

이러한 과정에 의해 대하(leukorrhea)와 가려움증, 뇨통(尿痛), 질염(vaginitis) 등의 증상이 생긴다. 대부분 자궁경부의 점막손상(cervical erosion)이 있고 출산 후 자궁내막염(postpartum endometritis)이 흔히 동반된다. 가려움증에 의하여 외음부를 긁어서 상처가 생기고 피부염과 이차적인 감염이 동반되는 경우도 있다. 남성의 감염에서는 보통 증상이 없으나 요도염이 반복되어 통증이나 가려움증이 있을 수 있다(질편모충 요도염, 전립선염).

국내에서 분리된 질편모충을 복강과 피하조직에 주입하였더니 큰 농양이 형성되었으므로 비교적 병원성이 강한 것으로 인정된다.

4 진단

여성의 경우 질 분비물을, 남성의 경우 전립선의 마사지 분비물을 직접 도말하여 현미경으로 관찰한다.

5 치료

Metronidazole을 250 mg씩 하루 3회 7일간 복용한다. 질정(vaginal suppository)으로 사용해도 효과를 볼 수 있다. 여성의 경우 배우자와 함께 치료하는 것을 권장한다.

참고문헌

Ryu JS, Min DY (2006) *Trichomonas vaginalis* and trichomoniasis in the Republic of Korea. Korean Journal of Parasitology 44: 101-116.

17

장세모편모충, 구강편모충

Trichomonas hominis, Trichomonas tenax

장세모편모충은 주로 열대와 아열대지역에 분포하고 사람의 장관 특히 맹장에 기생한다. 병원성이 없는 기거생활종(commensal)으로 간주되나 설사 환자에게서 자주 발견된다. 대변과 함께 배출된 충체가 음식이나 음료수를 통해 입으로 들어오게 되어 전파된다. 충체는 위(stomach)를 지나면서 죽지 않고 살아남아 기생한다. 장의 선와나 선주위 조직의 괴사부에서 관찰된 기록이 있다.

구강편모충의 분포는 세계적이며 구강위생 상태가 나쁜 사람에게서 발견된다. 치석이나 충치 주위, 잇몸의 경계부, 구강점막 괴사부, 농양 등에 주로 기생하나 비병원성으로 알려져 있다. 충체 자체가 치주염이나 농포를 형성하는지 확인되지는 않았으며 염증부위에서 흔히 관찰된다. 직접 접촉으로 전파된다.

18

리슈만편모충

Leishmania spp.

1 파동편모충과(Family Trypanosomatidae)의 원충

파동편모충과(科)의 원충은 핵, 운동핵(kinetoplast)과 편모를 각각 1개씩 갖는 편모충이다. 사람을 감염시켜 임상증상을 일으키는 리슈만편모충(*Leishmania*)과 파동편모충(*Trypanosoma*)이 이에 속한다. 파동편모충과 원충은 생활사를 완성하기 위해 척추동물과 무척추동물, 두 가지 숙주를 필요로 하며, 무척추동물이 질병의 매개체 역할을 한다.

파동편모충과 원충은 무편모형(amastigote), 전편모형(promastigote), 상편모형(epimastigote), 파동편모형(trypomastigote)의 네 가지 발육시기를 거치는데, 종에 따라서 2–4단계의 발육시기를 거치게 된다. 무편모형은 숙주세포내에 기생하는 구형의 충체로 3–5 μm의 크기이며, 편모가 없고 핵과 운동핵만 가진다. 전편모형이 되면 충체가 길어지면서 핵 앞쪽에 위치한 운동핵에서 편모가 나오기 시작하며, 상편모형이 되면 핵 뒤로 이동한 운동핵에서 생성된 편모가 파동막을 형성한 후 편모가 된다. 파동편모형이 되면 운동핵이 충체의 후단으로 이동하여 파동막과 편모를 형성한다.

리슈만편모충은 세포내에서만 기생하는 원충으로서 모래파리(sand fly)에 물려서 감염된다. 리슈만편모충증(leishmaniasis)은 아프리카, 아시아, 중남미의 열대와 아열대지역에서 유행하는 중요한 열대병의 하나이다.

리슈만편모충증을 일으키는 종은 많지만 형태학적으로는 구분되지 않으며, 임상 소견과 혈청형, 역학, 특히 지리적 분포에서 차이가 있다. 임상적으로 피부리슈만편모충증(cutaneous leishmaniasis, CL)과 피부점막리슈만편모충증(mucocutaneous leishmaniasis,

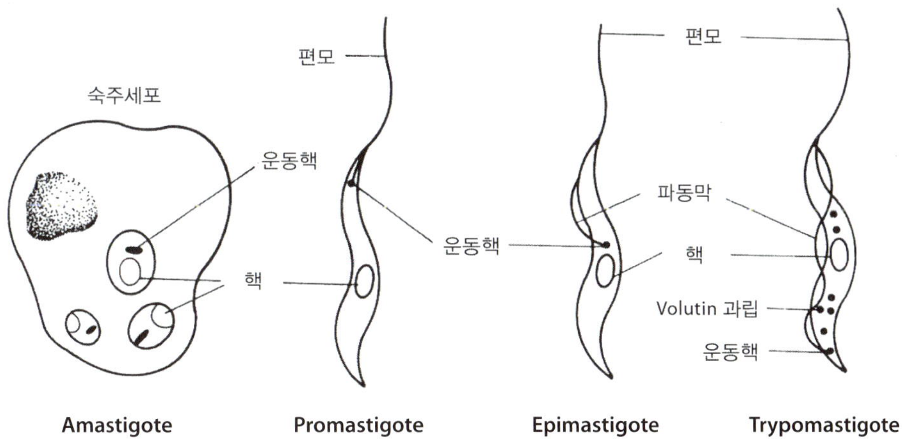

그림 12. 파동편모충과의 4가지 발육단계(Neva & Brown(1994)에서 모사).

표 4. 리슈만편모충과 임상상.

종류	질병명	분포지역
피부리슈만편모충증		
열대리슈만편모충(*L. tropica*)	Oriental sore and recidivans	중동, 지중해 연안, 인도, 나미비아
큰리슈만편모충(*L. major*)	Oriental sore and oronasal	중동, 지중해 연안, 인도, 수단, 세네갈
이디오피아리슈만편모충(*L. aethiopica*)	Single sore and diffusa	에티오피아, 케냐
피부점막리슈만편모충증		
멕시코리슈만편모충(*L. mexicana*)	chiclero ulcer	멕시코, 과테말라, 온두라스
아마존리슈만편모충(*L. amazonensis*)	chiclero ulcer	아마존강 유역
베네수엘라리슈만편모충(*L. venezuelensis*)	chiclero ulcer	베네수엘라
브라질리슈만편모충(*L. braziliensis*)	espundia	브라질, 안데스 산맥 동측 산지
가이아나리슈만편모충(*L. guyanensis*)	pian bois	가이아나, 브라질, 베네수엘라
파나마리슈만편모충(*L. panamensis*)	pian bois or simple sore	파나마, 코스타리카, 니카라과, 콜롬비아
콜롬비아리슈만편모충(*L. colombiensis*)	pian bois or simple sore	콜롬비아
페루리슈만편모충(*L. peruviana*)	uta	페루, 안데스 산맥 서측 산지
내장리슈만편모충증		
내장리슈만편모충(*L. donovani*)	Kala-azar(10세 이상)	인도, 중국, 케냐, 중동, 에티오피아
소아리슈만편모충(*L. infantum*)	Infantile kala-azar, oronasal kala-azar(10세 이하)	러시아, 중국, 지중해 연안, 프랑스
샤가스리슈만편모충(*L. chagasi*)	Infantile kala-azar	브라질, 멕시코, 여러 중남미 국가

ML), 내장리슈만편모충증(흑열병, visceral leishmaniasis, Kala-azar, VL), 세 가지로 구분된다(표 4). 리슈만편모충증은 우리나라에 토착적으로 유행하지 않으며, 외국에서 감염되어 귀국 후 발병하는 수입증례가 가끔 발견된다.

2 리슈만편모충의 생활사

모래파리가 포유동물을 흡혈할 때 리슈만편모충의 전편모형이 포유동물의 피부내로 유입된다. 숙주 체내로 들어온 전편모형은 대식세포 등 단핵식세포계(mononuclear phagocytic system) 또는 망상내피계(reticuloendothelial system) 세포내로 탐식된 후 식공포(parasitophorous vacuole)내에서 무편모형으로 바뀐 다음 이분법으로 분열증식한다. 무편모형은 감염된 세포를 터트리고 나온 후 다른 대식세포에 탐식되어 다시 분열증식한다. 모래파리가 감염된 숙주를 흡혈하면 대식세포와 함께 무편모형이 모래파리 체내로 넘어가서 전면모형으로 발육한다. 이로써 모래파리는 새로운 숙주를 감염시킬 준비가 되는 것이다.

3 역학

리슈만편모충은 매개곤충인 모래파리에 물려서 감염된다. 드물지만 환자와의 직접 접촉 시 상처를 통해서 전파될 수 있으며 수혈에 의해서도 전파가 가능하다.

모래파리는 2–3 mm의 매우 작은 흡혈파리로 *Phlebotomus*속(genus)에 속하며, 서식지로부터 수백 미터 반경의 지역을 날아다니는데, 암컷만 흡혈한다. 자연계 보유숙주에는 개와 야생 설치류(gerbil, 들쥐)가 있다.

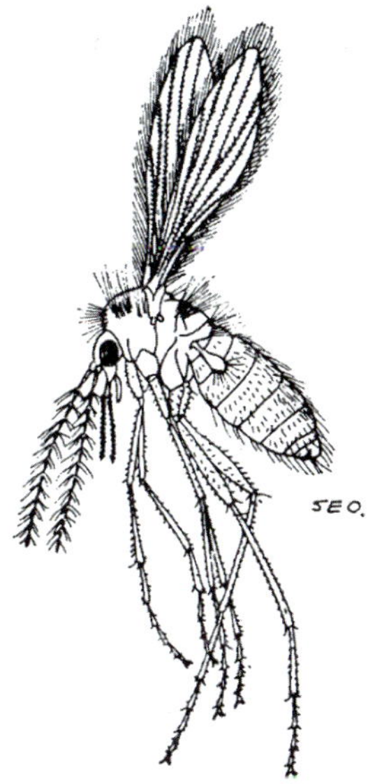

그림 13. 리슈만편모충의 매개곤충인 모래파리(sand fly, *Phlebotomus* sp.).

리슈만편모충은 전 세계 88개국에서 유행하며 3억 5천만 명이 감염위험에 폭로되어 있다. 매년 200만 명(피부리슈만편모충증 150만 명, 내장리슈만편모충증 50만 명)이 새로 감염되며, 전 세계 1,200만 명이 감염되어 있는 것으로 추정된다. 피부리슈만편모충증의 경우 전 세계 증례의 90% 이상이 아프가니스탄과 브라질, 이란, 페루, 사우디아라비아, 시리아에서 발생한다. 피부점막리슈만편모충증의 90% 이상이 볼리비아와 브라질, 페루에서 발생한다. 또 내장리슈만편모충증의 90% 이상은 방글라데시, 브라질, 인도, 네팔, 수단에서 발생한다.

우리나라에서 보고된 증례는 모두 유행지역에서 감염되어 귀국한 수입증례로서 지금까지 피부리슈만편모충증은 20례 이상, 내장리슈만편모충증은 5례 보고되었다. 그러나 우리나라에서는 매개곤충인 모래파리가 살지 못하기 때문에 감염자가 입국하더라도 유행이 정착될 가능성은 희박하다.

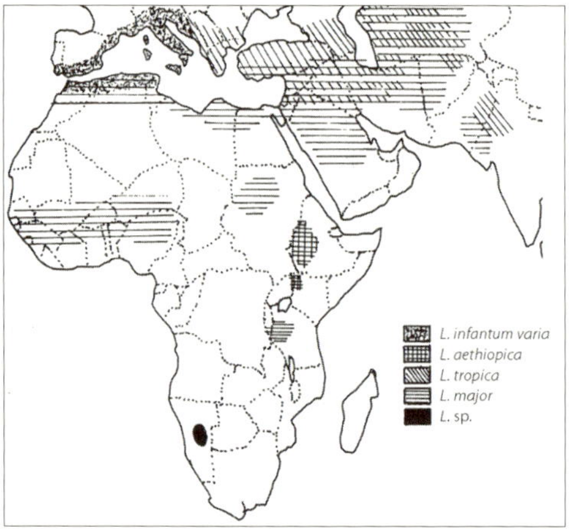

그림 14. 피부리슈만편모충증의 유행분포(Peter & Gilles의 도감(1995)에서 모사).

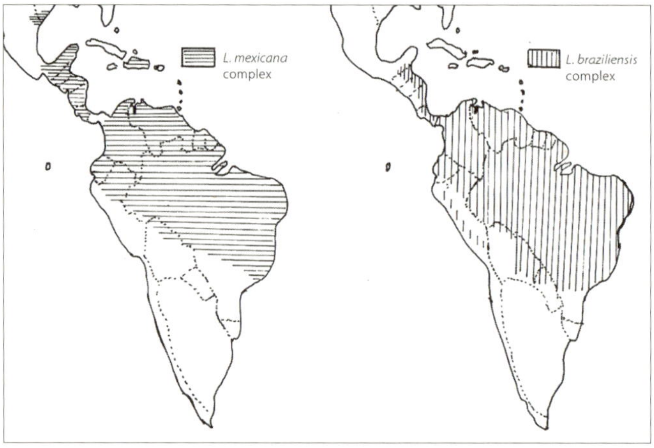

그림 15. 피부점막리슈만편모충증의 유행분포(Peter & Gilles의 도감(1995)에서 모사).

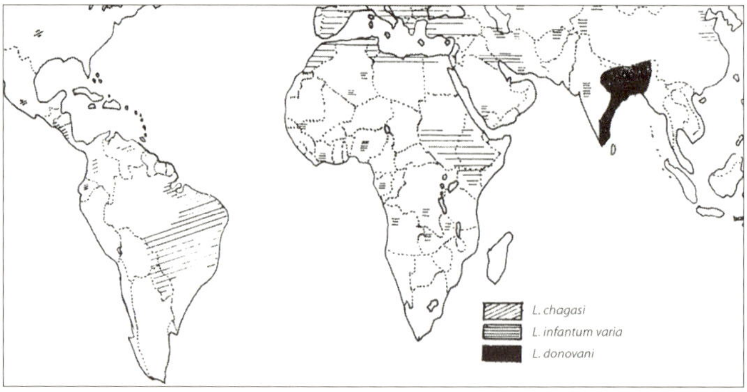

그림 16. 내장리슈만편모충증의 유행분포(Peter & Gilles의 도감(1995)에서 모사).

4 숙주 면역반응

리슈만편모충에 의한 숙주의 면역반응은 원충의 종이나 숙주에 따라서 다른 양상을 보이며, 이로 인해 임상증상이나 병변도 다르게 나타난다.

사람이 큰리슈만편모충에 감염되면 병소가 병원체의 침입 부위에 국한되지만 BALB/c 마우스에서는 감염이 전신으로 퍼져 숙주가 사망하게 된다. 이러한 차이는 감염 초기 여러 세포가 분비하는 세포조절물질(사이토킨)이 달라지기 때문인 것으로 설명한다. 즉 사람의 경우 자연살세포, 대식세포, T 세포가 interleukin-12(IL-12)와 interferon-γ(IFN-γ)를 주로 분비하므로 Th1 세포가 증식되고 이에 따라 세포매개 면역반응이 주로 나타나 병변이 국소화되어 수개월 후 저절로 낫게 된다. 그러나 BALB/c 마우스는 비만세포와 T 세포가 IL-4와 IL-10을 주로 분비하여 Th2 세포가 증식하고 이에 따라 체액성 면역반응이 유도된다. 그리고 이 경우 병소내 충체를 효과적으로 죽이지 못하므로 충체가 전신으로 퍼져 숙주가 사망하게 된다.

그러나 내장리슈만편모충 감염의 경우에는 큰리슈만편모충의 경우와 정반대의 결과

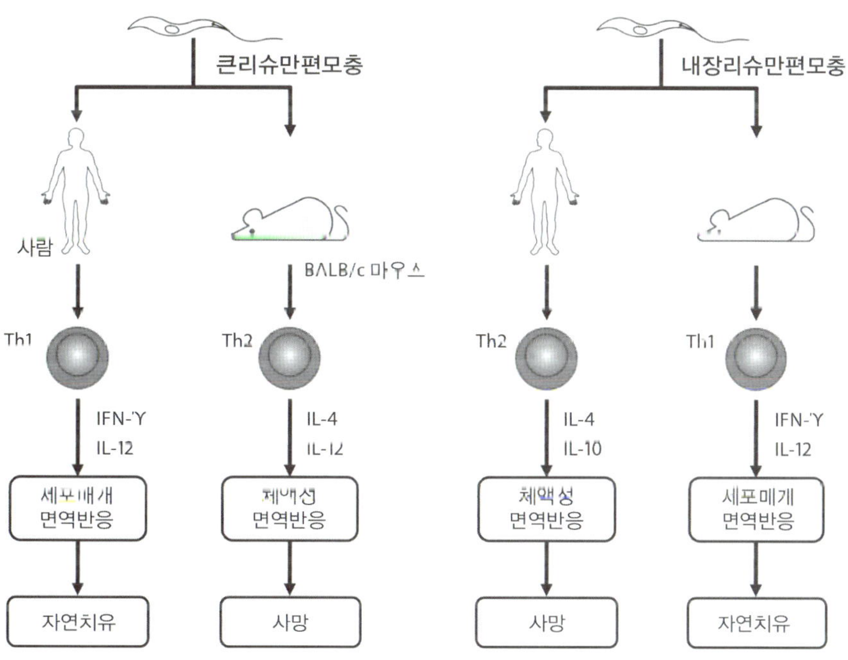

그림 17. 리슈만편모충종(種)에 따른 숙주의 면역반응.

가 초래된다. 즉 사람의 경우 Th2 면역반응이 유발되어 체액성 면역반응이 유도되고, 감염을 효과적으로 억제하지 못해 전신 감염을 일으킨다. 하지만 BALB/c 마우스의 경우 Th1 면역반응이 유발되어 세포매개 면역반응이 유도되고, 감염을 효과적으로 억제하므로 병소가 침입 부위 피부로 국한된다. 이처럼 리슈만편모충 같은 병원체일지라도 숙주의 유전적 특성에 따라 숙주반응이 달라질 수 있고, 같은 숙주일지라도 병원체에 따라 임상증상이 달리 나타나는 현상이 관찰된다.

5 증상

1) 피부리슈만편모충증

잠복기는 2–8주이다. 모래파리에 물리면 아픈데, 처음 관찰되는 증상은 모래파리에 물린 부위에 생기는 구진 또는 궤양이며 이는 얼굴, 손, 발, 팔, 다리 등 노출된 부위에 빈번하게 발생한다.

큰리슈만편모충에 의한 피부병변은 다발성으로 생기며, 염증이 심하다. 병소의 중심은 괴사되고 삼출액이 생겨서 연한 딱지가 생기며, 비교적 빨리 자연치유된다.

반면 열대리슈만편모충에 의한 병변은 1–2개 생기며, 비교적 괴사가 덜 심하고 삼출액도 적어 딱딱한 딱지를 형성한다. 병의 경과는 천천히 진행되며 치유되는 시간도 오래 걸리는 편이어서 일 년 이상 지나야 치유된다. 또 치유된 병변 주위로 작은 비궤양성 병변이 생기면서 병변이 점차 커지고, 광범위한 반흔조직으로 인하여 모양이 추하게 변하는 것을 leishmaniasis recidivans라고 부른다. 이러한 증상은 강한 세포매개 면역반응과 관련 있는 것으로 생각된다. 주로 이란이나 이라크에서 관찰되고 길게는 40년까지 병소가 유지된다. 환자의 외모와 병리학적 소견이 피부결핵과 유사하여 lupoid leishmaniasis라고 불린다.

이디오피아리슈만편모충에 의한 피부병변은 염증이 가장 적고 삼출액도 거의 없으나 피부각화(scaling)와 진피의 박리가 생긴다. 이 병변은 수년 동안 지속된다. 에티오피아와 케냐에서는 diffuse disseminated CL이 관찰되는데, 나병과 감별하기 어렵다. 이러한 병소는 얼굴, 코, 사지와 엉덩이에서 주로 관찰되나 전신에 생길 수도 있다.

2) 피부점막리슈만편모충증

감염된 지 수 주일 또는 수개월 후에 모래파리가 흡혈한 자리에 홍반성 구진이 생기는데 대개 가려우며 시간이 갈수록 중심부에 궤양이 생기고 주변부는 융기된다. 병소는 한 개 또는 여러 개 있을 수 있으며, 대개는 약 6개월 내에 자연치유된다. 그러나 감염자의 40%는 귀에 병변이 생길 수 있으며, 이 경우 병변은 만성화되어 수년간 지속된다.

오랫동안 남미에서는 리슈만편모충의 점막침범이 브라질리슈만편모충에 의해서만 유발된다고 생각해 왔으나 다른 종에 의한 점막침범 례가 보고되어 현재는 대부분의 리슈만편모충이 점막병변을 유발할 수 있는 것으로 인정된다. 질병의 양상은 숙주의 면역상태, 리슈만편모충의 종, 모래파리에 물린 위치 등에 의해 결정된다.

브라질리슈만편모충에 감염된 사람의 1%–3%는 원충이 코, 인두, 구강점막으로 파급되어 병변이 형성된다. 처음엔 침범된 점막에 홍반과 부종이 생기며 점차 염증이 심해지면서 코를 통한 호흡이 어려워지고 출혈이 생길 수도 있다. 종종 미란(erosion)이 심하며 연부조직과 연골파괴로 인하여 입술, 코, 연구개가 파괴되면서 심한 기형이 초래된다. 환자는 이차 세균감염이나 흡인폐렴(aspiration pneumonia)으로 인해 사망할 수 있다.

3) 내장리슈만편모충증

원충이 인체내로 들어오면 골수, 비장, 간 등으로 가 기생하면서 증상을 유발한다. 잠복기는 대개 2–6개월이며, 환자에게 과거력을 물어보면 초기에 피부병변이 있었던 사실을 기억하지 못하는 경우가 많다. 유행지 주민의 경우에는 서서히 발병하며 증상이 막연하여 단지 몸이 좀 좋지 않다는 정도의 느낌을 받지만 비유행지역 주민이 감염되면 급성으로 진행된다. 장티푸스, 말라리아, 세균 또는 바이러스성 발열질환과 감별진단해야 한다.

불규칙적 발열이 하루에 두세 번 생기며, 식욕부진, 권태, 체중감소, 설사 등이 유발된다. 병변이 진행되면 간종대, 비종대, 급성복통, 황달, 점상출혈(petechiae), 자색반(purpura) 등이 관찰된다. 피부병변은 주로 얼굴, 손, 발, 복부 등에 생긴다. 특히 인도의 환자의 피부가 검게 변하여 흑열병(Kala-azar, black fever)이라는 명칭이 붙었다. 치료하지 않으면 사망하는데, 대개 이차 세균감염으로 인해 사망한다.

Post-kala azar dermal leishmaniasis(PKDL)는 내장리슈만편모충증 치료 도중 또는 치료 후에 발병하는 증후군으로 주로 얼굴에 반점, 구진, 결절 등의 피부병변이 나타나는 것이 특징이다. PKDL은 인도, 수단에서 관찰되는데, 피부병변은 인도의 경우 내장리슈만편모충증이 성공적으로 치료된 지 2–10년 후, 수단에서는 치료 후 2개월 내에 관찰된다. 처음엔 입 주위에 반점과 구진이 나타나서 얼굴 전체로 퍼지고, 점차 손, 몸통, 다리로 번져간다. 병소는 상처를 입지 않으면 궤양이 생기지는 않는다. 일부 PKDL 환자는 피부병소에 원충이 많이 있기 때문에 유행지역에서 보유숙주의 역할을 한다.

6 진단

리슈만편모충증은 조직표본에서 무편모형을 관찰하거나 배양액에서 전편모형을 관찰함으로써 확진할 수 있다. 이때 70%의 알코올로 깨끗이 소독한 후 채취해야 세균 또는 진균의 오염 가능성을 줄일 수 있다. Giemsa 염색 후 대식세포내 또는 터진 세포 근처에서 무편모형을 관찰하여 진단할 수 있다.

우리나라에서는 2000년 1월 전염병예방법이 개정되어 해외유입전염병을 4군 법정전염병으로 지정하였고, 이 질환을 진단하는 의사는 즉시 신고하도록 하였다.

1) 피부리슈만편모충증

진단을 위해 검체를 채취할 때 다발성 병소인 경우에는 가장 최근에 생겼거나 현재 병변이 진행 중인 병소의 경계부에서 채취하는 것이 좋다. 조직표본이나 도말표본으로 진단할 경우 *Histoplasma capsulatum*과 감별해야 하는데, 이때 운동핵이 관찰되면 리슈만편모충의 무편모형이다. 배양법으로 진단할 경우에는 엔엔엔배지(Novy-MacNeal-Nicolle medium, NNN medium)에서 배양하는데, 대조군 충체와 함께 검체를 동시에 배양해야 하며, 4주 동안 매주 양성여부를 관찰한다. 피부반응검사(Montenegro 검사)는 대규모 역학조사를 통해 감염위험군을 찾고자 할 때 유용하다. 기저세포암(basal cell carcinoma), 결핵, 진균증, 나병 등과 감별한다.

2) 피부점막리슈만편모충증

유행지역에서는 임상상으로도 진단할 수 있다. 병변 조직에 원충의 수가 매우 적기 때문에 조직표본에서 원충을 관찰하기 쉽지 않으며, 최근에는 PCR법을 이용하여 진단하기도 한다. 기저세포암, 결핵, 진균증(mycosis), cheloid, 나병종나병(lepromatous leprosy)과 감별해야 한다.

3) 내장리슈만편모충증

유행지역에 살거나 여행한 과거력이 있는 사람에게서 이 질환을 의심할 수 있다. 열이 오르내리며(remittent fever) 빈혈과 고감마글로불린혈증(hypergammaglobulinemia), 체중감소, 비종대 등이 있으면 진단에 도움이 된다. 환자는 빈혈, 호중구감소, 저혈소판증, 고감마글로불린혈증 소견을 보인다.

초기 내장리슈만편모충증은 말라리아, 수면병, 브루셀라증, 세균성 심막염, 히스토플라스마증, 만성 골수구성 백혈병, 호치킨씨병, 결핵, 간경화 등과 감별하며, 말기에는 혈액이나 림프계 종양과 감별해야 한다.

7 치료

우리나라는 신종 전염병 또는 재유행 전염병에 대한 예방책의 일환으로 보건복지부와 국립보건원이 공동으로 해외유입전염병관리센터를 설치하여 운영하고 있는데, 리슈만편모충증도 18종의 감시대상 전염병에 포함된다. 리슈만편모충증의 치료약은 국립의료원에 비축하여 관리하고 있으므로 필요한 경우 진단서를 첨부하여 국립의료원장에게 요청하여 공급받을 수 있다.

1) 피부리슈만편모충증

대부분의 피부리슈만편모충증은 수개월 또는 수년이 경과하면 자연치유된다. 유행지

주민의 경우 감염과 치유과정을 통해 면역이 형성되므로 미관을 해치는 상처가 생기지 않는다면 굳이 치료하지 않는다. 얼굴에 병변이 있고 병변이 크거나 여러 개일 경우에는 약물투약을 실시해야 한다. Sodium stibogluconate(Pentostam®)와 같은 5가 안티몬제제(pentavalent antimony compounds)나 meglumine antimoniate(Glucantime®)가 효과적이나 복용지침에서 권장하는 기간 동안(수 주일 또는 수개월) 충분한 용량을 투약해야 한다.

Leishmaniasis recidivans는 Pentostam®을 내장리슈만편모충증의 치료용량으로 주면 치료가 잘된다. 중동에서는 국소 온열요법(heat therapy)과 병소내 주사가 흔히 사용된다. Diffuse disseminated CL의 경우에는 pentamidine을 매주 1회, 최소 4개월 이상 주사한다.

피부병변은 치료를 하든 안 하든 항상 깨끗하게 유지하며 병변을 잘 덮어서 이차 세균감염이나 모래파리의 접근을 차단한다.

화학요법 외에도 국소 치료방법으로 냉동요법(cryotherapy), 온열요법, 수술을 통한 병소 제거 등의 방법이 있다.

2) 피부점막리슈만편모충증

피부리슈만편모충증의 경우와는 달리 전신적인 약물요법을 시행해야 한다. 일단 진단되면 오랜 기간에 걸쳐서 주의관찰하면서 치료한다. 치료가 불완전하면 후유증이 심하게 남으며 사망할 수도 있다.

가장 유망한 약제는 항암제인 miltefosine인데, 이 약은 임신 중엔 금기이며 심각한 위장관계 증상을 유발하고 비용이 비싸다는 단점이 있다. 5가 안티몬제제(stibogluconate)와 rhGM-CSF(recombinant human granulocyte-macrophage colony-stimulating factor)의 병용요법을 시행하였더니 치유기간이 감소하였다는 보고가 있다.

3) 내장리슈만편모충증

내장리슈만편모충증 환자는 치료하지 않으면 사망하기 때문에 적절하고 효과 높은 치료가 필수적이다. 5가 안티몬제제는 선택약이며, 정맥 또는 근육 주사로 매일 20 mg/kg를 28일간 투약한다. 그러나 1990년대 중반 이 약제의 치료실패가 처음 보고된 이후

amphotericin B의 액상제제(liposomal amphotericin B, amphotericin B lipid complex)를 사용하기 시작하였다. 그러나 이 두 약제의 단점은 환자를 입원시킨 후 정맥 주사를 투약해야 하며, 심독성(cardiotoxicity), 췌장염, 치료실패, 약제내성 등이 발생할 수 있는 점이다. 현재 리슈만편모충증 치료에 효과적인 경구용 약제는 없지만, miltefosine이 유망한 약제로 기대되고 있다.

PKDL은 안티몬제제를 투약하면 호전되긴 하지만 피부병변은 영구적으로 남는다. 치료기간은 내장리슈만편모충증의 경우보다 더 오래 걸리며, 보통 120일 정도 소요된다.

8 예방

모래파리에 물리지 않는 것이 가장 중요하다. 모래파리는 어둡고 습한 곳에서 살며, 인가 주위의 잡석이나 파편조각에 산다. 모래파리가 활동하는 시간대인 해질녘부터 동틀 무렵 사이에는 가능한 야외활동을 자제하고, 방충망이나 곤충기피제를 사용한다. 피부에 병변이 생길 경우 병소를 보호하여 이를 통한 접촉으로 병변이 다른 부위 또는 다른 사람에게 전파되는 것을 방지해야 한다. 개나 설치류 등 보유숙주의 관리도 중요하다.

참고문헌

안명희 (2007) 해외여행과 수입기생충질환. 대한의사협회지 51: 993-1004.

대한내과학회 편 (2006) Harrison's 내과학(제16판). 도서출판 MIP, 서울, 대한민국.

Garcia LS (2007) Diagnostic Medical Parasitology. 5th ed. ASM Press, Washington DC, USA.

WHO 홈페이지 (http://www.who.int/leishmaniasis/en/).

19

아프리카 파동편모충증, 수면병

African trypanosomiasis, Sleeping sickness

아프리카 파동편모충증(수면병)은 감비아파동편모충(*Trypanosoma gambiense* 또는 *Trypanosoma brucei gambiense*)과 로데시아파동편모충(*Trypanosoma rhodesiense* 또는 *Trypanosoma brucei rhodesiense*)에 감염된 사람에게서 중추신경계 증상이 나타나 생기는 질병이다. 이 질병은 아프리카 사하라 사막 이남 북위 10도와 남위 25도 사이의 열대지역과 아열대지역에서 유행하는 풍토병으로 체체파리(tsetse flies)에 의해 매개된다. 유행지의 자연계에는 사람수면병(human trypanosomiasis)과 동물수면병(animal trypanosomiasis)의 두 가지가 섞여 분포하나 동물의 파동편모충(trypanosomes)과 매개파리의 종류는 사람의 것과는 다르다.

매년 약 1만 명의 환자가 발생하며 파리의 흡혈대상이 되는 위험 폭로 인구는 4천만 명으로 추산된다. 동물수면병도 가축, 야생동물에 원충혈증(trypanosome parasitemia)을 일으켜 영양실조에 걸리게 하고 육식동물의 먹이가 되게 하여 목축 피해를 심하게 일으킨다. 이 병의 퇴치사업은 파리 구제, 감염원이 되는 숙주, 즉 원충보유자인 감염동물에 대한 화학치료로 요약될 수 있으나 경제난과 의료 인력 부족으로 큰 성과를 보지 못하고 있다. 더욱이 정치적인 불안, 내전, 난민의 발생으로 고도 유행이 반복되어 나타나는 지역도 있다.

1 형태와 생활사

파동편모충의 형태와 생활사는 그림 18에서 보는 바와 같다. 사람에 감염되는 두 종의 형태학적인 감별은 어렵다. 체체파리가 흡혈할 때 원충의 trypomastigote를 인체 내에 주입하게 되는데 이때 충체는 사람의 혈액, 림프절과 비장의 망상체의 간극, 뇌척수액에서 증식하면서 생존한다. 충체는 이분법으로 분열하여 증식하며 세포내 기관도 분열하거나 budding하여 늘어난다. 이 충체는 흡혈할 때 체체파리 체내로 들어오게 되며 파리의 장내에서 분열증식한다. 다시 장을 거슬러 침샘으로 이동한 다음 폭이 큰 epimastigote로 변형되어 분열증식한다. 이들 충체는 2–5일에 걸쳐 다시 trypomastigote형으로 변한다. 이때 이들을 metacyclic trypomastigote라고 부르며 새로운 사람에게 감염을 일으키는 감염형이 된다. 체체파리 체내의 시기를 완성하는 데 약 3주가 소요된다. 사람의 선천감염이 가능하다.

파동편모충은 항원변이(antigenic variation)라는 특성을 갖고 있다. 충체의 세포막을 덮고 있는 표면 단백은 VSG(variant surface glycoprotein)로 구성되는데, 이 단백질 C-terminal의 50–100개 아미노산에는 변동이 없으나, N-terminal의 400개 아미노산이 매우 다양하게 변한다. 이 부분의 아미노산 치환에 의하여 다양한 항원성을 가진 VAT(variant antigenic type)를 가지게 된다. 연구에 따르면 이를 조절하는 유전자는 최소한 100개 이상이다. 충체가 분열하면서 그 수가 10^4–10^5로 늘어나면 그 중 하나의 빈도로 새로운 항원성을 가지는 개체가 출현한다. 그러나 이 개체는 먼저 증식하고 있는 충체가 다량 있을 때에는 별로 증식하지 않는다.

숙주가 항원의 자극을 받아 면역반응, 특히 체액반응을 활발하게 하면 항체가 효과적인 양으로 늘어나서 이미 숙주 면역세포에 노출된 항원을 갖는 원충이 혈액에서 모두 제거된다. 그러면 새로운 항원성을 얻은 개체가 증식하게 되며, 이들이 늘어나면 또 일부의 개체가 새로운 항원성을 갖는 유전자발현을 통해 항원변이를 하게 된다. 이러한 항원성 변이는 혈중에 일정한 수의 충체를 유지하는 방법에 매우 효과적이다. 즉 충체가 무한정 늘어난다면 숙주는 죽게 되지만, 무한정 증식할 수 없는 것은 충체가 혈액 속에 살기 때문에 숙주의 면역기전에 항시 노출되어 있어서다. 따라서 이러한 항원변이를 통해 숙주도 오래 생존하고 충체도 오래 살아남게 된다.

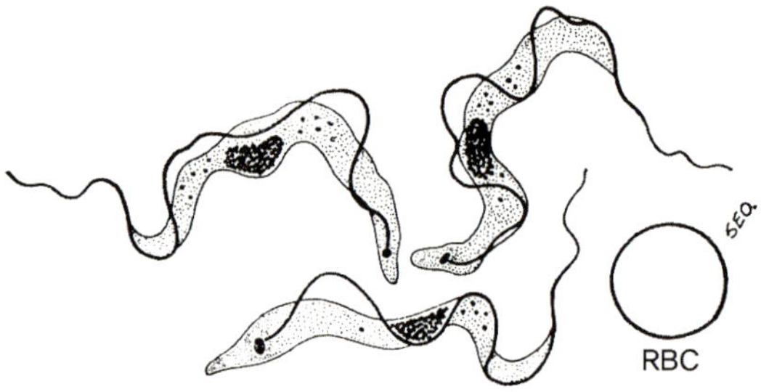

그림 18. 감비아파동편모충의 trypomastigote 형태(Peter and Pasvol의 도감(2007)에서 모사).

2 역학

지리적 분포와 유행도는 체체파리의 종류, 밀도에 따라 결정된다. 사람의 생활양식도 파리와의 접촉기회를 결정하므로 유행도에 많은 영향을 준다. 동물도 파리 서식처 가까운 곳에 방축되어야 흡혈 기회가 많다.

감비아파동편모충(*T. gambiense*)은 1901년 Forde가 처음으로 서아프리카 감비아 지역에서 환자 혈액에서 원충을 발견하였다. 현재 감비아뿐 아니라, 세네갈강(Senegal river)

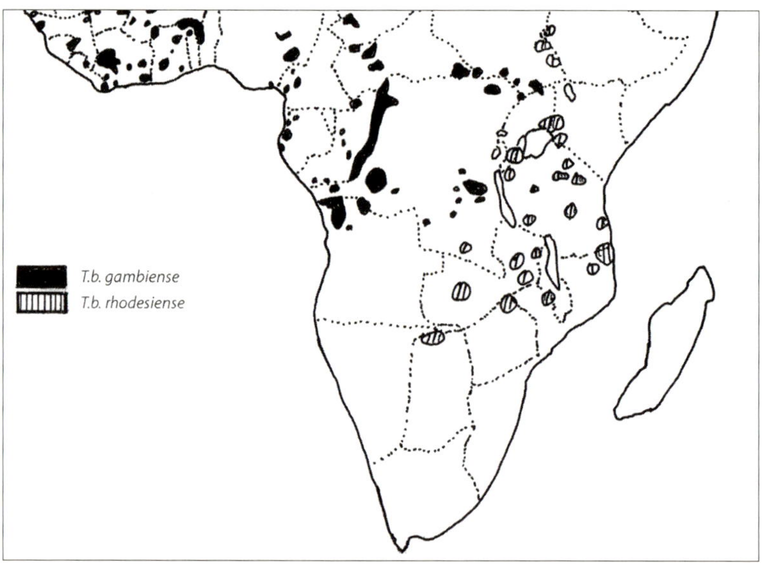

그림 19. 아프리카 수면병의 유행지역 분포(Peters and Pasvol의 도감(2007)에서 모사).

유역에서 사하라 남쪽 사바나 초원을 횡단하여 동북아프리카 수단의 바흐르-알-가잘 강(Bahr-el-Ghazal river)에 이르는 파리서식대(fly belt)에서 발생한다. 또 일부는 중앙아프리카 쪽 앙골라까지 남하하여 발생한다. 이 원충은 주로 사람에 감염된다.

로데시아파동편모충(*T. rhodesiense*)은 1909년 남아프리카 로데지아에서 Stephens가 발견한 것으로 현재 동아프리카 빅토리아 호수(Lake Victoria) 주위 국가까지 유행하고 있다. 이 원충은 주로 동물에게 감염되며 사람의 경우 감비아파동편모충보다 덜 적응된 것이지만 감염되면 더 중독한 병증을 나타낸다.

표 5. 아프리카 수면병의 지리적 분포.

종류	지역	나라
감비아파동편모충 *T. gambiense*	사하라 산맥 남쪽 서아프리카 세네갈에서 수단에 이르는 사바나 지대(중앙아프리카에서 앙골라에 이르는 콩고강 유역)	감비아, 세네갈, 기니, 말리, 니제르, 차드, 수단, 부르키나파소, 시에라리온, 라이베리아, 가나, 코트디부아르, 토고, 베냉, 나이지리아, 중앙아프리카공화국, 카메룬, 가봉, 콩고, 콩고민주공화국, 앙골라
로데시아파동편모충 *T. rhodesiense*	아프리카 빅토리아 호수, 나일강 유역에서 잠베지강에 이르는 동남아프리카	에티오피아, 케냐, 우간다, 탄자니아, 부룬디, 르완다, 말라위, 잠비아, 모잠비크, 보츠와나, 짐바브웨

매개곤충은 체체파리과(Glossinidae)의 *Glossina*속(屬)에 속하는 흡혈파리로서 약 20 종이 있다. 암수 모두 흡혈한다. 감비아파동편모충을 매개하는 *G. palpalis*와 로데시아파동편모충을 매개하는 *G. morsitans*, *G. fuscipes*가 대표적인 종이다. 충체의 크기는 집파리 정도이나, 주둥이(proboscis) 끝에 작은 이빨이 있어 흡혈에 편리하다. 서아프리카산 *G. palpalis*는 민가나 축사에 가까운 하천, 호수 옆 관목 속에 서식하며, 동아프리카산 *G. morsitans*, *G. fuscipes*도 호수, 하천, 우물 가까이 번식하면서 물을 뜨러 오는 부녀자를 곧잘 흡혈한다. 암컷 한 마리가 생존기간 중 새끼를 낳는 횟수는 다섯 번이다. 매번 8-12마리의 유충을 낳는데 이들은 습한 흙 속에서 번데기로 변하고 1-3개월 후에 우화(羽化), 성충 파리로 변태한다. 건조기에는 파리 성숙기간이 길다. 건조기에는 파리들이 사바나 오아시스 샘터에 모여들어 물을 찾아오는 동물을 잘 흡혈한다. 특히 우기에서 건기로 바뀌는 시기에는 개체의 수가 많고 왕성하게 흡혈한다.

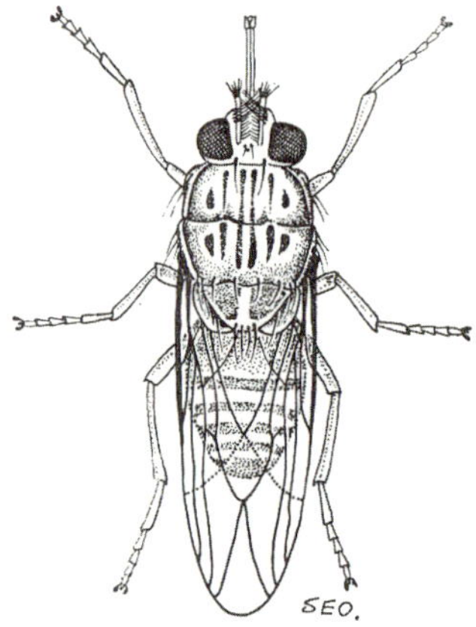

그림 20. 아프리카 수면병의 매개곤충인 체체파리(Tsetse fly, *Glossina* sp.).

파리는 모든 동물을 비선택적으로 흡혈하지만 사람보다는 야생동물을 주로 흡혈한다. 이 중에서 개, 물소, 노루가 특히 공격을 많이 받는다. 이들 동물의 경우 다른 여러 종류의 파동편모충이 원충혈증(parasitemia)을 일으킨다. 로데시아파동편모충은 사람과 동물을 함께 감염시키므로 인수공통감염병(人獸共通感染病, zoonosis)이 된다. 감비아파동편모충도 가축을 감염시킬 수 있으나 원충혈증 기간이 짧아 보유숙주가 될 가능성은 희박하다. 그래서 주로 사람 숙주를 통해 다른 사람에게 전염된다.

수면병 환자의 성별을 보면 일반적으로 남녀가 비슷하나, 장소에 따라 남자가 많을 때가 있고 여자가 많을 때가 있다. 이것은 체체파리와의 접촉기회가 성별이나 직업에 따라 다르기 때문이다. 직업을 보면 목축업을 하는 주민이나 농민 중에 환자가 많고 도시 인구는 시골 인구에 비해 파리와의 접촉이 적으므로 병에 걸릴 확률이 낮다. 유행지에서 원충혈증을 조사한 자료에 따르면 사람은 1% 내외, 소와 개는 10%–15%에 이른다.

3 증상

수면병에 걸리면 처음 파리에 물린 피부 부위가 붓고 통증, 가려운 증상 등이 나타난다. 3주일이 되면 부스럼 딱지(eschar)가 생긴다. 딱지의 검은 색깔은 수개월 후에도 볼 수 있다. 원충이 혈액, 림프액, 비장과 림프절에서 발육증식하여 원충혈증(parasitemia)을 일으키면, 전신무력감이나 불면증이 생기고, 림프절 종대와 고열이 생긴다. 특히 측두부와 목 뒤 림프절이 부어 목운동이 제한된다(Winterbottom's sign). 병이 악화되면 림프절의 크기가 줄어드나 전신쇠약, 무력감, 기면(嗜眠, lethargy)상태에 빠지고 언어장애가 나타나며 혀와 손이 떨린다. 몸을 흔들어 주면 눈을 뜨기도 하지만 다시 잠드는 상태가 된다. 결국 영양실조, 뇌염, 혼수로 사망하게 된다. 병이 경과하면서 뇌염증상이 생기면 이를 수면병(cerebral trypanosomiasis, sleeping sickness)이라 일컫는다. 신경학적인 증상이 나타나면 화학치료로도 잘 회복되지 않는다. 이러한 말기증상은 발병 후 6-12개월 사이 나타난다. 로데시아형 수면병은 경과가 더 빠르고 치명률(fatality)도 높다. 감비아형 수면병은 질병의 경과가 만성적이고 치명율이 낮다.

4 진단

말초혈액, 또는 종대된 림프절이나 뇌척수액을 Giemsa염색으로 검경하면 파동편모충 원충을 볼 수 있다. 로데시아형 수면병은 감염 후 6주일이 지나면 말초혈관이나 척수액에 원충이 잘 나타난다. 혈액 한 방울을 슬라이드 위에 떨어뜨려 100배 확대 검경하면 적혈구 주위에 전형적인 원충의 굴곡운동을 볼 수 있다. 감별진단 시에는 Giemsa 도말표본을 사용한다. 뇌척수액 검사 시에는 원침으로 침전물을 검사한다. 감비아형 수면병에서는 혈액 속의 원충량이 적어서 도말표본에 음성으로 나타나는 수가 많다. 보통 16게이지 주사침으로 후두부 림프절을 천자, 침을 몇 번 돌리면서 림프액을 채십, 슬라이드 위에 한 방울 떨어뜨려 커버글라스를 덮고 검경하면 원충을 볼 수 있다. 말기환자의 경우 말초혈관이나 체액 속에 원충이 적게 나타나므로 일반증상과 뇌척수액의 단백질, 세포 수의 증가 확인을 통해 잠정진단이 가능하다. 병리검사를 하지 않아도 유행지역에서 잠자는 환자라면 진단이 거의 확실하다. 최근 연구실에서 연구용으로 혈액 중 IgM 측정과 간접형광항체(indirect fluorescent antibody) 진단법을 사용하고 있다.

5 치료

1) 뇌증상이 나타나기 전

감비아형 수면병은 pentamidine(Lomidine®) 체중 1 kg당 3–4 mg을 매일 근육 주사하여 10일 계속하거나 또는 melarsoprol(Mel B®) 체중 1 kg당 3–4 mg을 1회 정맥 주사한다. 로데지아형의 경우에 같은 양을 사용한다. 급성증상이 나타날 때는 suramin(Antrypal®, Germanin®) 1 g을 1, 3, 7, 14, 21일 간격으로 정맥 주사한다.

2) 뇌증상(기면, 혼수, 경련)이 나타난 후

감비아형에는 suramin 1회 1 g을 정맥 주사하고 5일 간격으로 tryparsamide 2 g의 정맥 주사를 8회 계속한다. 로데지아형에도 같은 처방을 사용한다. 로데지아형에서 원충혈증(parasitemia)으로 중추신경계가 침범되는 시기는 보통 감염일 기준으로 14개월 전후이다. 뇌가 침범되어 수면병으로 발전되었을 때의 진단은 뇌증상 이외에 병리학적으로 하되 뇌척수액 검사에서 매 1 ml당 세포 수가 5 이상, 단백량이 정상치를 초과하면 수면병으로 진단할 수 있다.

감비아형, 로데시아형 원충 모두가 Mel B® 내성(resistance)을 얻었다는 보고가 있다. Mel B® 치료 후 재발이 있을 때는 pentamidine 200–250 mg을 투여하면 효과가 있다.

6 예방과 방역

체체파리의 구제, 원충 보유숙주의 치료, 동물의 치료를 병행하여 감염원을 없앤다. 그러나 막대한 비용과 인력이 필요하다. 그러므로 유행지에서 체체파리에 물리지 않도록 피부 노출부를 적게 하는 것이 바람직하다. 체체파리의 서식처가 되는 호수, 하천 유역의 밀림, 관목, 숲 등에 DDT 5% 유탁액(乳濁液)을 공중 또는 지상에 살포한다. 살충제 공중 살포 시 정글 속으로 침투하지 못할 때에는, dieldrin 5% 액을 지상 살포한다. 건조기 때 살충제 살포는 2개월에 한 번씩 반복한다. 우기의 살포는 별로 효과가 없다. 차량으로 파리 서식처를 통과할 때는 창문을 꼭 닫아야 한다. 동아프리카 유행지역에는 농림부 소속의 체체파리 구제국(驅除局)이 있어 파리 구제 사업을 전담하고 있으며, 파리 서식처가 되는 밀림을 개간하여 농토로 사용하는 경제개발 사업을 추진하고 있다. 수천 명의 파리 구제원이 파리채, 포충망을 이용해 숲 속, 도로가에서 파리를 잡아 큰 성과를 올리고 있다.

여행자들은 아프리카 사바나 초원, 자연동물원, 하천이나 호숫가에서 낚시, 골프를 할 때 파리에 물리지 않도록 각별하게 주의해야 한다. 체체파리에 흡혈을 당했을 때를 대비해 종합병원에서 치료제인 pentamidine 주사를 미리 맞는 것이 좋다.

백신은 말라리아 백신처럼 아직 연구단계에 있다. 항원성이 2–3일 간격으로 계속 변이하기 때문에 면역기능이 효과적으로 작용하지 못한다.

참고문헌

Garcia LS (2007) Diagnostic Medical Parasitology. 5th ed. ASM Press, Washington DC, USA.

Strickland GT (2000) Hunter's Tropical Medicine & Emerging Infectious Diseases. 8th ed. W.B. Saunders Co. Philadelphia, Pennsylvania.

20
크루스파동편모충, 샤가스병

Trypanosoma cruzi, Chagas' Disease

1 샤가스병(Chagas' disease)

중남미에 이 질환의 환자가 많으며, 감염자가 약 천만 명으로 추정될 만큼 문제가 큰 원충성 질환이다. Chagas가 1909년 브라질에서 흡혈성 침노린재의 일종인 *Triatoma*(*Panstrongylus megistus*)의 후장(後腸)에서 편모충을 발견하였고, Cruz가 이 원충을 원숭이에 주입시키고 수일 후 혈액내에서 trypanosome을 발견함으로써 이 원충의 감염을 확인하였다. 그 후 Chagas는 주민의 말초혈액에서 원충을 검출하고 크루스파동편모충(*Trypanosoma cruzi*)이라 명명하였다.

2 충체 형태

인체 혈액내에서는 trypomastigote형이 있는데, 20–25 μm의 방추형이며 C자 형으로 만곡되어 있다. 핵은 중앙에 위치하고 운동핵(kinetoplast)은 체 후단에 있으며 뭉툭하고 크다. 파동막은 뒷부분에서 앞쪽으로 뻗었고 체에서 따로 떨어져 있다. 혈액에 trypomastigote형이 있으나 분열하지 않으며 증식은 단핵식세포내에서 일어난다. 즉, 파동막과 편모를 잃고 amastigote형으로 변형되어 세포 속으로 침입한다. 크기 1.5–4.0 μm의 난원형으로 큰 핵과 운동핵을 가지고 있다. Amastigote는 이분법으로 세포내에서 증식하며, 숙주세포의 핵이 한쪽으로 밀리면서 세포질이 부풀어 오른다. 그 후 충체는 promastigote, epimastigote, trypomastigote 형태로 변형되면서 세포를 파괴하고 방출되나 그중 trypomastigote 형태만이 매개곤충인 침노린재에 감염된다.

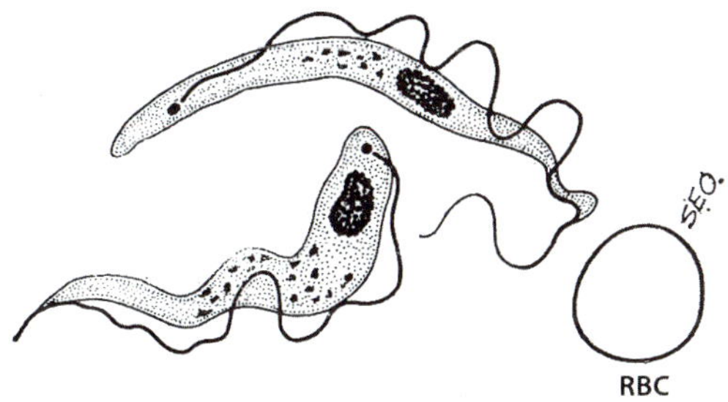

그림 21. 크루스파동편모충의 trypomastigote 형태.

3 생활사

환자 혈액 중에 있는 trypomastigote가 매개곤충인 침노린재류(*Triatoma* bug)의 흡혈과 함께 곤충의 장내로 섭취된다. 이들 매개곤충은 밤중에 얼굴을 물고 도망가므로 kissing bug 또는 assassin bug라고 부르기도 한다. 장내로 섭취된 trypomastigote는 편모가 소실되고 중장(中腸)에서 epimastigote로 되어 분열증식한다. 점차 종장(終腸)으로 이동하

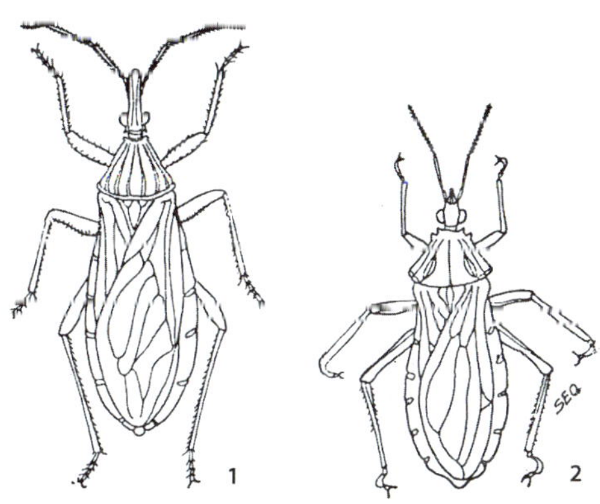

그림 22. 크루스파동편모충의 매개곤충인 kissing bug.
1. *Rhodnius prolixus*, **2.** *Panstrongylus megistus.*

면서 8-10일 후 metacyclic trypomastigote로 변형된다. 이들은 곤충의 분변에 섞여 있다. 빈대가 흡혈하면서 그 자리에 대변을 배설하게 되는데 이때 충체도 함께 배출된다. 사람은 긁어서 생긴 손상된 피부를 통해 원충이 침입한다.

혈액내에 들어간 trypomastigote는 체내 여러 장기로 이행하지만 이 시기의 충체는 분열증식하지 않으며, 조직을 침입하거나 세포를 파괴하지도 않는다. 그러나 충체가 amastigote로 변하면서 인체의 조직세포나 대식세포의 세포질 속으로 직접 침입하면 분열증식이 가능하고 이에 따라 개체의 수도 늘어난다. 숙주세포가 파괴되어 충체가 유리되면 promastigote, epimastigote를 거쳐 trypomastigote로 변형되어 혈류에 나타난다. Trypomastigote의 최종 기생부위는 혈액내이며, amastigote는 주로 혈관과 림프관의 내피세포 또는 심근세포, 자율신경절 세포내에서 주로 발견되나, 다른 조직의 세포에서도 발견될 수 있다.

4 역학

샤가스병은 중미와 남미에 약 1천만 명의 감염자가 있는 것으로 추정된다. 혈청학적 조사에 의하면 만연 지역의 경우 인구의 15%-50%가 감염되어 있다. 농촌지역에 많

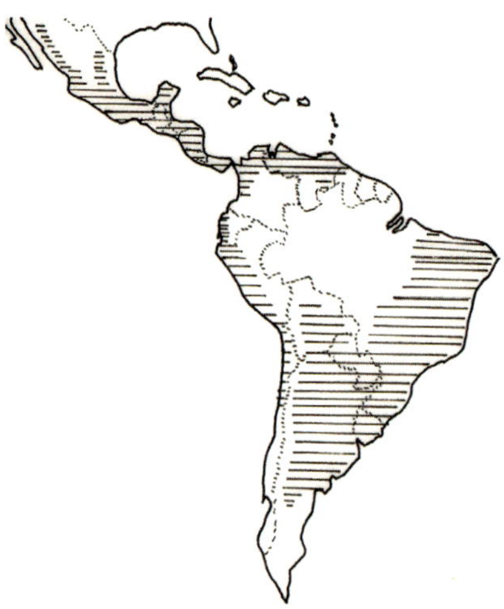

그림 23. 샤가스병의 지리적 분포(Peters and Pasvol(2007)에서 모사).

고, 특히 가난한 계층에서 감염률이 높게 나타난다. 혈액에 원충이 나타나는 급성기 환자 중에는 어린이가 많으며, 증상이 심하지 않아 잘 찾아내지 못하는 경우가 많다. 만성기는 어른에 많으며 심장이나 소화관 침범이 흔하다. 이런 환자는 산발적으로 발견된다.

만성 샤가스병의 발병은 호발연령이 다양하다. 브라질의 어느 지역에서는 20대 초반의 발병률이 높은 반면, 파나마에서는 심장에서 나타나는 후유증이 40세 이전의 연령에서는 보기 힘들다고 한다. 브라질의 중부나 동부, 아르헨티나 북부에는 이 질환에 의한 심근증(心筋症, cardiomyopathy)이 많고, 반면에 브라질에서는 거대결장증(巨大結腸症, megacolon)이나 거대식도증(巨大食道症, megaesophagus)이 많다. 반면 만성기에 흔히 관찰되는 심근증은 칠레, 베네수엘라, 콜롬비아에 많다.

사람 외에 개, 고양이, 아르마딜로(armadillo) 같은 동물에도 감염된다. 관목 숲에 서식하는 매개곤충이 야생 설치류와 burrowing animal 사이에 이 원충을 전파함으로써 자연계 생활사를 잇는다. 사람에게는 허름한 집의 벽 틈에서 서식하는 *Triatoma infestans*나 *Triatoma sordida*, *Triatoma brasiliensis*, *Rhodnius prolixus*, *Panstrongylus megistus* 등이 야생 설치류나 다른 감염자로부터 이 원충을 얻어 전파한다.

5 병리와 임상증상

사람에게 나타나는 잠복기는 보통 1~2주이다. 매개곤충에게 흡혈당할 때 물린 피부를 통해 인체에 들어온 원충은 조직세포에 침입하여 amastigote로 변형되고 분열증식한다. 염증이 발생되면 이것 때문에 불규칙한 고열과 부종 그리고 섬유화(fibrosis)가 일어난다. 특히 안면 부종이 생기는데 편측성 또는 양측성 안검에 생긴 부종 즉, 국소 염증성 반응(chagoma)이 발생되는 것을 Romaña's sign이라고 한다. 점액수종(粘液水腫, myxedema)에 의한 고통도 크다. 인접 림프절에 침범한 원충은 분열증식하여 조직을 파괴하고 주위 세포에 파급된다. 이렇게 하여 림프관염, 림프선염이 발생된다.

Trypomstigote로 변형된 이 원충은 혈류를 따라 원발성 병소에서 혈류를 따라 여러 장기조직으로 이행하며 다시 amastigote로 바뀌어 증식 발육하면서 세포를 파괴하는 과정을 반복한다. 이렇게 하면 여러 장기의 기능장애가 초래된다. 간 비대, 비장 비대가 흔하게 발생하며 이러한 급성기는 보통 자연적으로 소실되지만 심장에 침범하여 심근염을 일으키거나 중추신경계를 침범하여 수막뇌염을 일으키기도 한다. 이러한 급성기가 치명적인 경우도 있다. 급성기를 벗어난 어린이들은 만성기로 이행된다. 어른은 처음부터 만성적 경과를 밟는 일이 많다.

가장 흔한 후유증은 심장과 소화관에 수년간 나타난다. 흔히 우각블록(right bundle branch block, RBBB)이 특징적으로 나타나기도 하고 심실 부정맥(arrhythmia) 때문에 건강해 보이던 만성기 환자가 급사하는 경우도 흔히 일어난다. 만성기의 주 증상은 심근염, 심비대, 거대결장 등이다. 만성기에는 거대식도증이 생겨 흉골하 불쾌감(epigastric discomfort), 삼킬 때의 통증, 음식물 역류(regurgitation) 등의 증상이 온다. 또한 거대결장종이 발생하기도 하는데 이때 심한 변비로 고통 받기도 한다. 그 밖에 빈혈이나 내분비 기능에 이상이 오기도 한다.

6 진단

위에 기술한 일반적인 증상과 심장, 소화관과 관련된 증상들이 있고, 환자가 만연 지역에서 나쁜 생활여건 하에서 생활한 경험이 있으면 이 질병을 의심할 수 있다. 급성기인 처음 1-2개월에 말초혈액에서 원인 원충인 *T. cruzi* trypomastigote가 검출된다. 혈액 직접도말검사나 혈액도말표본을 염색하여 검사하면 좋다. 혈액이나 조직을 배지에서 배양하면 많은 충체를 얻을 수 있다. 배양에 엔엔엔배지를 사용한다. 의심되는 환자의 혈액, 림프절, 골수에서 채취한 가검물을 배양하거나, 마우스, 흰쥐, 기니피그(guinea pig) 등에 접종하여 충체를 검출하기도 한다. 만성기 환자는 곤충접종법(xenodiagnosis)에 따라 진단할 수 있다. 이는 감염되지 않은 건강한 침노린재류(*Triatoma* bug)를 피검자에게 물리고 10-30일 동안 곤충 장관내에서 충체가 증식할 때까지 기다린 후 충체를 검출하는 체외진단법으로 기생충혈증(寄生蟲血症, parasitemia)의 정도가 낮을 때 매우 좋은 방법이다. 혈청학적 방법으로는 보체결합반응, 직접응집반응, 간접혈구응집반응, 형광항체법 등이 있다.

7 치료

원충이 세포 속에 감염될 때에는 치료가 만족스럽지 못하다. Nitrofuran 유도체인 nifurtimox와 benznidazole이 선택적인 약제로 쓰이나 아직 연구해야 할 부분이 많다. 이들 약제는 세포내 amastigote에 어느 정도 효과가 있으나, 만성기로 이행되지 않도록 급성기에 사용되어야 한다. 만성기 환자에게는 항말라리아제인 primaquine이 혈액내 trypomastigote를 파괴시킬 수 있다 하여 권장되어 왔으나 효과는 미약한 편이다. 다만, 급성기에 원충에 의한 새로운 조직 침범을 감소시킬 목적으로 사용되는데 하루 26.3 mg을 5−10일 동안 경구투여한다.

8 예방

매개곤충인 침노린재류(*Triatoma*)의 방제가 가장 중요하고, 이 곤충에게 물리지 않도록 조심해야 한다. 허술한 가옥을 위생적인 환경으로 개조하여 이 곤충이 서식하지 못하게 한다든지, 살충제를 살포하는 것이 효과적이다. *T. cruzi*에 감염된 환자가 많은 남미의 만연 지역에서는 수혈에 의해 감염될 위험이 있다. 모든 혈액에 gentian violet을 혈액의 0.025% 되게 첨가하면 *T. cruzi*를 죽이는 효과가 있다고 한다.

21

대장섬모충

Balantidium coli

1 형태와 생활사

성충은 비교적 커서 50−200 μm이고, 세포입(cytostome)과 세포항문(cytopyge)이 있다. 큰 핵(macronucleus)과 작은 핵(micronucleus)의 두 핵이 있고 식공포(food vacuole)가 세포질내에 많다. 세포막은 무수한 섬모(cilia)로 둘러싸여 있으며 포낭도 크기가 커서 45−75 μm에 이른다.

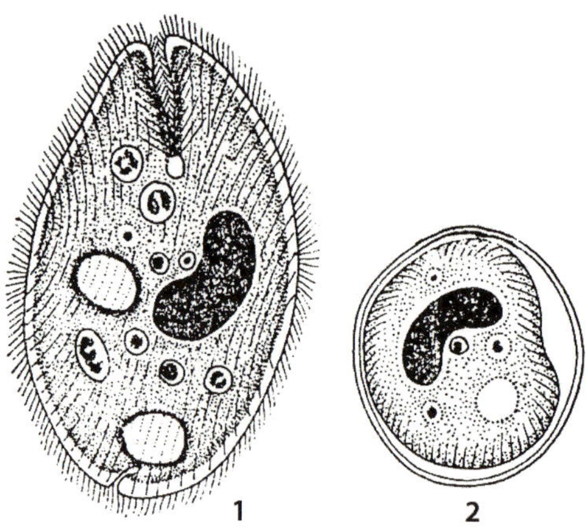

그림 24. 대장섬모충.

1. 영양형, **2.** 포낭.

2 병리와 증상

대장에 기생하면서 점막층의 상피세포를 괴사시켜 점막이 심하게 파괴된다. 이에 따라 심한 설사가 주요 증상이 된다.

3 역학

사람보다 돼지에서 중요한 병원체로 꼽힌다. 변을 통해 배출한 포낭이 새로운 숙주의 감염형이며, 음료수를 통한 감염이 주요하다.

4 진단

대변검사로 포낭을 검출한다.

5 치료

Tetracycline을 하루에 1 gm씩 수일 동안 사용한다.

22
포자충류 소개
Introduction to Sporozoa

1 분류학적 위치와 특성

포자충류(sporozoan parasites)는 첨복포자충문(尖複胞子虫門, Phylum Apicomplexa)에 속하는 포자충강(胞子虫綱, Class Sporozoea)의 원충이다. 포자충강은 크게 구포자충아강(球胞子虫亞綱, Subclass Coccidia)과 이형열원충아강(梨形熱原虫亞綱, Subclass Piroplasmia)으로 나뉜다. 사람에 기생하는 포자충류는 대부분 구포자충아강에 속한다. 이형열원충아강에 속하는 원충은 대부분 동물에 기생하나 드물게 인체감염을 일으키는 것도 있다.

구포자충아강은 구포자충아목(球胞子虫亞目, Suborder Eimeriina)과 혈구포자충아목(血球胞子虫亞目,Suborder Haemosporina)으로 나뉜다. 구포자충아목에는 와포자충속(genus *Cryptosporidium*)과 구포자충속(*Eimeria*), 등포자충속(*Isospora*), 근육포자충속(*Sarcocystis*), 톡소포자충속(*Toxoplasma*)의 원충이 있다. 혈구포자충아목에는 열원충속(*Plasmodium*)의 충체, 즉 말라리아원충들이 이에 속한다.

포자충류는 예외 없이 기생생활을 하며, 척추동물 또는 무척추동물의 체액 또는 조직, 세포내에 기생한다. 저항성이 있는 포자(spore)를 산출하며 무성생식(asexual reproduction) 시기와 유성생식(sexual reproduction) 시기 등 세대 교번을 하는 점이 특이하다.

2 일반적인 생활사와 형태

포자충류의 일반적인 생활사를 이해하기 위하여 동물의 장내 감염을 일으키는 구포자충속(*Eimeria* sp.)에 속하는 원충의 생활사를 예로 들어 보았다(그림 25). 동물이 외계에 배출된 난포낭(oocyst)을 섭취하면 위, 십이지장 등을 지나는 동안 난포낭 외벽이 붕괴되고, 이어서 그 속에 들어 있는 sporocyst도 파괴된다. 이때 sporocyst내에 들어 있던 길쭉하게 생긴 포자소체(sporozoite)가 튀어나와 장상피세포(enterocyte)로 침입하면서 생활사가 시작된다.

새로운 생활사는 분열생식기(schizogony), 유성생식기(gametogony), 포자생식기(sporogony)의 순서로 일어난다. 먼저, 장상피세포로 침입한 포자소체(sporozoite)

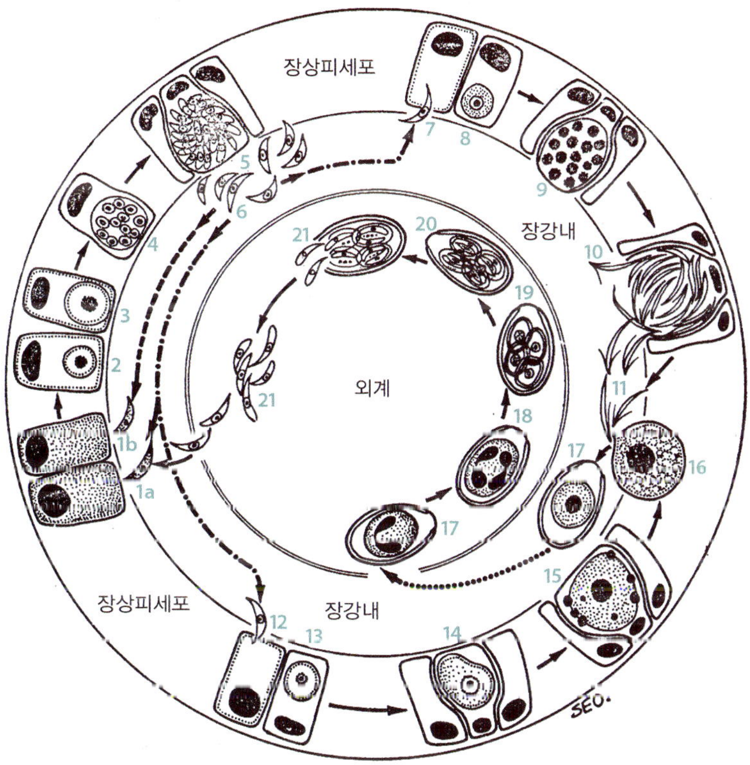

그림 25. 토끼 장상피세포에 기생하는 *Eimeria perforans*의 생활사.

1a. 상피세포에 침입하는 포자소체, **1b.** 상피세포에 침입하는 분열소체, **2-5.** 새 분열소체의 형성, **6.** 유리된 분열소체, **7-10.** 수생식모세포의 발육, **11.** 수생식세포, **12-15.** 암생식모세포의 발육, **16.** 암생식세포에 대한 수생식세포의 수정, **17.** 미성숙난포낭(oocyst), **18-19.** sporoblast의 발육, **20.** sporocyst와 포자소체, **21.** 성숙난포낭(oocyst).

는 둥글게 변하면서 영양형이 되고, 핵은 여러 개로 나누어지면서 미성숙 분열체(immature schizont)가 된다. 세포질도 분열하여 여러 개의 완성된 분열소체(merozoite)를 만든다. 분열소체를 만들기까지의 전 과정을 분열생식기(schizogony 또는 merogony)라고 하며 여러 개의 분열소체를 가진 경우를 성숙 분열체(mature schizont)라고 한다. 숙주세포에서 터져 나온 개개의 분열소체는 새로운 장상피세포에 침입하여 분열생식기를 반복한다.

한편 분열소체 중 일부는 암수생식모세포(gametocyte)를 만드는 소위 유성생식기(gametogony 또는 gamogony) 과정을 가진다. 즉, 장상피세포에 침입한 분열소체는 둥글게 변한 다음, 여러 개의 핵을 가진 수생식모세포(microgametocyte) 또는 한 개의 배세포를 가진 암생식모세포(macrogametocyte)로 분화한다. 수생식모세포가 완전히 발육하면 세포내에는 정자 모양의 가늘고 길쭉한 수생식세포(microgamete)가 여러 개 형성되며, 암생식모세포는 암생식세포(macrogamete)로 발육한다.

위의 두 생식세포는 곧바로 포자생식기(sporogony) 과정으로 들어간다. 먼저 자성과 웅성 생식세포가 서로 수정(fertilization)하여 접합자(zygote)를 만들고, 여기에 딱딱한 껍질을 쓰게 되면 미성숙난포낭이 된다. 미성숙난포낭은 장벽에서 탈락하여 분변에 섞여 외계로 배출되며, 토양, 물 등에서 성숙하게 된다. 성숙과정은 난포낭내에 먼저 2개 또는 4개의 sporoblast가 형성된 다음, sporocyst로 발육하는 과정을 거친다. 그리고 sporocyst가 완전히 발육하면 그 속에는 성숙한 포자소체(sporozoite)가 들어 있게 된다. 이 단계를 성숙난포낭이라고 부른다. 이것이 다른 숙주에 대한 감염형이 된다.

3 난포낭 형태에 따른 포자충류의 분류

성숙한 난포낭의 형태에 따라 구포자충아목(Suborder Eimeriina)에 속하는 포자충류의 속(genus)을 정하기도 한다. 즉, 난포낭내에 sporocyst가 2개 있고, 각 sporocyst내에 sporozoite가 4개씩 있으면 disporocystic tetrasporozoic oocyst라 하며 *Isospora*, *Sarcocystis*, *Toxoplasma* 등이 여기에 해당된다. 또 sporocyst가 4개 있고, 각 sporocyst내에 sporozoite가 2개씩 들어 있으면 tetrasporocystic disporozoic oocyst라 하며 *Eimeria*

등이 여기에 해당된다.

이 두 가지에 해당되지 않는 경우도 있는데, 대표적인 예는 *Cryptosporidium*으로서 난포낭내에 sporocyst가 따로 없고, sporozoite만 4개가 들어 있다. *Cyclospora*는 난포낭내에 2개의 sporocyst가 있고 각 sporocyst내에 2개의 sporozoite가 있다.

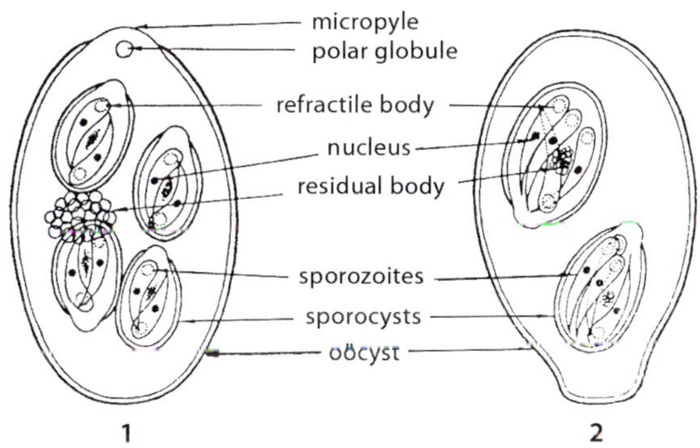

그림 26. 포자충속(genus)에 따른 성숙난포낭의 형태.

1. *Eimeria*, **2.** *Isospora*, *Sarcocystis*, *Toxoplasma*.

23
작은와포자충, 사람와포자충
Cryptosporidium parvum, Cryptosporidium hominis

1 개요

1912년 Tyzzer에 의해 마우스의 소장에서 발견, 기록된 원충으로서 1976년 인체감염이 처음 확인되었다. 충체 크기가 매우 작아 전자현미경이 등장하기 전까지는 종 동정을 살피기 곤란하였다. 그러나 최근에는 장점막조직에 대한 생검과 전자현미경의 관찰로 진단이 가능하게 되었으며 분변내 난포낭에 대한 특수염색법도 개발되어 대변검사에 의한 진단도 가능하게 되었다.

정상인이 감염될 경우 1−2주 계속되는 설사를 일으키나, 특히 면역기능이 저하된 환자(AIDS, 백혈병, 골수암, 림프선암 등)에서는 극심한 설사와 탈수로 사망에 이를 수 있는 무서운 기회감염성 원충의 하나이다. 우리나라의 농촌지역 주민 중에서도 감염자가 많으며 가축, 특히 소의 감염률이 높다.

2 형태와 생활사

전형적인 단숙주형 구포자충류(one-host coccidia)로서 무성생식과 유성생식 세대를 모두 유지한다. 최근 사람에게만 유일하게 감염되는 종으로 사람와포자충(*Cryptosporidium hominis*)이 분리되었다. 반면 작은와포자충(*Cryptosporidium parvum*)은 인수공통감염증을 일으켜 마우스와 소, 사람 등이 서로 감염을 전파할 수 있다. 형태학적으로는 두 종을 감별할 수 없으며, 유전학적 차이와 생활사의 차이 등을 확인해야 한다. 숙주의 분변과 함께 외계로 배출된 난포낭(크기 직경 5 μm 내외)은 완전히 성숙된 상태로 배출되며 네 마리의 포자소체(sporozoite)를 낭 속에 포함한다. 숙주가 난포낭을 식수 또는 야채 등 음식물을 통해 섭취하게 되면 감염이 성립된다. 감염되면 난포낭의 외벽이 파괴되고 포자소체가 나와 장상피세포의 미세융모(microvilli)에 부착되며, 숙주의 세포질이 충체를 둘러싸게 된다. 따라서 언뜻 보기에는 숙주세포 바깥에 붙어 있는 것처럼 보이지만 실제로는 세포내 기생충이다.

길쭉한 모양의 포자소체는 둥근 모양의 영양형(trophozoite)으로 변한 다음 8개의 분열소체(merozoite)를 가진 제1형 분열체(type I meront, 다른 구포자충류의 schizont에 해당)가 되고, 숙주세포를 깨고 나온 분열소체는 또 다시 새로운 장상피세포로 침입하는 무성생식 생활환을 반복한다. 그중 일부 분열소체는 유성생식 세대로 넘어가는데 이를 위해 제2형 분열체(type II meront)로 발육하며 이들에게는 네 개의 분열소체가 포함된다. 제2형 분열체의 분열소체는 직접 암수생식모세포(macro- & microgamont: 다른 포자충류의 암수 gametocyte에 해당)가 되고, 접합 후 미성숙난포낭을 거쳐 포자소

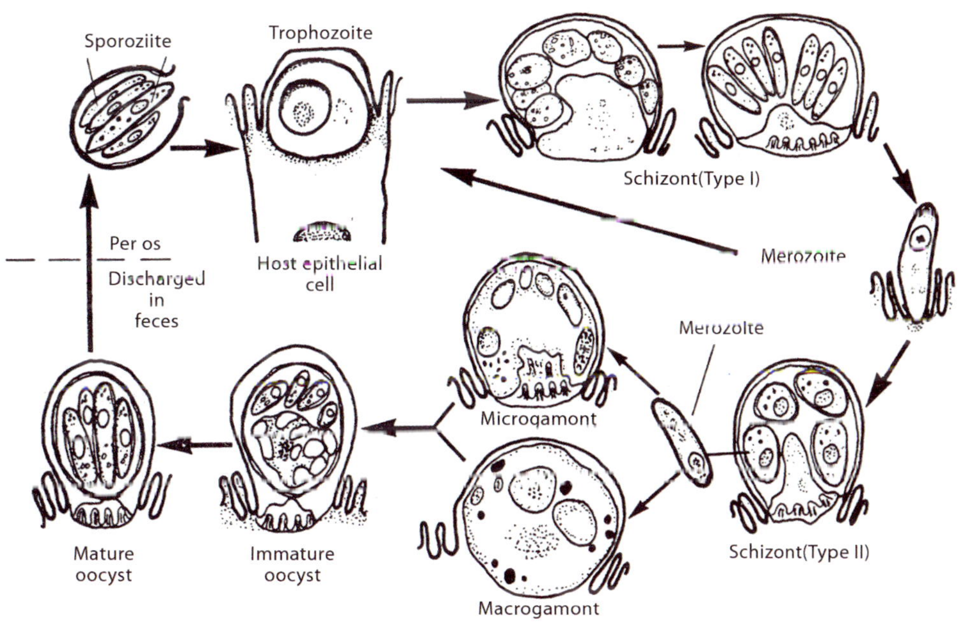

그림 27. 작은와포자충의 생활사(Fayer and Ungar(1996)에서 모사).

체 4개를 가진 성숙난포낭이 되어 외계로 배출된다. 인체감염은 사람 또는 동물의 분변과 함께 외계에 배출된 난포낭을 사람이 섭취하면 가능하다.

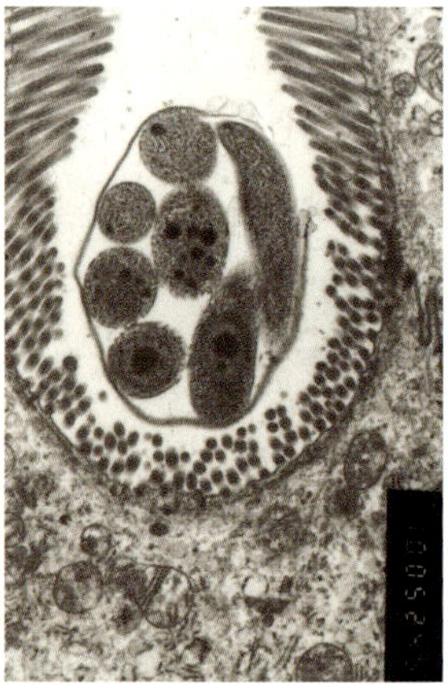

그림 28. 작은와포자충의 Type I meront의 형태.
마우스 소장점막의 투과전자현미경 소견(Chai et al., 1992).

3 역학적 특성

세계적으로 널리 퍼져 있다. 선진국에서도 집단적 유행이 보고되고 있으나 개발도상국이나 저개발국의 감염률이 더 높다. 선진국에서는 해외여행 후 발병하는 여행자설사(traveler's diarrhea)의 하나로 중요하게 취급된다. 도시지역보다 농촌지역의 감염률이 더 높다.

일반적으로 개인위생 관념이 낮은 사람이 감염되기 쉬우며, 보편적으로 소아연령에서 빈발한다는 보고가 많다. 감염에 대한 감수성은 남자와 여자가 동일하다. 주요한 보유숙주로 개, 고양이 등 애완동물이 있으나 가축, 특히 소가 중요시된다. 감염원으로서 보유숙주, 난포낭으로 오염된 식수와 채소 및 감염자가 중요하다. 난포낭으로 오염된 수영장에서도 감염될 수 있다. 인체감염 경로는 난포낭에 오염된 식수의 음용, 가축이나 애완동물 또는 감염자와의 접촉 등을 들 수 있다. 식수를 통해 감염될 가능성이 있는 원충의 하나로 상수도 관련 분야의 정수처리 기준 항목에 포함되어 있는 원충의 하나이다.

우리나라에서는 1990년 마우스에서 실험적으로 작은와포자충 발현을 유도함으로써 처음 확인되었고(Chai et al., 1990), 1993년에는 설사 환자의 대변에서 난포낭이 검출, 보고되었다. 그 후 1995년에는 설사를 하는 소아백혈병 환자의 장 생검조직에 대한 전자현미경 관찰에서 이 원충 감염이 확인된 바 있으며, 1996년에는 AIDS 환자 2명이 이 원충에 중감염되어 있음이 발견되었고, 그중 1명은 극심한 설사와 탈수로 끝내 사망하였다. 그 외에 면역기능이 정상인 설사 환자의 감염 사례도 꾸준히 발견된다.

최근 서울과 전라남도 주민을 대상으로 한 역학조사 결과, 전체 조사 주민의 7.9%가 대변내 난포낭을 배출하고 있었으며, 서울지역은 0.5%의 낮은 감염률을 보인 반면 전라남도의 많은 농촌지역에서는 10% 이상의 감염률을 보였다. 특히 전남 화순군의 감염률은 40%로 가장 높은 감염률을 나타내었다(Chai et al., 2001). 주요 감염원으로는 소가 이심되는데 2002년도에 시행된 조사에서는 전라남도 곡성의 한우와 젖소 대부분이 분변에 난포낭을 배출하는 것으로 알려졌다(Yu et al., 2004).

4 병리와 증상

충체는 주로 소장의 융모 또는 선와 상피세포의 미세융모에 붙은 채로 발견되지만 위, 충수돌기, 대장과 직장에서도 발견될 수 있다. 드물게 담낭, 췌도와 기도에서도 발견된 일이 있다. 소장 중에서도 회장이 일차적으로 감염되는 것으로 알려졌으며 감염된 소장은 융모의 둔화 또는 소실, 선와의 증식, 기질의 염증 세포 침윤 등의 소견을 보인다.

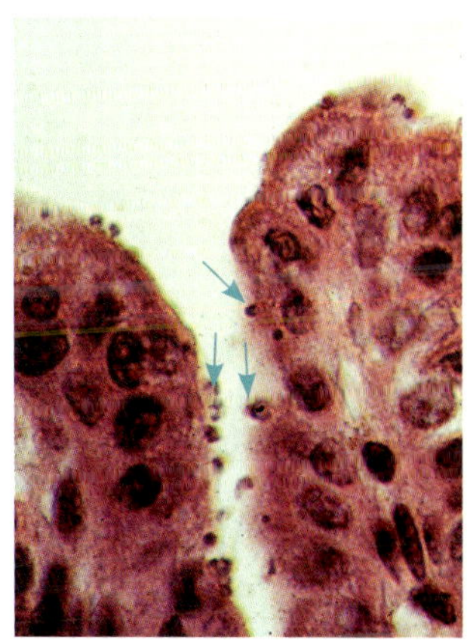

그림 29. 마우스 소장상피층에 붙어 있는 작은와포자충의 여러 발육단계(화살표)(H-E stain). x 1,000.

인체감염 후 잠복기는 2일에서 10일 정도이나. 환자의 증상은 대부분 설사이며, 그 다음이 메스꺼움, 구토 또는 복통이고, 고열이 나는 경우 등이 보고되어 있다. 설사는 수양성이고, 양이 많은 것이 특징이며 하루에 71회까지 설사한 경우와 하루에 총 7리터의 양을 배출한 경우도 보고되었다. 결국 이런 환자에게서는 심한 탈수와 체중 감소가 동반된다. 그 밖에도 미각소실, 무력증, 근육통, 전신쇠약, 두통 등이 나타날 수 있다. 증세의 강도는 환자의 면역상태와 밀접한 관계가 있으며, 특히 AIDS와 동반된 환자의 경우 오랜 경과로 사망하는 수가 많다. 그러나 정상인이라면 1-2주일 정도의 설사 후 자연치유된다.

5 진단

대변검사에서 난포낭을 검출하여 진단한다. 그러나 통상적인 대변 도말표본에서 난포낭을 직접 확인하기는 매우 어렵고 modified acid-fast 염색에서 붉게 염색되는 난포낭을 검출함으로써 가능하다. 생검 등으로 장조직을 적출하여 미세융모에 감염된 원충을 전자현미경으로 관찰하여 진단할 수 있다. 상업적으로 판매되는 작은와포자충의 항체를 이용한 간접형광항체 염색을 통해 진단할 수 있으며 최근 작은와포자충에 특이한 유전자 증폭을 통해 진단하는 방법을 개발 중이다(Yu et al., 2009).

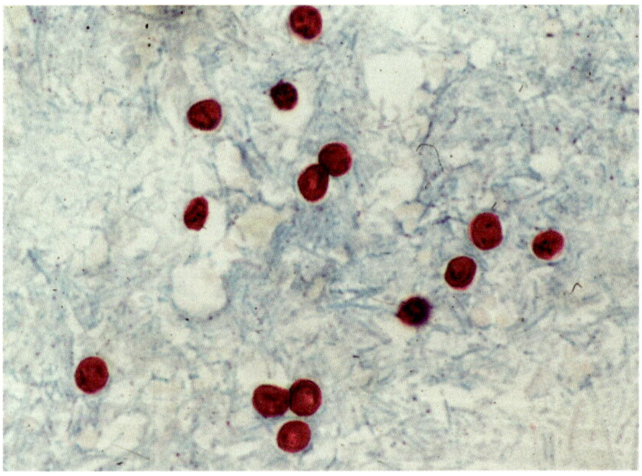

그림 30. AIDS 환자에서 검출한 사람와포자충(*C. hominis*)의 난포낭(oocyst). Modified acid-fast stain. x 1,000.

6 치료

지사제를 투여하여 설사를 중지시키고 수분을 공급하는 일이 가장 중요하다. 특히 면역기능이 저하된 경우에는 그 원인을 제거하는 데 주력해야 한다. 증상이 심한 AIDS 환자나 면역기능이 심하게 억제된 환자는 수분 공급이나 지사제 사용으로 큰 효과를 볼 수 없는 경우가 많기 때문이다. 치료약제로는 최근에 nitazoxanide가 개발되어 면역기능이 정상인 환자에게 효과가 있는 것으로 알려졌으나 면역저하 시의 효과는 미지수이다.

7 예방

작은와포자충에 감염된 후에는 감염이 전파되지 않도록 특별히 위생에 신경을 써야 하며 손을 자주 씻고 수영장이나 공중목욕탕 이용을 적어도 2주일 정도 자제한다. 감염 예방을 위해서는 식수를 끓여 먹고, 정수되지 않은 물을 마시는 것을 삼간다. 해외여행 시에도 수돗물 또는 수돗물로 만든 얼음 등을 먹지 않도록 주의하고 위생처리된 병에 든 물과 음료수를 마시도록 한다. 껍질이 벗겨진 과일을 날것으로 먹지 않도록 하며 뜨거운 음료나 익힌 음식을 먹는 것이 안전하다.

참고문헌

Chai JY, Kim NY, Guk SM, Park YK, Seo M, Han ET, Lee SH (2001) High prevalence and seasonality of cryptosporidiosis in a small rural village occupied predominantly by aged people in the Republic of Korea. American Journal of Tropical Medicine and Hygiene 65: 518-522.

Chai JY, Kim YD, Yun CK, Yu JR, Kho WG, Lee BL, Lee SH (1992) Ultrastructure of *Cryptosporidium* parvum found in the small intestine of immunosuppressed mice. Seoul Journal of Medicine 33: 31-38.

Chai JY, Shin SM, Yun CK, Yu JR, Lee SH (1990) Experimental activation of cryptosporidiosis

in mice by immunosuppression. Korean Journal of Parasitology 28: 31-37(in Korean).
Fayer R, Ungar BLP (1996) *Cryptosporidium* spp. and cryptosporidiosis. Microbiological Reviews 50: 458-483.
Yu JR, Lee JK, Seo M, Kim SI, Sohn WM, Huh S, Choi HY, Kim TS (2004) Prevalence of cryptosporidiosis among villagers and domestic animals in several rural areas of Korea. Korean Journal of Parasitology 42: 1-6.
Yu JR, Lee SU, Park WY (2009) Comparative sensitivity of PCR primers for detection of *Cryptosporidium* parvum. Korean Journal of Parasitology 47: 293-297.

24

사람등포자충

Isospora belli

1 개요

1860년 Virchow가 처음 발견했고, 1923년 Wenyon이 지금의 이름으로 명명하였다. 사람이 유일한 숙주로 알려져 있고, 소장점막에서 무성생식과 유성생식이 모두 일어나며, 난포낭을 만들어 체외로 배출한다. 과거 *Isospora hominis*라고 했으나 지금은 *Sarcocystis* sp.의 한 종임이 확인되었다. 중남미, 아프리카, 동남아시아 지역에 유행이 있다. 우리나라에서는 의심되는 증례(대변내 난포낭 양성)들이 가끔 발견되고 있으나 점막조직내의 여러 발육단계가 증명된 일은 없으며, 전국적인 분포상황 등도 알려져 있지 않다.

무증상으로 경과할 수도 있으나 박테리아 등 다른 병원체의 2차감염으로 설사, 복통, 발열, 피로 등을 일으킬 수 있다. AIDS 등 면역기능이 저하된 환자의 경우 기회감염성 원충으로 인한 심한 증상이 초래될 수 있다.

2 형태와 생활사

양끝이 뾰족한 타원형의 미성숙한 난포낭(길이 25–33 μm, 폭 12–16 μm)이 사람의 분변과 함께 외계로 배출된 이후 성숙하여 난포낭 안에 2개의 sporocyst를 가지고, 각 sporocyst내에 4개씩의 포자소체(sporozoite)를 가지게 된다. 즉, disporocystic tetrasporozoic oocyst의 전형적인 예다. 길쭉한 모양의 포자소체는 장상피세포에 침투하여 둥글게 생긴 영양형(trophozoite)으로 변한 다음 무수히 많은 분열소체(merozoite)를 가진 분열체(schizont)가 되고, 숙주세포를 깨고 나온 분열소체는 또다시 새로운 장상피세포로 침입하는 생활사를 반복한다. 그중 일부 분열소체는 암수생식세포(macro- and microgamete)로 되고, 접합 후 미성숙난포낭이 되어 외계로 배출된다.

다른 사람이 성숙한 난포낭을 섭취하면 감염이 성립된다. 성숙한 난포낭은 sporocyst의 외벽이 파괴되고 포자소체가 나와 십이지장 하부 또는 공장 상부의 장상피세포내로 침입함으로써 생활환을 시작한다.

3 역학적 특성

중남미, 아프리카, 동남아시아 지역에 유행이 널리 퍼져 있다. 미국 등 선진국에서도 감염이 보고되어 있다. 성숙한 난포낭에 오염된 물이나 음식이 들어가면 인체감염이 일어난다. 난포낭은 외계 배출 시 48시간 내에 성숙하고 감염력을 갖게 된다. 우리나라에서는 대변내 난포낭 양성인 환자가 가끔 발견된다. 그러나 전국 분포상황이나 국민의 감염률 등은 알려져 있지 않다.

4 병리와 증상

충체는 주로 십이지장 하부 또는 공장 상부의 장상피세포내에 들어 있고, 여러 발육단계를 거치면서 장상피세포가 계속 파괴되므로 증상이 초래된다. 감염된 소장은 점막층이 둔화되고 융모끝(tip portion)이 넓어지며, 기질에는 콜라겐이 증가하고, 염증세포, 특히 호산구가 증가하는 소견을 보인다.

감염자의 대부분은 설사증상을 보이며, 그 다음이 오심, 구토 또는 복통이고, 미열이 있는 경우 등이 보고되어 있다. 설사는 수양성이나 작은와포자충증에 비해 심하지 않으며 정상인의 경우 1주일 이내 호전된다. 그러나 AIDS 등 면역결핍 환자에게는 만성적인 설사가 초래되고, 자주 재발하며 심한 탈수상태까지 초래될 수 있다.

5 진단

대변검사에서 난포낭을 검출하여 진단한다. 난포낭이 매우 투명하여 간과하기 쉬우므로 진단이 어려울 수 있다. Auramine-rhodamine 염색이나 modified acid-fast 염색을 이용할 수도 있다. 생검 등으로 장조직을 적출할 수 있으며 광학현미경 또는 전자현미경으로 여러 발육단계를 확인하여 진단할 수 있다.

6 치료

Trimethoprim(160 mg)-sulfamethoxazole(800 mg)이 drug of choice로서 6시간마다 한 번씩 총 10일간 투여한다. 지사제를 투여하여 설사를 중지시킨 후 수분을 공급해야 하며, 면역기능이 저하된 경우에는 그 원인을 제거하는 데 주력해야 한다.

25
근육포자충
Sarcocystis spp.

1 개요

근육포자충속(*Sarcocystis* sp.)에는 세 종류의 중요한 포자충이 있다.

1) 사람근육포자충(*Sarcocystis hominis*)
2) 돼지근육포자충(*Sarcocystis suihominis*)
3) 린데만근육포자충(*Sarcocystis lindemanni*)

사람에 기생하는 근육포자충 3종은 그 중간숙주와 종숙주가 각각 다르다. 즉, 사람근육포자충(*S. hominis*)과 돼지근육포자충(*S. suihominis*)은 사람이 종숙주이고 장상피세포에서 유성생식을 한 후 대변내에 sporocyst를 배출하며, 소와 돼지는 각각 중간숙주가 된다. 이와는 반대로 린데만근육포자충(*S. lindemanni*)은 사람이 중간숙주 역할을 하며 종숙주는 아직 밝혀지지 않았으나 육식동물일 것으로 추측되고 있다.
사람 대변에서 과거에 *Isospora hominis* 그리고 기타 *Isospora* sp.로 보고된 난포낭 중 상당 수는 사람근육포자충(*S. hominis*) 또는 돼지근육포자충(*S. suihominis*)의 sporocyst인 것으로 생각된다. 사람근육포자충은 1860년 Virchow에 의해 처음 발견되었고 1977년 Levine에 의해 지금의 이름으로 명명되었다. 돼지근육포자충은 1861년 Virchow에 의해 처음 발견된 후 1977년 Heydorn에 의해 지금의 이름으로 명명되었다.

2 형태와 생활사

사람을 포함한 종숙주의 장내에서 disporocystic tetrasporozoic 난포낭이 만들어지나 난포낭 외벽이 매우 약하여 쉽게 파괴되고 곧바로 sporocyst가 유리되어 분변과 함께 외계로 배출된다. 성숙한 sporocyst는 길이 13.6−16.4 μm, 폭 8.3−10.6 μm이며 4개씩의 포자소체를 가지고 있다. 크기가 작은와포자충보다 크므로 형태 구분이 어렵지 않다. 분변으로 배출할 때 포자소체가 모두 형성되어 완전 성숙된 형태이다. 근육내에 형성되는 sarcocyst는 100−300 μm의 크기이며 내부에 7−16 μm 크기의 bradyzoite를 가지고 있다.

생활사는 중간숙주와 종숙주로 구성되어 있다. 초식 또는 잡식성 동물이 주요한 중간숙주이며, 육식 또는 잡식성 동물은 주요한 종숙주이다. 중간숙주는 종숙주의 분변으로 배출된 sporocyst를 먹고 감염된다. 소장내에서 sporocyst가 터져 포자소체가 튀어나와 간 또는 뇌의 혈관 내피세포(vascular endothelial cells)에 침입하여 분열증식하면서 많은 분열소체(merozoite)를 산출한다. 이들 분열소체는 다시 골격근(skeletal muscle)으로 들어가 근섬유 사이에 정착하여 sarcocyst가 된다. 그리고 sarcocyst 속에 둥근 모양의 metrocyst와 길쭉한 모양의 분열소체(bradyzoite)를 무수히 만들게 된다. 이 sarcocyst가 포함된 근육을 사람이 섭취하게 되면 감염이 성립되고 sporocyst를 분변으로 배출하게 된다. 사람의 경우 *S. lindemanni*의 sporocyst를 먹고 중간숙주가 될 수도 있다.

3 역학적 특성

독일 남부에 있는 한 도살장의 소 1,007마리 중 99.7%가 sarcocyst를 가지고 있었다는 보고가 있다. 인체감염 증례는 보고되어 있으나 전반적인 감염상황에 대해서는 그다지 알려진 바가 없다. 우리나라에서는 아직 발견되지 않았다.

4 병리와 증상

감염된 소나 돼지에서 충체의 활발한 증식시기를 제외하고는 큰 증상이 없는 것으로 되어 있다. 활발한 증식기간 중에는 근육염 등을 일으킬 수 있다. 인체감염자의 경우에도 무증상으로 경과하는 경우가 많으나, 지원 감염자에게서 미열과 설사가 나타났다는 보고가 있다. 특히 타이에서는 급성 복증으로 입원한 분절성 괴사성 장염(segmental necrotizing enteritis) 환자에 대한 수술 후 회장과 공장 절제 조직에서 무수히 많은 포자생식기(sporogony)단계의 충체를 발견하였다고 한다. 소장내 감염 시에는 설사가 약 30시간 지속되며 짧은 기간 동안 증상이 나타났다 멎는다. 근육내 감염 시에는 근육통(myalgia), 피하결절(subcutaneous nodule), 호산구증다증(eosinophilia)이 나타날 수 있다. 근육 중에서는 주로 골격근과 심근에 감염되나 그 밖에 후두, 인두, 식도에서도 감염이 발견되었다.

5 진단

대변검사에서 sporocyst를 검출하여 진단한다. 그러나 검사기술이 완벽해야 하며 숙련을 요한다. 생검 등으로 장조직을 적출할 수 있으며 여러 발육단계를 확인하여 진단할 수 있다. 근육감염 시 근육생검을 하여 진단할 수 있다.

6 치료

Cotrimoxazole이 근육감염에 사용되고 있으나 아직 효과는 입증되지 않았다. 장내 감염의 적당한 치료제도 개발되지 않았다. 근육의 염증을 완화해주기 위해 소염제를 사용할 수 있다.

26 톡소포자충

Toxoplasma gondii

1908년 Nicolle과 Manceaux가 북아프리카산 설치류인 *Ctenodactylus gundi*에서 원충을 처음 발견하고 1909년에 *Toxoplasma gondii*로 명명하였다. 그 후 기회감염성 원충의 하나로 인정되어 임상적으로 주목받는 주요 원충이다. 또한 세포내 기생충으로서 숙주-원충 상호관계 연구는 물론 면역학과 분자생물학 연구의 좋은 모델이 되고 있다.

1 역학적 특성

톡소포자충은 사람을 포함한 포유동물과 조류에서 흔히 발견되는 중요한 인수공통기생충이며 핵이 있는 모든 세포에 침입하는 것으로 알려져 있다. 인체감염은 1923년 체코슬로바키아의 안과 의사인 J. Janku에 의해 생후 3개월에 실명하고 16개월에 간질발작(seizure)과 뇌수종(hydrocephalus)으로 사망한 어린이를 통해 처음 보고되었다. 1970년 J. K. Frenkel 등이 고양이가 종숙주임을 밝히게 되어 비로소 톡소포자충의 모든 생활사가 알려지게 되었다. 중간숙주로는 사람, 돼지, 조류, 쥐, 개, 소, 양 등이 포함된다.

분포는 세계적이며, 특히 유럽, 북미 등에서 높은 유행이 보고되었다. 미국의 경우 1988년부터 2004년까지 National Health and Examination Nutrition Study(NHANES)의 항체가 조사에서는 11%-28.1% 정도로 나타났으며, 프랑스에서는 노인층의 60%-70%, 그리고 1995년 이전에는 전 세계에서 대체로 12%-90% 범위의 혈청 항체가를 보였다.

인체감염은 고양이의 분변을 통한 직접적인 난포낭의 도입과 톡소포자충에 감염되어 있는 익히지 않은 육류, 닭, 계란, 우유 등의 섭취를 통해 이루어진다. 그리고 수혈, 장기이식 등에 의해서도 감염되며 면역억제요법을 받은 환자나 AIDS를 비롯한 면역결핍성 환자에게는 기회감염성 병원체로 작용하여 전신성으로 침범되고 사망에 이르게 한다. 드물게는 실험실 내 감염에 의한 것으로 추정되는 경우도 있다. 태반을 통한 선천성 감염도 있으며 임신 초기에 감염되면 유산 혹은 사산이 있을 수 있다. 또한 태어나더라도 뇌수종, 소두증, 뇌석회화, 망막맥락막염(retinochoroiditis)이 나타날 수 있다.

우리나라에서도 혈청검사 결과 일반 국민의 2%–8%가 항체 양성인 것으로 보고되고 있으며, 10세 이하의 서울대병원에 입원한 어린이 환자들을 대상으로 조사한 결과에서도 8.5%의 양성률을 보고한 바 있다.

톡소포자충속에는 *T. gondii* 1종만이 알려져 있다. 충체의 독성에 따라 강독주(virulent strain), 중간독주(less virulent strain), 약독주(avirulent strain) 등 여러 주가 발견되었으며 유행하는 지역에 따라 다른 여러 주가 알려져 있다. 최근 한국에서는 처음으로 안과 환자에게서 한국분리주(Korean Isolate-1)가 얻어졌는데 이에 대한 유전학과 독성학적 연구를 통하여 강독주에 해당하는 것으로 밝혀졌다. 톡소포자충은 대표적인 세포내 기생충의 하나로 숙주–기생충 상호관계 연구는 물론, 면역학과 분자생물학 연구의 좋은 대상이 되고 있다.

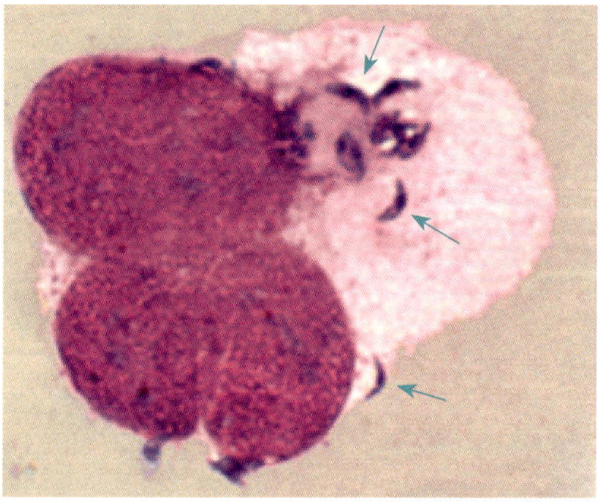

그림 31. 톡소포자충 한국분리주(KI-1) tachyzoites의 형태(화살표). 한국인 망막맥락막염 환자에서 분리한 후 sarcoma180 세포에 배양하였다. 그림은 세포질내에 증식되어 있는 모습(Chai et al., 2003).

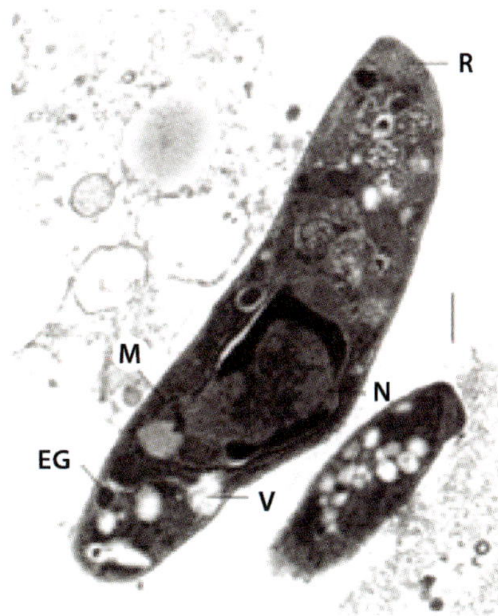

그림 32. 톡소포자충 한국분리주(KI-1) tachyzoite의 투과전자현미경 소견(Chai et al., 2003).
n. 핵, **v.** 공포, **R.** rhoptry, **M.** 미토콘드리아, **EG.** electron dense granule.

2 생활사와 형태

생활사에는 크게 5가지 발육단계, 즉 난포낭(포자소체를 가짐), tachyzoite, bradyzoite, 분열체(분열소체를 가짐), gametocyte를 가진다. 이 중 종숙주인 고양이, 여우, 자칼 등에서는 5가지 단계가 모두 나타나며, 중간숙주인 쥐, 마우스, 돼지, 소, 조류, 사람 등에서는 tachyzoite(감염 초기, 급성감염 시에 나타나는 영양형 trophozoite로서 급속히 분열증식하는 형태), bradyzoite(포낭에 싸여 매우 느리게 분열증식하는 피포형 encysted form 충체)의 두 가지 단계만이 나타난다. 종숙주인 고양이 장내에서의 생활사는 일단 포자소체를 포함한 성숙난포낭이 경구적으로 들어가면 장상피세포 속에서 무성적인 분열생식과 유성적인 배우자생식이 이루어지며 형성된 난포낭이 분변에 섞여 외계로 배출되고 포자생식이 진행되어 2개의 포자낭과 4개씩의 포자소체가 형성되어 감염형의 성숙난포낭이 된다. 중간숙주는 고양이 대변에 섞여 외계로 배출된 후 성숙한 난포낭을 섭취하거나 중간숙주끼리의 먹이사슬에 의해 tachyzoite나 bradyzoite를 먹을 때도 감염된다. 고양이도 대변에 오염된 난포낭을 먹거나 중간숙주의 조직, 뇌, 근육 등에 있는 tachyzoite 또는 bradyzoite를 먹을 때 감염된다. 대변에서 배출된 난포

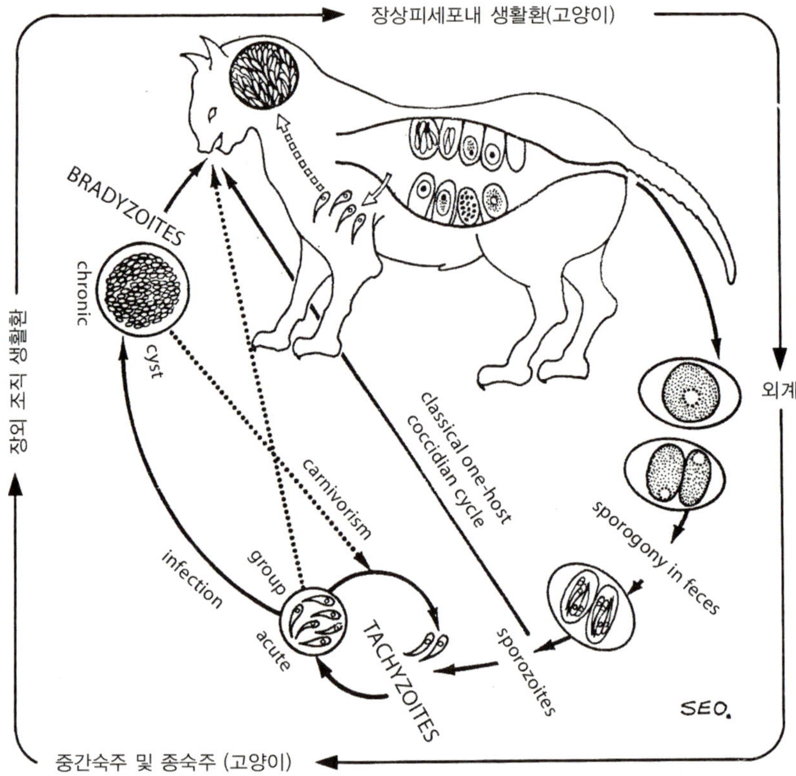

그림 33. 톡소포자충의 생활사.

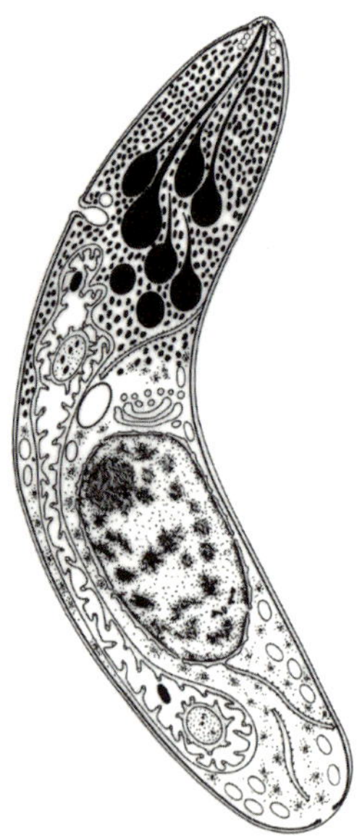

그림 34. 톡소포자충 tachyzoite의 모식도(원도).

낭은 직경 10–12 μm 크기의 disporocystic tetrasporozoic oocyst이다. 중간숙주가 난포낭을 섭취하면 난포낭과 sporocyst의 외벽이 파괴되고 포자소체가 튀어나와 림프구, 대식세포 등 망상내피계 세포(reticuloendothelial cell)에 들어간 후 분열증식한다.

Tachyzoite는 반월형이고 길이 4–7 μm, 폭 2–3 μm이다. 전자현미경으로 보면 충체 후반부에 큰 핵이 있고, 세포질내에는 미토콘드리아, 골지체, 공포 등이 보인다. 충체 전단에는 숙주세포 침입에 이용되는 첨복체(apical complex)를 이루는 rhoptry, microneme, 그리고 dense granule, mitochondria 등의 organelle이 있고, 핵에는 핵막과 핵소체가 관찰된다. Bradyzoite는 감염 2–3주 후 숙주의 면역성 증가에 따라 형성되는 저항형으로 커다란 낭(cyst) 속에 수천 개의 충체가 들어 있고 이 낭들이 생기면서 만성기에 들어가게 된다. 크기는 대개 직경이 30–50 μm 정도이나 큰 것은 100 μm가 넘는 경우도 있고, 주로 뇌, 망막내 표면, 골격근, 심근 등에 분포한다. Tachyzoite나 bradyzoite는 이분법의 하나인 내부출아법(endodyogeny, internal budding)으로 분열과 증식한다. 내부출아법은 충체내에서 완전한 새로운 2개의 개체가 형성되어 모충체를 깨고 터져 나오는 방법을 말한다.

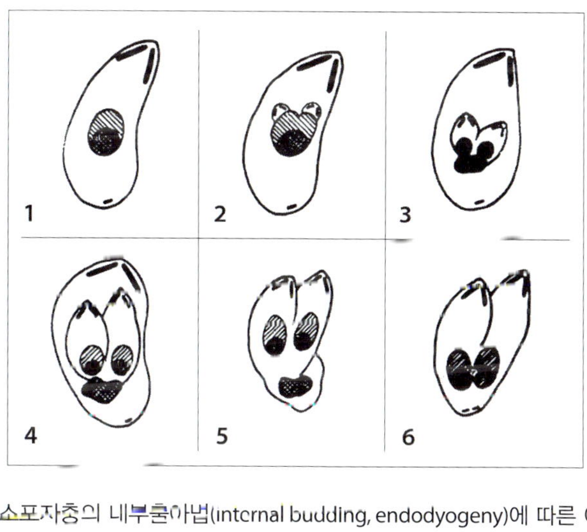

그림 35. 톡소포자충의 내부출아법(internal budding, endodyogeny)에 따른 이분법 증식.

3 병리와 병변

대표적인 세포내 기생충인 톡소포자충은 대식세포를 비롯한 각종 백혈구는 물론 장상피세포, 간, 비장 등의 조직세포 그리고 신경세포 등 적혈구를 제외한 거의 모든 세포를 감염시킬 수 있다.
특히 망상내피계 세포에 잘 감염되며 충체의 증식으로 인해 숙주세포가 파괴되어 병변을 일으킨다. 주요 침범조직은 림프선, 망막, 뇌 등이며, lymphadenopathy, 망막맥락막염(retinochoroiditis), 뇌염(encephalitis) 등을 일으킨다. 기회감염성 원충으로 면역결핍된 숙주에서는 심한 증상을 초래한다.

4 임상적 특성

톡소포자충의 약독주 감염은 임상증상이 거의 없는 상태로 장기간 경과할 수 있다. 그러나 신생아, 노약자, 면역결핍 환자 등의 경우 심한 증상이 초래될 수 있다. 모체를 통한 태아감염, 즉 선천성 감염과 태어난 후 감염되는 후천성 감염증으로 분류할 수 있다.

1) 선천성 톡소포자충증

임산부가 임신 제2 또는 제3분기(3rd trimester)에 톡소포자충에 의해 초감염(primary infection)되었을 때 충체는 태반을 통해 태아를 감염시키고 태아에게 선천성 톡소포자충증을 일으킨다. 주요 증상은 뇌수종(hydrocephalus), 망막맥락막염(retinochoroiditis), 경련(convulsion), 뇌석회화(cerebral calcification), 정신운동지연(psychomotor retardation) 등이다. 때로는 신생아 시기에 무증상으로 지낼 수도 있으나 수년 후 중추 신경계 침범의 합병증이 나타나기도 한다. 일부 임산부의 경우 사산, 조산 혹은 유산이 된다.

2) 후천성 톡소포자충증

후천적으로 톡소포자충에 감염되면 다음 4가지 임상적 유형 중 하나가 나타날 수 있다.

① 제I형 발열몸살형: 가장 흔하며 림프선병증(lymphadenopathy)을 유발시킨다. 보

통은 감염 초기의 1–2주일에 림프선염, 발열, 두통, 근육통이 나타나고, 진행되는 동안 림프선은 전신 어디에나 모두 침범될 수 있는데 특히 경부가 가장 심하게 침범된다. 때로는 비종대와 홍반성 발진이 나타나기도 한다.

② 제II형 피부뇌염형: 발진티푸스양 발진이 나타나며 심근염 또는 수막뇌염의 증상을 보이기도 하고 비정형 폐렴(atypical pneumonia)이 합병되어 폐울혈, 호흡 부전 등으로 사망하기도 한다.

③ 제III형 수막뇌염형: 중추신경계부터 침범되는 형으로, 드물지만 일단 감염되면 예후가 좋지 않아 대개 사망한다.

④ 제IV형 망막맥락막형: 병변이 망막으로부터 시작하여 맥락막으로 확대되어 가는 형으로 재발 시 주로 나타난다.

3) 면역결핍 환자의 톡소포자충증

톡소포자충은 AIDS와 같은 면역결핍 환자, 그리고 장기이식 등을 받은 환자에서 심각한 전신성 기회감염성 질환을 일으킨다. 특히 수막뇌염형이 많으며 이로 인하여 환자가 사망하기도 한다.

5 진단

임상적으로 망막맥락막염이나 뇌석회화 같은 질병 특유의 소견과 정신발육상애 능 특징적인 소견을 근거로 하여 잠정적 진단이 가능하다. 드물지만 급성기에는 림프절, 골수, 비장, 뇌, 등의 각종 장기, 조직의 도말표본에서 증식형(tachyzoite)을 검출할 수 있다. 감염 환자의 체액 혹은 혈액세포를 마우스의 복강내에 주입해 증식시킨 후 마우스의 복강액, 폐, 비장, 간장 등의 도말표본에서 증식형을 검출한다. 면역혈청학적 진단법으로 indirect Latex agglutination test(LAT), Sabin-Feldman dye test, indirect fluorescent antibody test(IFAT), flow cytometry(Shin et al., 2004), ELISA 등이 활용되며, 유전자 검사법으로 톡소포자충 특유의 B1 유전자에 대한 PCR 진단법이 쓰인다.

6 치료

만족스러운 약제는 아직 없으며, 항말라리아제인 pyrimethamine과 설파제인 sulfonamide의 병용으로 호전을 기대한다. 현재는 pyrimethamine-sulfamethoxazole 합제로서 시판되고 있지만 임신부에게는 pyrimethamine을 투여하면 안 된다. 망막질환이 있을 경우 clindamycin-sulfadiazine 합제가 좋은 결과를 보이며, 염증반응을 줄이기 위해 스테로이드(steroid) 제제를 함께 사용할 수 있다.

7 관리와 예방

고양이 분변이 놀이터 등의 모래와 흙에 접촉하지 않도록 하고 저항력이 약한 어린이나 임신부는 야생 고양이와의 접촉을 피한다. 감염원이 될 수 있는 육류의 생식, 특히 불충분하게 조리된 돼지고기를 먹지 않는 등 식품섭식와 환경관리 등의 보건교육을 강화하여 예방한다.

참고문헌

Chai JY, Lin A, Shin EH, Oh MD, Han ET, Nan HW, Lee SH (2003) Laboratory passage and characterization of an isolate of *Toxoplasma gondii* from an ocular patient in Korea. Korean Journal of Parasitology 41: 147-154.

Dubey JP, Beattie CP (2000) Toxoplasmosis of Animals and Man. CRC Press, Inc.

Dubey JP, Jones JL (2008) *Toxoplasma gondii* infection in humans and animals in the United States. International Journal for Parasitology 38: 1257-1278.

Hegab SM, Al-Mutawa SA (2003) Immunopathogenesis of toxoplasmosis. Clinical and Experimental Medicine 3: 84-105.

Kasper L, Courret N, Darche S, Luangsay S, Mennechet F, Minns L, Rachinel N, Ronet C, Buzoni-Gatel (2004) *Toxoplasma gondii* and mucosal immunity. International Journal for Parasitology 34: 401-409.

Kook J, Lee HJ. Kim BI, Yun CK, Guk SM, Seo M, Park YK, Hong ST, Chai JY (1999) *Toxoplasma gondii* antibody titers in sera of children admitted to the Seoul National University Children's Hospital. Korean Journal of Parasitology 37: 27-32.

Montoya JG, Liesenfeld O (2004) Toxoplasmosis. Lancet 363: 1965-1976.

Remington JS, Thulliez P, Montoya JG (2004) Recent developments for diagnosis of toxoplasmosis. Journal of Clinical Microbiology 42: 941-945.

Shin EH, Kim SB, Nam HW, Han ET, Park JH, Ahn HJ, Chai JY (2004) Use of monoclonal antibodies for flow cytometric detection of intracellular *Toxoplasma gondii* in murine lymphocytes. Journal of Parasitology 90: 161-166.

27
원포자충
Cyclospora spp.

1 개요

최근에 알려진 사람 설사의 병원체로서 아직 구체적인 생활사 등이 밝혀지지 않았다. 과거에 보고된 cyanobacterium(CNB)-like organism이 지금은 *Cyclospora*로 인정된다. 네팔과 주변국, 페루 등지에서 큰 유행이 보고된 적이 있으며, 인도네시아 등 동남아지역에서 유행하고 있으나 거의 세계적인 분포를 보일 것으로 추측된다. 우리나라에도 2003년 인도네시아를 방문한 후 수입된 증례가 있다(Yu and Sohn, 2003).

2 형태와 생활사

난포낭은 작은와포자충의 난포낭보다 약간 크며(직경 8–10 μm), 외부로 배출된 후 5–7일이면 2개의 sporocyst를 형성한다. 각 sporocyst내에는 2개의 포자소체가 들어있다. 소장의 상피세포를 침입하여 무성생식과 유성생식 세대를 유지한다. 작은와포자충과 달리 상피세포내에서는 세포질 속에 들어가 기생한다. 유성생식 세대를 거쳐 미성숙난포낭이 외계로 배출된다.

난포낭에 오염된 물, 채소, 과일 등의 섭취를 통해 감염되는 것으로 알려졌으나 감염원에 대한 연구는 현재도 진행 중이다. 동물 보유숙주의 유무 여부는 아직 밝혀지지 않았다.

3 임상증상

작은와포자충증과 증상 등이 매우 비슷하나, 성인에게 나타나는 설사기간은 확실히 더 길어 2–3주 이상 지속될 수 있다. 대부분의 환자는 면역기능이 정상이며 기회감염성 원충이 원인이라는 뚜렷한 증거는 없다. 식욕부진과 복통, 오심과 구토가 동반될 수 있으며 극심한 피로감과 미열을 호소할 수 있다. 치료하지 않은 경우 설사가 10–12주 동안 지속될 수 있으며 재발도 가능하다. 유행지역의 거주자들은 감염 시에도 증상이 없는 보충자가 대부분이나 보통 외부에서 유입된 여행객을 통한 감염이 많아 여행자설사증으로 분류된다.

4 진단과 치료

진단은 작은와포자충의 경우와 같이 modified acid-fast 염색법을 이용한 대변검사로 할 수 있으나, 가능하면 난포낭을 원침, 분리하여 5% potassium dichromate에 넣은 다음 실온에서 일주일 동안 배양하여 sporocyte와 포자소체가 발육되었는지 확인하는 것이 좋다. 효과적인 약제로 trimethoprim-sulfamethoxazole이 알려져 있으며 성인의 경우 하루에 trimethoprim 160 mg과 sulfamethoxazole 800 mg을 두 번으로 나누어 7–10일간 복용한다.

참고문헌

Yu JR, Sohn WM(2003) A case of human cyclosporiasis causing traveler's diarrhea after visiting Indonesia. Journal of Korean Medical Sciences 18:738-741.

28
미포자충류(미포자충목)
Order Microsporidia

1 개요

미포자충류(microsporidia)는 우리 주변 환경 내에 널리 분포하는(ubiquitous) 원충으로 여러 종류를 포함하고 있다. 사람감염이 확인된 종류는 7개 속, *Enterocytozoon*, *Encephalitozoon*과 *Brachiola*(=*Nosema*), *Microsporidium*, *Pleistophora*, *Trachipleistophora*, *Vittaforma* spp.의 원충들이다(Garcia, 2007). 이 중 *Enterocytozoon*과 *Encephalitozoon* 2개 속이 중요하다. *Enterocytozoon bieneusi*는 돼지와 원숭이, 닭, 비둘기 등을 숙주로 하며, 사람의 경우 spore 섭취로 우연히 감염되어 소장, 담낭, 간 등에 기생한다. *Encephalitozoon cuniculi*는 토끼, 마우스, 개 등이 숙주이며, *Encephalitozoon bellem*은 앵무새를, *Encephalitozoon intestinalis*는 개, 당나귀, 돼지, 소, 염소 등을 숙주로 하며, 사람을 통해 우연히 감염되어 각종 장기에 기생한다. 미포자충류가 인체감염을 일으킬 수 있다는 사실은 AIDS 등 면역결핍 환자의 기회감염을 통해 처음 확인되었으나 지금은 정상인에게서도 감염이 일어날 수 있음이 인정된다.

미포자충류의 기본 형태인 spore의 크기는 1−4 μm 정도로 매우 작아 전자현미경으로 관찰해야 하며, spore내에 감염성 물질인 sporoplasm이 있고, 여기에 나사 모양으로 생긴 극사(polar filament)가 연결되어 있다. 숙주세포에 침입할 때는 극사가 spore 바깥으로 돌출된다. 숙주세포내에서는 복잡한 과정을 거쳐 분열증식하며 새로운 spore를 만들어 낸다.

환자의 장점막조직에 대한 전자현미경 관찰로 충체가 증명되었으며, *E. bieneusi*는

AIDS 환자에게 심한 장염을 초래할 수 있다. *Nosema* sp. 감염에 의한 각막결막염(keratoconjunctivitis)이 AIDS 환자는 물론 면역기능이 정상인 환자에게서도 확인되었다. 드물지만 근육염, 간염 등도 나타날 수 있다. 진단 시에는 가검물을 얻어 세포배양에 넣어 관찰하거나, 혈청학적 진단법을 이용할 수 있다. 조직생검으로도 진단이 가능하다.

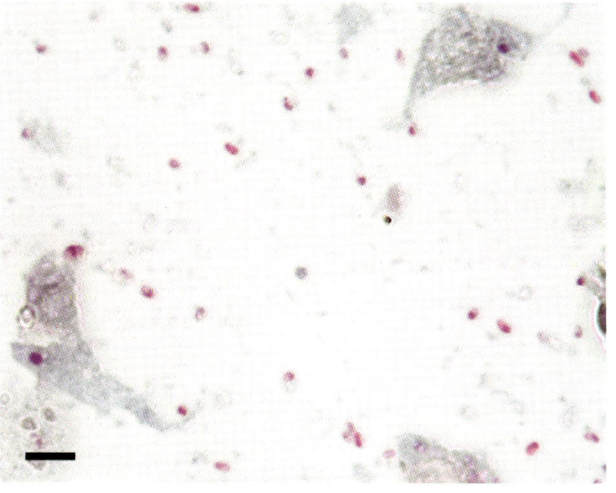

그림 36. 아프리카 원숭이의 신세포(kidney cell)를 이용하여 배양한 미포자충(붉게 염색된 것들).

참고문헌

Garcia LS (2007) Diagnostic Medical Parasitology. 5th ed. ASM Press. Washington DC, USA.

29
폐포자충
Pneumocystis carinii

폐포자충(*Pneumocystis carinii*)은 사람의 폐포에 감염되는 병원체다. 병원체 자체는 1909년 기니피그에서 발견되어 처음 기재되었고 1952년에야 인체의 interstitial cell pneumonia(또는 plasma cell pneumonia)로 불리던 폐렴의 원인 병원체임이 확인되었다. 그 이후 증례가 산발적 또는 유행적으로 발생하였고 1960년대에는 미숙아, 영양결핍 아동 또는 선천성 질환으로 인한 일차적인 면역저하증 환자에게 중요한 기회감염성 병원체로 인정되었다. 1970년대에 trimethoprim-sulfamethoxazole(TMP-SMX)이 효과적인 약제로 사용되기 시작한 이후 별로 관심을 받지 못하였으나 1980년대 출현한 AIDS에 의하여 전 세계적으로 중요한 기회감염성 병원체가 되었다.

1970년대 사람의 병원체를 쥐의 것과 구분하여 새로운 종, 즉 지로벡폐포자충(*P. jiroveci*)으로 명명하자는 주장이 있었다. 그러나 여러 분자생물학적인 연구 또는 생화학적인 연구에 따르면 이 병원체는 상당히 다양하고, 그 차이는 적어도 유전자 수준의 차이에서 기인되는 것으로 해석되어, 종의 명명에 관한 새로운 주장들이 제기되고 있다.

1 생물학적 특성

이 병원체는 핵과 세포질이 구분되는 유핵세포군의 원생생물(protist)이며, 여러 가지 특성으로 보면 비교적 초보적인 유핵세포 생물체이다. 형태학적으로 영양형(trophic form)과 포낭형(cystic form)의 다른 시기가 있고, 그 이행기로 생각되는 전포낭형

(precystic)시기가 있다. 세포벽이 얇은 시기인 영양형은 직경이 1–5 μm이고 핵이 하나이며, 미토콘드리아 하나와 rough endoplasmic reticulum과 리보솜의 세포내 기관을 가지고 있다. 이 시기에는 형태가 여러 가지로 나타나고 20–30 μm의 세포벽이 있다. 이 영양형은 분열하여 증식하며 전자현미경으로 보면, 가늘고 끝이 뾰족한 가시 모양의 위족이 세포막 밖을 무수히 덮고 있다. 영양형의 일부가 접합체로 자라서 두 영양형이 접합하고 포낭형으로 발육한다. 먼저 전포낭형으로 변하는데, 이때 직경이 4–6 μm로 커지고 난형 내지 구형으로 변하며 세포벽이 두꺼워진다. 포낭이 되면 가장 크기가 커지는데 직경 5–8 μm이 되고, 세포벽도 80–120 μm로 두꺼워진다. 구형의 포낭 속에서 핵과 세포질이 구분되는 포낭내 소체(intracystic bodies)가 8개까지 생긴다. 포낭내 소체는 처음에는 구형이고 아메바의 운동성을 가지지만, 성숙한 포낭에서는 가늘고 양끝이 뾰족한 포자소체 모양(sporozoite형)으로 바뀌면서 포낭벽을 따라서 배열되었다가 터지면서 소체는 새로운 영양형으로 자란다. 영양형은 다시 분열증식을 하는데 그 일부는 접합체를 만들고 포낭형의 증식을 반복하므로 병원체의 수가 막대하게 증가하게 된다. 형태학적인 소견에서 보면 포낭이 외계에서 오래 생존할 수 있으

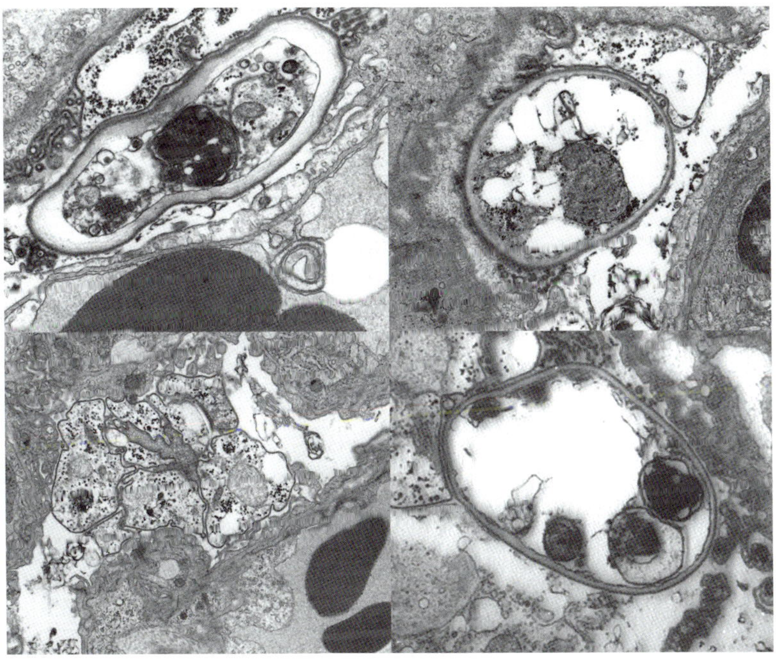

그림 37. 폐포자충의 투과전자현미경 소견.

므로 숙주 사이의 전파는 포낭형으로 이루어질 것으로 추정된다. 따라서 감염은 포낭에서 시작되지만 초기에는 영양형이 증식하고 상당한 수의 영양형이 생길 때 포낭형이 나타나는 것으로 예상된다.

2 분류학적 위치

영양형과 포낭형의 여러 가지 형태학적인 소견과 TMP-SMX와 pentamidine으로 치료되는 점을 근거로 하여 그간에는 원충의 범주에 속하는 포자충의 하나로 간주하였다. 특히 포낭형과 포낭내 소체의 형태는 포자충의 일반적인 형태와 일치하고, 영양형의 경우 아메바와 같은 운동성을 보인다. 세포내 microtubule과 세포막의 구조도 원충과 일치하는 소견이고, 세포당 총 핵산(DNA)의 양도 원충의 것과 일치한다. 특히 치료에 사용하는 약제가 다른 원충증에 사용하는 것과 같다.

그러나 1998년 처음으로 rRNA와 미토콘드리아의 유전자염기서열 일치도가 원충보다는 이스트에서 더 높다는 유전적인 근사치를 근거로 하여 폐포자충이 이스트에 속한다는 견해가 제기되었다. 그 외에도 이스트 등 곰팡이와 같은 성상 몇 가지가 있는데, 미토콘드리아의 미세구조가 원통형이고, 포낭 외측에 당질 세포벽 구조가 있으며, 이 벽이 은(Grocott's methenamine silver stain, GMS)에 염색되고, themidylate synthase(TS)와 dihydrofolate reductase(DHFR)의 유전자가 구분되는 점, 곰팡이에게서 공통적으로 발견되는 translation elongation factor 3가 있는 점, 전체 게놈의 크기 등이 곰팡이와 일치한다는 소견이다. 또한, 곰팡이(眞菌)의 일부와 교차반응하는 항원을 가진다.

이러한 여러 자료를 보면 곰팡이의 유전적인 구조가 남아 있으면서 일부 원충의 생물학적인 특성도 있는 독특한 존재임을 알 수 있다. 이를 통해 폐포자충은 곰팡이에서 원충으로 진화하는 과정 중에 있는 생물체로 간주할 수 있다. 그리고 현재 대부분의 연구자들은 이 병원체를 곰팡이의 일종으로 보고 있다. 그러나 관습에 따라 원충학과 진균학 양쪽에서 모두 다루고 있으며, 우리나라의 경우 연구된 내용이 그리 많지 않아서 자료를 근거로 토의된 적이 없다.

3 숙주에 따른 차이

감염이 확인된 숙주로는 사람 외에 원숭이, 기니피그, 쥐, 마우스, 토끼가 있다. 그러나 숙주에 따른 병원체의 형태학적 차이는 없다. 숙주의 차이만으로 학명을 달리하자는 제안이 있었으나 일반적으로 통용되지 않는다. 최근에 알려진 핵형에 따르면 예상보다는 유전학적으로 복잡하지만 생물체임에 틀림없다. 사람의 병원체와 흰쥐의 병원체는 항원성 단백질 분획이 다르고, 분자생물학적인 핵형이 다르다. 또한 대부분의 포유동물이 이 병원체에 감염될 수 있을 것으로 보고 있다. 현재는 흰쥐를 감염시키는 병원체를 *P. carinii carinii*와 *P. carinii rattus*로 구분하고, 사람의 병원체는 *P. carinii humanus*로 구분하도록 잠정적으로 합의한 상태이다.

4 역학

숙주와 숙주 간의 전파는 호흡기를 통한 감염이 틀림없으나 전파되는 시기와 방법은 아직 확실하게 증명되지 않았다. 외국에서는 무균동물의 기도에 주입하는 실험으로 증명한 바 있고, 국내에서 수행된 연구에서는 특정 핵형을 추적하여, 숙주 간에 직접 공기를 매개로 하여 전파된다는 사실을 확인하였다. 아직까지 외계환경에서 특정 시기의 병원체를 발견한 기록은 없다. 이 병원체의 분포는 전 세계적이며, 혈청학적인 방법으로 파악한 바에 따르면 출생 후 2-4세에 이미 감염되어 대부분의 사람이 혈청반응에서 양성반응을 보인다. 국내에서 시행한 혈청검사에서도 만 2세 때면 모두 항체 양성이 되고, 대부분의 성인이 혈청에 IgG 항체를 보유하는 것으로 밝혀졌다. 지역별로 주로 반응하는 항원대에 약간의 차이가 있는 것도 알려져 있다.

5 병리와 병변

정상인 일부에서도 병원체를 검출하였다고 하나 그 수는 적다. 숙주에서의 기생은 폐포내 제1형 폐포세포(type I pneumocytes)의 표면에 부착하여 시작된다. 이 병원체가 달라붙어 증식하는 숙주폐포세포는 세포막 변성에 의하여 탈락하고, 주위 모세혈관의 투과성 증가, 염증세포의 침윤, 폐포간질의 부종 등의 변화가 초래되어, 결국 폐포내 표면의 성상에 손상이 오고 간질층의 염증반응이 생긴다. 이러한 경과에 따라 폐포 속에는 탈락한 세포와 삼출액이 고이게 되고 폐포자충이 폐포 내용물에서 대량 증식함에 따라 병변이 인접 폐포로 번져 나간다. 이러한 병변이 수많은 폐포에서 진행되면 폐포에서의 가스교환이 장애를 받게 되고 이로 인해 호흡곤란증상이 나타난다.

진행된 감염에서는 폐의 전 부위가 감염되며 폐가 단단하고 단면이 회색으로 변한다. 조직 절편표본에서 제2형 폐포세포가 증식하고, 부종, 대식세포, 림프구, 형질세포의 침윤으로 간질층이 두꺼워진다. 폐포 속은 HE염색에서 벌집의 단면과 비슷한 모양의 물질로 가득 차게 되는데, 여기에는 수많은 병원체가 섞여 있다.

폐 이외의 조직에도 감염되는 것이 확인되어 약 200례가 보고되어 있는데, 이에 따르면 림프절, 간, 신장, 심장, 소장, 위, 비장, 골수, 망막 등에 감염된다. 이 경우 혈행성 또는 림프성 전파로 생각되며, pentamidine aerosol 예방을 시행한 AIDS 환자에게서 주로 관찰된다.

6 임상증상

감염자에게 여러 가지 호흡기계 증상이 나타나는데 그 정도는 무증상부터 호흡곤란으로 인한 사망 등 다양하다. 가장 흔한 3대 증상은 호흡곤란(숨찬 호흡), 발열과 마른기침이다. 그 외에 청색증이 있고, 수포음이 들리는 경우가 흔하고 드물게 가래와 흉통을 보이기도 한다. 환자의 증상은 서서히 나타나면서 진행되는 유형도 있지만 어떤 경우에는 갑자기 나타나기도 한다. 혈액내 가스분석으로는 저산소분압, 폐포-동맥혈 산소분압차 증가와 호흡성 알칼리증(종말기에는 호흡성 산증)의 소견을 볼 수 있다. 폐기능검사에서는 폐활량이나 총 폐용량이 감소한다. 폐 방사선 검사에서는 폐문부 주위 또는 폐첨부에서 퍼지는 양측성 폐포내 침윤을 볼 수 있다. 초기에는 국소적인 침윤이 있으나 곧 전체에 퍼진다. 여러 가지의 비전형적인 방사선학적 소견이 보고되어 있다.

7 진단

높은 특이도와 민감도를 가지는 편리한 진단법이 아직까지 개발되지 못하고 있다. 비슷한 임상증세를 보이는 감염성 병원체의 종류가 무수하게 많을 뿐 아니라 비감염성 원인에 의한 경우도 많다. 폐포자충증이 의심되는 증상을 보이는 환자는 대개가 중환자이므로 빨리 정확하게 진단하여 올바르게 치료해 주는 것이 필수적이다.

가래를 통하여 배출되는 병원체의 수가 많지 않기 때문에 기관지내시경을 통한 폐포세척액(BAL, bronchoalveolar lavage)을 염색하여 현미경으로 검사하는 것이 진단의 기본이다. 이때 사용하는 염색법에는 여러 가지가 있다. Giemsa와 Diff-Quik 염색은 핵을 염색하는 것으로 포낭과 영양형을 모두 검출할 수 있다. 포낭벽을 GMS염색, CEV(cresyl echt violet), toluidine blue로 염색하여 진단할 수도 있으나 이 방법은 포낭만을 검출한다. 단세포군항체를 이용한 간접형광항체 염색으로도 진단하며 상품화된 것도 있다. 혈청학적으로 항체를 증명하는 방법은 진단적인 가치가 없고 항원을 찾는 방법은 일관성이 없어 그 실용성이 의문시된다. 그러나 기관지내시경은 환자에게 고통을 주는 방법이므로 좀 더 간편하고 정확한 진단방법을 개발하는 것이 중요한 과제이다.

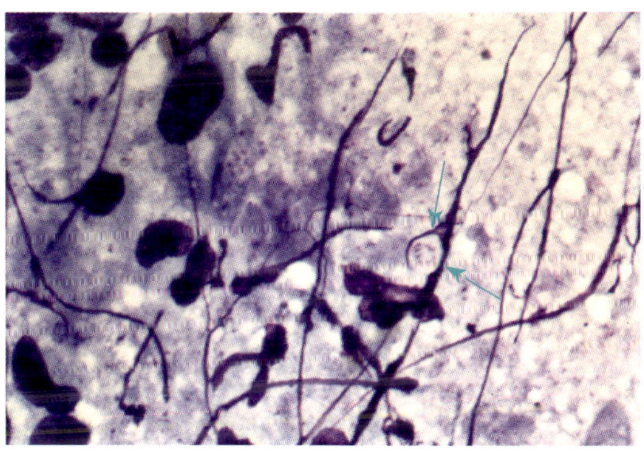

그림 38. 폐포자충의 cyst form(화살표). Diff-Quik 염색(Giemsa stain). x. 1,000.

8 치료

초기에는 pentamidine이 효과적이어서 널리 사용되었으나 부작용이 비교적 흔하게 관찰되어, 부작용이 적은 trimethoprim(20 mg/kg/일)과 sulfamethoxazole(100 mg/kg/일)을 14일간 경구투여한다. 경구투여가 어려운 경우 정맥투여(TMP 5 μg/ml, SMX 100 μg/ml)가 가능하다. 부작용은 10%–15%에서 관찰할 수 있는데, 비특이적 소화기계 증상이나 발진이 비교적 흔하다. 심하면 간독성이나 조혈기능에 장애가 있을 수 있으나 매우 드물다. Pentamidine 투여 시 약 절반에게서 부작용이 나타나는데 근육 주사한 부위가 붓고 심하게 아프며, 어지럽고 얼굴이 붉어지며 심박동 이상 또는 신독성이 있을 수 있다. 전체적인 치료 성공률은 80% 정도이다. 치료하지 않는 경우에는 호흡부전으로 사망한다.

예방책으로 AIDS 환자에서 pentamidine aerosol을 주기적으로 흡입하도록 하여 효과를 보았다고 하며, 이때 폐외 감염증이 있을 수 있다. TMP-SMX를 예방책으로 사용하기도 한다.

AIDS 환자의 경우 TMP-SMX 치료 중 고율로(50%–80%) 간기능장애, 조혈장애, 발진 등의 부작용이 생기는데 이 때문에 투약을 중단하게 된다. 그러한 증례가 많아져서 중단하면 곧 재발하게 되는데 이것은 이들의 약제내성이 문제가 되기 때문이다. 현재 trimetrexate, DFMO, zidovudine이 유망한 대체약으로 시도되고 있으며 그 외에도 여러 약제가 연구되고 있다.

참고문헌

Choi MH, Chung BS, Chung YB, Yu JR, Cho SR, Hong ST (2000) Purification of a 68-kDa cystein proteinase from crude extract of *Pneumocystis carinii*. Korean Journal of Parasitology 38: 159-166.

Guk SM, Seo M, Park YK, Oh MD, Choe KW, Kim JL, Choi MH, Hong ST, Chai JY (2005) Parasitic infections in HIV-infected patients who visited Seoul National University Hospital during the period 1995-2003. Korean Journal of Parasitology 43: 1-5.

Hong ST, Lee M, Seo M, Choo DH, Moon HR, Lee SH (1995) Immunoblot analysis for serum antibodies to *Pneumocystis carinii* by age and intensity of infection in rats. Korean Journal of Parasitology 33: 187-194.

30
말라리아
Malaria

1 원인 충체

사람의 말라리아(malaria)는 열원충속(genus *Plasmodium*)에 속하는 다음 4종의 기생원충의 감염에 의해 일어난다.

① 삼일열원충(三日熱原虫, *Plasmodium vivax*)

② 열대열원충(熱帶熱原虫, *P. falciparum*)

③ 사일열원충(四日熱原虫, *P. malariae*)

④ 난형열원충(卵形熱原虫, *P. ovale*)

말라리아는 학질(瘧疾) 또는 학(瘧)이라 하여 우리나라에서도 오래 전부터 알려진 열병으로서 지금도 우리나라는 물론 세계에서 널리 유행하고 있다. 세계적으로 약 33억 명이 말라리아 위험지역에 살고 있고, 매년 2억 5천만 명의 말라리아 환자가 발생하며, 연간 약 1백만 명 이상이 사망하는 것으로 추정된다. 따라서 세계보건기구(WHO)가 선정한 6대 열대병 중에서도 가장 중요한 질환으로 인정되고 있다. 열원충은 인체의 적혈구내에 기생하며, 적혈구를 파괴함에 따라 주기적인 열발작, 빈혈, 비종대 등의 증상을 나타내는 특성이 있다.

말라리아의 원어인 'malaria'는 'mal'(=bad) 또는 'aria'(=air)의 복합어로서 옛사람은 말라리아가 나쁜 공기에 의해 발병하는 것으로 생각했다. 그러나 지금은 모기가 옮기는 기생충질환으로 밝혀졌다. 말라리아가 기생원충에 의한 질환이라는 사실을 처음 밝힌

샤를르-루이-알퐁스 라베랑과 모기가 열원충을 전파한다는 사실을 처음 밝힌 로널드 로스가 노벨상을 받았음은 특기할 만하다. 또한, 뇌매독균(neurosyphilis)이 고온에 약하다는 점을 이용하여 뇌매독 환자에게 인공적으로 열원충을 감염시켜 고열이 나게 함으로써 매독치료에 이용했던 율리우스 바그너야우레크도 그 업적을 인정 받아 노벨상을 받았다.

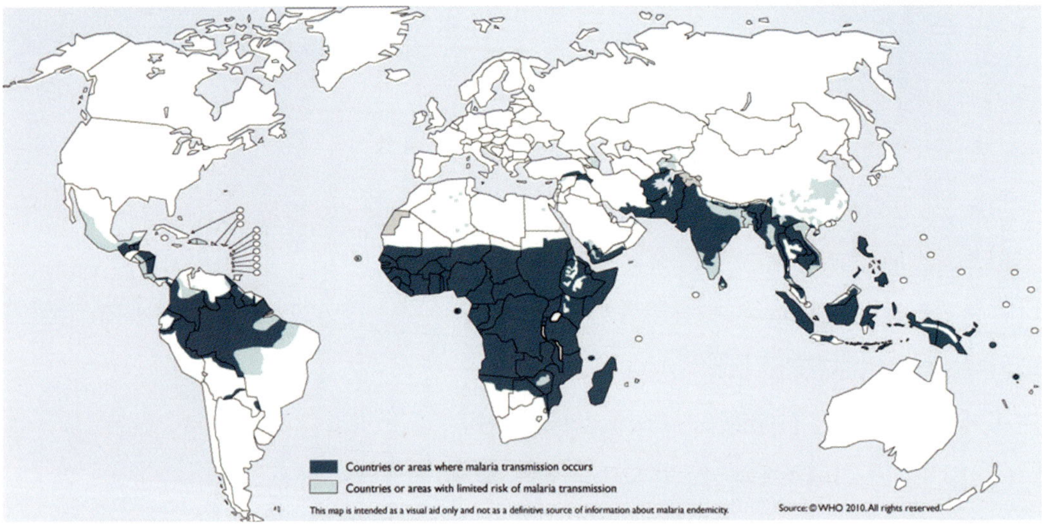

그림 39. 말라리아 위험지역의 세계적 분포(WHO 자료, 2009).
남북한의 휴전선 일대도 전파 위험지역에 포함된다.

삼일열원충은 삼일열말라리아(tertian malaria)를 일으키며, 지리적으로 가장 넓게 분포하여 온대, 아열대와 열대의 모든 지역에서 유행한다. 열대열원충은 열대열말라리아(tropical malaria)를 일으킨다. 또한 뇌말라리아(cerebral malaria) 등 치명적인 합병증을 동반하는 중증 말라리아(severe malaria)를 일으키며 주로 아열대와 열대지역에 분포하나 온대지역에서도 간혹 발생한다. 이 두 열원충은 세계에 분포하는 대부분의 말라리아의 원인이 된다. 사일열원충은 사일열말라리아(quartan malaria)를 일으키며 그 분포는 열대열원충과 거의 같으나 발생 빈도가 훨씬 적다. 난형열원충은 난형 열말라리아(oval malaria)를 일으키지만, 그 분포가 매우 국소적이며 아프리카, 중동, 동남아시아 등 일부 지역에서만 볼 수 있다.

최근에는 해외여행이 증가하면서 여행 도중 감염되어 귀국 후에 발병하는 수입성 말라리아(imported malaria) 환자의 발생이 우리나라는 물론 말라리아의 유행이 전혀 없는 선진국에서도 커다란 문제가 되고 있다.

2 생활사

열원충은 생물학적으로 모기를 종숙주로 하며, 사람은 중간숙주의 역할을 한다. 즉, 사람에게서는 무성생식인 분열생식(schizogony)과 유성생식인 배우자생식(gametogony)의 일부만을 영위하며, 본격적인 유성생식의 나머지 부분과 포자생식(sporogony)은 모기를 통해 영위하게 된다.

1) 인체내에서의 생활사

모기가 사람을 물 때 사람의 혈관에 주입되는 형태인 인체감염형은 길이 10–15 ㎛의 길쭉하게 생긴 포자소체(sporozoite)이다. 혈관으로 들어온 포자소체는 대식세포에 의해 많은 수가 파괴되지만 일부는 간세포(hepatocyte)로 들어가 전적혈구 주기(pre-erythrocytic cycle, P-E cycle)를 돌게 된다. 직접 또는 쿠퍼세포를 통해 간세포에 들어온 포자소체는 둥글게 변한 뒤 분열체(pre-erythrocytic schizont)로 발육한다. 분열체가 성숙하면 간세포가 터지면서 분열체에 들어 있던 분열소체(merozoite)가 밖으로 나와 주변 조직과 혈류에 들어간다. 전적혈구 분열생식(pre-erythrocytic schizogony) 기간은 6–16일이며 분열체가 포함하는 분열소체의 수는 1만–3만 개다. 기간과 분열소체의 수는 열원충의 종에 따라 다르다.

삼일열원충의 포자소체는 간세포에 들어가면 형태가 둥글게 변한 뒤 분열증식 없이 장기간 잠복한다. 이때의 충체를 수면소체(hypnozoite)라고 한다. 수면소체는 일정 기간 뒤에 다시 분열증식을 시작하여 재발(relapse)의 원인이 된다. 몸에 들어온 포자소체가 수면소체 또는 분열체로 분화하는 비율은 충주(strain)에 따라 다른 것으로 알려져 있다. 난형열원충은 수면소체를 형성할 가능성이 있다. 그러나 열대열원충과 사일열원충은 수면소체를 형성하지 않고 바로 분열체로 발육한다.

간세포 밖으로 나온 분열소체는 간의 굴 모양 혈관에서 적혈구로 침입하여 적혈구주기(erythrocytic cycle, E cycle)를 돌게 된다. 먼저 반지형(ring form) 또는 초기 영양형(early trophozoite)이 된 후 성숙한 영양형으로 변하고, 곧이어 미성숙 분열체나 성숙 분열체(schizont)로 발육한다. 성숙 분열체에는 6–24개의 분열소체가 들어 있으며 종에 따라 그 수가 다르다. 적혈구를 파괴하고 밖으로 나온 분열소체는 새로운 적혈구에 침입한다. 감염이 지속되는 기간 동안 새로운 적혈구 침입이 반복된다.

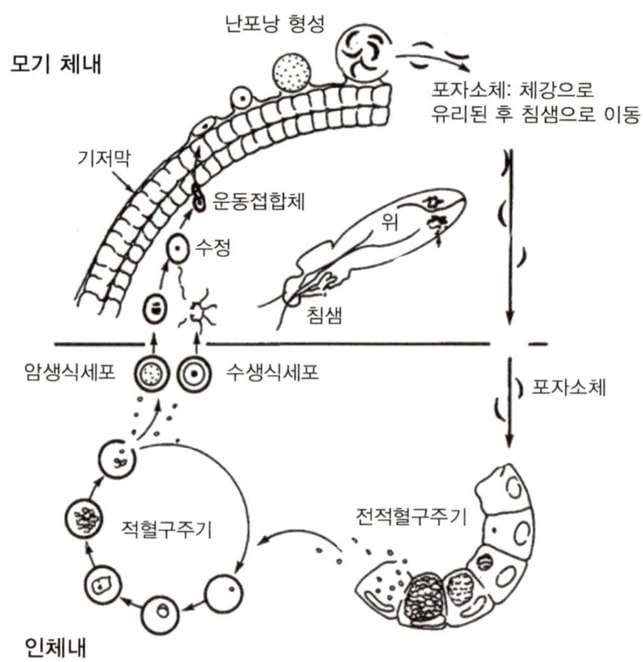

그림 40. 열원충(*Plasmodium* spp.)의 생활사.

적혈구 분열생식(erythrocytic schizogony) 기간의 길이에 따라 환자의 발열주기가 다르게 나타난다. 삼일열원충, 열대열원충, 난형열원충은 약 48시간, 사일열원충은 약 72시간으로서, 삼일열원충과 난형열원충은 격일 간격으로, 사일열원충은 3일 간격으로 열 발작이 일어난다. 그러나 감염 초기에는 각기 다른 시기에 침입한 충체들에 의한 고열이 불규칙적으로 날 수 있다.

적혈구주기를 돌던 분열소체 중 일부는 생식세포를 만드는 유성생식주기(gametogony cycle)를 시작한다. 그리고 암수생식모세포(macro- & microgametocyte)로 발육하여 말초혈액에서 순환하다가 모기가 물 때 모기 체내로 옮겨진다.

2) 모기 체내에서의 생활사

모기 체내로 옮겨진 암수생식모세포들은 중장(中腸) 또는 위(胃)에서 수정할 채비를 갖추게 되는데, 먼저 수생식모세포(microgametocyte)의 표면에 여러 개의 긴 모양의 수생식세포(microgamete)가 돌출하게 된다. 이때 모습이 마치 여러 개의 편모를 내는 것처럼 보이므로 이 형상을 exflagellation이라 한다. 암생식모세포는 한 개의 암생식세포(macro-gamete)로 발육한다. 곧 이어 암수생식세포가 접합(fertilization)한 후 접합체(zygote)가 된다. 여기까지가 유성생식기(gametogony)의 완료이다. 접합자는 운동성이 있는 운동접합체(ookinete)가 되어 위 상피세포 사이를 관통한 후 위 바깥 표면에 정착하여 구형의 난포낭(oocyst)이 된다. 그리고 포자모세포(sporoblast)가 형성되고, 핵분열을 한 후 포자소체가 형성된다. 열대열원충의 난포낭 한 개에는 약 1,000개의 포자소체가 들어 있다. 여기까지가 포자생식기(sporogony)에 해당된다. 포자소체가 성숙하여 운동성이 생기면 난포낭을 터뜨리고 나와 모기의 침샘에 모인다. 포자소체는 모기가 다음 사람을 물 때 혈관으로 주입된다.

3 적혈구내 충체의 형태학적 특성

1) 삼일열원충(*P. vivax*)

감염된 적혈구는 정상적혈구보다 크며 종종 변형되어 있다. 염색성이 변화하여 정상 적혈구에 비해 밝게 보인다. 반지형(ring form)은 다른 종의 열원충보다 다소 큰 편이고, 영양형(trophozoite)과 미성숙 분열체(immature schizont)는 아메바 모양이며 불규칙한 경우가 많다. 성숙한 분열체(mature schizont)에는 12–24개(평균 12–18개)의 분열소체(merozoite)가 들어 있다. 감염된 적혈구내에 붉은 반점(Schüffner's dot)들이 보인다. 암수생식모세포(macro- & microgametocytes)는 구형 또는 난형이다. 한 적혈구에 여러 개의 충체가 들어 있는 경우는 비교적 드물다.

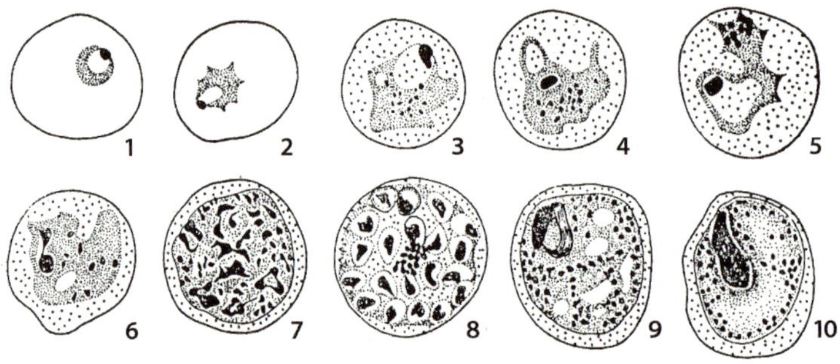

그림 41. 삼일열원충의 적혈구내 발육단계.

1-2. 반지형(ring form), **3-5.** 영양형(trophozoite), **6-7.** 미성숙 분열체(immature schizont), **8.** 성숙 분열체(mature schizont), **9**. 암생식모세포(macrogametocyte), **10.** 수생식모세포(microgametocyte).

2) 열대열원충(*P. falciparum*)

감염된 적혈구의 크기는 정상적혈구와 비슷하거나 약간 작다. 염색성도 정상적혈구와 비슷하다. 반지형은 삼일열원충에 비해 상당히 작은 편이다. 성숙한 영양형과 분열체는 구형이지만 말초혈액에는 거의 나타나지 않는다. 이는 감염된 적혈구들의 표면에 접착성 단백질로 된 미세 돌기가 생겨 끈적끈적해져서 조직내의 미세혈관 벽에 붙어 있기 때문이라고 한다. 만일 말초혈액에 영양형이나 분열체가 나타난 환자가 있다면 이는 사망 직전 등과 같이 매우 심각한 상황에 있음을 의미한다. 감염된 적혈구내에 붉은 반점(Maurer's dot)들이 나타날 수 있다. 암수생식모세포는 초승달형(crescentic form) 또는 바나나형(banana form)이다. 흔히 관찰되는 것은 한 적혈구에 여러 충체가 들어 있는 경우와 적혈구의 막 근처에 있는 반지형(marginal ring form)이다.

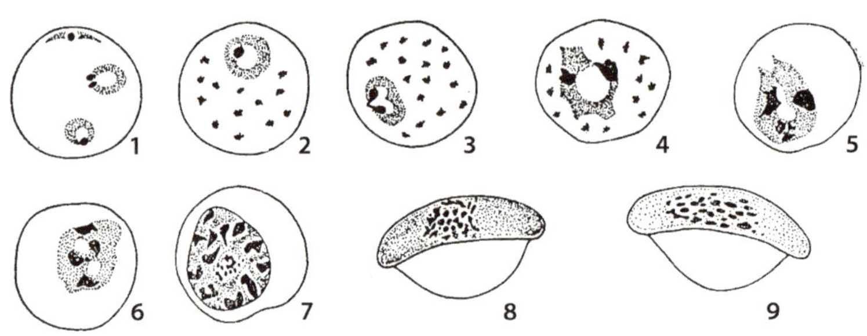

그림 42. 열대열원충의 적혈구내 발육단계.

1-3. 반지형, **4.** 영양형, **5-6.** 분열체, **7.** 성숙 분열체, **8.** 암생식모세포, **9.** 수생식모세포.

3) 사일열원충(*P. malariae*)

감염된 적혈구가 정상적혈구 크기이며, 염색성도 정상적혈구와 거의 같다. 반지형은 삼일열원충보다는 다소 작고, 열대열원충보다는 다소 크며 세포질이 풍부한 편이다. 영양형과 미성숙 분열체는 둥글거나 적혈구 적도선에 걸쳐 있는 이른바 대상체(band form)인 경우가 많다. 성숙한 분열체는 6–12개(평균 8–10개)의 분열소체를 가지고 있으며 국화꽃 모양으로 배열되어 있다. 감염된 적혈구내에 반점들은 거의 없다. 암수생식모세포는 구형(round)이다. 한 적혈구에 여러 마리의 충체가 들어 있는 경우가 가끔 있다.

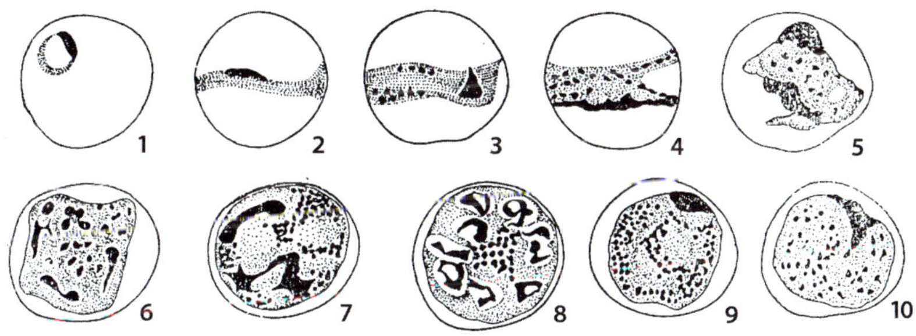

그림 43. 사일열원충의 적혈구내 발육단계.

1. 반지형, **2-4.** 대상체(band form), **5-7.** 분열체, **8.** 성숙 분열체, **9.** 암생식모세포, **10.** 수생식모세포.

표 6. 말라리아의 임상적 특성과 열원충의 말초혈액도말 소견.

	삼일열원충	난형열원충	열대열원충	사일열원충
임상적 특성				
잠복기	15(12-17)일 또는 6-12개월	17(16-18)일 또는 그 이상	12(9-14)일	28(18-40)일 또는 그 이상
초기 발열 양식	불규칙하거나 매일	불규칙하거나 매일	지속적 또는 매일	규칙적, 72시간
발열주기	44-48시간	48-50시간	36-48시간	72시간
빈혈	++	+	++++	++
중추신경계 침범	+	±	++++	+
콩팥증후군	±	-	+	+++
말초혈액도말 소견				
감염 RBC				
크기	정상적혈구보다 큼	난형, 정상적혈구보다 큼	정상적혈구와 같거나 약간 작음	정상적혈구와 같거나 약간 작음

염색성	엷어짐	엷어짐	정상	정상
dots	Schüffner반점	Schüffner반점	Maurer반점	Ziemann반점
반지형	적혈구 직경의 1/3-1/2	적혈구 직경의 1/3-1/2	적혈구 직경의 1/5-1/6	삼일열원충보다 작음
영양형	amoeboid	round, compact	oval, round*	round(band forms)
분열체내 분열소체 수	12-18(12-24)	8(6-12)	8-18(8-26)*	8(6-12)
생식모세포	RBC보다 큼	*P. vivax*보다 작음	초승달 또는 바나나 모양	*P. vivax*보다 작음

* 보통 말초혈액표본에서 관찰되지 않음.

4) 난형열원충(*P. ovale*)

삼일열원충과 매우 비슷하다. 가장 뚜렷한 차이는 감염된 적혈구의 표면에 날카롭게 뻗어 있는 돌기(fimbriation)가 흔히 관찰된다는 점, 반지형이나 영양형 등이 아메바 모양이라기보다는 구형에 가깝다는 점, 분열체내의 분열소체 수가 6-12개로 사일열원충과 비슷하다는 점 등이다.

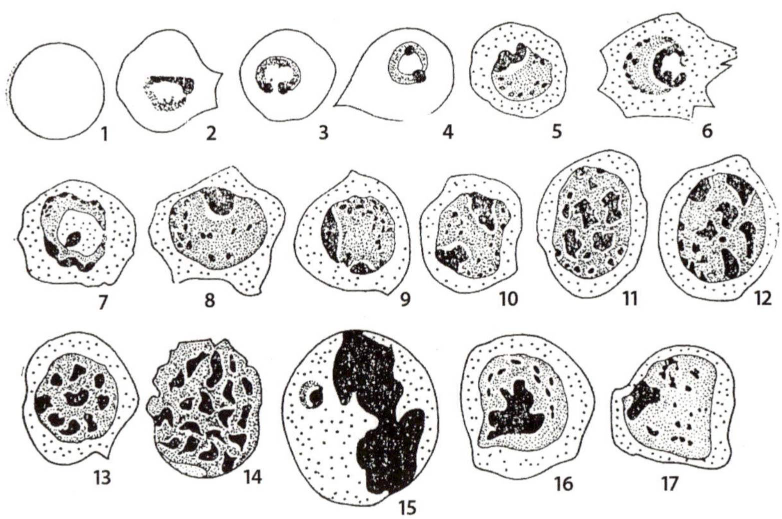

그림 44. 난형열원충의 적혈구내 발육단계.

1. 적혈구, **2-7.** 영양형, **8-14.** 분열생식기, **15.** 적혈구내 분열소체, **16.** 암생식모세포, **17.** 수생식모세포.

4 역학적 특성

1) 말라리아의 역학적 유형

말라리아는 그 역학적 유형에 따라 대체로 4가지 정도로 나눌 수 있다. 가장 흔한 경우는 토착 말라리아(indigenous malaria)로서, 그 지역에 감염자, 매개모기 등이 모두 있어서 자연상태 하에서 계속 감염이 전파되는 경우를 말한다. 그 다음은 수입성 말라리아(imported malaria)로서, 외국의 유행지에서 감염되고 발병된 후 귀국하거나, 귀국한 후에 발병되는 경우를 모두 포함한다.

위의 두 가지 이외에 드문 경우로서 도입 말라리아(introduced malaria)가 있다. 이것은 수입된 증례(또는 증례들)에 의해 국내 모기가 감염되고 그 모기 체내에서 충체가 발육, 증식한 후 내국인을 감염시키는 경우를 말한다. 이 경우 첫 증례가 누구였는지 밝혀지면 이를 지표증례(index case)라고 부른다. 또 다른 유형으로 유발 또는 접종 말라리아(induced malaria)가 있는데 이는 수혈에 의한 감염, 마약중독자 간에 주사기를 통한 감염, 뇌매독 치료를 위한 의도적인 감염 등의 경우를 말한다.

2) 비종대율(spleen rate)과 원충률(parasite rate), 유행도의 지수

말라리아의 유행 정도를 측정하는 지표로는 두 가지가 주로 사용된다. 비종대지수(spleen index)는 그 지역의 2–9세 소아 중 비종대가 있는 소아의 비율을 말하며 이것이 실제의 유행도를 잘 반영할 때가 많다. 비종대율이 10% 이하이면 저유행성(hypoendemic)이라 하고, 11%–50%이면 중등도유행성(mesoendemic), 51%–74% 정도이면서 성인 감염률이 높으면 고도유행성(hyperendemic), 75% 이상이지만 성인 감염률이 낮은 경우를 범유행성(holoendemic) 지역이라 한다. 원충지수(parasite index)는 혈액도말표본에서 충체가 발견되는 비율을 말한다.

3) 세계적인 분포

삼일열원충이 가장 넓은 지리적 분포를 가지며 온대, 아열대와 열대지역에서 모두 유행한다. 열대열원충은 아열대와 열대에 분포하지만 감염인구가 가장 많고, 온대지역에서도 간혹 발생한다. 이 두 가지 열원충이 세계적으로도 주종을 이룬다. 사일열원충은 열대열원충과 거의 같은 지역에 분포하나 그 발생 빈도가 낮다. 난형열원충은 그 분포가 매우 국소적이어서 아프리카 일부 지역에서만 볼 수 있다. 최근의 말라리아 농후 유행지역은 아프리카의 중남부지역, 중미와 남미지역, 중동지역, 인도와 동남아시아지역, 말레이시아와 태평양 군도 등이다.

4) 매개체와 인체감염 경로

말라리아는 반드시 얼룩날개모기속(genus *Anopheles*)에 속하는 모기(일명 학질모기)의 흡혈에 의해 전파된다. 우리나라에서는 중국얼룩날개모기(*Anopheles sinensis*), *An. pullus*, *An. kleini* 등이 매체개가 될 수 있음이 확인되었다. 얼룩날개속 모기 중에서도 열원충 감염에 감수성이 있어야 하고, 포자생식기(sporogony)를 완료할 수 있을 정도로 충분히 수명이 길어야 한다. 인혈기호성(人血嗜好性, anthropophilism)이 강하고, 옥내기호성(屋內嗜好性, endophilism)이 있으면 말라리아 전파에 용이하다.

인체감염 경로는 모기가 사람을 물 때 모기의 침샘에 있던 포자소체가 사람에 주입되어 감염시키는 것이 자연적인 전파방식이며, 수혈 또는 마약중독자 사이에서는 분열소체가 주사기에 주입되어 감염되기도 한다. 장기이식으로 인한 감염, 태반을 통한 선천성 말라리아 감염도 가능하다.

5) 기후와 환경조건

기후조건은 모기의 수명과 모기 체내에서의 열원충 발육에 큰 영향을 미친다. 따라서 기후조건은 말라리아의 전파를 좌우하고 또한 유행 정도의 계절적 변동을 가져온다. 가장 중요한 인자는 온도와 습도이다. 적당한 기온은 20–30℃이며 더운 지역에서 감염이 만연하는 것은 기온과 밀접한 관계가 있다. 기온이 낮아져 16℃ 이하가 되면 모기 체내에서의 열원충 발육이 중단된다. 비교 습도는 적어도 60% 이상이 되어야 한다. 습기가 많으면 감염모기가 오래 생존하여 여러 사람에게 감염을 전파할 수 있다.

5 국내 현황

1) 과거 유행상황

과거 우리나라에는 삼일열원충에 의한 토착형 말라리아가 크게 유행하였다. 1930년대 충남 서산군에서 사일열말라리아의 토착적 발생 보고도 있었으나 이후 더 이상의 유행은 기록된 바 없다. 열대열말라리아도 마약중독자를 통하여 오염된 주사기를 통한 전파가 한때 보고된 바 있었으나 곧 소멸되었다. 이 두 종류의 말라리아는 우리나라 기후조건으로 미루어 보아 앞으로도 정착하여 유행할 가능성은 거의 없다.

삼일열말라리아는 오래 전부터 우리나라에 만연하였으나 최초로 문헌에 기록된 것은 1913년이다. 말라리아 유행이 계속됨에 따라 1960년대에는 보건사회부가 세계보건기구(WHO)와 공동으로 말라리아 박멸사업(malaria control project)을 시행하기도 했다. 이 사업의 성과 때문인지는 모르겠으나 그 후 말라리아의 유행추세를 고찰한 여러 논문들에 의하면 지속적인 감소 추세를 보였고, 1970년대 후반부터는 거의 소멸된 것으로 보였다. 특히 1984년의 2예 발생 이후에는 토착형 말라리아 발생이 완전히 중단되었고, 해외 여행자가 여행 도중 감염되어 입국하는 이른바 수입성 말라리아(imported malaria) 증례만이 1년에 10례 정도 보고되어 왔다. 그러나 매개모기인 중국얼룩날개모기(*An. sinensis*)가 농촌지역에 많이 서식하고 있었으므로, 외국에서 삼일열말라리아 환자가 계속 들어올 경우 말라리아 재정착의 가능성이 존재하고 있었다.

2) 말라리아의 재유행

1993년 경기도 북부 휴전선 부근에서 외국 여행 경력이 전혀 없는 병사가 삼일열말라리아에 걸린 예가 발생하였고, 해마다 감염자가 증가하여 2000년에는 4,142명에 이르렀다. 최근까지 매년 2,000명 가량 발병하는 추세이다. 과거 중국, 북한 등에서 유행하던 병원체와 유전자형이 비슷하여 극동지역에서 유래한 것으로 추정된다. 환자의 발생지역은 대부분 경기도 또는 강원도 북부지역으로 휴전선 부근에 밀집되어 있다. 세계보건기구는 북한에서도 1997년부터 말라리아가 발생하여 2001년에는 약 30만 명이 감염되었을 것이라고 보고하였으며 이는 최근까지 계속되고 있다.

6 면역학적 특성

1) 선천성 저항

아프리카의 어떤 특정한 종족, 특히 Duffy negative(Fy-Fy-)인 혈액형의 경우는 다른 종족에 비해 말라리아에 대한 선천성 저항을 나타낸다. 적혈구 표면에 있는 더피(Duffy) 항원은 열원충을 받아들이는 수용체(receptor) 역할을 하는데 이것이 없기 때문이다. 한편 열원충은 적혈구의 형태나 기능이 모두 정상인 사람이 잘 감염되며, 낫적혈구빈혈(sickle cell anemia), 지중해빈혈(thalassemia) 등의 혈색소 대사이상, G6PD 결핍 등의 적혈구 기능이상, 또 일부 적혈구 구조이상이 있을 때에는 잘 감염되지 않는다. 이런 이유 때문에 유전질환이 있는 가계나 종족은 말라리아에 대한 저항성이 있고 그 유전병은 계속 자손에게 유전된다. 반면 정상인들은 말라리아에 쉽게 걸려 사망할 수 있으므로, 우생학적으로 인구의 역도태를 초래할 수 있는 점은 특기할 만하다.

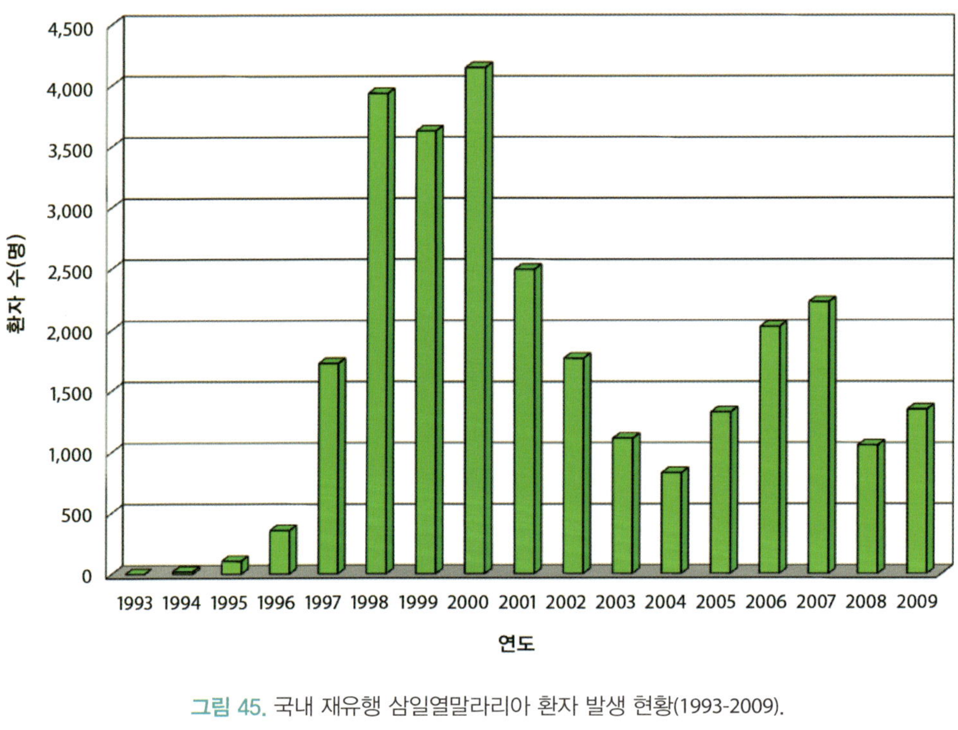

그림 45. 국내 재유행 삼일열말라리아 환자 발생 현황(1993-2009).

2) 후천성 면역

말라리아에 감염되고 치유된 후 다시 말라리아에 걸릴 수 있으므로 후천성 면역은 그다지 인정되지 않는다. 그러나 어떤 종 또는 충주의 열원충에 감염되어 앓고 있는 동안에는 동종 또는 동일 충주의 원충에 의한 재감염을 어느 정도 방어할 수 있다. 이러한 면역을 감염면역(premunition) 또는 부수면역(concomitant immunity)이라 한다.

3) 백신 개발 전망

말라리아 백신(vaccine) 개발을 위해 많은 학자들이 연구하고 있으나 완전한 효과를 보이는 백신은 아직 개발되지 않았다. 다만, 포자소체에서 추출한 여러 항원 중 하나인 CSP(circumsporozoite protein)가 부분적인 예방효과를 보인다는 사실이 일찍부터 알려졌다. 이외에도 여러 종류의 백신이 연구되었으나 임상시험에서 제한적인 효과를 보였다. 백신 개발이 어려운 이유는 열원충의 생물학이 복잡하기 때문이다.

7 발병기전

발병기전은 1차적으로 감염된 적혈구가 파괴되어 빈혈을 일으키고, 발열물질(pyrogen)을 유리하여 고열을 발생시킨다. 증가된 탐식작용과 함께 정상적혈구의 파괴도 증가되어 빈혈이 심화될 수 있다. 용혈로 인해 혈색소가 유리되어 혈색소뇨증(흑수열, black water fever)이 일어난다. 적혈구의 파괴가 증가되어 비장과 간이 비대해진다. 열원충이 혈색소를 소모하고 나온 산물인 헤모조인(hemozoin)은 불용성이어서 철을 고갈시키고 빈혈을 심화시킨다. 헤모조인 성분인 말라리아 반점(malarial pigment)이 침착되면 장기들은 어두운 갈색 또는 검은색으로 변한다.

열대열말라리아에서는 감염적혈구가 다른 세포에 달라붙는 세포부착현상이 일어나 국소조직 혈액순환장애를 일으킨다. 감염적혈구 표면에 기생충이 만들어 낸 부착단백질이 발현되며, 이 단백질들은 적혈구 세포막이나 내피세포의 수용체와 결합한다. 덩어리진 적혈구들이 작은 혈관을 막게 되므로 순환장애가 발생한다. 그 결과 여러 주요 장기에 저산소증(hypoxia) 또는 무산소증(anoxia)이 초래되어 장기의 기능저하가 초래되는데 이는 뇌말라리아의 주요 병변이 된다.

열원충이 방출한 항원성 물질에 대한 숙주의 면역반응도 중요한 발병기전이다. 열대열원충에 의한 뇌말라리아(cerebral malaria)에서는 종양괴사인자(tumor necrosis factor, TNF)와 인터루킨(interleukin)이 증가된다. 이와 같은 시토카인이 과량으로 존재하면 말라리아의 비특이적인 증상이 유발될 수 있다. 만성 사일열말라리아에서는 항체가 충체 항원 또는 보체와 결합하여 면역복합체(immune complex)를 만들고, 이것이 신장에 침착하면 사구체신염(glomerulonephritis)을 일으킬 수 있다.

8 임상적 특징

열원충의 포자소체가 간세포내에서 분열증식하여 나온 분열소체가 적혈구에 침입한다. 적혈구 안에서 분열증식한 열원충은 적혈구를 파괴하고 나와 다른 적혈구에 침입하는 것을 반복한다. 적혈구 파괴가 임상 역치이상으로 진행되면 고열 등의 증상이 발현된다. 모기에 물린 후 증상이 나타날 때까지의 기간이 잠복기이다. 잠복기는 열원충종에 따라 매우 다양하여 수주에서 수개월까지도 가능하다. 온대지역의 삼일열원충과 난형열원충은 전파가 없는 겨울에도 말라리아 환자가 발생할 수 있는데 이것은 잠복기가 수개월 이상이기 때문이다. 그러나 열대열원충은 잠복기가 8-12일 정도로 짧은 편이다.

말라리아 환자의 전형적인 임상적 경과는 수분 내지 한두 시간 동안 오한, 두통, 구역 등을 보이는 오한 전율기(cold stage)를 거쳐, 따뜻하고 건조한 피부, 빈맥, 빈호흡 등을 보이는 발열기(hot stage)가 3-6시간 이상 지속된 후 땀을 흘리는 발한기(wet stage)로 이어진다. 발열의 주기는 열원충의 종에 따라 다른데 삼일열말라리아는 격일 간격인 48시간, 사일열말라리아는 3일 간격인 72시간, 열대열말라리아는 36-48시간으로 다소 불규칙하다.

발열 이외에도 환자는 빈혈, 두통, 비종대, 혈소판감소증 등의 소견을 보인다. 빈혈은 적혈구의 파괴 때문에, 비종대는 적혈구 파괴 증가와 혈색소의 침착 때문에 생긴다. 혈소판감소증은 기전이 명확하지 않으나 면역학적기전에 의한 비장에서의 탐식작용에 의해 일어날 가능성이 높다.

열대열말라리아에서는 여러 가지 합병증이 초래된다. 감염적혈구의 세포막변화로 인해 모세혈관이 폐쇄되고 혈루가 감소하여 조직 저산소증이 초래되기 때문이다. 합병증의 종류와 중증도에 따라 중증 말라리아(severe malaria)로 분류하고 응급환자를 특별 관리하게 된다.

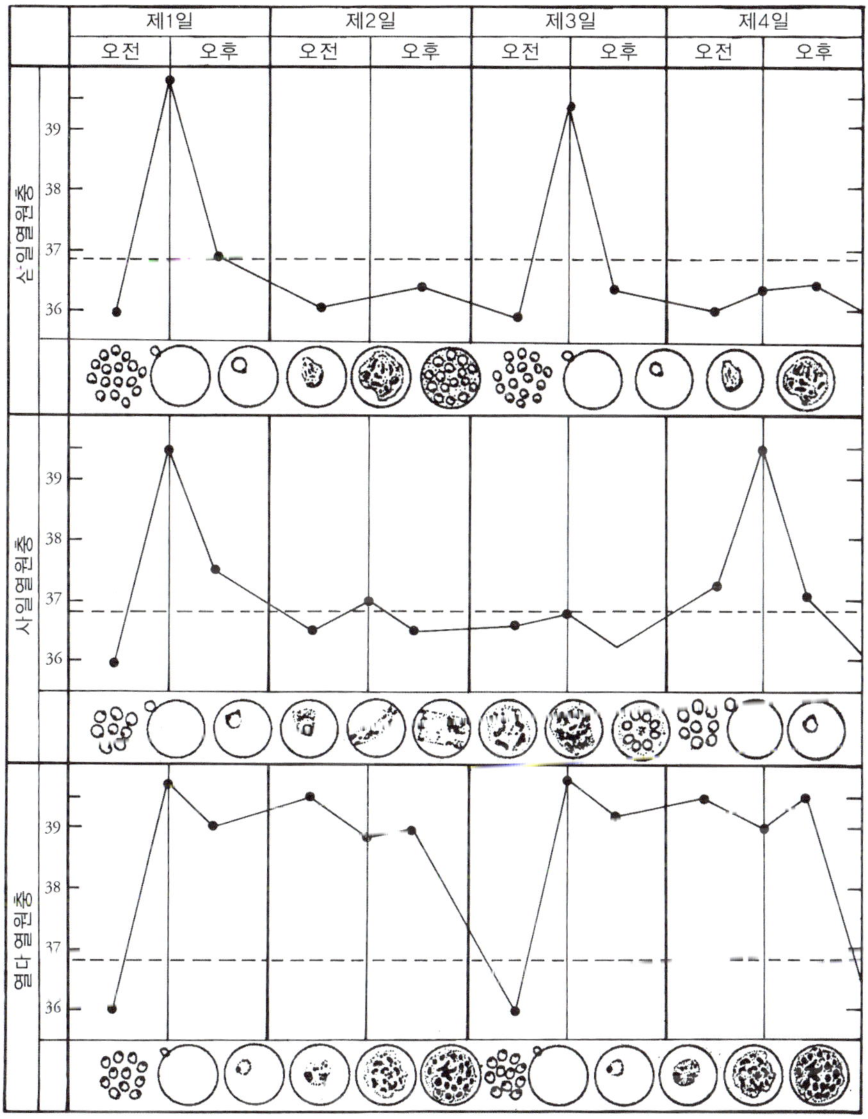

그림 46. 열원충의 분열생식기에 따른 체온의 변화(Neva & Brown(1994)에서 모사).

뇌말라리아는 가장 심각한 합병증이며 주요 사망원인이다. 심한 두통, 혼수와 같은 의식장애가 발생한다. 혼수상태에 있다가 갑자기 사망할 수 있다. 후유증으로 겉질시각상실, 반불완전마비, 범경직, 소뇌조화운동불능 등이 있다. 감염 열원충 수가 많을 때 빈혈이 발생할 수 있다. 신장합병증도 흔하다. 급성 신부전은 요세관괴사나 무산소증에 의한 것으로 생각된다. 신장증후군은 급성 사구체신염에 의한다. 흑수열은 대량의 적혈구가 파괴된 후 혈색소가 소변에 섞여 소변색이 까맣게 되는 경우를 말하는데, 퀴닌(quinine)치료 후의 부작용으로 나타날 수 있다. 만성 사일열말라리아 때에는 면역복합체의 침착에 의해 사구체신염이 발생할 수 있다. 이외에 이질말라리아, 오한말라리아, 폐부종, 열대비장비대증후군, 저혈당 등이 합병증으로 발생할 수 있다.

말라리아의 재발에는 크게 두 가지 유형이 있다. 하나는 삼일열말라리아와 난형열말라리아 때 일어나는데 수면소체로 잠복하던 열원충이 분열증식을 뒤늦게 시작하여 발생하는 재발(relapse)이다. 간에 있는 수면소체를 치료함으로써 예방할 수 있다. 열대열원충이나 사일열원충은 이런 유형의 재발을 일으키지 않는다. 다른 유형은 면역작용으로 열원충이 억제되었거나 불완전한 치료로 인하여 혈액에 남아 있던 원충이 오랜 기간 경과한 후 다시 분열증식하여 증상이 나타나는 재발(recrudescence)이다. 네 가지 말라리아에서 모두 나타날 수 있다.

9 진단

말라리아는 임상증상이 독특하므로 임상적인 경과만 잘 관찰해도 비교적 쉽게 진단할 수 있다. 발열주기가 매우 규칙적이며, 전형적인 경우 충체의 종까지도 진단할 수 있다. 그러나 확진은 혈액도말표본에서 원충의 관찰로 한다. 후층도말(thick smear)과 박층도말(thin smear)표본 두 가지를 모두 관찰하여야 한다.

후층도말은 많은 양의 혈액을 도말하여 말린 후 적혈구는 모두 용혈시키고 원충과 백혈구만 남겨서 검경하므로 말라리아의 양성, 음성 판정에 매우 편리한 방법이다. 그러나 종 감별은 어려울 때가 많이 있다. 박층도말은 적혈구와 백혈구의 단층(monolayer)이 생기도록 얇게 도말하여 관찰하는 것인데, 원충과 적혈구의 형태를 정확히 관찰할 수 있으므로 종 감별에 유용하다. 급성기에는 하루에 3매씩 3일간 검경하여 원충이 관찰되지 않으면 음성으로, 만성기에는 1주에 1매씩 8주간 검경하여 원충이 관찰되지 않으면 음성으로 각각 진단한다. 유도검사(provocation test)로 epinephrine(1:1,000) 0.5 mℓ를 피하주사하고 20분 뒤에 혈액을 채취하는 방법도 있다. 급성기에는 발열 직전과 직후에 충체를 검출할 확률이 높다.

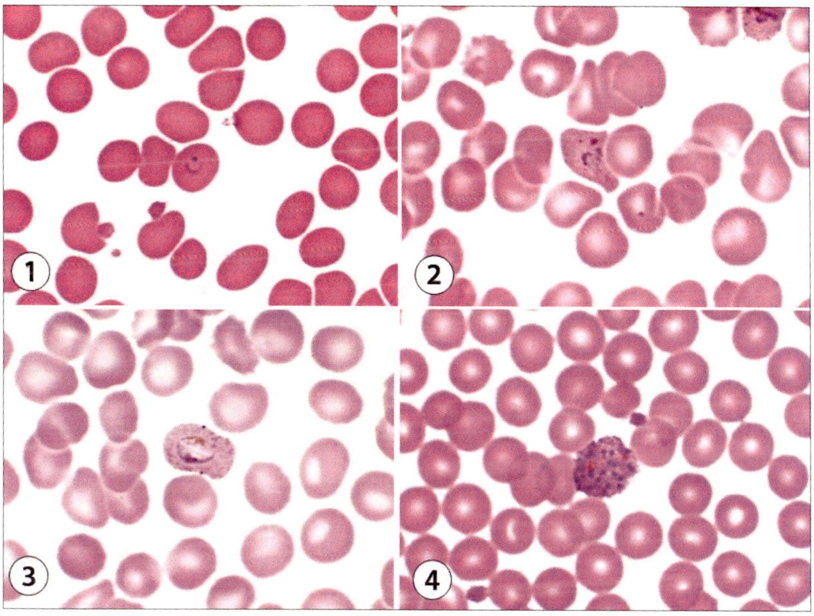

그림 47. 삼일열원충(*Plasmodium vivax*)의 혈액도말 소견.

1. 반지형(ring form), **2-3.** 영양형(trophozoites), **4.** 성숙 분열체(mature schizont), Giemsa stain, x 1,000.

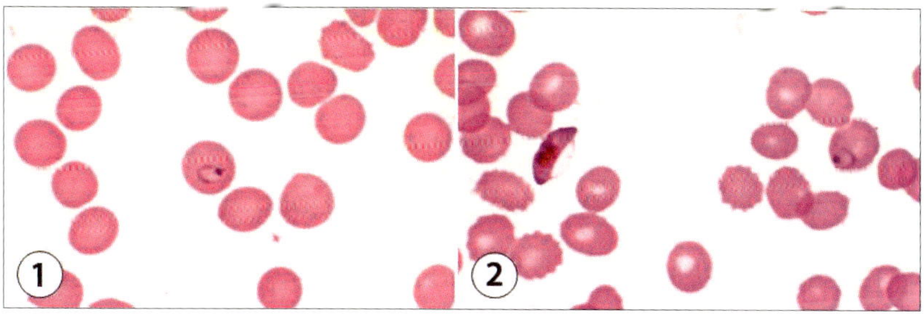

그림 48. 열대열원충(*Plasmodium falciparum*)의 혈액도말 소견.

1. 반지형(ring form), **2.** 반지형(right), 생식모세포(gametocyte, left). Giemsa stain. x 1,000.

최근 열원충의 항원을 검출하는 방법과 열원충에 대한 항체를 검출하는 방법이 여러 가지 개발되었다. 이런 종류의 검사법은 키트화되어 현장에서 빠르고 편하게 쓸 수 있도록 고안되어 있다. 그러나 민감도와 특이도가 떨어져 집단검사용으로 많이 활용된다. 가장 정확한 방법은 중합효소연쇄반응법(PCR)으로 열원충의 DNA를 증폭하여 진단하는 것이다. 그러나 현장에서는 쓰기 어렵고 비용이 많이 드는 단점이 있다.

10 치료

말라리아의 치료약제로는 무수히 많은 종류가 있으며 작용기전과 작용하는 열원충의 발육단계는 서로 다르다. 또한 최근에는 과거에 널리 사용하던 우수한 약제들에 내성을 보이는 열원충이 빠른 속도로 퍼져 나가고 있다. 그러므로 내성이 없으며, 치료목표로 삼은 발육단계를 사멸할 수 있는 약제를 올바르게 선택하는 것이 중요하다. 특히 약제내성은 심각한 문제이므로 세계보건기구는 내성생성 방지를 위해 반드시 두 가지 이상의 약제를 병합하여 사용하는 것을 권장한다. 합병증이 있을 때는 반드시 철저한 감시와 보존적 치료를 병행해야 한다. 특히 합병증을 동반한 열대열말라리아의 경우 환자가 갑작스럽게 사망할 수도 있는 응급상황이다. 임신부와 어린이는 말라리아에 취약하며, 치료에 대한 부작용이 우려되므로 각별한 주의가 필요하다. 다음은 세계보건기구가 추천하는 치료방법이다.

1) 합병증 없는 열대열말라리아

① 작용기전이 다른 두 가지 이상의 약제를 병합한다.

② 아르테미시닌(artemisinin) 기반 병합치료가 추천된다.

③ 추천 약제: artemether−lumefantrine, artesunate+amodiaquine, artesunate+mefloquine, artesunate+sulfadoxine−pyrimethamine

2) 합병증 있는 열대열말라리아

① 응급상황이다. 항말라리아 치료와 합병증에 대한 보조치료가 필요하다.

② 임상평가와 확진을 한 뒤 지체 없이 항말라리아제제를 투여하여야 한다.

③ artesunate(i.v. or i.m), artemether(i.m.), quinine(i.v. infusion or i.m.)

3) 합병증 없는 삼일열말라리아

① 클로로퀸 감수성 충주: chloroquine + primaquine

② 클로로퀸 내성 충주: artemisinin 기반 병합치료 + primaquine

③ G6PD 결핍일 때 primaquine투여에 주의한다.

4) 난형열말라리아와 사일열말라리아

① 클로로퀸 내성이 거의 없다.

② 난형열말라리아일 때 primaquine을 병용한다.

11 예방

1) 집단관리법

말라리아의 집단관리법은 기본적으로 환자를 신속히 치료함으로써 모기가 생식모세포에 감염되지 않도록 하는 방법, 여러 가지 기술을 이용하여 모기를 구제하는 방법과 개개인이 모기에 물리지 않도록 예방하는 방법 등이 있다. 효과적인 백신은 아직 개발되지 않았다.

2) 해외여행 시의 예방법

해외여행 시 말라리아에 걸리지 않도록 하는 방법에는 여러 가지가 있겠으나 무엇보다도 모기에 물리지 않는 것과 예방약 복용을 들 수 있다. 모기에 물리지 않게 하기 위해 곤충기피제, 모기장, 모기고일, 모기스프레이, 노출이 적은 옷 등을 사용할 수 있다. 항말라리아제제를 정기적으로 복용하는 화학적 예방요법을 사용할 수 있으나 완전히 예방되는 것은 아니다.

세계보건기구는 말라리아 위험 정도에 따라 4가지 유형으로 분류하고 이에 따른 유형

별 화학예방요법을 추천하고 있다. 제1유형은 말라리아 위험이 낮은 곳이어서 예방요법이 필요 없으며, 클로로퀸 감수성 삼일열말라리아만 존재하는 제2유형 지역에서는 클로로퀸을 예방요법에 사용한다. 클로로퀸 내성이 있는 삼일열말라리아와 열대열말라리아가 존재하는 제3유형 지역에서는 chloroquine+proguanil을 사용한다. 약제내성 열대열말라리아에 감염될 위험이 높고, 감염 위험은 중등도이지만 약제내성의 정도가 높은 제4유형 지역에서는 mefloquine 또는 doxycycline 또는 atovaquone-proguanil을 사용한다. 여행 1주일 전부터 시작하여 귀국 후 4주까지 복용해야 한다.

참고문헌

Chai JY (1999) Re-emerging *Plasmodium vivax* malaria in the Republic of Korea. Korean Journal of Parasitology 37: 129-143.

Gilles HM, Warrell DA (1993) Bruce-Chwatt's Essential Malariology. 3rd ed. Edward Arnold, London, Great Britain.

Kho WG, Jang JY, Hong ST, Lee HW, Lee WJ, Lee JS (1999) Border malaria characters of reemerging vivax malaria in the Republic of Korea. Korean Journal of Parasitology 37: 71-76.

World Health Organization (2009) World Malaria Report 2009. World Health Organization, Geneva, Switzerland.

World Health Organization (2010) Guidelines for the treatment of malaria. 2nd ed. World Health Organization, Geneva, Switzerland.

World Health Organization (2010) International travel and health, Geneva, Switzerland.

31
바베스열원충
Babesia spp.

동물에 기생하는 바베스열원충(*Babesia* spp.)이 인체에도 감염을 일으킨다. 이 중 쥐바베스열원충(*B. microti*)이 가장 중요하며, 소의 바베스열원충(*B. bigemina* 또는 *B. bovis*)도 인체감염의 가능성이 의심된다. 인체감염이 보고된 지역은 미국 남부, 유럽, 아프리카 등지이며, 우리나라에서도 6례의 수입증례가 보고되었다.

임상증상은 말라리아와 매우 비슷하나 적혈구의 용혈로 인한 빈혈이 더욱 심하며, 비장적출술(splenectomy)을 받은 환자에게 흔히 호발한다는 점이 특이하다. 모기가 매개하지 않고 진드기(tick)가 이 질환을 매개하는 점도 인체 말라리아와는 다르다. 종숙주인 진드기에서 유성생식을 하며 경란형으로 알을 통해 다음 세대로 충체를 전파(transovarain transmission)한다.

인체에 감염되면 반지형(ring form)만 나타나며, 열원충과는 달리 이분법으로 분열한다. 따라서 한 적혈구내에 두 마리 또는 네 마리의 충체가 함께 들어 있는 경우가 흔히 나타난다. 이 중, 네 마리의 충체가 있는 경우를 'tetrad form' 또는 'Maltese cross'라 하며, 이 형태가 나타나면 바베스열원충을 열원충으로부터 쉽게 구별할 수 있다. 그 외에도 바베스열원충의 반지형은 마치 눈물 모양(tear-drop)처럼 보이는 경우가 많고, 감염된 적혈구내에 색소침착이 전혀 없는 점도 중요한 감별점인데 특히 소의 바베스열원충의 경우가 그러하다. 그러나 바베스열원충증은 말라리아, 특히 열대열말라리아와의 감별이 매우 어려운 경우가 종종 있다. 특히 바나나형의 생식모세포가 잘 나타나지 않는 열대열말라리아는 혈액도말상 쥐바베스열원충에 의한 감염증(*B. microti* infection)과의 감별이 어렵다.

바베스열원충증의 치료에 chloroquine은 전혀 효과가 없는 것으로 알려져 있으며, quinine과 clindamycin의 병합 투여가 가장 유효하다고 한다. 혈액상이나 약제에 대한 이러한 반응으로 보아 chloroquine 내성 열대열원충으로 오인되는 일이 매우 많다. 비장이 적출된 환자는 심한 원충혈증(parasitemia) 등으로 인하여 심각한 경과를 밟을 수도 있으나, 혈액투석(hemodialysis) 등을 시행하여 생명을 구할 수 있으며, 비장이 있는 정상인은 자연치유되는 경우가 많다.

참고문헌

Markell EK, John DT, Krotoski WA (1998) Medical Parasitology. 8th ed. Elsevier Inc., New York, USA.

Sim JG, Park HS, Ahn DH, Kho WG, Chai JY (1991) A case of babesiosis in an eight year old Korean boy. Journal of the Korean Pediatric Society 34: 1417-1421.

II. 연충학 | 연충류

Helminthology

채종일

32

연충류 개요

1 연충(Helminths)

연충이란 벌레(worm)를 뜻하는 희랍어 Helmins에서 유래한 것으로 동물 계통분류학상의 용어는 아니다. 편의상 기생충학에서는 연충을 단세포로 된 원충(protozoa)에 비해 조직과 기관이 발달된 다세포 기생충군을 지칭한다. 이들은 모두 후생동물(Subkingdom Metazoa)에 속한다.

연충(helminth)은 다세포 생물체(multicellular organism)의 한 그룹으로서 선충(nematode), 유선형동물(nematomorpha), 와충류(turbellaria), 흡충(trematode), 조충(cestode), 구두충(acanthocephala), 환형동물(annelida) 등을 포함한다. 이들 중 일부는 주로 자유생활을 하지만(선충류의 일부, 유선형동물의 성충, 와충류, 환형동물), 나머지 대부분은 인체나 동물 체내에서 기생생활을 하면서 무증상부터 치명적인 증상까지 다양한 증상을 일으킨다. 자유 생활종인 예쁜꼬마선충(*Caenorhabditis elegans*)을 비롯한 연충류의 몇 종은 실험실 내에서 쉽게 배양이 가능하므로 면역학, 유전학 등 생명과학의 주요 연구대상이 된다.

2 연충의 분류

1) 의학적으로 중요한 5개 동물문

(1) 선형동물문(線形動物門, Phylum Nemathelminthes, roundworms)

(2) 유선형동물문(類線形動物門, Phylum Nematomorpha, gordiid worms)

(3) 편형동물문(扁形動物門, Phylum Platyhelminthes, flatworms)

(4) 구두충문(鉤頭蟲門, Phylum Acanthocephala, thorny-headed worms)

(5) 환형동물문(環形動物門, Phylum Annelida, leeches)

위의 문 다섯 가지 중 인체에 기생하는 연충류는 주로 선형동물문(선형동물)과 편형동물문(편형동물)에 속하는 연충이다. 선형동물문은 선충강(Class Nematoda, 선충류 또는 선충) 한 개의 강, 편형동물문은 세 개의 강, 즉 Class Turbellaria, 흡충강(Class Trematoda, 흡충류 또는 흡충)과 조충강(Class Cestoidea, 조충류 또는 조충)으로 구분한다. 주요한 인체기생충은 선충류, 흡충류, 조충류가 인체기생충이다.

(1) 선충류(Nematoda, roundworms)

(2) 흡충류(Trematoda, flukes, distoma)

(3) 조충류(Cestoda, tapeworms)

3 선형동물과 편형동물의 형태학적 차이

1) 선형동물(선충류)의 일반적인 형태학적 특징

① 몸체가 원통형 또는 실 모양으로 길쭉하게 생겼다(round, thread-like).

② 대부분 좌우대칭형이다(bilaterally symmetrical).

③ 체강(body cavity)이 있다.

④ 소화기(digestive tract)가 완전하다.

⑤ 대부분 자웅이체이다(gonochoric, diecious).

2) 편형동물(흡충류과 조충류)의 일반적인 형태학적 특징

① 몸체가 배측과 복측으로 납작하다(dorsoventrally flat).

② 좌우 비대칭형인 경우가 흔하다(frequently bilaterally asymmetrical).
③ 체강이 없고 간엽성 세포(mesenchymatous cells)로 구성된다.
④ 소화기가 전혀 없거나 또는 맹관(blind ceca)으로 끝나 불완전하다.
⑤ 대부분 자웅동체이다(hermaphroditic, monoecious).

4 선충과 흡충, 조충의 형태학적 특징

기생충학에서 중요한 연충 3강의 개괄적이고 형태학적인 특징은 다음과 같다.

표 7. 연충류 3강의 형태학적 특징.

	선충류	흡충류	조충류
체형	긴 원통상	편평한 나뭇잎 모양, 체절 없음	편평한 띠 모양, 체절로 나누어짐
표피	불활성 키틴질 각피	대사활성 원형질막, 피극(spine) 있음	대사활성 원형질막, microtrix 있음
체강	있음(체강액이 차 있음)	실질조직으로 차 있음	실질조직으로 차 있음
흡착기	없음(때로 치아 또는 치판 있음)	2개의 흡반	4개의 흡반 또는 흡구
소화기	완전함	불완전함	없음
생식기	자웅이체	자웅동체	자웅동체(복수)

5 연충 감염의 세계적 분포

세계적인 연충 감염률이 어느 정도인지 정확히 알기 어렵다. 그러나 Stoll NR(1947)이 발표한 <This wormy world>라는 논문에서 그가 추산한 것에 따르면, 1940년대 지구의 연충 감염인구는 약 22억 6000만 명으로 평균 감염률이 104.2%이다(표 8). 이에 따르면, 지구에 사는 사람은 모두 평균 한 가지씩의 연충을 갖고 있는 셈이 된다. 이런 상황은 60년이 지난 2000년대에도 그리 큰 변동이 없는 것으로 평가된다(표 9).

표 8. 연충 감염의 세계적 분포(Stoll, 1947).

지역	감염인구 수	인구	감염률(%)
아시아	1,458.3	1,176.5	124
아프리카	311.5	148.0	210
중남미	180.3	130.8	138
유럽(소련 제외)	139.2	387.5	36
구소련(유럽)	84.8	125.0	68
구소련(아시아)	34.7	45.4	76
북미	44.9	143.5	31
오세아니아	3.4	10.1	34
총계	**2,257.1**	**2,166.8**	**104.2**

(단위: 100만 명)

표 9. 연충류별 전 세계 추정 감염인구 수(Schmunis and López-Antuñano, 2005에서 인용).

질환별	감염인구(명)	감염노출 인구(명)	DALY
회충	78,500-150,000만	전 세계	1.2
구충	75,000-100,000만	전 세계	1.8
분선충	8,000-10,000만	전 세계	–
편충	75,000-104,900만	전 세계	1.6
요충	40,000만	전 세계	–
사상충(림프관)	7,860-9,000만	75,100만	5.6
회선사상충	1,750만	7,500-8,000만	1.0
메디나충	16-17만	10,000만	–
주혈흡충	20,000만	40,000-50,000만	1.8
간흡충증	700만	28,930만	–
타이간흡충	1,030만	6,350만	–
간질	240만	18,000만	–
폐흡충	2,050만	19,480만	–
장흡충류	4,000-5,000만*	40,000-50,000만	–
유무구아시아조충	7,000만	70,000만	–

*Fried et al.(2004).

참고문헌

Fried B, Graczyk TK, Tamang L (2004) Food-borne intestinal trematodiases in humans. Parasitology Research 93: 159-170.

Schmunis GA, López-Antuñano (2005) World-wide importance of parasites. In Cox FEG, Wakelin D, Gillespie H, Despommier DD eds. Topley & Wilson's Microbiology & Microbial Infections. 10th ed. Vol. 6. Parasitology. Hodder Arnold, London, UK.

Stoll NR (1947) This wormy world. Journal of Parasitology 33: 1-18.

II. 연충학 | 선충류

Nematodes

이순형, 채종일, 홍성태, 손운목, 최민호

33

선충류 개요

지구상에는 약 50만 종의 선충류가 있으며 대부분은 자유생활종(free-living species)이고 이 중 기생생활을 하는 것은 약 8만 종이라고 알려져 있다. 인체기생 선충은 약 50종이지만 우리나라의 주요 기생충은 10종 정도이다.

1 형태

선충은 가늘고 긴 원통상의 체형을 갖고 있으며, 양 끝은 원추상이다. 성충의 크기는 선모충처럼 길이 2 mm 정도부터 메디나충처럼 1 m에 달하는 것도 있다. 자웅이체(gonochorism, diecious)이며 일반적으로 암컷이 수컷보다 크다.

1) 체벽(body wall)

체벽은 외측부터 각피(cuticle), 각피하층(epicuticle, hypodermis), 근육 등 3층으로 구성되어 있다. 각피는 대사적으로 불활성인 키틴질로 되어 있어 숙주의 위산이나 소화효소로부터 충체를 보호한다. 각피는 변형하여 이(tooth)나 입술, cephalic, lateral과 caudal alae를 형성하기도 한다.

각피하층은 충체의 길이에 따라 체강내로 돌출하여 측선(lateral cord), 배부와 복부 종선(dorsal and ventral cord) 등 4개의 종선(longitudinal cord)을 만든다. 양쪽 측선에는 배설관이, 배부와 복부 종선에는 신경간이 각각 들어 있다.

이 종선들은 근육층을 4부분으로 나누게 되는데 선충은 그 한 구간 내 근육층의 근육세포 수에 따라 다음과 같이 구분된다.

(1) 전근육형(holomyarian type): 하나의 근육세포층으로 된 것(예: 편충)
(2) 부분근육형(meromyarian type): 2−5개 정도의 근육세포로 된 것(예: 구충, 요충)
(3) 다근육형(polymyarian type): 5개 이상의 근육세포로 이루어진 것(예: 회충)

이와 같은 체벽구조는 병리조직표본에서 충체를 동정하는 데 큰 도움이 된다.

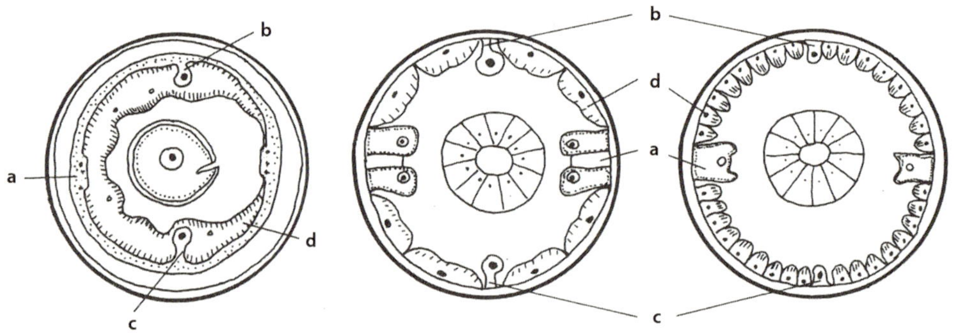

그림 49. 근육세포 수에 따른 선충류의 분류.
a. 측선과 배설관, **b.** 배부 종선과 신경관, **c.** 복부 종선과 신경관, **d.** 근육세포.

2) 소화기계

구강, 식도, 장, 항문으로 된 완전한 소화기관을 구비하고 있다. 수컷의 항문은 생식공과 합쳐져 총배설강(cloaca)을 형성한다.

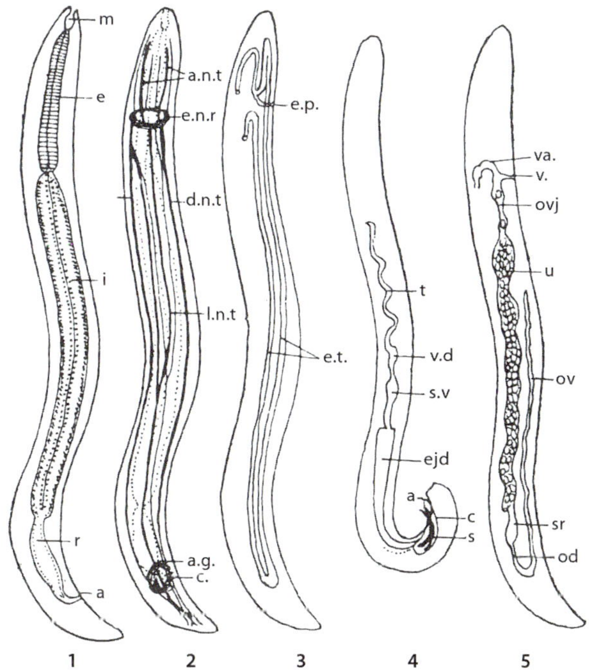

그림 50. 선충류의 형태.

1. 소화기, **2.** 신경계, **3.** 배설계, **4-5.** 생식기.
a. 배설강, **a.g.** 항문신경절, **a.n.t, l.n.t, d.n.t,** 전, 측, 복측 신경간, **c.** 항문, **e.** 식도, **ejd.** 사정관,
e.n.r. 식도신경륜, **e.p.** 배설관, **m.** 구강, **i.** 장, **o.d.** 수란관, **ov.** 난소, **ovj.** 배란관, **r.** 직장, **s.** 교접침,
s.r. 수정낭, **s.v.** 저정낭, **t.** 고환, **u.** 자궁, **v.** 음문, **va.** 질, **v.d.** 대수정관.

3) 배설계

측선구조 내에 항문주위에서 시작하는 2개의 종주관으로 되어 있고, 식도 부근에서 충체 전방 복측 중앙에서 합류하여 배설공을 통해 외부에 개구한다.

4) 신경계

신경계의 중추는 식도 중간부분을 둘러싸고 있는 신경륜(nerve ring)이며, 이곳 전후방에서 신경간(nerve trunk)이 뻗어 나와 충체 전후단에서 다시 여러 가닥으로 분지한다. 충체의 전단에 있는 화학성분에 대한 감각수용기(sensory receptor)를 amphid, 후단에 있는 것을 phasmid라 하는데, 이 phasmid는 선충류 분류의 키(key)로도 쓰인다. 그 밖에 구강, 항문, 생식공 주위에는 여러 개의 감각유두(sensory papillae)가 있다.

5) 생식기

수컷의 웅성생식기는 고환으로 시작되는 하나의 긴 관으로 되어 있어 고환에 이어 수정관, 저정낭, 사정관으로 구성되며, 그 말단인 생식공은 항문과 합쳐져 있다. 또, 교접할 때 보조하는 교접침(spicule)을 가진다.

암생식기는 난소, 수란관, 수정낭(seminal receptacle), 자궁, 배란관, 질로 연결된 단관 또는 둘로 갈라진 관으로 되어 있고, 생식공을 통해 자궁내 충란이 체외로 배출된다. 단관으로 구성된 암생식기의 경우를 monodelphic(편충, 선모충), 둘로 갈라진 자궁에서 배란관, 난소 등이 각각 연결되어 있는 경우를 amphidelphic 또는 didelphic(회충, 구충, 요충)이라 한다.

2 생활사

1) 일반적인 생활사

선충류의 암성충(female adult worm)은 충란(egg)이나 유충(larva)을 체외에 배출한다. 충란을 배출하는 것을 난생(oviparous), 유충을 배출하는 것을 태생(viviparous or larviparous)종이라 한다.

선충의 어떤 종은 충란이 배출된 후 여러 시간 내지 수일 내에 충란 속에 유충을 갖게 되는데, 이를 자충포장란(embryonated egg)이라 한다. 또 다른 종은 난각(egg shell)을 뚫고 나와 유충이 토양 속에서 발육하기도 한다.

선충류는 보통 성충이 되기까지 네 번의 탈피(moulting, ecdysis)가 필요하므로 생애를 모두 5기로 나눌 수 있다. 탈피를 촉발하는 요소로서 CO_2가 필요하며, 이는 leucine aminopeptidase를 분비하게 하여 유충이 구각피를 벗도록 만든다.

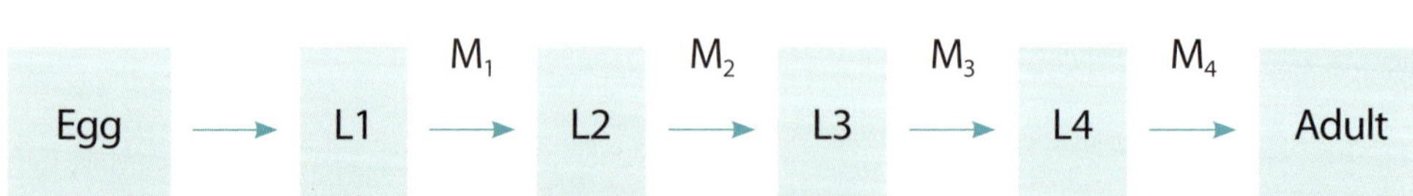

그림 51. 선충류의 발육단계.

m. moulting

2) 체내 이행 경로

감염형 충란이나 유충은 입 또는 피부를 통해 체내에 도입된다. 종에 따라 ① 경구감염된 충란이 장내에서 부화(hatch out)하여 장관내에서 직접 성충으로 성장하고, ② 어떤 것은 감염 후 유충이 혈관으로 들어가 일단 폐이행(lung migration)을 한 다음 다시 소화관으로 들어가 성충이 되는 종류도 있다. 또, ③ 폐에서 폐모세혈관을 그대로 통과하여 대순환계로 들어가 전신에 퍼지는 종류도 있다.

폐이행을 하는 선충의 경우 폐포벽에 이른 유충은 모세혈관을 찢고 폐포강내(alveolar lumen)로 나오기 때문에, 일시에 많은 충체가 폐를 통과할 때 폐렴을 유발하기도 한다(예: 회충성 폐렴).

3 분류

의학적으로 주요하게 취급되는 선충류를 분류하면 다음과 같다(*: 우리나라에서 보고된 종, **: 수입증례).

1) Aphasmids(Subclass Adenophorea, 쌍기충아강)

① Trichuroidea(편충상과)

Trichuris trichiura

Trichinella spiralis

Capillaria hepatica

Capillaria philippinensis

② Dioctophymatoidea(거대신충상과)

Dioctophyma renale

2) Phasmids(Subclass Secernentea, 쌍선충아강)

① Rhabdiasoidea(왜소간선충상과)

Strongyloides stercoralis

② Ancylostomatoidea(구충상과)

**Ancylostoma duodenale*

**Necator americanus*

Other *Ancylostoma* spp.

③ Trichostongyloidea(모양선충상과)

**Trichostongylus orientalis*

Other *Trichostongylus* spp.

④ Metastrongyloidea(의원충상과)

***Angiostrongylus cantonensis*

Angiostrongylus costaricensis

Metastrongylus elongatus

⑤ Oxyuroidea(요충상과)

**Enterobius vermicularis*

⑥ Ascaridoidea(회충상과)

**Ascaris lumbricoides*

**Toxocara* spp.(*T.canis*, *T.cati*)

**Anisakis simplex*

**Anisakis physeteris*

**Pseudoterranova decipiens*

⑦ Gnathostomatoidea(악구충상과)

***Gnathostoma spinigerum*

⑧ Thelazoidea(안충상과)

**Thelazia callipaeda*

Thelazia californiensis

⑨ Filarioidea(사상충상과)

Wuchereria bancrofti

**Brugia malayi*

Onchocerca volvulus

Loa loa

Mansonella spp.

⑩ Dracunculoidea(용선충상과)

**Dracunculus medinensis*

4 감염상황

세계적으로 연충 감염인구의 원인은 대부분 선충에 의한 감염이다. 우리나라의 경우 과거 감염양상은 선충 감염이 주종을 이루었으나 최근에는 성공적인 집단관리, 효과적인 구충제 개발, 경제와 생활여건의 향상 등으로 인해 선충 감염률이 크게 감소하였다(표 10).

표 10. 한국인의 장내 선충류 감염률 추이.

	충란 양성률(%)							
	서 등(1969)	1971	1976	1981	1986	1992	1997	2004
연충란 총 양성률	90.5*	84.3	63.2	41.1	12.9	3.8	2.43	4.4
회충	58.2	54.9	41.0	13.0	2.1	0.3	0.06	0.05
편충	74.5	65.4	42.0	23.4	4.8	0.2	0.04	0.28
구충	17.6	10.7	2.2	0.5	0.1	0.01	0.007	0.0
동양모양선충	15.9	7.7	1.0	0.2	0.02	0.004	0.0	0.0
요충	46.6*	1.3	-	12.0*	3.6*	0.9*	0.6*	0.6*

* 항문주위도말법 검사

34
편충
Trichuris trichiura

1 발견사와 개요

편충은 회충과 함께 오랜 기간 동안 사람의 몸을 감염해 온 장내 기생충으로 충란은 고대 미라의 장내와 유적의 흙에서 발견할 수 있다. 명명은 Linnaeus가 1771년에 하였고, 그 후 *Trichocephalus trichiurus*, *Trichocephalus dispar* 등으로 명명되기도 하였다. 여러 포유동물이 각 종별로 고유한 편충에 감염된다.

2 형태

충체는 원통형이며 충체의 전반 3/5는 가늘고 후반 2/5는 굵고 뭉툭하다. 암컷은 마치 채찍과 같은 모양이다. 성숙한 암컷의 길이가 40–50 mm, 폭이 4–5 mm이고 수컷은 이보다 조금 작은 35–40 mm 길이에 3–4 mm 폭을 가지며 후단이 복측으로 말려 있다. 충체는 살아 있을 때 연한 선홍색을 띠고 죽으면 회백색이 된다. 전반부의 폭 1 mm 정도의 가는 부분은 키틴질 표피 속에 식도선세포(stichocytes)가 직렬로 길게 이어져 stichosome을 구성하고 이 구조물의 가운데로 긴 식도강이 지난다. 식도는 몸체에 이르러 장으로 이어진다. 이 식도부의 복측에 선세포로 구성된 bacillary band가 있는데, 분비샘 기능을 가진 것으로 추정된다. 암컷의 경우 가는 식도부에서 몸체로 이어지는 부위 복부정중선에 산란공(vulva opening)이 있다. 산란공은 충란이 일렬로 늘어서 차례로 배출되고 충란이 가득 찬 자궁으로 이어지고 자궁의 끝은 몸길이의 5배 이상 긴 난소로 이어진다. 수컷의 체강은 긴 정소(testis)로 꼬불꼬불하게 가득 채워지고 총배설강으로 이어져서 사정한다. 총배설강에 두 개의 교미침(copulatory spicule)이 있으며 두꺼운 껍질로 덮혀 있다.

진한 황갈색의 두터운 난각이 긴 배럴통형을 이루고 있는 충란은 양쪽 끝이 투명한 점액마개(mucoid plug)로 막혀 있다. 크기는 45−50 × 20−25 ㎛이다.

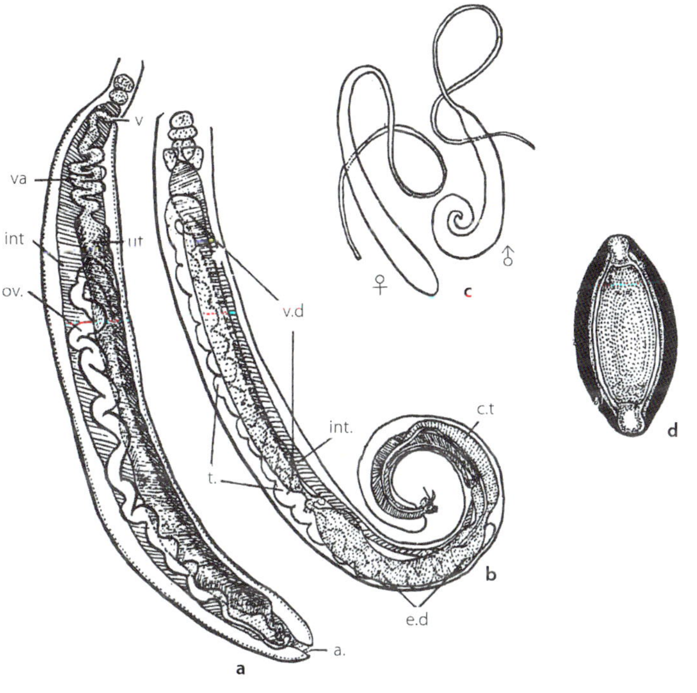

그림 52. 편충의 형태.

a. 항문, c.t. 배설관, e.d. 사정관, int. 장, ov. 난소, sp. 교접침, t. 고환, ut. 자궁, v. 음문, va. 질, v.d. 대수정관.

3 생활사

성충은 종숙주의 맹장(cecum)을 비롯한 대장(colon)에서 충체의 가는 식도부 일부를 점막층에 매몰하여 매달린 상태로 기생한다. 암컷 성충이 산란하면 충란은 분변과 함께 외계로 나와 흙 속에서 발육하게 된다. 난각 속의 blastomere가 세포 분열을 시작하여 유충으로 자라고 자충포장란(embryonated egg)이 되면 인체에 감염력을 가진다. 이 자충포장란이 음식물과 함께 체내로 들어오면 소장에서 소화액에 의하여 점액마개가 터지게 되어 내부의 자충이 장강으로 나온다. 알에서 나온 유충은 소장의 선와(crypt of Lieberkühn)를 침입하여 성장한다. 이후 장강으로 나와 맹장으로 내려가서 성충으로 자란다. 편충은 회충과 달리 폐이행을 하지 않는다. 완전히 성장하여 산란하는 데 약 3개월 걸린다. 사람에 기생하는 성충의 수명은 수년에 이른다.

4 역학적 특성

자연계에서는 사람이 유일한 종숙주이다. 형태학적으로 볼 때 성충이나 충란은 돼지 편충(*Trichuris suis*)이나 개편충(*Trichuris vulpis*)과 비슷하다. 회충과 같은 지역에서 혼합하여 세계적으로 분포한다. 토양매개성으로 분포하는데, 자충포장란이 흙 속에서 발육하여 인체에 감염된다. 과거에는 국내 감염률이 70% 이상으로 매우 높았으나 감염강도는 그리 높지 않았다. 최근에는 크게 감소하여 2004년도 실태조사에서 도시 0.2%, 농촌 0.5%, 합계 0.28%로 집계되었다.

5 병리, 병변과 증상

편충의 국내 감염률이 높았던 시기에도 거의 모두가 경감염이었고 대부분 자각증상이 없었다. 그러나 아프리카 등지에서는 중감염된 증례가 흔히 있고 이들의 경우 장출혈에 의한 빈혈이나(Cho et al., 1972), 직장에 중감염된 충체에 의하여 탈직장(rectal prolapse) 또는 탈항(anal prolapse)이 생기기도 한다. 감염된 대장점막에 출혈과 염증반응이 일어나고 복통과 설사증상이 동반되기도 한다. 드물지만 충수염을 일으키기도 한다. 그렇지만 편충은 전반적으로 전체 장내 선충 중에서 숙주에게 가장 적은 의학적인 피해를 적게 주는 충 종이다.

6 진단

대변검사로 특징적인 충란을 검출하여 확진하며, 셀로판후층도말법으로 충분하다. 충란 검출이 어려운 여건(수컷만의 감염, 어린 충체감염 등)일 때 대장내시경(colonoscopy)으로 검사하면 진단에 상당한 도움이 된다(Ok et al., 2009).

7 치료

Albendazole 400 mg/T을 1정 1회 복용한다.

8 예방과 관리

가장 주요한 매개물이 야채이고 대부분 회충과 함께 감염되므로, 야채를 잘 씻어 먹는 것이 중요하다. 관리방안으로는 야채나 토양의 오염을 예방하는 것과 인분 비료 사용을 중지하는 것이 있다.

참고문헌

Cho SY (1972) Measurement of blood loss using ^{51}Cr in heavy infection cases of *Trichocephalus trichiurus*. Korean Journal of Parasitology 10: 71-78.

Ok KS, Kim YS, Song JH, Lee JH, Ryu SH, Lee JH, Moon JS, Whang DH, Lee HK (2009) *Trichuris trichiura* infection diagnosed by colonoscopy: case reports and review of literature. Korean Journal of Parasitology 47: 275-280.

35 선모충증

Trichinosis

1 개요

선모충(*Trichinella* species)은 전 세계에 광범위하게 분포하고 있으며 숙주 범위가 매우 넓은 선충류이다. 이 선충류군에는 *T. spiralis*를 비롯하여 *T. pseudospiralis*, *T. nativa*, *T. britovi*, *T. nelsoni* 등과 비교적 최근에 신종으로 등록된 *T. murrelli*와 *T. papuae* 등이 소속되어 있다. 인체감염은 돼지나 야생동물의 설익은 근육을 먹거나 날것으로 먹는 식습관과 밀접한 관련이 있으며, 심한 전신 질환과 합병증을 유발하는 것은 주로 성충보다는 횡문근에 침입하는 유충이다. 우리나라에서도 야생동물 근육을 날것으로 먹은 사람들이 집단감염된 유행(epidemic)이 두 차례 발생하였다.

2 형태

소장점막에 일시적으로 기생하는 성충은 비교적 크기가 작고 가늘며 식도부가 stichosome 구조로 되어 있다. 수컷은 길이가 1.4–1.6 mm이고 교미침이 없으며 후단에 1쌍의 원추상 돌기(conical papillae)를 가진다. 암컷은 길이가 3–4 mm이고 전방 1/4지점 복측에 생식공이 위치하며 생식공과 가까운 부위의 자궁내에는 유충이, 먼 부위인 후방의 자궁내에는 충란이 들어 있다. 암컷에서 태생적으로 산출된(larviposition) 유충은 길이가 약 100 ㎛이고 근육 속에 침입하여 피포된 피포유충

(encysted larva)은 길이가 900–1,300 ㎛에 이른다.

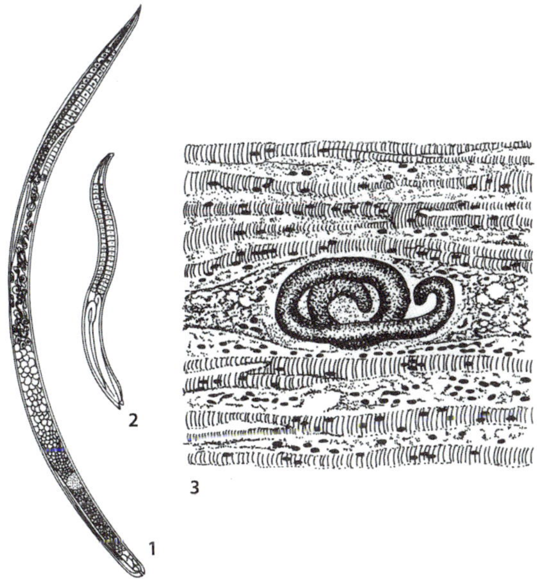

그림 53. 선모충.

1. 암컷, **2.** 수컷, **3.** 근육내 피포유충.

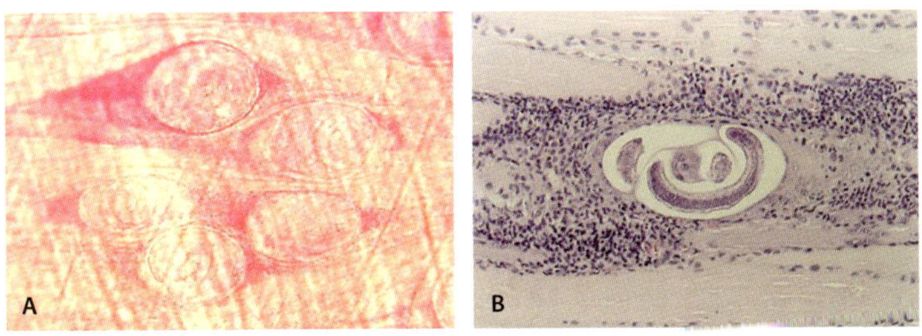

그림 54. 마우스 근육내에 피포하고 있는 선모충의 피포유충(encysted larvae).

A. 근육압평표본, **B.** 조직절편표본.

3 생활사

인체감염원인 돼지나 야생동물의 근육을 통하여 체내에 도입된 피포유충은 소장에서 유리되어 소장점막의 선와(crypt)에 침입한 후 한 차례 탈피한 다음 2–3일 사이에 성충으로 발육한다. 성충이 장관내로 나와 교미하면 수컷은 죽거나 장에서 밀려 나가게 되고, 암컷은 장점막 융모 사이에 살면서 감염 4–5일째부터 유충을 산출한다. 암컷의 수명은 2주 이내이다. 산출된 유충은 장점막의 소정맥이나 림프관에 침입한 후 혈류를 따라 심장에 이르고 폐모세혈관을 지나 폐정맥, 좌심을 거쳐 대순환계로 나와 전신에 퍼지게 된다. 이 유충은 주로 횡문근 세포내에 침입하여 피포된 후 약 1년간 생존하는데 특히, 목, 턱, 혀, 후두, 횡격막 또는 늑골 부위 근육에 잘 침입한다.

유충 침입을 받은 근세포는 유충의 stichocyte 항원 자극으로 인해 nursing cell로 변형되고 정맥총이 형성되어 'nursing cell-parasite complex'를 이루게 된다. 이 복합체(complex)는 피포유충의 생존을 위하여 영양물질을 공급하고 노폐물 제거 작용을 한다. 감염 후 1년 정도 경과하면 점차 석회화된다. 근세포가 아닌 조직으로 이행한 유충은 nursing cell을 만들지 못하여 조만간 사멸되어 염증을 유발하면서 점차 흡수되어 버린다.

4 역학적 특성

선모충은 한 숙주내에서 유충기와 성충기를 영위하는 독특한 생활사를 가지며 숙주 특이성이 매우 낮아 거의 모든 포유동물을 숙주로 삼을 수 있다. 자연계에서 돼지, 쥐, 곰, 여우, 밍크, 개, 고양이, 멧돼지 등 다양한 동물들이 숙주로 작용한다. 이들 동물들 간에 먹이사슬에 의해 먹고 먹히는 관계가 성립되고 이 과정에서 선모충의 enzootic cycle 또는 sylvatic cycle이 왕성하게 돌아간다. 가끔 인체감염의 epidemic이 발생하기도 한다. 인체감염의 주된 원인은 endemic cycle 또는 domestic cycle이다. 이 생활환은 민가 근처의 돼지와 쥐가 중요한 숙주로 작용하면서 유지되고 돼지가 주요한 인체감염원이다. 즉, 돼지 감염의 원인은 잔반(garbage) 내에 있는 돼지고기와 쥐에 있고 쥐의 감염은 잔반 내 돼지고기와 쥐 사이의 상식성(cannibalism)에서 비롯된다. 감염된 돼지고기를 설익혀 먹거나 날것으로 먹을 때 발생하기도 하고 잘못된 공정으로 만들어진 소시지(country sausage)를 통해서도 발생하는 것으로 알려져 있다.

예전에는 선모충증이 육류 소비가 많은 유럽과 북미 여러 나라에서 문제가 되는 기생충질환이었으나 근래에는 전 세계에 널리 분포한다. 특히, 동유럽 여러 나라와 아르헨티나, 레바논, 중국 등에서 많은 유행이 발생한 것으로 보고되어 있다. 우리나라에서는 1997년 야생 오소리의 근육을 날것으로 먹은 네 명에게 처음으로 감염되었다. 그 후 2001년에는 야생 멧돼지의 근육을 날것으로 먹은 사람들이 감염되었다. 각 충 종별 분포지역을 정리하면 대략 다음과 같다.

① *Trichinella spiralis*와 *T. pseudospiralis*: 범세계적이지만 주로 온대지역에 분포한다.

② *T. nativa*: 주로 극지역과 아극지역에 분포한다.

③ *T. nelsoni*: 주로 열대 아프리카지역에 분포한다.

④ *T. britovi*: 주로 유럽, 사하라 북쪽 아프리카, 북부 아라비아, 북부와 중앙아시아 등의 온대지역에 분포한다.

5 병리, 병변과 증상

1) 소장점막 침입기

선모충은 성충기와 유충기를 한 숙주내에서 경과하는 특이한 생활사를 가진다. 감염 후 약 1–2주 사이에는 성충과 성충이 산출한 유충이 장점막을 자극하여 병변을 일으킨다. 이때는 주로 구토, 복부 경련, 복통, 설사 등의 소화기증상이 나타나기 때문에 식중독으로 오인할 수도 있으나 일과성이다.

2) 유충 근육내 침입기

감염 후 2–3주 사이는 성충에서 산출된 유충이 혈류를 타고 전신에 분포하는 횡문근 세포내로 이행하는 시기이다. 이때 발열, 호산구증다증, 근육통 등과 유충 항원으로 인한 독작용과 과민반응이 나타나며 감염부위와 감염유충 수에 따라 증상과 병변이 다양하게 나타난다. 심한 경우 심근, 폐, 중추신경계의 염증과 합병증으로 인하여 사망할 수도 있다.

3) 유충 피포기

근육으로 이행한 유충은 감염 3주 후부터 정착하여 피포하기 시작한다. 이 시기에는 근위축, 전신부종, 심근염, 각종 중추신경계 증상과 호흡기장애가 나타날 수 있다. 이때도 감염부위와 감염유충 수에 따라 증상이 다양하게 나타난다. 선모충증의 합병증으로는 세균성 폐렴, 뇌 침범, 폐전색, 심장마비 등이 알려져 있다.

6 진단

선모충증의 진단은 돼지고기 또는 야생동물 근육을 날것으로 먹은 과거력과 발현되는 증상과 증후를 토대로 한다. 가장 확실한 진단법은 생검한 근육으로 슬라이드 압평법 또는 인공소화법을 시행하여 피포유충을 확인하는 것이나 경우에 따라 위음성의 가능성도 높다. 근육 생검표본에서 근육유충이 검출되지 않을 경우, 환자의 생검 근육을 실험실 내에서 깨끗하게 사육한 마우스에 먹인 후 1개월 이상 지난 다음 마우스 근육에서 유충을 확인하는 체외진단법(xenodiagnosis)이 사용되기도 한다.

조직학적으로 선모충의 유충은 낭내에 피포되어 있고 다핵성의 기질내에 포함되어 있다. 낭은 350 × 200 ㎛ 정도의 크기이며 낭벽의 두께는 15 ㎛이다. 유충의 각피와 근육층의 두께는 4 ㎛이고 lateral bacillary bands는 근육층보다 약간 크며 2개 또는 3개의 분리성 세포(discrete cells)를 가진다. 식도 부위 횡단면에서는 stichocytes가 나타난다.

선모충 감염이 의심되나 충체가 검출되지 않을 경우에는 면역형광법(immunofluorescent assay)과 효소면역법(ELISA) 등과 같은 혈청학적 진단법이 유용하다. 근래에 와서는 분리주의 특성을 규명하고 종 분류에 활용할 수 있는 다양한 유전자 분석법이 적용되고 있다. *Trichinella*의 모든 유전자형을 단순 명료하게 감별하기 위하여 single PCR 검사법이 개발되었고 nested multiplex PCR로 한 마리의 근육유충에서도 유전자형을 구별할 수 있게 되었다. 선모충의 다양한 분리주를 종 동정하기 위하여 PCR-RFLP 분석법이 사용되고 특히, mitochondrial cytochrome c-oxidase subunit I에 대한 PCR-RFLP 분석법이 사용되기도 한다.

7 치료

Thiabendazole이 선모충의 유충에 유효한 약제이나 시중에서 구입할 수 없는 희귀약품이므로 mebendazole 또는 albendazole이 대신 사용된다. Mebendazole 또는 albendazole의 경우, 400–500 mg 용량으로 1일 3회, 10–14일 경구투여한다. 선모충증의 증상을 경감시킬 때 steroid를 사용하기도 한다. Prednisolone의 경우 1일 20–60 mg 용량으로 3–5일 경구투여한다.

8 예방과 관리

이미 국내에서 두 차례의 유행이 발생하였으므로 이 기생충의 생활은 국내에서도 잘 돌아가는 것으로 추정된다. 따라서 도축장에서 돼지의 감염여부를 철저히 조사하여야 하고 돼지 또는 야생동물의 근육을 날것으로 먹는 것을 삼가도록 한다. 외국에서 국내로 유입되는 것을 막기 위하여 돼지와 야생동물에 대한 검역을 철저히 하고 선모충증 유행이 많은 국가의 야생동물도 반입되지 않도록 원천적으로 막는다.

참고문헌

Gutierrez Y (2000) Trichinelloidea and Dioctophymatoidea. In Diagnostic Pathology of Parasitic Infections with Clinical Correlations, 2nd ed. pp 507-534, Lea & Febiger, Philadelphia.

Murrell KD, Pozio E (2000) Trichinellosis: the zoonosis that won't go quietly. International Journal for Parasitology 30: 1339-1349.

Pozio E, Owen IL, La Rosa G, Sacchi L, Rossi P, Corona S (1999) *Trichinella papuae* n. sp.(Nematoda), a new non-encapsulated species from domestic and sylvatic swine of Papua New Guinea. International Journal for Parasitology 29: 1825-1839.

Pozio E, La Rosa G (2000) *Trichinella murrelli* n. sp.: etiological agent of sylvatic trichinellosis in temperate areas of North America. Journal of Parasitology 86: 134-139.

Sohn WM, Kim HM, Chung DI, Yee ST (2000) The first human case of *Trichinella spiralis* in

Korea. Korean J Parasitol 38: 111-115.

Zarlenga DS, Chute MB, Martin A, Kapel CMO (1999) A multiplex PCR for unequivocal differentiation of all encapsulated and non-encapsulated genotypes of *Trichinella*. International Journal for Parasitology 29: 1859-1867.

36
간모세선충
Capillaria hepatica

1 개요

쥐류의 간에 기생하는 편충과의 선충으로 드물게 인체감염을 일으키기도 한다. 현재까지 세계에서 29례의 인체감염이 보고되었고, 우리나라에서도 Choe et al.(1993)에 의해 인체감염 1례가 보고되었다. 전 세계적으로 쥐의 감염률이 높다. 우리나라에서도 조사지역에 따라 다소 차이는 있으나 집쥐에서 매우 높은 감염률을 나타내는 것으로 미루어 보아 감염자가 적지 않을 것으로 추측된다.

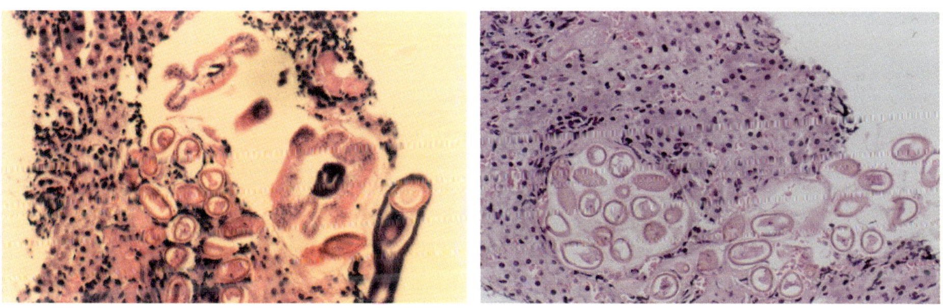

그림 55. 국내에서 발생한 간모세선충(*Capillaria hepatica*) 감염 소아의 간생검 소견(H-E stain). 성충과 충란의 절편들이 보인다(Choe et al., 1993). ×100.

2 형태

모세관처럼 대단히 가늘고 긴 충체로서 아직까지 정확한 계측치가 없다. 이(1964)는 수컷이 36 mm × 63 ㎛, 암컷이 81 mm × 105 ㎛의 크기를 가지고 있다고 하였다. 충체의 앞부분에는 stichosome과 bacillary band 등의 구조가 있다. 충란은 51−68 × 30−35 ㎛ 크기이며 양 끝에 점액마개(mucoid plug)를 가지고 있으나 돌출되어 있지는 않다. 난각에는 많은 작은 구멍(pits)이 나 있는데 광학 단면상으로 볼 때 이것은 선으로 나타난다. 자연계에 노출되기 전까지는 단세포란의 형태이다.

3 생활사

감염형인 자충포장란이 자연계에서 섭취를 통해 인체로 들어오면 십이지장에서 난각을 벗고 나와 장벽의 혈관내로 침입, 장간막 정맥과 문맥을 통해 간에 들어가 정착한다. 또는 장벽을 뚫고 복강내로 나와 간의 표면으로부터 간실질내로 침입하는 경로가 있다. 간의 실질조직에 성충이 매몰되어 있으면서 암컷이 감염 24일 경부터 산란을 하기 때문에 충체와 충란을 중심으로 육아종이 형성된다. 간실질내에 축적된 충란은 쥐를 잡아먹는 육식동물의 대변으로, 또는 죽은 쥐가 부패하면서 자연계에 배출된다. 자연계에 나와 적당한 온도(27−30℃)와 호기성 환경에서 4−5주 있으면 감염형으로 발육한다. 인체감염은 오염된 음식물이나 손을 통해서 이 자충포장란을 섭취할 때 이루어진다. 그러나 때로는 위 감염(spurious infection)이 있을 수 있어 대변에서 단세포란이 발견되기도 한다.

4 역학적 특성

영국, 독일, 이탈리아, 슬로바키아, 나이지리아, 남아프리카공화국, 브라질, 멕시코, 미국과 하와이, 인도, 터키, 한국 등에서 인체감염이 보고되었다. 대부분의 감염이 어린이에게 발생하였다. 자연계 숙주로 쥐, 마우스, 사향쥐(muskrat), 비버(beaver), prairie dog, 산토끼, 원숭이 등이 보고되어 있다. 전 세계적으로 쥐의 감염률이 높다. 우리나라에서도 조사지역에 따라 다소 차이는 있으나 집쥐에서 매우 높은 감염률을 나타내는 것으로 미루어 보아 감염자가 적지 않을 것으로 추정된다.

5 병리, 병변과 증상

간실질에 매몰되어 있는 충체와 충란을 중심으로 염증반응과 육아종이 형성되고, 점차 결체조직의 증식을 가져온다. 이 병소는 육안에서 백색 또는 황색의 반점으로 관찰된다. 간종대, 발열, 호산구증다증이 특징적이며, 중감염 시에는 간경변증으로 발전하여 복수, 빈혈 등을 동반하기도 한다.
임상적으로 초기 간염을 동반한 유충내장이행증의 증상과 유사하다. 간이 커지고 지속적인 열, 식욕부진, 체중감소, 매우 높은 호산구증다증 등의 증상이 나타난다.

6 진단과 치료

진단은 간생검(liver biopsy)에서 특징적인 충란 또는 충체를 확인하면 된다. 효소면역법(ELISA) 또는 형광항체법이 보조진단으로 이용되기도 한다.

7 치료

비록 간비대는 2년까지 존재하였지만 albendazole 10-20 mg/kg을 20일간 투여하고 thiabendazole 25 mg/kg을 27일간 투여하여 치료한 최근 증례가 있다.

8 예방과 관리

쥐잡기를 열심히 하고 죽은 쥐를 위생적으로 처리해야 한다. 개, 고양이 등 애완동물의 분변으로 주위환경이 오염되는 것을 방지하며, 특히 어린이들을 충란 오염으로부터 보호해야 한다.

참고문헌

Choe GY, Lee HS, Seo JK, Chai JY, Lee SH, Eom KS, Chi JG (1993) Hepatic capillariasis: first case report in the Republic of Korea. American Journal of Tropical Medicine and Hygiene 48: 610-625.

37
장모세선충
Capillaria philippinensis

1 개요

인체감염 시 심한 설사와 흡수장애를 가져오는 장모세선충증(intestinal capillariasis)의 병원체다. 약 40년 전 필리핀 루존섬에서 폭발적으로 유행하여 천 수백 명의 환자를 냈으며, 이 중 약 10%가 사망하였다. 감염 경로는 확실치 않으나 담수어가 중간숙주로 작용하고 자가감염(autoinfection)이 있는 것으로 알려져 있다. 이 감염증은 필리핀뿐 아니라 타이, 인도네시아, 이란, 이집트, 일본 등에서도 보고되었으며, 우리나라에서는 1993년 첫 인체감염이 보고된 이래 지금까지 총 3례의 인체감염이 보고되었다(Lee et al., 1993).

2 형태

성충은 크기가 매우 작고 전단에 작고 뾰족한 돌기를 하나 가지고 있다. 수컷은 1.3–3.9 mm 크기이고 집(sheath)에 들어 있는 매우 긴 교미침을 하나 가지고 있다. 암컷은 2.5–5.3 mm 크기이고 음문(vulva opening)은 식도 바로 뒤에 위치한다. 충란의 크기는 36–45 × 21 ㎛이며 양 끝에 비교적 납작한 점액마개(mucoid plug)가 있다.

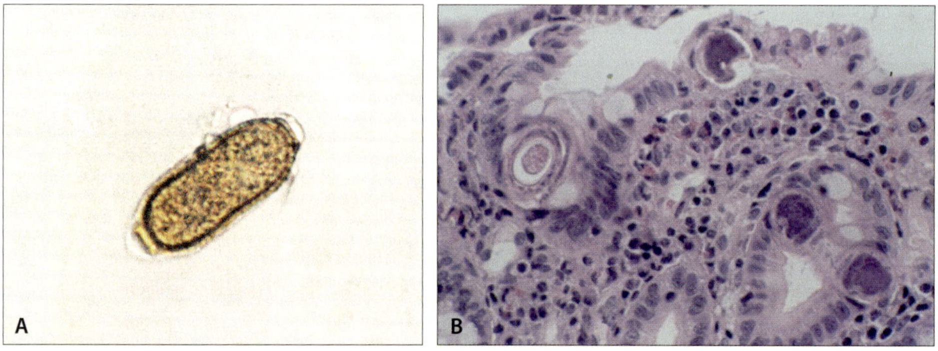

그림 56. 국내 환자에서 검출된 장모세선충(*Capillaria philippinensis*)의 충란(A: Lee et al., 1993)과 소장점막의 생검 절편 소견(B: Hong et al., 1994). × 400.

3 생활사

생활사는 아직 완전히 밝혀지지 않았다. 다만 실험을 통해 환자가 배출한 충란이 물속에서 5-10일 있으면 자충포장란이 되고, 이를 어류가 먹으면 약 3주 만에 감염형 유충으로 발육하고, 감염형 유충을 원숭이와 Mongolian jird에 경구감염시키면 감염 후 12-14일 사이 성충으로 발육하는 것으로 알려졌다. 필리핀에서는 *Hypeleotris bipartita*, *Ambassis miops*, *Eleotris melanosoma* 등의 어류가, 타이에서는 잉어가 중간숙주 역할을 할 수 있음이 실험적으로 밝혀졌다.

4 역학적 특성

사람은 주로 담수어 생식을 통해 감염되나 감염자 분변으로 인한 감염도 가능할 것으로 추측된다. 장내에서의 자가감염으로 인해 감염충체 수가 늘고, 사망률이 높게 나타나는 것으로 생각된다. 자연감염된 알락해오라기 한 마리가 발견된 예도 있으므로 자연계에서는 어류를 잡아먹는 조류가 보유숙주의 구실을 할 것으로 생각된다.

5 병리, 병변과 증상

이 선충은 소장, 특히 공장에 주로 기생하는데, 점막과 선(gland)의 기저막 사이, 고유판(lamina propria) 인접 조직에 많이 분포하고 있다. 기생부위에서의 염증반응은 거의 없다. 융모가 퇴화하여 거의 소실되고 선와가 증식하며, 소장벽은 두껍고 단단해지며 표면의 맥관은 물 같은 액체 내용물로 인해 확장된다. 전해질 불균형으로 인한 이차적 병변으로 심근세포와 신장 곱슬부분 근위부(proximal convoluted tubule) 표층세포의 공포화(vacuolization), 폐부종 등이 나타난다. 임상적으로 이 감염증은 만성설사와 복명(borborygmus)을 동반하는 흡수장애이며, 복통이 있으나 심하지는 않다. 체중감소, 쇠약, 복부팽만, 부종이 있고, 혈청 단백과 전해질의 손실이 온다. 환자의 사망은 감염 2–8주 사이에 일어나는데, 주로 탈진과 쇼크, 폐렴, 심장마비, 저칼륨혈증 또는 뇌수종에 의한다. 사람이 사망할 정도로 심한 연충설사(helminthic diarrhea)를 일으킨다.

6 진단

진단은 검변으로 전형적인 충란을 발견하면 된다. ELISA, 이중확산(double diffusion), 간접적혈구응집분석(indirect hemagglutination assay) 등이 적용되었으나 만족할 만한 결과를 얻지 못하였다.

7 치료

치료는 mebendazole 400 mg을 1일 2회 20–30일간 또는 albendazole 200 mg을 1일 2회 2–3주간 투여하면 효과적이다. Thiabendazole을 25 mg/kg 용량으로 1개월 동안 투여해도 좋으나 재발이 잘 일어난다. 치료하지 않을 경우 30% 이상의 사망률을 보인다.

8 예방과 관리

유행지역에서 담수어를 가열 조리하여 섭취하는 일이 중요하다.

참고문헌

Lee SH, Hong ST, Chai JY, Kim WH, Kim YT, Song IS, Kim SW, Choi BI, Cross JH (1993) A case of intestinal capillariasis in the Republic of Korea. American Journal of Tropical Medicine and Hygiene 48: 542-546.

Hong ST, Kim YT, Choe G, Min YI, Cho SH, Kim JK, Kook J, Chai JY, Lee SH (1994) Two cases of intestinal capillariasis in Korea. Korean Journal of Parasitology 32: 43-48.

38

거대신충

Dioctophyma renale

생선을 먹는 개, 고양이, 밍크, 족제비, 수달, 비버 등과 같은 포유동물의 신장에 기생하는 선충이다. 성충의 크기는 수컷 14–40 cm × 4–6 mm, 암컷 20–100 cm × 5–12 mm이며, 선홍색을 띤다. 충란의 크기는 66 × 42 ㎛이고, 황갈색의 술통 모양으로 양쪽 끝에 마개와 같은 mucoid plug 구조를 가지고 있으며 난각이 두껍고 표면에 많은 구멍(pit)이 있다. 온대와 한대지역에 분포하며 특히, 북아메리카의 북부지역과 캐나다에 널리 분포한다.

종숙주에서 정상 기생부위는 주로 신장의 신우이나 방광, 요도, 복강내에서 발견되기도 한다. 드물게 사람의 신장에 기생하여 심한 증상을 일으킨다. 전 세계에서 11례의 인체감염이 보고되었다. 감염된 동물의 오줌으로 배출된 충란이 물속에서 발육하여 자충포장란이 되고, 이 충란을 중간숙주인 환형동물(small annelid, aquatic oligochaetes)이 섭취하면 소화관내에서 부화하여 감염형 유충으로 발육한다. 감염된 환형동물이 어류 또는 양서류에 섭취되면 이들 어류나 양서류는 연상숙주 또는 운반숙주의 역할을 하게 된다. 인체감염은 감염된 환형동물이 들어 있는 자연수를 섭취하여 발생할 수 있고 운반숙주인 어류 또는 양서류를 날것으로 먹을 때 성립된다.

신장에 이 선충이 기생하면 신장 실질조직이 파괴되어 주머니 모양으로 확장되며, 그 속에 말려 있는 충체와 고름 같은 물질이 들어 차게 된다. 이로 인해 신우염, 신수종, 수신종, 혈뇨, 농뇨, 선통(colic), 요폐, 요독증 같은 병변과 증상이 일어난다. 진단은 오줌에서 충란을 발견하는 것으로 하며, 치료는 외과적으로 충체를 적출하면 된다.

39
분선충
Strongyloides stercoralis

토양매개성 연충과 함께 유행하는 장내 선충이다. 열대부터 온대지역까지 광범위하게 분포하지만 주로 아프리카에서 유행하고, 미국과 유럽에서도 감염자가 발생한다. 현재 지구상의 감염자는 약 5천만 명에서 1억 명 수준에 이를 것으로 추정된다(Segarra-Newnham, 2007). 분선충증은 연충설사(helminthic dysentery)를 일으키는 주요 원인충으로 1876년 베트남에서 설사로 사망한 프랑스 군인의 부검을 통해서 처음 기록되었다. 20세기 중반에 이르기까지 인도차이나에 진주한 프랑스 군인들 사이에서 사망자가 많이 발생하여 Cochin China diarrhea로 불리기도 하였다. 대체로 선진국에서는 여행 후에 발생하여 지속적인 원인불명의 설사로 기술한다. 사람이 감염될 수 있는 다른 종으로 *S. fuelleborni*이 기록되어 있으나 유행지는 국소적이다.

통상적으로 감염자의 소장에 성충이 기생하고 대변으로 제1기 유충이 배출된다. 이 유충이 흙 속에서 온도와 영양조건이 맞으면 길이 1 mm 크기의 성충으로 자라서 자유생활하면서 번식하지만, 환경여건이 좋지 않으면 3기에 사상형 유충(filariform larva)으로 변하여 사람의 피부를 뚫고 감염을 일으켜 기생형 생활로 전환한다. 피부나 구강점막으로 침입한 유충은 폐이행(lung migration)을 거쳐서 소장으로 하강하는데 약 2주면 성충으로 자란다. 폐이행 과정이란 피부를 통해 들어온 사상형 유충이 소정맥을 통해 우심에서 폐로 운반되어 폐 모세관 벽을 파괴하면서 관통해 폐포에 이르고 기관지 및 후두를 경유하여 소장에 도달하는 과정을 말한다. 자유생활형 세대(free-living generation)는 성충의 암수 개체가 모두 존재하지만 기생형은 길이 2 mm 정도의 암컷만 관찰되며, 단성생식(parthenogenesis)으로 충란을 낳는다. 충란은 장내에서 곧 부화하고 제1기 유충은 대변에 섞여 배출된다. 외계에서 유충발육 시기를 갖게 되지만, 숙주의 면역이 현저히 저하되는 상황에 이르면 장내에서 감염형인 사상형 유충으로 변환하는 자가감염을 일으키는데 이는 임상적으로 심각한 중감염(hyperinfection syndrome) 상태다(Marcos et al., 2008). 즉, 사람이 자연감염되면 초기 여러 주 동안 설사하지만, 면역기전이 작동하게 되면 소수의 충체는 반성감염으로 잔류하고 증상이 없어진다. 무증상 감염자가 면역억제제를 사용하거나 다른 이유로 면역기능이 저하되면 충체가 급격하게 자가감염을 통하여 증식할 때 중감염되고, 유충이 전신으로 감염(disseminated infection)되면 치명적일 수 있다. 사람이 유행지에서 음료수, 야채 등을 섭취하여 감염되거나 흙이나 모래에 접촉한 피부를 통하여 자연감염된다.

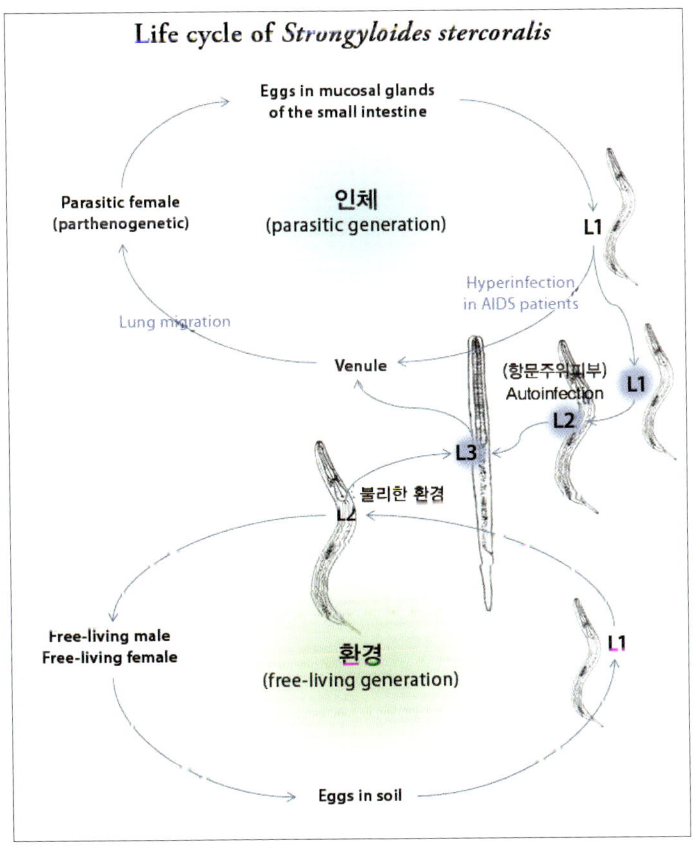

그림 57. 분선충의 생활사(자유생활 세대와 기생생활 세대).

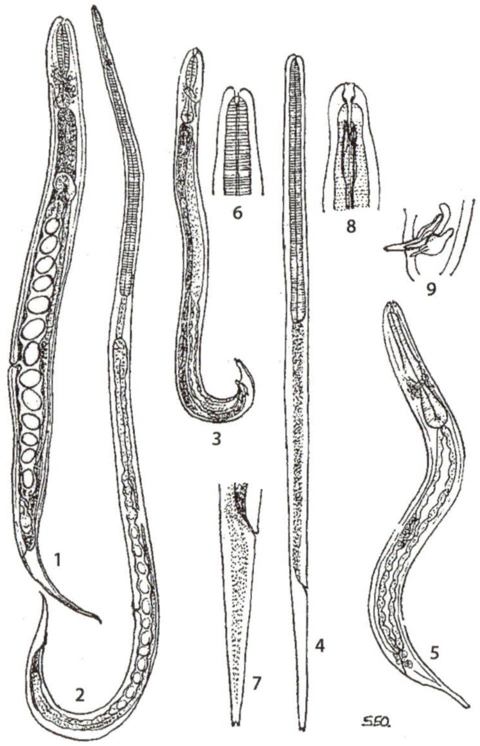

그림 58. 분선충(*Strongyloides stercoralis*).

1. 자유생활 암컷, **2.** 기생생활 암컷, **3.** 자유생활 수컷, **4.** Filaria형 유충, **5.** Rhabditoid형 유충, **6-7.** Filaria형 유충의 전·후단, **8.** 기생생활 암컷 전단, **9.** 교미침.

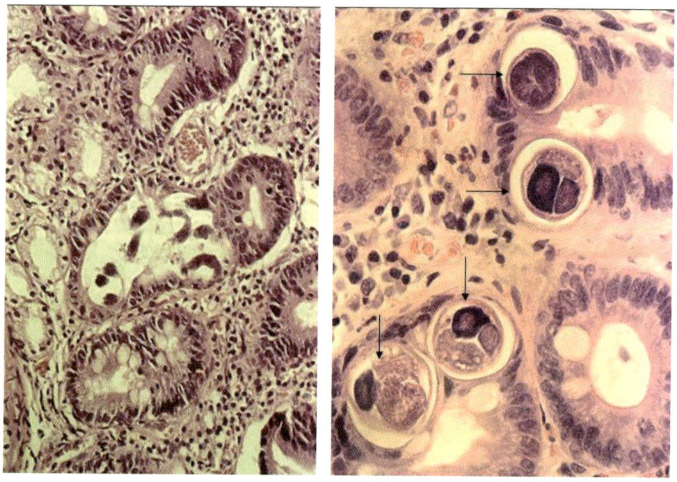

그림 59. 분선충 환자의 소장조직 소견. 화살표: 충체의 절단면 소견(한림의대, 경상의대 증례).

대변에서 유충을 관찰하거나 혈청검사 또는 장점막 생검(Lee et al., 1999)으로 진단하고, 보통 감염일 때 ivermectin을 200 ㎍/kg씩 하루 1회 2일간 복용하여 치료하고 중증일 경우 증상이 호전될 때까지 복용한다. 대체약으로 albendazole을 사용하기도 하는데 중증이나 전신형 감염일 때는 치유효과가 낮다(Segarra-Newnham, 2007).

참고문헌

Lee SH, Lee KT, Lee JH, Lee JK, Kang IK, Hyun JK, Lee HY, Lee PR, Kim JJ, Ko KC, Paik SW, Lee JC, Choi KW, Oh YR, Chai JY (1999) A case of gastric strongyloidiasis diagnosed by endoscopic biopsy. Journal of the Korean Society of Gastrointestinal Endoscopy 19: 249-253(in Korean).

Marcos LA, Terashima A, DuPont HL, Gotuzzo E (2008) *Strongyloides* hyperinfection syndrome: an emerging blobal infectious disease. Transactions of the Royal Society of Tropical Medicine and Hygiene 102: 314-318.

Segarra-Newnham M (2007) Manifestations, diagnosis, and treatment of *Strongyloides stercoralis* infection. Annals of Pharmacotherapy 41: 1992-2001.

40
구충
hookworms

1 발견사와 개요

구충과(Ancylostomidae)의 선충은 고대 이집트의 문헌에도 나타나는 오래된 장내 기생충이지만 1843년에 Dubini가 처음 정확하게 학술적으로 기록하였고, 생활사는 Arthur Looss가 1897년 실수로 자신이 감염되면서 완성하였다. 인체 구충은 먼저 알려진 구대륙 구충인 두비니구충(*Ancylostoma duodenale*)과 1902년 Stiles가 신대륙에서 기록한 아메리카구충(*Necator americanus*), 두 종이 있다. 여러 포유동물에 기생하는 고유한 구충의 종들(*Ancylostoma* spp.)이 있다.

2 형태

구충이 속하는 원선충목(Order Strongylida)은 다른 선충과 달리 수컷의 꼬리가 복측으로 말리지 않고 교접낭(copulatory bursa) 형태를 취하는 특징이 있다. 성충일 때 길이가 7–11 mm, 폭이 0.4–0.5 mm인 비교적 작은 선충이다. 입이 특징적이어서 키틴으로 형성된 이(teeth)와 턱(mandible)으로 구성된 구강(buccal cavity)이 발달하였고, 종에 따라서 이의 모양이 다른 점이 감별에 이용된다. 두비니구충의 이는 끝이 뾰족한 모양으로 두 쌍, 개구충(*Ancylostoma caninum*)의 이는 양쪽으로 세 쌍이 형성되어 있다. 그리고 아메리카구충은 끝이 뭉툭한 모양의 이(cutting plate)가 좌우로 한 쌍만 위치한다. 충체의 입은 식도로 이어지는데 그 식도는 곤봉형 근육질이 발달했다. 식도는 장으로 연결되고 후단에 항문으로 개구한다. 충란은 장방형으로 길이 60 ㎛, 폭 40 ㎛ 정도 크기이다.

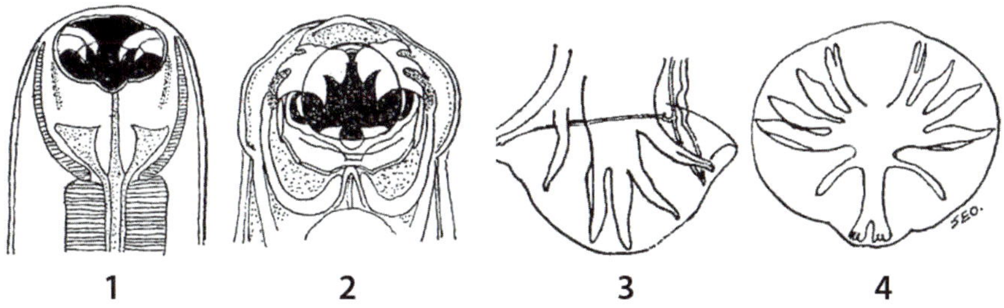

그림 60. 두비니구충(*Ancylostoma duodenale*)의 형태.
수컷의 머리 부위(1-2: hook-like teeth)와 말단부(3-4: 교접낭).

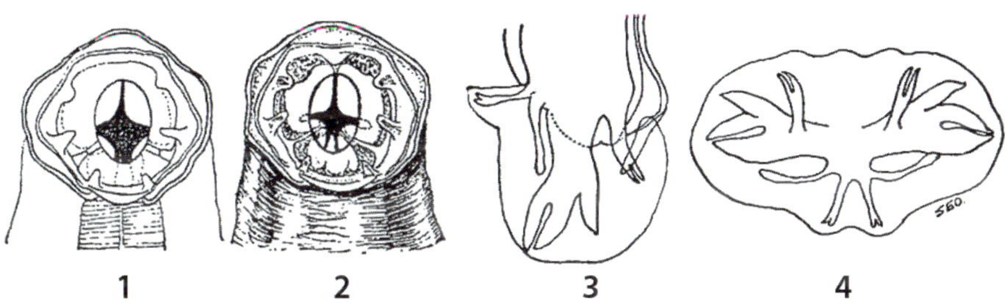

그림 61. 아메리카구충(*Necator americanus*)의 형태.
수컷의 머리 부위(1-2: cutting plate)와 말단부(3-4: 교접낭).

3 생활사

보통 대변으로 배출되는 시기의 충란은 얇은 충란벽에 싸인 1-4세포 분열기에 있으나 기온만 맞으면 매우 빠르게 분열하여 며칠이면 유충으로 변하여 난각을 찢고 나온다. 충란에서 빠져나온 유충은 간상형 식도를 갖는 1기 유충(rhabditoid larva)인데, 이는 습하고 적절한 온도의 흙 속에서 2회 탈피하여 사상형 3기 유충(filariform larva)이 된다. 이 3기 유충은 인체감염형으로, 입으로 섭취되거나 사람 피부에 닿아 구강점막 또는 피부를 관통하여 감염을 일으킬 수 있다. 피하조직에 들어온 유충은 혈관에 진입하여 혈행성으로 폐순환을 하고, 폐모세혈관을 찢고 폐포강으로 빠져나온 다음 식도를 통하여 소화관으로 이행한다. 성충의 기생처는 소장 상부이고 주로 공장(jejunum)이 되지만 십이지장에도 흔히 분포한다. 유충감염 후 성충이 되어 산란할 때까지 통상 8주 소요되며, 인체 소장내 성충의 최장 수명은 최장 18년으로 기록되어 있다. 그러나 두비니구충의 일부는 40주 정도의 잠복기(prepatent period, hypobiotic larva)를 거치면서 건기를 지낸 뒤 산란을 시작하는 것으로 알려져 있다(Shad, 1991). 즉 일부의 충체가 유충 단계에서 약 32주간 인체조직에서 장기 잠복하다가 숙주에서 뒤늦게 폐이행을 하여 성충으로 자란 후 산란하여 건기를 피한 생식을 가능하게 한다는 사실이다. 이 시기에는 구충제에 저항성이 있고 태아에게 수직감염도 가능하다고 한다.

4 역학

두비니구충은 주로 북반구 구대륙(유럽, 아시아, 아프리카)에 분포하고 아메리카구충은 아메리카 대륙과 남반구에 분포하며, 두 종이 중복하여 분포하는 지역은 아시아와 아프리카지역에 널리 있다. 구충은 습하고 따뜻하며, 직사광선이 차단되는 모래가 많은 흙 속에서 주로 자란다. 흙 속에 있는 3기 유충은 완전히 건조하거나 영하의 저온상태가 되면 죽지만 조건이 좋으면 여러 주 동안 감염력을 유지할 수 있다. 유행지 흙에는 수많은 유충이 한데 엉켜 숙주의 피부에 닿을 기회를 기다리고 있다. 아메리카구충은 주로 경피감염되지만 두비니구충은 경피감염과 경구감염이 모두 가능하다. 우리나라에 있는 구충은 주로 두비니구충이지만 아메리카구충의 분포도 일부 지역에서 확인되었다. 과거 실태조사에서 구충란 양성률이 10%대에 있었으나 2004년도에는 양성자가 한 명도 관찰되지 않았다. 현재 국내에서는 구충의 생활사가 거의 유지되지 않을 것으로 추정된다. 그러나 해외에서 감염되었거나 아니면 외진 산속에 사는 사람이 중감염되어 발견되는 사례가 가끔 발생한다. 회충, 편충과 함께 대표적인 토양매개성 장내 선충이며 대변의 위생적인 처리 정도가 유행과 직결된다.

5 병리, 병변, 증상

구충증의 인체 소견은 크게 세 단계로 구분된다. 첫 단계는 유충이 피부를 관통하면서 생기는 피부염이다. 대체로 일과성 피부염으로 나타나며, 벌레가 기어간 모양으로 수 cm 정도 붉게 부풀어 오르는 선형 발적(creeping eruption) 증상이 충체의 침입부위에 나타난다. 주요 증상은 가려움증(ground itch)이다. 이는 유충이 피하조직을 관통하면서 일으키는 피부염으로 수주 이내에 자연치유된다. 흙에 접촉하는 피부, 발등, 발가락 사이, 손등과 손가락 사이, 엉덩이 등 부위 피부에 흔히 발생한다. 비유행지에 사는 사람이 유행지를 여행한 후 피부에 발적이 선형으로 나타나는 경우에는 이를 의심하여야 한다.

그 다음에는 유충이 폐이행을 하는 시기에 나타난다. 대개 폐에서는 호산구성 염증과 폐포출혈이 있으며 이는 국소적인 폐렴으로 나타난다. 그러나 일시에 다수가 감염되지 않으면 임상증상을 일으키지 않는다. 대체로 특정한 증상 없이 일시적으로 경과한다. 다만 경구감염 유충에 대한 알레르기성 증상은 소위 채독증이라는 증후군을 일으키기도 하는데 인후부의 점막이 충혈되어 붓고 목이 가렵고 기침을 하며 변성이 동반되는 증상이 일시적으로 나타날 수 있다.

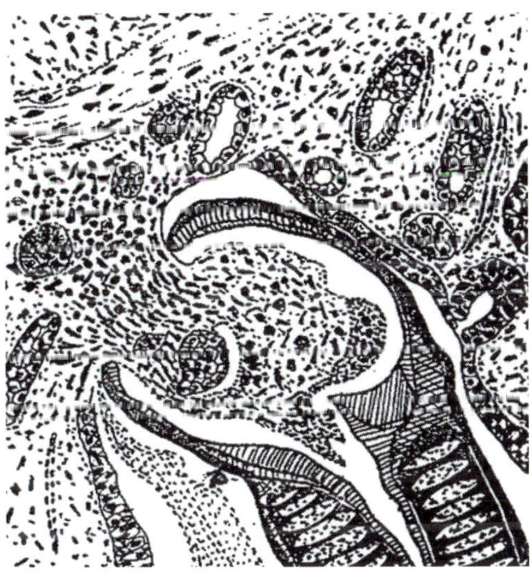

그림 62. 장점막의 융모를 물고 흡혈하는 구충.

소장에 충체가 감염되면 증상의 정도는 전적으로 충체의 수와 흡혈량에 달려 있다. 충체는 강한 식도근육을 이용하여 소장 융모를 물어뜯고 흡혈하면서 소장점막을 파괴한다. 수가 적을 경우 파급효과가 작아서 임상적으로 모르고 지나기 쉽지만, 다수 감염되면 급성기에 피로감, 설사, 구토, 식욕부진 등의 증상이 생긴다. 만성으로 이행하면서 흡혈에 의한 철결핍성 빈혈(microcytic hypochromic anemia)이 초래된다. 특히 영양섭취가 부실한 어린이의 경우 임상적으로 문제가 심각하며 아프리카나 동남아 난민촌의 어린이에게는 영양실조가 가중되어 사망에 이르거나 다른 심각한 감염증을 유발하는 원인이 된다. 세계적으로 보면 장내 선충 중에서 인체에 의학적인 피해를 가장 많이 끼치는 종이다.

6 진단

구충은 통상 대변검사로 충란을 검출하여 진단한다. 직접도말검사나 집란법이 간편하다. 다만 열대지역에서는 대변을 모아서 바로 검사하지 않고 며칠 보관하면 대변 안에서 충란이 모두 탈각하여 유충으로 변하므로 분선충과 감별하여야 한다. 구충의 종 동정과 분선충과 감별하기 위하여 유충을 관찰하는데 관찰 방법으로 Harada-Mori 배양법을 사용한다.

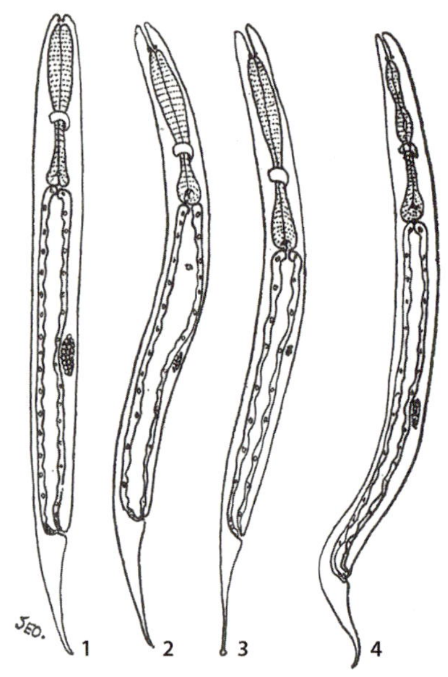

그림 63. 각종 간상유충(rhabditoid larva).
1. 분선충, 2. 구충류, 3. 동양모양선충류, 4. 간선충류.

7 치료

Albendazole(400 mg)이나 pyrantel pamoate(10 mg/kg)를 사용하면 비교적 쉽게 치료된다.

8 예방과 관리

대변에 의한 환경오염을 막는 것이 중요한 예방책이다. 그리고 오염된 유행지역에서는 피부가 토양에 직접 노출되지 않도록 주의한다. 또한 유행지에서는 야채를 날것으로 먹지 않거나 잘 씻어서 섭취하는 것이 중요한 예방이다. 구충의 분비배설단백질을 이용한 백신을 개발하는 연구가 진행 중에 있으며, 이 경우 소규모 임상시험에서 50% 정도 예방효과를 거두었으나 아직 상용화단계는 아니다.

참고문헌

Diemert DJ, Benthony JM, Hotez PJ (2008) Hookworm vaccines. Clinical Infectious Diseases 46: 282-288.

Garcia LS (2007) Hookworms. Diagnostic Medical Parasitology, 5th ed. pp 266-270. ASM Press, Washington.

Shad GA (1991) Hooked on hookworm: 25 years of attachment. Journal of Parasitology 77: 179 186.

41

개취충

Mammomonogamus laryngeus

개취충(開嘴蟲, Gapeworm)으로 알려져 있으며 일반적으로 열대지역의 소, 물소, 염소 등의 상기도(upper respiratory tract)에 자연감염되는 선충이다. 수컷(4 mm × 0.35 mm)이 암컷(20 mm × 0.5 mm)에 비해 상당히 작고 암수 개체가 교미상태로 영구히 결합되어 있다. 충란은 긴 난형으로 85-90 × 50 ㎛ 크기이며 난각이 조금 두꺼운 편이다. 조류에 기생하는 *Syngamus* 종류 충란의 경우, 충란 양쪽에 난개(polar caps)를 가지고 있지만 포유동물에 기생하는 *Mammomonogamus laryngeus*의 충란에는 난개가 없다. *Syngamus* 종류는 지렁이를 중간숙주로 하여 생활사가 이루어지지만 *M. laryngeus*는 아직까지 생활사가 밝혀지지 않았다.

인체감염은 마르티니크(Martinique) 섬을 비롯하여 푸에르토리코, 도미니카공화국, 세인트루시아, 트리니다드, 가이아나, 브라질 등 중남미에서 주로 발생하였고 북미, 서인도제도, 중국, 오스트레일리아, 필리핀, 말레이시아, 타이, 한국 등에서 인체감염이 보고되었다. 인체감염 시 주 증상은 마른기침이다. 때로는 기침 발작이 일어나는데 낮보다는 밤에 자주 발생한다. 일부에서는 객혈과 체중감소, 흉통, 오심 등의 증상이 나타난다. 충체는 기관, 후두, 때로는 작은 기관지 등에서 발견되는데 상기도에 대한 기관지경 검사에서 점막에 붉고 경한 부종 소견이 나타나며 보통 한 쌍의 충체가 단단히 붙어 있다. 충체는 특징적인 Y자 형태로 나타나며 암컷은 점막에 붙어 있고 수컷은 암컷에 붙어 있다.

격심한 기침 후 가래로 충체가 배출되는 경우가 있으며 진단은 가래 또는 대변에서 특징적인 충란을 검출해서 한다. 충란은 구충란과 유사하나 난각이 구충란에 비해 훨씬 두껍다. 일반적으로 충체를 제거하면 24시간 이내에 증상이 완전히 감퇴된다. 충체를 제거하는 방법 이외에 albendazole 또는 mebendazole 등의 약제투여가 효과적일 것으로 추정된다.

참고문헌

Kim HY, Lee SM, Joo JE, Na MJ, Ahn MH, Min DY (1998) Human syngamosis: the first case in Korea. Thorax 53: 717-718.

42

장결절충

Oesophagostomum sp.

장결절충(腸結節蟲, *Oesophagostomum*)속(genus)의 선충은 아프리카, 아시아, 남미 등에 서식하는 원숭이와 유인원에서 발견되는 일반적인 기생충이지만 어떤 종은 소, 양, 염소와 돼지 등에서 발견된다. 이 선충류에 감염되면 숙주의 맹장 또는 결장의 벽에 큰 결절이 만들어진다. 장결절충류의 크기는 구충과 유사하지만 구강 형태가 현저하게 다르다. 원통형 구강이 전방으로 열려 있으며 입주위에 강모관(crown of bristles, corona radiata)을 가진다. 충란은 구충란과 유사하며 60 × 30–40 ㎛ 크기이다.

성충은 정상숙주내에서 맹장과 결장의 점막에 붙어 있다. 충란은 배출될 때 구충란과 같이 초기 난할상태이고 세 번의 자유생활 유충 시기를 거치게 되며 제3기 유충을 삼켰을 때 감염된다. 초기 발육 장소는 맹장의 벽이며 충체를 중심으로 크고 단단한 피포결절이 형성된다. 충체가 완전히 발육하면 맹장벽 밖으로 나와서 장점막에 부착한 후 교미하고 산란한다. 인체감염 시 유충은 장벽에 종양 모양의 삼출성 결절과 궤양을 형성한다. 가장 일반적인 증상은 회맹부에 형성된 종양 모양의 덩어리 또는 궤양으로 인하여 복통이 나타나는 것이며 회장 말단부, 결장, 장간막 또는 복벽 등에서도 이 선충류에 의한 염증성 종양이 나타날 수 있다.

대부분의 증례가 동부와 서부아프리카에서 발생하였고 인도네시아와 브라질에서도 인체감염례가 보고되었다. 수술 중 발견된 장결절의 조직절편에서 충체가 빈번하게 관찰된다. 장결절은 직경이 4–6 cm 정도이고, 장 부위와 이를 둘러싼 조직으로 이루어져 있으며 내부는 궤사성 잔해로 차 있고 때로는 충체가 들어 있다. 조직절편에 나타난 충체의 체벽과 내부기관의 특성으로 구충을 제외한 다른 선충류와는 쉽게 감별된다. 결절 또는 궤양으로 인하여 유발되는 임상적인 문제를 완화하기 위해서는 수술요법이 필요한 경우도 있다. 조직내에 있는 충체에 대하여 albendazole(10 mg/kg for 5 days)과 pyrantel pamoate(two doses of 10 mg/kg)이 유효한 것으로 알려져 있다.

43 동양모양선충

Trichostrongylus orientalis

전 세계 공통적으로 *Trichostrongylus* spp.는 초식동물에서 흔하게 관찰되는 선충류로 사람을 감염시키는 10여 종이 알려져 있다. 하지만 국내에는 동양모양선충 한 종만 확인되어 있다. 성충의 모양은 구충과 비슷하지만 훨씬 작고 구강이 발달하지 않았다. 충란은 그 모양도 구충의 것과 비슷하지만 약간 길이가 길고 상실기(桑實期, morula stage)의 세포로 구성되며, 끝이 뾰족한 타원형이다. 사람은 통상 오염된 야채를 통하여 제3기 유충에 경구감염된다. 인체 소화관에 들어온 유충은 폐이행 없이 소장에서 3–4주간 성장하여 성충이 된다. 성충은 사람이나 초식 포유동물의 소장점막에 매몰하여 기생한다.

통상적으로 증상은 없거나 경미하지만, 감염된 충의 수에 비례하여 나타나는데 수백 마리의 충에 감염되면 심한 증상이 나타난다. 복통, 설사, 어지러움증 등의 증상이 있고 소장점막의 염증, 상피층 탈락, 출혈의 병변이 생길 수 있다. 감염된 충의 수가 많아지면 빈혈이 오고 충체가 담관을 침입하여 담낭염이나 담관염을 일으킬 수 있다.

대변에서 충란을 검출하여 진단하며, 유충을 관찰하여 진단하는 경우 구충, 분선충과 감별하여야 한다. 보통 구충제인 pyrantel pamoate나 albendazole를 투여하면 잘 치료된다.

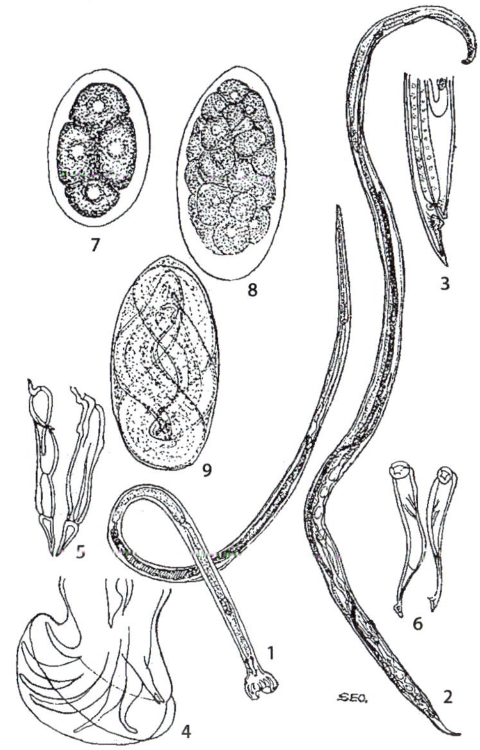

그림 64. 동양모양선충(*Trichostrongylus orientails*).

1. 수컷, **2.** 암컷, **3.** 암컷의 말단부, **4.** 수컷의 교접낭, **5.** *Trichostrongylis colubriformis* 수컷의 교미침, **6.** *Trichostrongylus orientalis* 수컷의 교미침, **7.** 구충란, **8.** 동양모양선충란, **9.** 동양모양선충의 자충포장란.

참고문헌

Garcia LS (2007) Hookworms. Diagnostic Medical Parasitology, 5th ed. pp 266-270. ASM Press, Washington.

44

광동주혈선충

Angiostrongylus cantonensis

1 개요

쥐를 종숙주로 하는 광동주혈선충은 성충이 쥐의 폐동맥내에 기생하지만 인체에서 유충이 중추신경계를 침범하면 호산구성 수막뇌염(eosinophilic meningoencephalitis)을 일으킨다. 이 기생충은 동남아시아를 비롯하여 환태평양지역, 서인도제도를 포함하는 북중미 등에 널리 분포되어 있다. 동남아시아와 오스트레일리아 등에는 새로운 주혈선충인 *A. mackerracae*와 *A. malaysiensis* 등이 분포하면서 동일한 숙주를 가진다. 최근에는 일부에서 속명(genus name)을 *Parastrongylus*로 개칭하여 사용하고 있다. 우리나라의 경우 서사모아에서 일하던 원양어선 선원 15명이 감염되어 1명 사망한 예가 있었으나 우리나라에 토착적으로는 분포하지 않는다.

2 형태

쥐의 폐동맥에서 발견되는 성충은 길쭉하며 한 쌍의 측삼각치(lateral triangular teeth)가 있는 작은 구강을 가지고 있다. 암컷은 22–34 × 0.34–0.56 mm 크기이고 음문이 항문 근처에 위치하며 혈액으로 차 있는 붉은 색의 장과 흰색의 자궁이 어우러져 특징적인 나선상 무늬(이발소 표시 등)로 나타난다. 수컷은 20–25 × 0.32–0.42 mm 크기이며 미부에 잘 발달된 교접낭과 크기가 거의 같은 한 쌍의 교미침이 있다. 중간숙주에서 검출되는 제3기 유충은 460–500 × 26 ㎛ 크기이고 작은 측익(lateral alae)을 가지며 구강에는 특징적인 키틴성 간상체(chitinous rods)가 있다.

3 생활사

종숙주인 쥐의 폐동맥내에서 암수가 교미한 후 수정란을 산란한다. 충란은 폐의 모세혈관에서 발육하여 약 6일 후 부화한 제1기 유충이 되어 모세혈관을 뚫고 폐포내로 나온다. 폐포내의 유충은 기관지, 기관, 식도, 위, 장을 지나 쥐 대변에 섞여 외계로 나오게 된다. 중간숙주인 육서산 패류가 쥐 대변을 먹으면 대변내 유충에 의해 감염되고 이 유충은 패류내에서 약 2주간에 걸쳐 두 번 탈피한 후 제3기 유충이 된다. 그리고 쥐가 감염형 유충을 보유한 패류를 먹으면 유충이 쥐의 장벽을 뚫고 혈관내로 들어가 혈류를 타게 되고 폐이행 시 그대로 모세혈관을 지나 폐정맥에 이르게 되어 결국 심장에

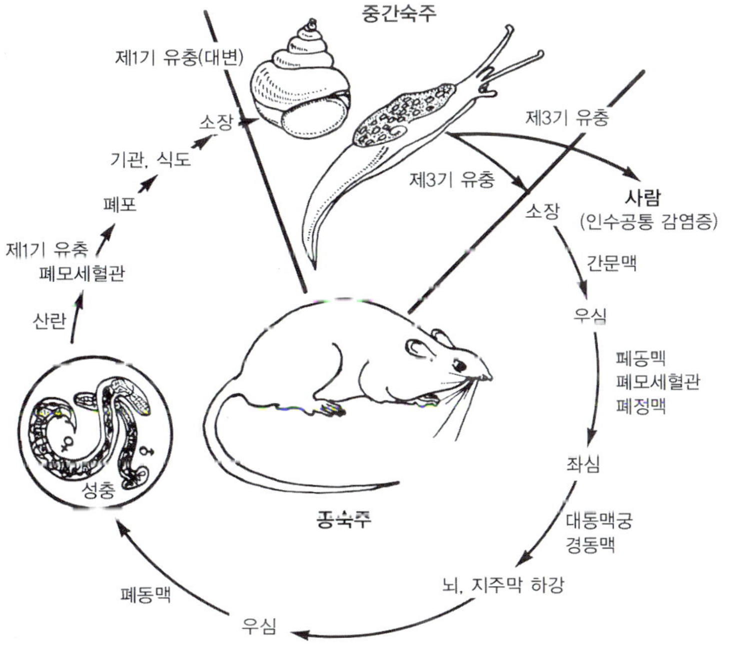

그림 65. 광동주혈선충의 생활사.

서 대순환계로 들어가게 된다. 그 결과 유충이 뇌실질에 모이게 되고 여기서 약 2주간에 걸쳐 두 차례 탈피한 후 유약충이 된다. 유약충은 혈류를 따라 폐동맥에 이르러 정착한 후 성충으로 발육한다. 쥐에서 감염된 후 산란하기까지 약 5주 소요된다. 사람 역시 쥐와 같은 경로로 감염되어 유충이 뇌에 이르나 여기서 더 발육하지 않고 뇌실질, 지주막 하강(subarachnoid space), 척수 등에 머물면서 심한 임상증상을 나타낸다.

4 역학적 특성

광동주혈선충은 인도네시아, 라오스, 말레이시아, 타이, 베트남, 필리핀 등의 동남아시아 국가를 비롯하여 중국, 인도, 타이완, 일본, 오스트레일리아, 미국, 쿠바, 도미니카공화국, 푸에토리코, 코트디부아르, 모리셔스, 이집트 등에서 인체감염이 보고되었다. *Rattus norvegicus*와 *R. rattus*, *Bandicota* sp. 등을 포함한 여러 종류의 쥐를 종숙주로 하고 육서 또는 담수산 패류를 중간숙주로 하여 생활사가 영위된다. 인체감염은 중간숙주인 패류 또는 민달팽이(slug)를 날것으로 섭취함으로써 야기되지만 때로는 담수산 새우, 게, 육서산 플라나리아, 개구리 등과 같은 운반숙주를 통해서도 이루어진다. 유행지에서 가장 중요한 중간숙주는 아프리카왕달팽이(*Achatina fulica*)이며 이 패류는 자연 서식지의 설치류에 먹혀 자연 생태계가 유지되는 데도 중요한 역할을 한다. 그리고 타이를 비롯한 여러 동남아시아 국가에서는 사람들이 *Pila* sp.와 근연 패류를 관습적으로 섭취하기 때문에 이들에 의한 인체감염 가능성도 매우 높다.

우리나라의 경우 1980년대 초부터 아프리카왕달팽이가 식용으로 유입되어 사육되고 있으나 토착 감염례는 발생하지 않았다. 국내에서는 아프리카왕달팽이를 고온이 유지되는 온실에서 양식하는 반면 광동주혈선충의 생활사는 자연계에서 토착적으로 유지되지 않기 때문에 인체감염의 가능성은 매우 희박한 것으로 판단된다. 그러나 1980년대 원양어선의 선원 15명이 사모아에서 감염되어 1명이 사망한 예가 있었으므로 유행지를 여행하는 여행자나 원양어업에 종사하는 선원들은 감염되지 않도록 조심하여야 한다.

5 병리, 병변과 증상

광동주혈선충의 인체내 잠복기는 감염 후 12일에서 28일까지 다양하며 감염증은 주 임상증상에 따라 호산구성 수막뇌염(eosinophilic meningoencephalitis), 호산구성 척수뇌염(myeloencephalitis), 호산구성 신경근척수뇌염(radiculomyeloencephalitis), 눈 주혈선충증(ocular angiostrongyliasis) 등의 증후군으로 분류된다. 호산구성 수막뇌염의 주 증상으로 두통, 목덜미 경직(nuchal rigidity), 광선공포증(photophobia), 시력손상, 안면 감각이상과 마비 등이 있으며 대부분의 환자들은 현기증, 균형감각 상실과 수막자극증 등과 같은 신경 이상의 증상을 보이는 것으로 알려져 있다. 증상은 수일에서 한 달까지 지속되며, 중감염일 경우 사망하는 수도 있는데 사망률은 1% 정도이다. 호산구성 척수뇌염은 주로 타이에서 보고되었으며 임상증상과 호산구증가증이 심하고, 사망할 가능성이 높다. 호산구성 신경근척수뇌염 증후군은 강렬한 통증, 하지의 지각이상, 팔과 몸통 또는 신체의 다른 부위에서 나타나는 감각증상 등이 특징이며 눈 주혈선충증은 전체 증례에서 16% 정도 차지하는 것으로 알려져 있다.

6 진단

유행지에서의 중간숙주 또는 운반숙주 등을 날것으로 먹은 과거력과 특징적인 중추신경계 증상과 뇌척수액 호산구증다증 등을 토대로 이루어진다. 그러나 다른 연충류 감염, 특히 어린이에게 척수뇌염을 일으키는 악구충, *Baylisascaris*와 *Toxocara* spp. 등의 감염과 감별해야 한다.

조직학적 진단은 생검보다는 부검례에서 많이 이루어진다. 충체가 중추신경계의 조직절편에서 빈번히 발견되고 드물게는 폐에서도 검출된다. 횡단면에서 충체는 직경이 약 120 ㎛이고 cuticle은 얇고 섬세하며 미세한 종주 주름(longitudinal striation)이 있다.

혈청학적 검사, 특히 double-antibody sandwith-ELISA법과 효소형광법(enzyme-linked fluorescent assay) 등이 사용된다. 최근에는 광동주혈선충 제4기 유충으로부터 정제된 항원이 SDS-PAGE에서 204 kDa의 유일한 밴드(band)를 나타내고 ELISA에서 여러 종류의 다른 연충에 의하여 생성된 항체와 교차반응을 나타내지 않는 것으로 알려져 있다.

7 치료

아직까지 권장할 만한 화학요법이 없어 대증요법에 의존한다. Thiabendazole과 levamisole 등이 시험적으로 사용된 바 있다.

8 예방과 관리

광동주혈선충증의 유행지로 알려진 곳을 여행하는 사람들은 아프리카왕달팽이를 비롯한 중간숙주와 담수산 새우류, 게, 육서산 플라나리아(planarian), 개구리 등의 운반숙주를 날것으로 먹지 않도록 주의한다. 유행지에서는 되도록 자연수나 야채도 생식하지 않아야 하고 야채나 과일을 먹을 경우 깨끗한 물을 사용해 충분히 씻어 먹도록 한다. 이 기생충증의 국내 유입을 막기 위해서는 살아 있는 자연산 아프리카왕달팽이가 외국에서 수입되는 것을 막아야 한다. 감염된 달팽이가 집쥐에 먹힐 경우 쥐가 감염되고 토착화될 수도 있기 때문이다.

참고문헌

Gutierrez Y (2000) Strongylida-hookworms, *Oesophagostomum*, trichostrongylus, *Angiostrongylus*, and others. In Diagnostic Pathology of Parasitic Infections with Clinical Correlations, 2nd ed. pp 314-342, Lea & Febiger, Philadelphia.

Punyagupta S (1965) Eosinophilic meningoencephalitis in Thailand: summary of nine cases and observations on *Angiostrongylus cantonensis* as a causative agent and *Pila ampullacea* as a new intermediate host. American Journal of Tropical Medicine and Hygiene 1965, 14: 370-374.

Punyagupta S, Bunnag T, Juttijudata P, Rosen L (1970) Eosinophilic meningitis in Thailand.

Epidemiologic studies of 484 typical cases and the etiologic role of *Angiostrongylus cantonensis*. American Journal of Tropical Medicine and Hygiene 19: 950-958.
Schmutzhard E, Boongird P, Vejjajiva A (1988) Eosinophilic meningoencephalitis and radiculomyelitis in Thailand, caused by CNS invasion of *Gnathostoma spinigerum* and *Angiostrongylus cantonensis*. Journal of Neuron and Neurosurgical Psychiatry 51: 80-87.

45

코스타리카주혈선충

Angiostrongylus costaricensis

1971년 코스타리카에서 한 환자의 장간막 동맥에서 처음으로 충체가 발견된 후 아르헨티나, 브라질, 콜롬비아, 코스타리카, 도미니카공화국, 에콰도르, 엘살바도르, 멕시코 몬테레이시의 과달루페, 과테말라, 온두라스, 프랑스의 해외영토인 카리브해의 마르티니크, 니카라과, 파나마, 페루, 베네수엘라 등의 중남미 국가와 미국, 일본, 콩고공화국 등에서 인체 복부 주혈선충증(abdominal angiostrongyliasis)이 보고되었다. 성충 수컷은 17.4−22.2 × 0.28−0.31 mm 크기이고 잘 발달된 교접낭과 크기가 같은 교미침을 한 쌍 가지고 있다. 암컷은 28.2−42.0 × 0.32−0.35 mm 크기이고 음문은 후단에서 약 0.26 mm 떨어진 지점에 위치한다.

작은 원숭이(marmoset), 개, 긴코너구리(coatimundi) 등과 12종의 설치류가 종숙주로 작용한다. 종숙주의 대변으로 배출된 제1기 유충이 중간숙주인 민달팽이(slug)에 먹히면 중간숙주 체내에서 감염형인 제3기 유충으로 발육한다. 가끔씩 달팽이가 배출하는 점액내에 유충이 섞여 나와서 야채를 오염시키기도 하지만 근본적으로는 달팽이가 종숙주에 대한 감염원이 된다. 감염된 달팽이가 종숙주에 먹히면 제3기 유충이 장벽을 뚫고 장벽과 장간막에 있는 림프관으로 이행한다. 그 후 두 차례 탈피하여 약충이 된 후 장간막 동맥으로 이행한다. 그리고 암컷이 장간막 동맥내에 산란한 충란이 장간막 세동맥에 전색을 일으키고 여기서 부화된 유충은 장벽에서 장관내로 나와 대변과 함께 외계로 배출된다.

주로 성충은 어린이의 장간막 동맥내에 기생하면서 심한 복통, 발열과 장벽의 비후, 종류 형성 등의 증상과 호산구증다증을 초래하는 복부 주혈선충증을 유발하는데, 호발부위는 회맹부이다. 종숙주로 5종의 쥐가 알려져 있으며 사람이 감염되었을 때에도 성충으로 발육한다.

중미의 코스타리카, 온두라스, 베네수엘라에서 인체감염례가 발견되었는데, 급성 복증(acute abdomen)으로 수술을 받은 예가 대다수였고, 특히 충수염으로 오진된 경우가 많았다. 사람감염의 경우 대변내에 유충이 나오는 일이 없으며 특이요법도 알려져 있지 않다.

참고문헌

Muller R (2001) Worms and Human Disease, 2nd ed. CABI Publishing, London.

46
요충
Enterobius vermicularis

1 발견사와 개요

요충과(Oxyuridae)의 선충으로, 고대부터 잘 알려진 기생충이며 사람에게 숙주특이성이 정착된 종이다. 과거에 *Oxyuris vermicularis*로 불리기도 하였으나 지금은 사용하지 않는다. 한때 *Enterobius gregorii*를 별종으로 기록하였으나 이는 *E. vermicularis*의 미성숙 수컷으로 확인되었다(Hasegawa et al., 1991).

2 형태

요충은 암수의 모양과 크기가 좀 다르다. 통상 암컷이 주로 관찰되며, 암컷 성충 꼬리의 끝이 뾰족하여 핀 모양으로 보이기 때문에 pinworm이라는 별칭으로 불린다. 암컷 성충의 길이가 8–13 mm, 폭이 0.3–0.6 mm이고 수컷은 2–5 mm 길이, 0.1–0.2 mm 폭으로 작아서 관찰이 쉽지 않다. 형태학적으로는 충체 전단부를 360도로 둘러싸는 두꺼운 키틴질의 두익(cephalic alae)이 발달하였는데, 두익은 머리부분을 지나 뒤쪽으로 가면서 선충의 양 측면에 키틴질의 뾰족한 돌기로 잔존하여 측익(lateral alae)의 구조물이 된다. 식도가 근육질의 강한 곤봉형으로 발달한 점이 특징으로 꼽힌다. 암컷의 항문은 꼬리 직전에 복측으로 있다. 수컷은 꼬리가 복측으로 말려 있고 총배설강(cloaca)이 개구하며, 두 개의 교접침(copulatory spicules)이 있다. 충란은 한쪽이 납작한 감씨 모양으로 길이 50–60 ㎛, 폭 20–30 ㎛ 정도 크기이다.

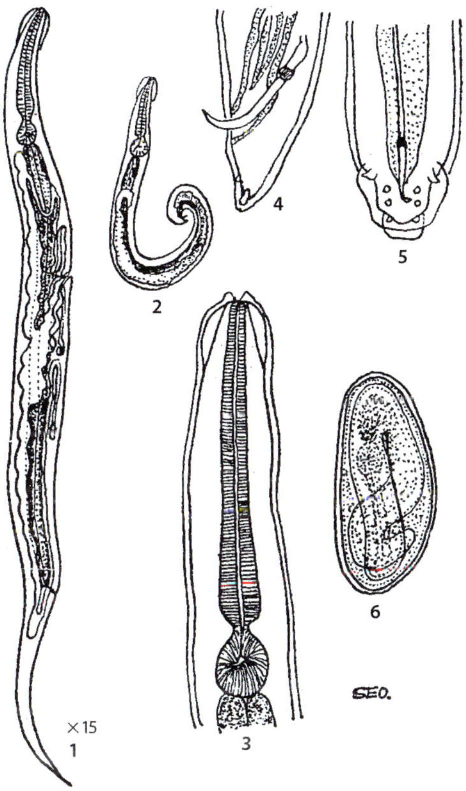

그림 66. 요충(*Enterobius vermicularis*).

1. 암컷, **2.** 수컷, **3.** 충체 앞부분, **4-5.** 수컷의 말단부, **6.** 충란.

3 생활사

요충의 성충은 주로 맹장(cecum)에 기생하며, 대장의 다른 부위에도 기생할 수 있다. 다른 장내 선충과 달리 요충은 장내에서 기생하는 동안 산란하지 않고 충란을 만들어서 자궁에 쌓아 둔다. 성충의 수명은 약 90–110일의 범위에 있으며, 성숙한 암컷은 자궁에 충란을 13,000개 정도까지 채운다. 완전히 자란 암컷은 기생부위를 떠나 항문 밖으로 기어 나와 여러 시간에 걸쳐 항문주위 피부에서 산란하고 죽는다. 몇 시간 정도면 피부에 낳은 충란 내부에 유충이 생겨나 감염형이 된다. 대개 어린이들이 수면하는 동안에 산란하므로 아침 기상 시간이면 이미 감염력을 가진 충란 10,000여 개가 항문 주위에 생긴 상태다. 감염형 충란을 입으로 섭취할 때 감염되며, 유충이 소장에서 탈각하여 폐이행이 없이 자라면서 맹장으로 이동한다. 맹장에서 암수가 짝짓기를 하면 대부분의 수컷은 생을 마감하고 암컷만 남아 기생을 계속하면서 충란을 생산한다.

4 역학

요충은 사람이 사는 모든 지역에서 어린이를 중심으로 유행한다. 열대보다 온대에서 더 많이 감염되며, 어린이와 함께 거주하는 어른들도 물론 감염된다. 요충의 감염은 직접적인 신체 접촉으로 감염형 충란을 섭취하는 방식으로 전파된다. 따라서 공간을 함께 사용하는 어린이 집단에서 활발하게 전파된다. 산란한 암컷에서 유래한 충란은 속옷, 침구, 방안의 먼지, 가구 등에 붙어서 2-3주 동안 감염력을 유지할 수 있다. 그리고 재감염에 대한 면역이 없으므로 재감염이 반복하여 지속적으로 일어나서 중감염되는 어린이가 많다. 실제 중감염되는 어린이 집단의 경우 어린 요충부터 다 자란 성숙한 암컷까지 함께 감염된 사례가 많다. 국내에서 진행한 항문도말검사를 통한 전국 실태조사에 따르면 요충란 양성률이 0.6%대였으나, 2001년도에 실시한 서울시내 성북구 관내 어린이집에서의 충란양성률은 기관별로 0%-31.1%의 범위에 있고 평균 9.5%로 예상보다 높은 수준이었다(Song et al., 2003). 미국 등 선진국에서도 30%가 넘는 양성률을 보이는 보고가 있는 가장 흔한 장내 선충이며, 전 세계적으로도 감염자의 수가 매우 많을 것으로 추산된다.

5 병리, 병변, 증상

요충증의 대부분은 증상이 없지만, 가장 흔한 증상은 항문주위 가려움증(anal pruritus)이다. 대개 수면 중에 충체가 항문 밖으로 기어 나와 피부를 자극하므로 자는 동안 손으로 항문주위를 긁게 되고 이로 인해 상처가 생겨 피부염이나 야뇨증이 생긴다. 성충은 맹장점막에 염증을 만들기 때문에 감염된 충체가 많으면 복통과 설사를 유발하기도 한다. 드물지만 충수돌기로 들어간 충체가 점막층에 끼어 충수염의 원인이 될 수도 있다. 장외 여러 장기에 감염된 증례가 보고되어 있는데 이 중 가장 흔한 이소기생은 질, 자궁, 나관, 복강 등으로 충체가 여자 어린이의 항문주위 피부를 이행하다가 질을 침입하여 일어나는 경우이다. 이소기생 요충증은 충체와 충란에 의한 육아종으로 우연히 관찰된다.

6 진단

통상 항문주위도말 검사로 충란을 검출하여 진단한다. 그러나 충란을 낳은 성충은 이미 죽고 없기 때문에 실제 충체감염 여부와 충란검출이 반드시 일치하지는 않는다. 따라서 엄마가 어린이의 항문주위에서 가느다란 실 모양의 충체를 보았다고 하는 과거력이 있으면 추가로 검사하지 않고 투약을 권장한다.

7 치료

Pyrantel(10 mg/kg)을 사용하거나 albendazole(400 mg)을 사용하면 쉽게 치료된다. 감염자의 가족 전원 또는 단체생활에서의 구성원 전원이 동시에 치료를 받는 것이 좋다. 구충제는 20일 간격으로 3회 이상 투여해야 좋은 결과를 얻을 수 있다. 만일 1회만 치료한 경우 양성률이 그림과 같이 빠른 속도로 재상승한다.

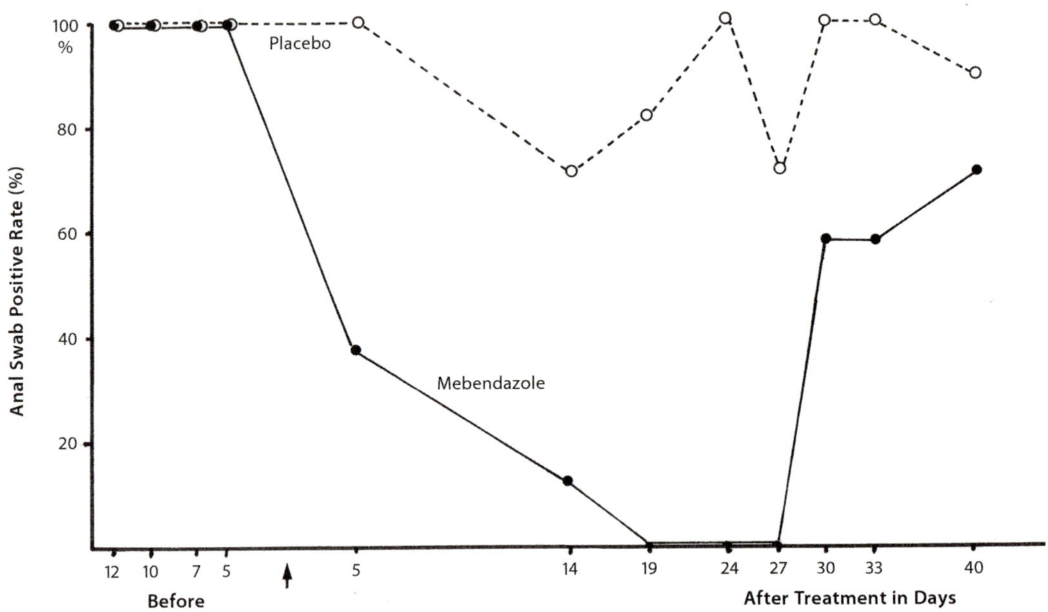

그림 67. 구충제 집단투여 후 요충란 양성률의 변화(Cho et al., 1977).

8 예방과 관리

손톱 깎기, 손 씻기, 목욕 등 몸의 청결을 유지하고, 자주 내의, 잠옷, 침구 등을 세탁 또는 소독을 해야 한다. 어린이에게 손 빨기 습관이 있으면 교정해준다. 방 안의 먼지 청소와 좌변기를 청결하게 한다. 음식물이 먼지에 오염되지 않도록 하고 감염자가 음식물 조리를 하지 않도록 한다.

참고문헌

Cho SY, Ahn YR, Ryang YS, Seo BS (1977) Evaluation of anthelmintic treatment on *Enterobius vermicularis* in a highly endemic population by prolonged observation. Korean Journal of Parasitology 15: 100-108.

Hasegawa H, Kinjo Y, Urasaki H, Natoyama K (1991) Two types of male pinworms found

from an inhabitants of Okinawa, Japan. Japanese Journal of Parasitology 40: 177-180.
Song HJ, Cho CH, Kim JS, Choi MH, Hong ST (2003) Prevalence and risk factors for enterobiasis among preschool children in a metropolitan city in Korea. Parasitology Research 91: 46-50.

47

회충

Ascaris lumbricoides

1 발견사와 개요

회충(*Ascaris lumbricoides* Linnaeus, 1758)은 크기가 커 눈에 잘 뜨이고 사람이 농경을 시작하던 선사시대부터 널리 분포했기 때문에 유사 이래 문헌에 나오는 기생충 가운데 가장 오래된 장내 기생충이다. 원래 돼지의 회충인 *Ascaris suum*(Goeze, 1782)이 사람에 적응한 것으로 보고 있으며, 첫 학명은 Tyson(1683)이 지렁이와 비슷하여 *Lumbricus teres*라고 명명하였으나 후에 Linnaeus(1758)가 현재의 이름으로 다시 명명하였다. 현재 각종 포유동물에 감염되는 *Ascaris* 속의 회충으로 15종이 알려져 있다(Crompton et al., 1989).

2 형태

충체는 원통형으로 암컷이 길이 20–30 cm, 폭 7–8 mm에 이르고 수컷이 13–17 cm 길이에 4–5 mm 폭을 가지는 비교적 큰 종류이다. 암컷은 길쭉하고 수컷은 후단이 복측으로 말려 있다. 살아 있을 때 충체가 연한 선홍색을 띠고 죽으면 회백색이 된다. 충의 전단부에 세 개의 입술이 있는데 하나는 중앙배부(dorsomedian)에, 두 개는 측면복부(ventrolateral)에 있다. 그리고 이 입술의 내강이 구강(buccal cavity)을 형성한다. 성숙한 암컷의 전단 1/3 부분에 약 5–7 mm 폭의 잘록한 생식대(genital girdle)가 있고 이 생식대 복부정중선에 산란공인 음문(vulva opening)이 있다. 성숙한 암수가 짝짓기를 할 때 수컷의 후단이 생식대를 휘감고 생식공을 통하여 사정함으로써 수정이 된다. 암컷의 체강은 중앙에 있는 소화관이 하나의 관으로 충체 전체로 이어진다. 전단의 구강에서 시작된 식도와 장은 이어져서 후단의 약 1 cm 앞에서 항문이 외부로 개구한다. 소화관 외의 체강은 충체 길이의 10배에 달하는 난소와 자궁이 한 쌍 위치하며 두 개의 자궁은 충란으로 가득 찬다. 두 자궁이 하나의 질(vulva)에 연결되어 산란공으로 충란을 내보내게 된다. 수컷은 체강도 길고 꼬불꼬불한 정소(testis)로 가득 채워졌고, 정소는 총배설강(cloaca)으로 이어져서 사정하게 된다. 수컷의 교미침(copulatory spicule)은 총배설강의 앞 1–2 cm 부위에 두 개 있으며 이는 안팍으로 들고 날 수 있어 암컷과의 교접과 사정에 활용된다.

충란은 타원형이며, 세 개 층으로 된 황갈색의 두터운 난각은 미성숙한 단세포

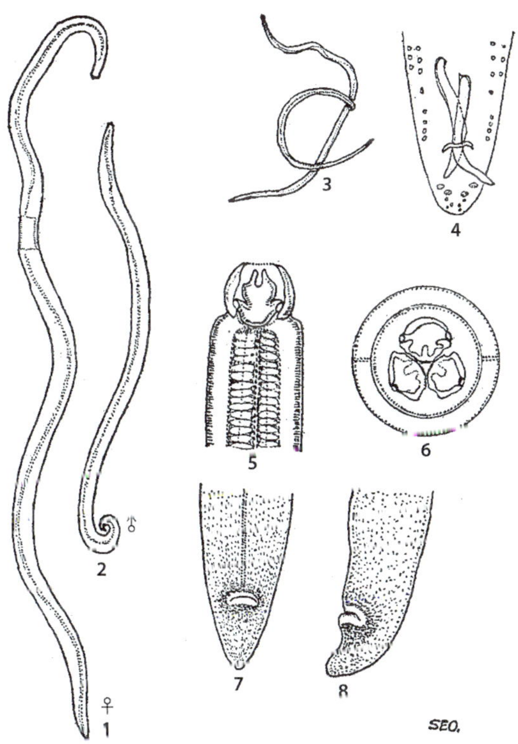

그림 68. 회충(*Ascaris lumbricoides*).

1. 암컷, **2.** 수컷, **3.** 암수 교미상태, **4.** 수컷의 말단부, **5.** 충체 머리 부위, **6.** 충체 전단부의 입술 3개, **7-8.** 암컷의 말단부.

blastomere를 포함하는데 이 세 개 층의 난각이 외부 저항성이며 충란 내부 환경을 보호한다. 크기는 수정란이 60–70 × 30–35 ㎛이지만 미수정란은 좀 더 가늘고 길다. 난각 표면은 단백질층이어서 두껍고 울퉁불퉁하다.

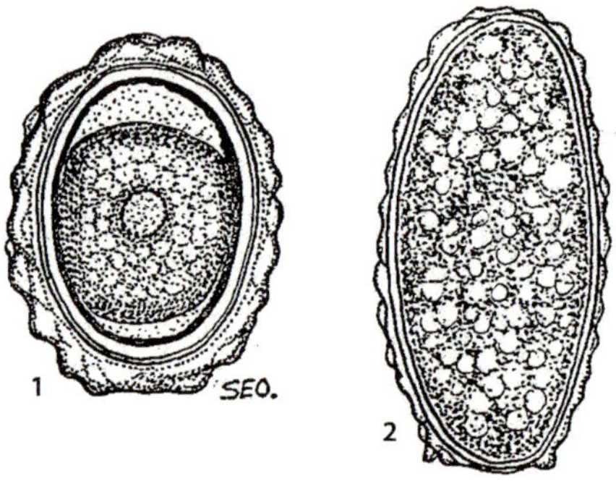

그림 69. 회충란.

1. 수정란(fertilized egg), **2.** 불수정란(unfertilized egg).

3 생활사

성충은 종숙주의 소장, 공장(jejunum)과 회장(ileum) 상부의 장관내에 기생한다. 암컷 성충이 산란하면 충란은 분변과 함께 외계로 배출된다. 외계로 나온 충란은 분변과 함께 흙 속에 섞여서 발육하게 된다. 기온이 섭씨 25℃ 이상으로 올라가면 난각 속의 blastomere가 세포 분열을 시작하여 유충으로 자라고 자충포장란(embryonated egg)이 된다. 이 충란은 인체감염형이 된다. 사람이 자충포장란을 음식물과 함께 입으로 섭취하면 소장에서 소화액에 의하여 난각이 터지고 자충이 장강으로 나온다. 알에서 나온 유충은 곧 소장벽에 침입하여 혈관으로 진입하고 혈액을 타고 문맥을 거쳐서 간으로 이동한다. 그리고 약 1주일 후에 간을 통과하여 폐로 이행하고(lung migration), 이 과정에서 두 번 변태하여 제3기 유충으로 자라고 폐모세혈관을 지나면서 혈관을 찢고 폐포 안으로 빠져나온다. 이 유충은 기관지와 기관을 거슬러서 식도로 이행하여 소장으로 내려간다. 소장에 이르러 더 자라고 2회 탈피하여 성충이 된다. 감염형 충란을 섭취한 후 다시 산란할 만큼 성숙하는 데 약 10주의 기간이 소요된다. 사람에 기생하는 성충의 수명은 1년 6개월 전후이다.

4 역학적 특성

사람이 자연계의 유일한 종숙주이다. 형태학적으로 성충이나 충란이 돼지회충(*Ascaris suum*)의 것과 매우 비슷하여 감별이 어렵지만 교차감염이 일어나지는 않는다. 외계로 나온 충란이 감염형으로 발육하는데 점토성 토양(clay soil)에서 더 잘 발육한다. 온도나 습도 등의 조건이 잘 맞으면 약 1개월이 소요된다. 과거 우리나라에서 회충이 농후 유행할 때의 연구결과에 따르면 국내 연중 충란양성률은 3월과 9월에 두 번 최고점을 보이고, 그 중에서도 3월 양성률이 더 높게 나타난다. 이 결과로 미루어 충체의 성숙기간을 감안하면 실제 감염은 가을에서 겨울까지 가장 많이 일어난다. 이는 김장을 담그고 김치를 많이 먹는 것과 직결된다고 추정된다. 봄과 여름의 주요 매개물은 딸기와 야채일 것으로 추정된다. 또한 우리 농촌에서 외계에 있는 회충란이 감염력을 유지하는 기간은 최대한 30개월에 이른다. 회충의 성비는 암컷 대 수컷 비율이 1:0.78로 확인되었다. 국내에서 개인별 회충 감염량을 토대로 파악한 바에 따르면 충체의 감염량은 음이항분포(negative binomial distribution)를 한다. 이에 따르면 감염된 충체의 수와 감염된 사람의 수가 반비례하여 감염되지 않은 사람의 수가 가장 많고 한 사람에 감염된 충체의 수가 증가하면 감염된 사람의 수가 점점 줄어들게 된다(Seo, 1990). 가장 많은 충체에 감염된 사람의 경우 감염 충체 수가 28마리에 이르렀다. 암컷 한 마리가 하루에 20만 개씩 1년 이상 산란하면 총 9,000만 개 정도 되는데 이 중에서 성공적으로 기생하여 수정란을 배출하는 암컷의 수를 일컬어 '재생산력, R rate'라 한다. 이 수치가 1.1보다 높은 사회의 경우 회충의 재감염력이 강하여 전체 회충의 수가 유지되나 1.0에 가까워질수록 재감염력이 쇠퇴하여 충체의 수가 점점 감소한다. 즉, 감염률이 감소하면 전체 충체의 수가 점점 줄어들어 음성 되먹이기(negative feedback cycle)에 들어가게 된다. 우리나라 자료를 보면 1980년대 중반 농촌의 재생산력이 1.1 이하로 감소한 이후 급속하게 줄어들었다(Hong et al., 2006). 최근 실시한 전국실태조사 자료에 따르면 충란양성률은 도시지역 0.04%, 농촌지역 0.09%, 합계 0.05%로 집계되었다(건협, 2004).

5 병리, 병변과 증상

회충 감염에 의한 임상증상은 폐이행(lung migration), 장내 회충증(intestinal ascariasis)과 장외 회충증(extraintestinal ascariasis)의 크게 3단계로 나누어 설명할 수 있다. 유충이 폐이행을 하는 도중에는 보통 증상을 느끼지 못하지만 충체 수가 많은 경우에는 기침, 가래 등 감기 또는 폐렴(pneumonitis)과 비슷한 증상이 나타난다.

회충이 소장에 기생하는 동안 소수 감염에서는 자각증상이 거의 없다. 기생충의 숙주특이도가 매우 높으므로 거의 소장의 병변을 유발하지 않는다. 그러나 충체 수가 늘어나면 소장점막에 염증반응이 일어난다. 증상으로 복통과 설사가 흔하게 나타난다. 성충이 설사변과 함께 배출되는 증상도 드물지 않다. 특히 어린이가 여러 마리 충체에 감염되는 경우 영양소실이 심하여 발육장애가 동반된다. 드물지만 장폐색증이나 장천공을 일으켜 급성 복증으로 진행되기도 한다.

회충의 장외 감염 시에는 보다 중독한 증상이 나타난다. 특히, 만성위염 등으로 위산분비가 줄어드는 사람의 경우 흔히 충체가 위(stomach)로 이행하는 경우가 발생하는데 회충이 위로 진입하면 대부분 구토하여 입으로 충체를 배출하게 된다. 또한 드물지만 충체가 총수담관에 진입하여 담도회충증을 유발하기도 한다. 담도회충증이 되면 폐쇄성 황달과 극심한 복통이 생긴다. 충체가 스스로 빠져나오기는 어렵고, 죽어서 담석으로 변하기도 한다. 담도회충증에는 대부분 외과적인 처치가 요구된다.

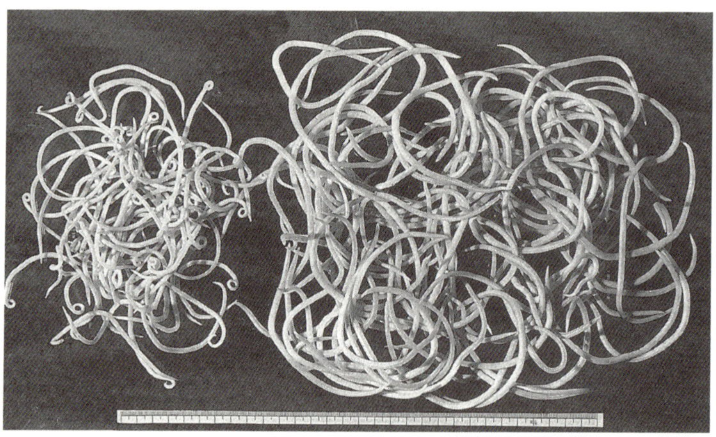

그림 70. 한 환자에서 배출된 회충(좌측: 수컷, 우측: 암컷).

6 진단

대변검사로 특징적인 충란을 검출하여 확진한다. 셀로판후층도말법(Kato-Katz법)이 회충란 검출에 사용되는 가장 우수한 방법이다.

7 치료

Albendazole 400 mg/T을 1회 1정 복용하면 만족할 만한 효과가 있다.

8 예방과 관리

가장 중요한 매개물이 야채이다. 따라서 야채를 잘 씻어 먹는 것이 중요하다. 그러나 실제로는 야채나 토양의 오염을 예방하는 것이 중요하다. 즉 인분 비료 사용을 중지하는 것이 가장 효과적인 예방책이다.

참고문헌

Crompton DWT, Nesheim MC, Pawlowski ZS (1989) Ascariasis and Its Prevention and Control. Taylor & Francis, London.

Hong ST, Chai JY, Choi MH, Huh S, Rim HJ, Lee SH (2006) A successful experience of soil-transmitted helminth control in the Republic of Korea. Korean Journal of Parasitology 44: 177-185.

Seo BS (1990) Epidemiology and control of ascariasis in Korea. Korean Journal of Parasitology 28(Suppl): 49-61

한국건강관리협회 (2004) 제7차 한국 장내 기생충감염 현황. 서울.

48

유충이행증

Larva migrans

유충이행증(Larva migrans)은 선충류 유충이 비정상숙주 체내 또는 정상숙주의 부적당한 조건 하에서 성충으로 발육하지 못하고, 숙주 체내를 이행하는 현상을 말한다. 유충이행증은 병소에 따라서 유충피내이행증(cutaneous larva migrans)과 유충내장이행증(visceral larva migrans), 두 가지로 분류한다.

1 유충피내이행증

유충피내이행증은 개, 고양이 또는 포유동물의 선충 유충에 의해 발생하는 피부병변을 말하는데, 브라질구충(*Ancylostoma braziliense*)과 개구충(*A. caninum*)이 가장 흔한 원인 병원충이다. 이외에도 *Uncinaria stenocephala*, *Bunostomum phlebotomum*, 분선충, 유극악구충 등의 유충에 의해서도 유발된다.

유충피내이행증은 여행과 관련된 피부질환 중 가장 흔한 피부질환으로 동남아시아, 아프리카, 남미, 카리브지역, 미국 동남부지역에서 유행한다. 놀이터에서 모래를 가지고 노는 어린이나 유행지에서 맨발로 해변 또는 모래사장을 걸어 다니는 사람들에게 호발하는데, 개, 고양이의 구충란에 오염된 흙이나 모래와 접촉할 때 감염된다. 우리나라에서는 지금까지 13례가 보고되었는데 감염자는 주로 해외여행자들이며, 실제 감염례는 훨씬 더 많을 것으로 추정된다.

잠복기는 보통 수일이며 여행지에서 돌아온 후 증상이 발현되는 경우가 많다. 피부에 침입한 유충은 효소를 분비하여 표피와 진피 사이에 터널을 형성하면서 매일 몇 mm 또는 몇 cm씩 이행하는데, 유충은 대개 피부병변보다 1–2 cm 앞쪽에 위치한다. 유충의 이행 부위에 발적, 구진이 나타나는데, 마치 뱀이 기어가는 듯한 형태의 선형 발적 때문에 'creeping eruption'이라고도 불린다. 가장 흔한 침범부위는 발이며, 엉덩이와 허벅다리, 팔꿈치, 가슴, 다리, 얼굴 등의 순으로 침범된다. 가장 흔한 증상은 가려움증이며, 병소 부위를 자꾸 긁어 이차 세균감염을 일으킬 수 있다. 또, 국소적인 호산구와 형질세포 침윤이 나타나기도 한다. 유충은 인체에서 성충으로 발육되지 않으므로 적절한 치료 없이도 죽게 되며, 수주 또는 수개월 내에 피부병소는 회복되나 때로 1년 이상 병변이 유지되는 경우도 보고되었다.

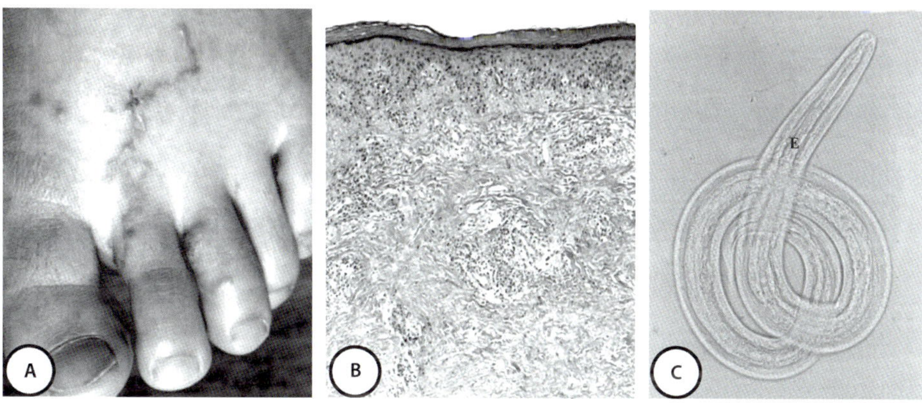

그림 71. 유충피내이행증 환자의 병소(A), 병리학적 소견(B)과 병소에서 적출한 유충(C) (Kim et al.(2006)에서 인용).

피부 생검에서 충체를 확인하면 확진할 수 있으나 생검조직에서 충체의 단면을 확인하기란 쉽지 않다. 대개 전형적인 피부병변과 열대 또는 아열대지역으로의 여행력, 여행지에서 해변에 간 경험 등을 종합적으로 판단하여 임상적으로 진단한다. 혈액검사, 혈청검사, 배양검사 등은 별 도움이 되지 않으나, 말초혈액에서 호산구의 증가를 관찰할 수 있다.

유충피내이행증은 기생충이 유발하는 다른 피부질환과 감별해야 한다. 즉, 구충 이외의 다른 선충(로아사상충, 메디나충)의 성충, 거대간질(*Fasciola gigantica*)의 피낭유충, 파리의 구더기(myiasis), 옴진드기에 의해서도 비슷한 피부병변이 유발될 수 있다. 또,

주혈흡충의 유미유충(cercarial dermatitis), 회선사상충, 심장사상충에 의해서도 피부병변이 유발되나 이 경우에는 피부병변이 이행성을 보이지 않아 유충피내이행증과 감별된다.

치료는 ivermectin 또는 albendazole의 경구투여가 효과적이다. Ivermectin의 1회 투여로 94%–100%의 치료율을 얻을 수 있다. 증상은 1주 이내에 사라지는데, 가려움증이 먼저 없어진 후 뒤이어 구진, 발적이 사라진다. 혹 치료가 안되거나 재발한 경우에도 ivermectin을 1–2회 반복 투여하면 효과적이다. Albendazole은 체중에 따라서 하루에 400–800 mg씩 3일 투약한다. 그러나 두 약제를 사용할 수 없는 금기증의 경우나 체중이 적은 소아는 10% albendazole 연고를 하루 2회씩, 10일간 사용한다. 액체질소로 실시하는 cryotherapy는 유충이 병소의 수cm 앞에 위치하고, −21℃에서 5분간 생존할 수 있으며, 시술 시 통증을 유발하고 만성궤양을 일으킬 수 있으므로 권고하지 않는다. 항히스타민제, 항소양약(항가려움제), 진정제, 국소 마취제 등으로 증상에 대한 대증치료를 실시할 수도 있다.

유충피내이행증을 예방하기 위해서는 개, 고양이를 주기적으로 구충하고, 개와 고양이가 해변가로 가지 않도록 하며, 사용하지 않는 모래상자는 덮어 두는 것이 좋다. 또, 열대지역의 해변가를 거닐 때엔 맨발로 걷거나 피부로 직접 모래와 접촉하여 일광욕을 하지 않도록 조심하고, 아이들이 모래를 가지고 놀 때 주의하도록 하는 것이 필요하다.

2 유충내장이행증

유충내장이행증은 동물을 종숙주로 하는 기생충의 유충이 사람의 내장기관을 침범하여 증상을 일으키는 질환을 말한다. 개회충(*Toxocara canis*)이 대표적인 병원충이며, 고양이회충(*Toxocara cati*), 돼지회충(*Ascaris suum*), 사자회충(*Toxascaris leonina*), 아니사키드유충, 유극악구충, 광동주혈선충 등의 선충과 주걱흡충의 무낭유충(mesocercaria of *Alaria*), 스파르가눔이나 유구낭미충 같은 흡충 또는 조충의 유충감염이 이 범주에 포함된다.

개회충 감염률은 6개월 미만의 어린 강아지의 것이 가장 높고, 6개월 이상 된 강아지에서의 감염률은 10% 미만이다. 강아지는 보통 감염된 암캐의 태반을 통한 수직감염 또는 생후 수유를 통해 감염되며, 충란 배출은 생후 2주경부터 시작된다. 고양이회충은 수유를 통해서 어린 고양이에게 감염될 수 있지만 수직감염으로는 감염되지 않는다. 어린 강아지나 고양이는 대개 생후 3-6개월 사이에 회복되며, 나이든 개나 고양이는 감염형 유충에 오염된 흙을 먹거나 감염된 설치류, 조류를 먹으면 감염된다. 외계로 배출된 충란은 2-3주 후 성숙하여 감염력을 갖게 되며 흙 속에서 수개월 동안 생존할 수 있다.

사람의 경우 우연히 감염형 충란을 먹었을 때 감염되는데, 소장에서 부화된 유충이 장점막을 뚫고 간으로 이동해 가서 기생하거나 혈류를 따라서 다양한 장기나 조직으로 이동한다. 흙을 먹는 습관이 있는 어린이의 감염이 흔히 관찰되는데 대부분 무증상이다. 증상의 정도는 감염 유충 수, 침범 조직에 따라서 무증상부터 심각한 증상까지 다양하게 나타난다. 대부분의 경감염은 무증상이며 호산구증가증만 보인다. 50%의 호산구증가증을 보이는 감염자는 발열, 간종대, 기침, 신경학적 증상, 안구내염(endophthalmitis) 등의 증상을 보이며, 아주 드물지만 경련발작과 같은 중추신경계 증상을 보이기도 한다.

가장 심각한 합병증은 개회충의 유충이 눈을 침범하여 망막에 육아종성 병변을 형성하는 것인데, 망막아세포종(retinoblastoma)으로 오진되어 안구를 적출하는 경우도 있다. 안저(fundus)의 한쪽에 융기된 흰색 또는 회색병변이 있는 어린이가 한쪽 시야가 안 보인다고 하거나 사시를 보일 경우 개회충에 의한 안구 유충이행증을 의심해 볼 수 있다.

소아가 원인불명의 발열과 호산구증가증을 보일 경우 유충내장이행증을 의심할 수 있다. 특히 흙을 먹는 습관이 있거나 간비종대가 있을 경우에는 유충내장이행증의 가능성이 더 높아진다. 가장 확실한 진단은 생검에서 충체를 확인하는 것이지만 대개의 경우 혈청학적 검사(ELISA)를 통해서 진단한다. ELISA는 제3기 유충의 분비배설항원을 항원으로 사용한다. 안구유충이행증이 의심되는 경우에는 혈청보다는 눈방수(aqueous humor)에서 높은 항체가를 관찰할 수 있다.

치료에 diethylcarbamazine, thiabendazole, ivermectin, albendazole을 사용할 수 있으나

모든 경우에 효과적인 것은 아니다. Corticosteroids를 투약하여 염증성 합병증을 완화시킬 수 있다.

유충내장이행증을 예방하기 위해서는 평소 청결한 생활습관을 갖도록 한다. 애완 고양이나 개를 키우는 경우 생후 2개월부터 주기적으로 구충하고, 애완동물의 대변은 집 근처 놀이터에서 안전하게 제거한다. 또 사용하지 않는 아이 놀이용 모래상자는 덮어두며, 아이에게 손을 잘 씻고 입안에 비위생적인 물질을 넣지 않도록 교육시킨다.

참고문헌

Hochedez P, Caumes E (2007) Hookworm-related cutaneous larva migrans. Journal of Travel Medicine 14: 326-333.

Kim TH, Lee BS, Sohn WM (2006) Three clinical cases of cutaneous larva migrans. Korean Journal of Parasitology 44: 145-149.

Beaver PC, Jung RC, Cupp EW (1984) Clinical Parasitology. 9th ed. Lea & Febiger, Philadelphia, USA.

49

고래회충증

Anisakiasis

1 개요

해산 포유동물에 기생하는 회충류의 제3기 유충이 해산 어류나 두족류를 통하여 인체에 감염되어 위장관계 질환을 일으키는 것을 통칭하여 고래회충증(anisakiasis)이라고 한다. 고래회충(*Anisakis simplex*)의 유충(*Anisakis* type I), 향유고래회충(*Anisakis physeteris*)의 유충(*Anisakis* type II), 물개회충(*Pseudoterranova decipiens*)의 유충(*Terranova* type A) 등 3종이 주로 인체감염을 일으키는 것으로 알려져 있다. 급성기에는 생선회를 먹고 약 3–6시간 후 심한 상복부통, 오심, 구토 등의 식중독 유사 증상이 나타나는데 위내시경 검사로 위벽을 뚫고 들어가는 충체를 검출할 수 있다. 만성화되면 복부팽만, 상복부 불쾌감, 소화불량 등의 증상이 계속되며 위벽에 호산구성 육아종이 생긴 경우는 위암과 감별진단해야 한다.

2 형태

유충의 길이는 약 20–35 mm이고 폭은 0.3–1.0 mm 정도이다. 충체 전단에는 3개의 입술과 조직을 뚫고 들어갈 때 사용하는 boring tooth가 있고 꼬리 부위에는 mucron이라 부르는 작은 돌기가 있다. 식도는 근육성으로 길쭉하며 선식도(glandular esophagus) 또는 위(stomach)에 해당하는 ventriculus를 거쳐 장관으로 연결된다. 유충의 종류에 따라 식도-장의 형태가 다소 다르다. *Anisakis*속(屬)은 식도, ventriculus와 장이 단순하게 연결되어 있으나 *Pseudoterranova*속은 식도, ventriculus, 장관으로 연결되어 있으면서 장의 앞부분에 ventriculus 쪽으로 팽대된 맹장(intestinal cecum)이 있다.

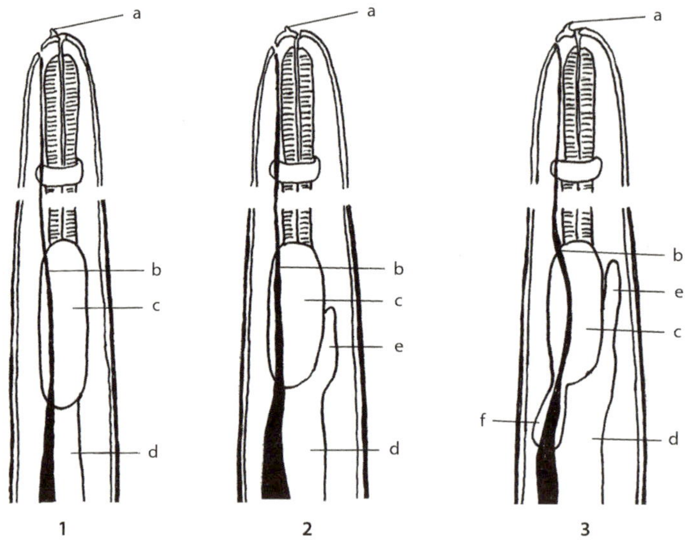

그림 72. 고래회충 유충(아니사키스 유충)의 형태.

1. *Anisakis*속, **2.** *Pseudoterranova*속, **3.** *Contracaecum*속.
a. boring tooth, **b.** renette 세포(배설세포), **c.** ventriculus, **d.** 장관, **e.** 장맹장(intestinal cecum), **f.** ventricular appendage.

3 생활사

종숙주인 해산 포유류의 대변에 섞여 나온 충란이 해수내에서 발육, 탈각 부화하여 제2기 유충이 되고 이 유충이 제1중간숙주인 해산 새우류(euphausiid crustacea)에 먹힌 후 탈피하여 제3기 유충이 된다. 제2중간숙주인 각종 어류와 두족류가 새우류를 잡아먹으면 소화관에서 복강으로 나가 각종 내장기관의 표면에 붙어 있게 된다. 감염된 제2중간숙주를 종숙주인 고래, 물개, 바다표범 등이 잡아먹으면 그들의 위(胃)에서 성충으로 발육한다. 인체에서는 제3기 또는 제4기 유충 상태로 머물다 사멸한다.

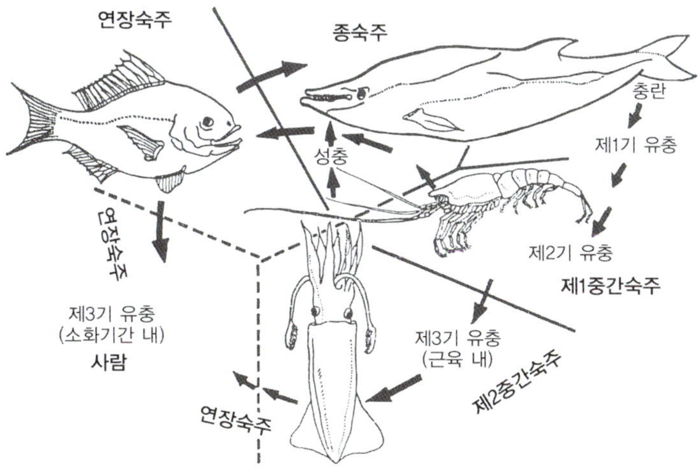

그림 73. 고래회충의 생활사.

4 역학적 특성

고래회충 유충(anisakid larvae)은 바다가 있는 세계 전 지역에 널리 분포하나 인체감염은 해산 어류를 날것으로 먹거나 소금에 절여 먹는 식습관이 있는 일본, 한국, 중국, 네덜란드 등지에서 주로 발생한다. 고래회충증(아니사키스증)의 실체를 처음으로 밝힌 네덜란드에서는 소금에 절인 청어의 생식으로 인하여 인체감염례가 발생하고, 해산 어류의 생식이 보편화되어 있는 일본에서는 무수히 많은 인체감염례가 발생하고 있다. 우리나라에서는 1971년에 첫 인체감염례가 보고된 후 지금까지 문헌상으로만 해도 430례 이상이 보고되어 있다. 급성 위고래회충증(위아니사키스증)에 대한 내시경 검사가 일반화된 후 생선회 소비가 많은 제주도, 부산 등과 같은 해안지역에서 많은 증례가 발견된다.

고래회충(아니사키스) 유충을 가지고 있는 제2중간숙주로는 50종 이상이 해산 어류와 두족류가 보고되어 있는데, 우리나라에서는 많은 감염자가 붕장어를 먹었다고 하였고 그다음으로 오징어, 조기, 방어, 광어 등의 순이었다.

5 병리, 병변과 증상

바다 생선을 날것으로 먹었을 때 들어온 유충이 위벽에 파고들거나 소장벽을 침입함으로서 발병한다. 초기에는 충체가 침입한 위벽 또는 장벽의 점막에 부종과 출혈이 생기며 심한 상복부통, 오심과 구토 등의 소화기 증상이 나타난다. 급성기가 지나면 박힌 충체 주위 조직에 대한 숙주반응으로 염증세포 침윤과 육아종성 변화가 시작되고 결국 호산구성 육아종(eosinophilic granuloma)이 형성된다.

생선회를 먹었는데 약 3–6시간 후 심한 상복부통, 오심, 구토 등 급성증상이 나타나므로 식중독으로 오인하기도 한다. 때로는 위염으로 발전하여 1주일 정도 증상이 계속될 수 있고 드물게 소량의 피를 토하는 수도 있어 위궤양으로 진단되기도 하며, 식욕부진과 흉통 등이 나타나는 수도 있다. 만성화되면 급성증상은 완화되나 복부팽만, 상복부 불쾌감, 소화불량 등이 계속되며 설사를 하거나 두드러기가 나는 수도 있다. 실험실 검사 소견으로 백혈구 증가, 적혈구 침강속도 증가, 호산구증다증 등이 나타난다. 위벽에 호산구성 육아종이 생긴 경우, 위암과 감별진단해야 한다.

아니사키스 유충감염으로 야기된 병변의 조직병리학적 소견은 감염기간 경과에 따라 크게 네 유형으로 나타난다.

1) 봉와직염형(phlegmon-formation type)

위고래회충증보다 장고래회충증(장아니사키스)증에서 흔히 관찰되는 급성감염 소견으로 충체가 두터워진 장벽이나 위벽에 싸여 있고 부종과 심한 호산구 침윤이 관찰된다.

2) 농양형성형(abscess-formation type)

유충이 다소 변성되어 있고 주변에 많은 호산구, 림프구와 중성구로 구성된 농양이 형성되어 있다.

3) 농양육아종형(abscess granuloma-formation type)

약 6개월 경과하면 농양은 줄어들고 육아조직이 늘어나며 림프구의 침윤이 심하게 된다.

4) 육아종형(granuloma-formation type)

많은 기간이 경과하여 병변이 만성화되면 충체는 일부 잔해만 남고 육아조직이 크게 발달된다.

6 진단

심한 상복부통, 오심, 구토 등의 급성기 증상이 나타나는 환자의 경우, 생선회를 먹은 적이 있는지 과거력을 확인한 뒤 위내시경 검사를 시행한다. 내시경 검사에서 위벽 또는 소장벽을 뚫고 들어가는 충체를 발견하여 적출한 후 종 동정하면 진단과 치료가 동시에 이루어진다. 그러나 충체가 완전히 위벽내로 들어간 경우에는 내시경으로 발견하기 어렵다.

의심되는 병소의 조직을 생검하여 조직병리학적 소견을 토대로 진단한다. 생검한 조직에서 다행히 충체의 단면이 나타나면 다근육형(polymyarian type), 나비 모양 측선(lateral cord), 소시지 모양의 배설세포(renette cell) 등과 같은 특징적인 소견을 근거로 진단한다. 그 외 방사선학적 검사와 면역혈청학적 검사(ELISA)도 진단에 도움이 된다.

7 치료

가장 확실한 치료법은 내시경 검사를 통해 위벽 또는 소장벽을 뚫고 들어가는 충체를 발견하여 적출하는 것이다. 충체가 완전히 위벽내로 들어간 경우에는 위내시경을 이용한 충체 적출이 불가능하다. 이런 경우 증상이 심하지 않으면 별다른 치료가 필요치 않으나 증상이 심하면 수술로 제거해 주어야 한다. 아직까지 만족할 만한 화학요법제는 개발되지 않았으나, 최근 ivermectin이 효과를 나타낼 가능성이 시사되고 있다.

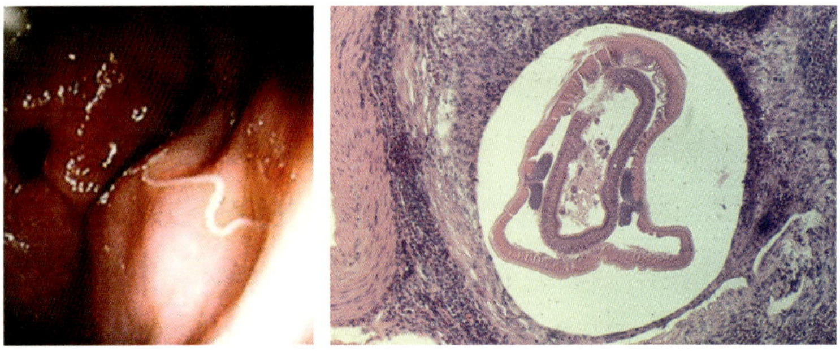

그림 74. 위고래회충 유충증(위아니사키스증)의 내시경 소견(왼쪽)과 절제된 조직의 충체 단면(오른쪽).

8 예방과 관리

감염원인 해산 어류나 두족류를 날것으로 먹지 않는 것이 가장 확실한 예방법이다. 회를 먹을 경우, 해산물이 살아 있는 신선한 상태일 때 회로 만들어 섭취해야 한다. 왜냐하면 어류나 두족류가 죽은 후 시간이 경과하면 내장에 있던 고래회충 유충이 근육 내로 이동하는 경향이 있기 때문이다. 죽은 해산물은 굽거나 끓여서 먹는다. 고래회충 유충은 매운 양념, 겨자, 식초 등에서도 쉽게 죽지 않고 과량의 방사선에 노출되어도 활발한 운동성을 유지하면서 저항성을 보인다.

9 기타 관련종

* *Goezia* species(Nematoda, Anisakidae)

성충이 어류와 양서류, 파충류 등에 기생하는 anisakid 선충으로 인체 기생례가 보고되었으나 임상적인 중요성은 높지 않다.

참고문헌

Chai JY, Murrell KD, Lymbery AJ (2005) Fish-borne parasitic zoonoses: status and issues. International Journal for Parasitology 35: 1233-1254.

Gutierrez Y (2000) *Anisakis* and *Pseudoterranova*-Anisakiasis and Pseudoterranoviasis. In Diagnostic Pathology of Parasitic Infections with Clinical Correlations, 2nd ed. pp 384-391, Philadelphia, Lea & Febiger.

Markell EK, John DT, Krotoski WA (1999) Markell and Voge's Medical Parasitology, 8th ed. pp 298-301, Philadelphia, W.B. Saunders Co.

Miyazaki I (1991) Anisakiasis. In Helminthic Zoonoses. pp 314-327, Tokyo, International Medical Foundation of Japan.

50
악구충증
Gnathostomiasis

1 개요

악구충(*Gnathostoma* species)은 일종의 조직기생 선충류로서 전 세계 문헌에 20여 종이 기록되어 있으나 상당수가 먼저 기술된 종과 같은 종(synonym)으로 분류되어 10여 종만이 독립된 종으로 인정받는다. 악구충에 의한 인체감염증(gnathostomiasis)은 1889년 태국에서 처음으로 보고되었으며 그 후 태국을 비롯한 동남아시아와 일본, 중국, 인도, 필리핀, 이스라엘과 멕시코 등에서 많은 증례가 보고되어 왔다. 거의 대부분의 증례에서 유극악구충(*G. spinigerum*)이 인체감염증의 원인 충체로 보고되었고 가끔씩 돼지악구충(*G. hispidum*)이 보고되었으며 근래에 와서 일본악구충(*G. nipponicum*)과 *G. doloresi*의 인체감염이 확인되었다. 국내에서는 중간숙주에서 악구충의 유충이 검출된 적은 있으나 토착적인 인체감염은 발생하지 않았다.

2 형태

종에 따라 약간의 차이는 있지만 각 종류별 악구충의 종숙주에서 검출되는 성충 암컷은 길이가 20–33 mm이고 수컷은 15–25 mm 범위에 있다. 충란은 긴 타원형이고 평균 71 × 40 ㎛ 크기이며 한쪽 끝에 얇은 막으로 구성된 bulge(plug)를 가진다(단, *G. doloresi*의 충란은 크기가 평균 58.7 × 33.3 ㎛로 다른 종의 충란에 비해 작고 양쪽 끝에

bulge를 가짐). 제1중간숙주인 담수산 요각류(copepods)에서 검출되는 초기 3기 유충(early third-stage larva)은 길이가 0.5 mm 정도이나 제2중간숙주 또는 운반숙주에서 검출되는 제3기 유충(advanced third-stage larva)은 길이가 2.5-4.0 mm에 이른다. 유충과 성충의 두부(head portion)에는 특징적인 팽대부(head bulb)가 있고 전단에는 2개의 구순(lips)이 있다. 팽대부에는 갈고리(hooklet)가 여러 줄로 나열되어 있고 충체의 체표면에는 가로주름(transverse striations)과 피극(tegumental spines)이 일정한 간격으로 배열되어 있다. 피극은 충체 후방으로 가면서 크기도 작아지고 밀도도 낮아진다. 구강 바로 뒤로 비교적 긴 근육성 식도와 두 쌍의 경부낭(cervical sac)이 나란히 위치하고 식도 뒤로 검은색 내용물이 들어 있는 장이 이어지며 후단 인근 복측으로 항문이 개구된다.

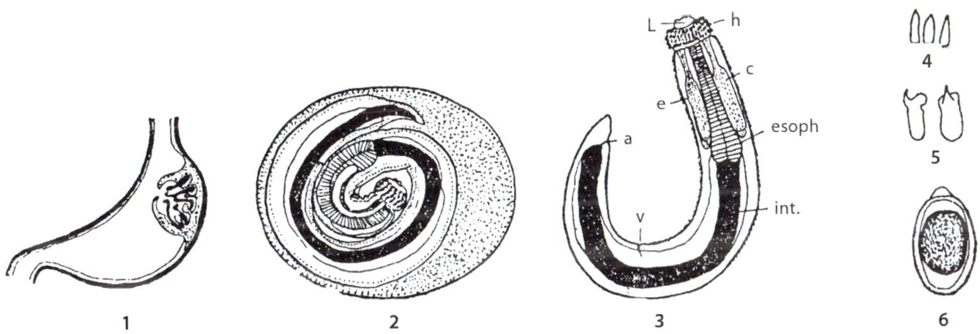

그림 75. 유극악구충.

1. 충체에 의해 형성된 위(stomach)의 병변(육식동물 종숙주), **2.** 피포 제1기 유충(물속),
3. 제3기 유충(제2중간숙주에서), **4.** 두극, **5.** 각피극, **6.** 충란.

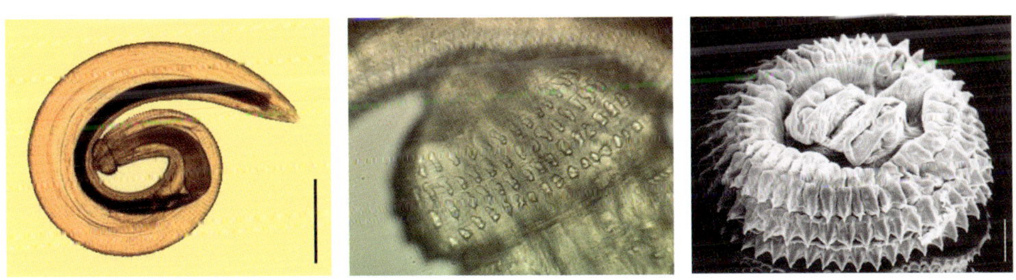

그림 76. 유극악구충(*Gnathostoma spinigerum*)의 제3기 유충
(유충 전체, 머리 부위와 두극, 머리 부위의 주사전자현미경 소견)(Jung et al., 2008).

3 생활사

종숙주의 종류는 종에 따라 다소 다르다. 유극악구충은 고양이과의 식육동물이, 돼지악구충과 *G. doloresi*는 돼지와 멧돼지 등이 종숙주이다. 이들 악구충의 성충이 종숙주의 위벽에 파고들어가 종양 모양의 거처를 만들고 살아간다. 일본악구충은 족제비가 종숙주이고 족제비의 식도벽에 성충이 기생한다. 종숙주의 대변으로 배출된 충란이 물속으로 들어가 발육한 후 제1기 유충이 탈각부화하여 물속으로 나온다. 이 유충을 제1중간숙주인 담수산 요각류(cyclopoid copepods)가 섭취하면 이들 숙주내에서 제2기 유충으로 발육하고 이 유충을 가진 요각류를 어류, 양서류 등의 제2중간숙주가 먹으면 이들의 체내에서 제3기 유충으로 자란다. 제2중간숙주 상호간에도 먹이사슬로 인하여 유충이 전파되고 종숙주가 아닌 포유동물이나 조류, 파충류 등이 제3기 유충을 가진 동물을 섭취했을 때 유충에 감염되어 운반숙주로 작용한다. 종숙주는 제3기 유충을 가진 제2중간숙주 또는 운반숙주를 섭취했을 때 감염되며 종숙주내에서 성충으로 발육한다. 인체내에서는 완전한 성충으로 발육하지 못하고 유충 또는 유약충 상태로 체내를 이행하면서, 사람 역시 운반숙주 같은 구실을 하게 된다.

4 역학적 특성

악구충은 일반적으로 담수산 요각류(cyclopoid copepods)를 제1중간숙주로 하고 담수어 또는 양서류(올챙이)를 제2중간숙주로 하여 생활사가 영위되며 인체감염은 유충이 감염되어 있는 중간숙주 또는 운반숙주를 날것으로 먹었을 때 이루어진다. 약수 또는 자연수 속에 포함되어 있는 유충감염 요각류를 함께 먹었을 경우, 유충감염 제2중간숙주 또는 운반숙주를 생식하였을 경우 감염될 수 있다. 드물게는 유충감염 담수어 또는 육류를 날것으로 다루어 오염된 도마를 통하거나 조리사의 피부 상처를 통해서도 감염될 수 있다.

1) 악구충의 숙주

(1) 제1중간숙주

충 종에 관계없이 물벼룩으로 통칭되는 담수산 요각류인 *Cyclops*와 *Eucyclops*, *Mesocyclops*, *Thermocyclops*, *Acanthocyclops*속(genus)에 속하는 종류가 다수 보고되어 있다.

(2) 제2중간숙주 또는 운반숙주

충 종에 따라 다음과 같이 보고되어 있다.

① 유극악구충: 가장 중요한 인체감염원은 가물치(*Channa argus*)이며 메기(*Parasilurus asotus*), 미꾸리(*Misgurnus anguillicaudatus*), 동사리(*Mogurnda obscura*), 뱀장어(*Anguilla japonica*), 풀망둑(*Acanthogobius hasta*), 잉어(*Cyprinus carpio*), 붕어(*Carassius auratus*) 등 8종류의 어류와 3종류의 갑각류(crab: *Potamon dehaani*, *Procambarus clarkii*, *Eriocheir japonicus*), 8종류의 양서류(개구리, 도롱뇽, 두꺼비), 5종류의 파충류(주로 뱀), 23종류의 조류와 6종류의 포유류가 보고되어 있다.

② 돼지악구충: 미꾸리, 붕어, 개구리(*Rana nigromaculata*, *R. limnocharis*), 살모사(*Agkistrodon brevicaudus*), 흰쥐, 마우스 등이 보고되어 있다.

③ 일본악구충: 미꾸리, 메기, 시마연어(*Oncorhynchus masou*), 황어, 유혈목이(*Rhabdophis tigrinus*) 등이 보고되어 있다.

④ *G. doloresi*: 5종류의 뱀(*Trimeresurus flavoviridis*, *T. okinavensis*, *Natrix pryeri*, *Dinodon semicarinatus*, *Agkistrodon halys*)과 2종류의 도롱뇽이 보고되어 있다.

국내에서는 1973년에 경남지방의 가물치 1마리에서 유극악구충의 유충 2마리가 검출되었고, 중국에서 수입한 미꾸리에서 일본악구충과 돼지악구충의 유충이 검출되었으며 국내산 살모사에서 돼지악구충의 유충이 다수 검출되었다. 이와 같이 이미 악구충의 국내 분포가 확인되었고 생태학적으로 악구충의 생활사에 필요한 조건들이 두루 갖추어져 있기 때문에 인체감염례가 발생할 가능성이 높은 편이다. 그러나 지금까지 국내에서 토착적으로 발생한 증례는 없었고 타이와 미얀마에서 감염되어 들어온 증례는 있었다.

5 병리, 병변과 증상

악구충의 유충이 인체에 도입되었을 때 장벽을 뚫고 나와서 피하조직과 체내로 이행하게 되는데 어떤 장기로 가느냐에 따라 병원성이 달라진다. 감염 초기에 충체가 장벽과 간을 통과하여 이행하기 때문에 2-3주 동안 상복부통, 오심과 구토 등의 소화기 증상이 나타난다.

1) 피하악구충증(subcutaneous gnathostomiasis)

피하조직내로 이행하게 되면 경화된 결절이 만들어지거나 이행 부위를 따라 터널이 형성된다. 결절은 부종과 염증반응에서 기인한 것인데 때로는 가려운 홍반성 피부반응이 나타난다. 구충에 의한 피내이행 병소와 달리 피하 또는 근육내에 깊은 병소를 빈번하게 만드므로 이행종창이 단속적으로 나타나며 직경이 몇 cm에 이르는 경우도 있다.

2) 중추신경계 악구충증(CNS gnathostomiasis)

중추신경계에서 충체가 자유롭게 이행하면서 조직을 파괴하여 신경근척수염, 신경근척수뇌염, 거미막하출혈 등을 유발한다. 척수신경통은 충체가 척수근신경을 통하여 이행하는 결과로 야기되며 1-5일간 지속된다. 척수신경통은 하나 또는 그 이상의 사지마비를 동반하는데 마비의 정도는 경미한 것에서부터 해당 사지의 극심한 약화까지 다양하다. 악구충성 뇌염의 증례에서 가끔 사지마비가 동반되는 두개신경 증상이 나타나기도 한다. 두개신경마비, 안진, 수막과민 등이 특징적인 소견이며 악구충증의 특징으로 생각되는 명백한 이행양상이 나타난다. 충체의 위치에 따라 통증, 마비, 간질발작 또는 혼수 등의 증상이 나타난다. 뇌척수압이 증가하는 경우도 가끔 있고 척수액이 출혈성 또는 황색성이며 호산구증다증이 모든 증례에서 관찰된다.

3) 눈악구충증(ocular gnathostomiasis)

충체가 시신경을 경유하여 이행함으로써 유발되며 가끔 벨마비(제7뇌신경 마비)가 동반되기도 하고 이물감, 시력상실 등이 나타나기도 한다. 일반적으로 충체의 이행 부위에 따라 임상적 발현이 달라지는데 전포도막염, 녹내장 등의 원인이 되기도 한다.

4) 폐악구충증(pulmonary gnathostomiasis)

초기에 피하부종, 호산구증다증, 원인불명의 편측성 흉막삼출액 등의 증상이 나타난다. 기침과 흉통이 있고 흉부 X-선 소견상 병소가 있는 증례에서 충체가 검출된 증례와 자연기흉을 주요 증세로 하는 증례가 보고되었다.

5) 위장관계 악구충증(gastrointestinal gnathostomiasis)

악구충이 장벽을 침입하면 장벽이 두꺼워지고 좁아지므로 위장관계 악구충증의 주 증상은 폐쇄에 의한 급성 복증으로 나타난다. 조직학적으로는 호산구, 다형핵세포, 림프구 등으로 이루어진 농양이 나타난다.

6 진단

악구충증의 진단은 주로 유행지에서의 담수어 생식여부와 피하이행종창과 같은 임상증상을 토대로 이루어진다. 임상적으로 이행성 타입의 경우, 구충의 피내이행증 또는 피내승저증(cutaneous myiasis)과 감별진단되어야 하고 비이행성 타입의 경우는 종기증(furunculosis)과 구별되어야 한다. 충체가 회수되었을 때 충체의 형태학적 특징을 토대로 한 정확한 종 동정이 이루어져야 하고 생검조직에서 충체단면이 발견되었을 때는 특징적인 조직학적 소견을 토대로 진단한다.

조직내 기생충이므로 면역혈청학적 검사가 유효하다. 제3기 유충의 crude extract 또는 분비배설물을 이용한 효소면역반응(ELISA)이 혈청 또는 척수액에서 항원 특이 IgE 또는 IgG 항체를 검출하는 데 사용되었고 악구충에 특이하게 반응하는 제3기 유충 유래의 24 kDa 당단백 항원이 면역학적 진단에 사용되었다.

7 치료

외과적 수술로 충체를 적출하는 것이 가장 확실한 치료법이지만 충체가 검출되는 경우는 흔치 않으므로 albendazole의 장기(14–21일간) 투여가 추천된다.

8 예방과 관리

자연수 또는 약수를 생수로 마시지 말고 가물치를 비롯한 담수어, 양서류, 파충류, 조류와 포유류 등을 날것으로 먹지 않는다. 아주 드물지만 담수어 또는 육류를 날것으로 다루어 오염된 도마 또는 조리사의 상처를 통해 감염될 수 있으므로 주의한다.

참고문헌

국립보건원 해외유입전염병관리센터. 악구충증. 해외유입전염병, 1996, 155-167.

Gutierrez Y (2000) Diagnostic Pathology of Parasitic Infections with Clinical Correlations. 2nd ed. Lea & Febiger, Philadelphia.

Jung BK, Lee JJ, Pyo KH, Kim HJ, Jeong HG, Yoon CH, Lee SH, Chai JY (2008) Detection of *Gnathostoma spinigerum* third-stage larvae in snakeheads purchased from a central part of Myanmar. Korean Journal of Parasitology 46: 285-288.

Sohn WM, Lee SH (1998) The first discovery of larval *Gnathostoma hispidum*(Nematoda: Gnathostomidae) from a snake host, *Agkistrodon brevicaudus*. Korean Journal of Parasitology 36: 81-89.

Yoshimura K (1998) *Angiostrongylus*(*Parastrongylus*) and less common nematodes. In Topley & Wilson's Microbiology and Microbial Infections. Vol 5, 9th ed., pp 635-659, Arnold, London.

51
동양안충
Thelazia callipaeda

1 개요

사람의 눈물샘과 결막낭에 기생하며 충체의 존재나 그 움직임을 보거나 느낄 수 있는 선충이다. 사람의 안충증(thelaziasis)을 일으키는 것으로 동양안충(*Thelazia callipaeda*)과 캘리포니아안충(*Thelazia californiensis*)이 확인되었고, 우리나라에는 동양안충만 분포한다. 이 두 종은 크기와 모양, 생활사가 비슷하나 분포지역과 종숙주의 종이 다르다. 여기서는 동양안충을 위주로 설명한다.

2 형태

성충의 크기가 암컷은 길이 10–18 mm, 폭 0.4–0.8 mm이고, 수컷은 길이 5–13 mm, 폭 0.3–0.7 mm이다. 사다리꼴 모양의 구상이 앞 끝에 있고 잘 발달한 식도로 연결된다. 암컷의 질구가 식도의 뒷부분에 있는데, 질구 위치가 동양안충은 식도–장의 경계보다 앞에, 캘리포니아안충은 그 뒤쪽에 위치한다. 히니로 연결된 긴 관으로 구성된 난소와 자궁은 시작부에 난소세포로부터 계린 모양의 미수정란, 수정란, 자충포장란이 이어져서 분포하여 질구 쪽 자궁 끝에는 유충이 둥글게 말려 맷돌 모양으로 변형된 난각에 싸여 있다. 수컷은 끝이 복측으로 말려 있고, 두 개의 교접침을 갖고 있다.

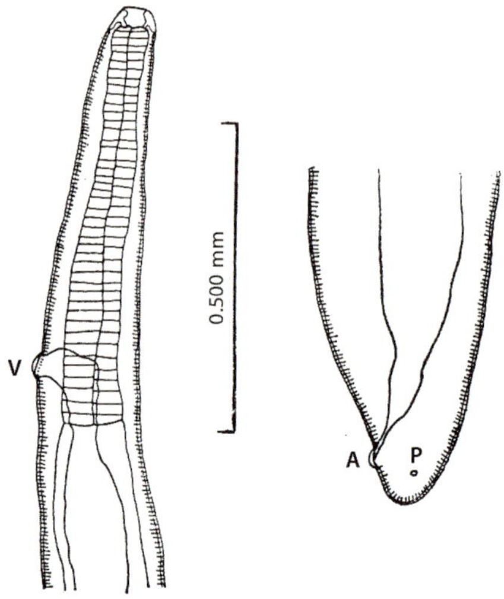

그림 77. 동양안충 암컷의 전반부와 후반부.

V. 음문(식도–장 접합부의 전방), **A.** 항문, **P.** 항문 후방의 유두(papilla).

3 생활사

성충은 포유동물의 결막낭, 눈물샘 또는 눈물관에 기생한다. 산란된 충란에는 유충이 이미 발육되어 있고 눈물에 섞여 있다가 중간숙주가 종숙주의 눈물을 핥아먹을 때 중간숙주의 체내로 넘어가서 두 번 변태 후 제3기 유충이 된다. 이 유충은 중간숙주의 침샘에 모여 있다가 눈물을 핥을 때 결막낭내로 주입되어 새로운 감염이 일어난다. 종숙주는 개, 소, 말 사슴, 사람 등이며, 중간숙주는 파리 종류로 확인되었다. 일본에서 *Amiota* sp.가, 미국에서는 *Fannia* spp.가 보고되었으나 국내에서는 중간숙주의 종이 확인되지 않았다.

4 역학적 특성

분포지역은 동양안충의 경우 인도, 동남아시아, 중국, 한국, 일본 등이며, 캘리포니아안충은 미국 서남부와 중미지역이다. *Thelazia*속에 20여 종이 있으며 그 분포는 전 세계적이다. 이 중에서 인체감염이 확인된 것은 위의 두 가지 종이다. 종숙주의 범위는 비교적 넓고, 이들 모두는 보유숙주가 되지만 그 동물의 종류는 지역별로 다르다. *Amiota* spp., *Fannia* spp. 등의 파리에 의해 매개되는 절지동물매개성 기생충이다.

인체감염례가 우리나라에서는 현재까지 30례 정도가 보고되어 있다. 대개 서울 근교 등 중부지방에서 발생하였고, 활동성이 큰 20–30대 성인에게 많다. 아직까지 매개곤충의 종이 확인되지 않고 있으며, 보유숙주로는 개가 확인되었다. 군견에서 감염률과 감염량이 상당히 높다.

5 병리, 병변과 증상

인체감염 초기에는 눈물샘에 잠복하므로 증상이나 병변이 별로 없이 지내나, 성충이 되면 결막낭으로 자주 나타나므로 이때 심한 이물감, 결막 충혈, 가려움증 또는 통증 등의 증상이 동반된다. 대개의 경우 환자 본인이 별안간 움직임이 있는 이물감을 느끼고 거울을 통해 들여다보고 흰색 실 모양의 벌레가 결막낭에 있다는 사실을 알게 된다. 사람에게 다수의 충체가 감염되는 경우가 드물지만 개의 경우 수백 마리가 nictitating membrane 안에 모여 실타래 같이 엉켜서 기생하는 경우도 흔하다. 일본에서는 개가 각막 혼탁에 의해 실명한 경우가 있다고 한다.

6 신단과 치료

환자 스스로 눈을 거울로 들여다보거나 주위 사람이 결막낭을 보고 충체의 움직임을 보고 진단한다. 환부에서 충체를 수집하여 동정한다. 결국 결막낭 안에서 이동하는 충체를 집어내는 것이 진단과 치료가 된다. 아직까지 효과 있는 구충제는 소개되지 않았다. 증상이 심하면 tetracaine 등 결막 마취제를 사용한다.

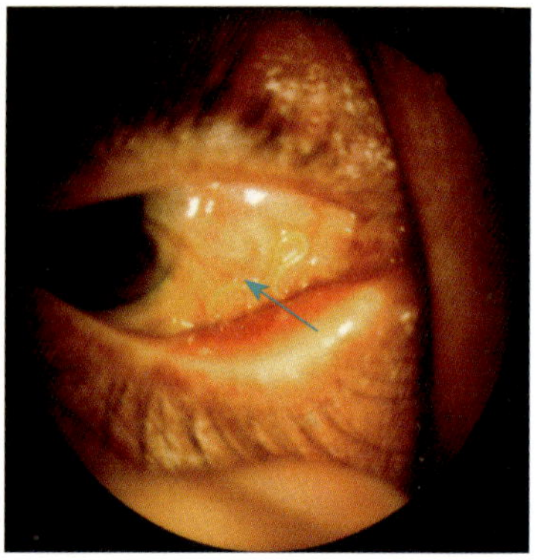

그림 78. 동양안충(*Thelazia callipaeda*)에 감염된 환자의 안구 소견과 충체(화살표).

참고문헌

Hong ST, Lee SH, Han H (1985) A human case of thelaziasis in Korea. Korean Journal of Parasitology 23: 324-326.

Hong ST, Park YK, Lee SK, Yoo JH, Kim AS, Chung YH, Hong SJ (1995) Two human cases of *Thelazia callipaeda* infection in Korea. Korean Journal of Parasitology 33: 139-144.

Seo M, Yu JR, Park HY, Huh S, Kim SK, Hong ST (2002) Enzooticity of the dogs, the reservoir host of *Thelazia callipaeda*, in Korea. Korean Journal of Parasitology 40: 101-103.

52
사상충과
Family Filariidae

1 개요

사상충과(Family Filariidae)에 속하는 충체들은 가늘고 긴 실 모양(絲狀, filariform)을 하고 있으며, 절지동물매개성(arthropod-transmitted) 기생충으로 척추동물의 림프계통, 순환기, 근육, 결체조직 또는 체강에 침입한다. 원래 사상충상과(Superfamily Filarioidea)에는 89속이 있으며 이 가운데 사람에게 감염되는 것은 8종이며 이들은 사상충과에 속한다(Neva and Brown, 1994). 이 중 감염인구가 많은 주요 종은 다음과 같다.

1) 림프계 사상충증(lymphatic filariae)

(1) 말레이사상충(*Brugia malayi*)

(2) 반크롭트사상충(*Wuchereria bancrofti*)

2) 조직내 사상충(tissue Invading filariae)

(1) 회선사상충(*Onchocerca volvulus*)

(2) 로아사상충(*Loa loa*)

(3) 개심장사상충(*Dirofilaria immitis*), 티몰사상충(*Brugia timori*), *Mansonella perstance*, *M. ozzardi* 등은 빈도는 낮으나 사람을 감염시킨다.

1990년대 중반 세계의 감염인구는 림프계 사상충증 약 1억 3천만 명, 회선사상충증 약 1천8백만 명으로(Strickland, 2000), WHO의 주요 관리대상 기생충으로 정해져 있다. 주요 인체감염 사상충의 일반적 특성은 표 11에 나타난 바와 같다.

표 11. 인체기생 사상충류.

Parasite	*Wuchereria bancrofti*	*Brugia malayi*	*Onchocerca volvulus*	*Loa loa*
Geographical distribution	Worldwide Tropical & Sub-tropical area	East Indies Southern Asia	Africa, Central & South America	Africa
Definitive host	Man	Man, Monkey	Man	Man, Monkey
Intermediate host	Mosquitoes	Mosquitoes	Black flies	Tabanid flies
Location in man				
(adult)	Lymphatics	Lymphatics	Subcutaneous tissues	Subcutaneous tissues
(microfilariae)	Blood	Blood	Skin, Subcutaneous nodule	Blood

2 사상충의 생물학적 특성

1) 사상충의 성충은 몸길이가 2–50 cm 가량이며, 암컷이 수컷보다 2배 정도 더 길다. 암수 교접 후 자충(미세사상충, microfilaria, mf)을 산출한다. 미세사상충이 암컷의 자궁 안에 있을 때는 난각에 싸여 있으나 질구 가까운 곳에서는 껍질을 뒤집어쓴 자충(ensheathed microfilaria)으로 변하며, 결국 태생(viviparous)으로 배출된다. 배출된 미세사상충(mf)은 림프액이나 혈액내로 들어가 전신을 순환하거나 조직내 기생 사상충의 미세사상충은 조직액으로 들어가 기생부위 부근에 분포되기도 한다.

2) 미세사상충은 일정 시간대에 혈중에 집중적으로 나타나는 성질이 있는데 이런 현상을 정기출현성(turnus, periodicity)이라 한다. 밤에 많이 나타나는 것은 야간정기출현성(nocturnal periodicity), 낮에 나타나는 것은 주간정기출현성(diurnal periodicity)이라 부른다. 밤낮의 구분이 뚜렷하지 않은 것은 부정기출현성(subperiodicity)이라 부른다. 이같은 정기출현성이 나타나는 현상에 대해서는 아직 정설은 없으나 매개곤충의

흡혈습관과 긴밀한 연관이 있다. 혈중에 나타나지 않을 때 미세사상충들은 폐조직에 모여 있다고 알려져 있다.

3) 인체내 미세사상충의 크기와 형태는 사상충의 종에 따라 차이가 있는데, 껍질(microfilarial sheath)의 유무, G-cell과 신경륜(nerve ring), 항문(anal pore)의 위치, 그리고 말단핵(terminal nucleus)의 유무 등으로 종을 감별한다.

4) 중간숙주인 흡혈성 절지동물이 감염자의 혈액을 흡혈할 때 미세사상충이 중간숙주 체내로 유입되며, 이곳에서 여러 번 탈피하여 감염형인 사상유충까지 발육한 후 그 절지동물의 주둥이(proboscis)로 이동한다.

5) 감염된 후 성충이 되기까지 수개월이 걸리며, 혈액이나 조직내에 미세사상충이 나타나는 것은 감염 후 약 6개월부터이다. 인체내에서의 수명은 3−5년으로 추정된다.

6) 사상충 항원에 대한 면역반응으로 호산구증다증, IgE 상승과 같은 과민반응과 림프관염, 상피증(elephantiasis) 같은 여러 가지 면역병리학적 병변이 초래된다.

참고문헌

Neva FA, Brown HW (1994) Basic Clinical Parasitology. 6th ed. London, UK. Prentice Hall International.

Strinckland TG (2000) Hunter's Tropical Medicine and Emerging Infectious Diseases. 8th ed. Philadelphia, USA. WB Saunders.

53
말레이사상충
Brugia malayi

1 개요

윤일선(1927)이 일본에서 한국인 사상충증 환자를 부검하고 반크롭트사상충증으로 진단한 것이 최초 감염례이다. 후에 말레이사상충증으로 정정되었다(Seo, 1970). 우리나라 말레이사상충에 대해서는 1960년대 시작된 Seo(1970)의 연구를 통해 자세히 알려지게 되었다.

2 형태와 생활사

반크롭트사상충보다는 작으며, 전단이 넓고 질구가 식도에 연하여 개구하고 교접침이 복잡하게 생겨 있다. 미세사상충은 껍질(sheath)에 싸여 있고 충체 말단에는 말단핵(terminal nuclei)이 있는 것도 반크롭트사상충과 구별되는 점이다. 성충 암컷은 길이 45–55 mm, 폭 0.13–0.17 mm이며, 수컷은 길이 14–23 mm, 폭 0.07–0.08 mm 정도이다. 미세사상충은 180–230 ㎛ 크기이다. 일반적인 형태와 생활사는 반크롭트사상충과 비슷하다.

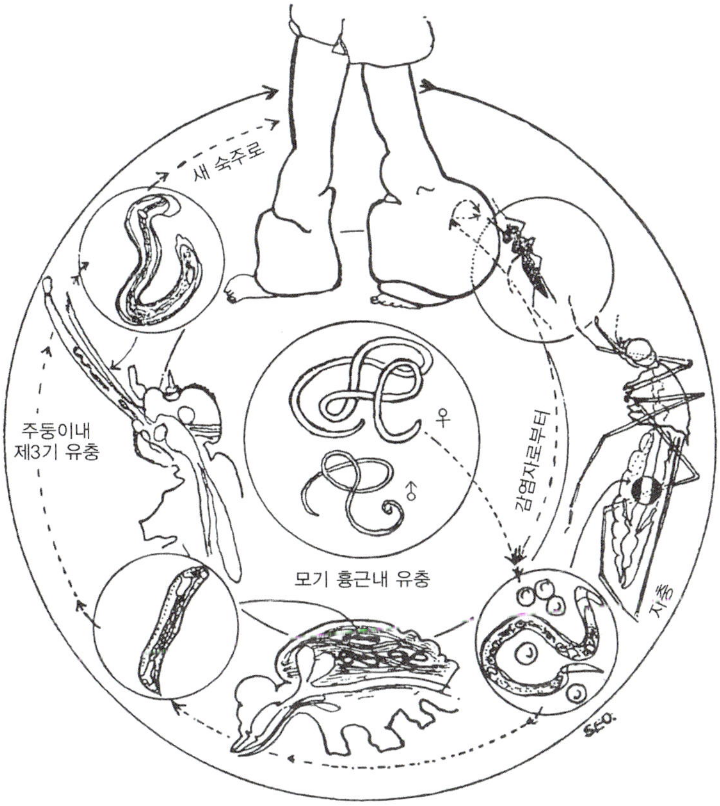

그림 79. 말레이사상충의 생활사.

3 역학

국내에 분포하는 유일한 인체감염 사상충이다. 제주도, 흑산도 등 서남해의 섬과 해안 지방 일부에 유행지가 있었고, 경북내륙에서도 유행한 적이 있었다. 그러나 현재 이미 알려진 지역에서는 감염자를 찾기 어렵다. 최근 서남해 외딴섬의 주민 일부에서 국소적으로 유행하였으나 2007년 우리나라의 말레이사상충증이 완전히 소멸되었음을 WHO에 보고하기에 이르렀다(NIH, 2007). 세계적인 유행지는 중국 양사강 하구의 섬 지역, 말레이시아, 인도네시아를 비롯한 동남아 일대이다. 매개모기로 동남아 유행지에서는 *Mansonia* spp.가 중요하나 우리나라와 일본에서는 토고숲모기(*Aedes togoi*)가 주요 매개곤충(vector)이고, 경북 내륙지역에서는 중국얼룩날개모기(*Anopheles sinensis*)가 매개하였다. 동남아에서는 원숭이가 주요 보유숙주지만 국내에서는 보유숙주로 알려진 것이 없다. 실험을 통해서는 고양이와 저빌(gerbil)에 감염되는 것으로 나타났다. 유충은 자정을 정점으로 삼는 전형적인 야간정기출현성을 갖는다.

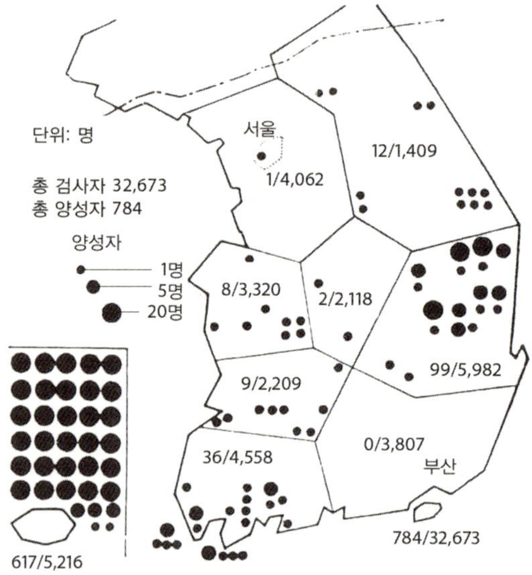

그림 80. 1970년대 국내 말레이사상충증의 지리적 분포.
2009년 완전 소멸되었음을 국내외에 공포함.

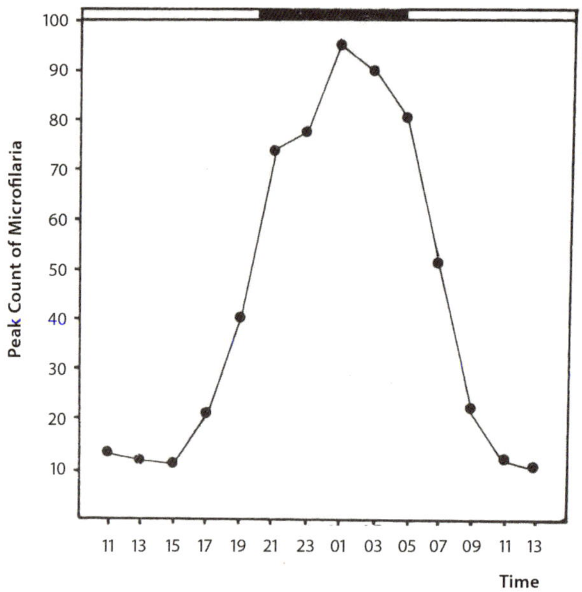

그림 81. 말레이사상충 자충의 야간정기출현성.

4 병리와 증상

기생부위와 병변, 증상이 반크롭트사상충의 감염 시와 같다. 사지 특히 하지에 빈발하나 반크롭트사상충과는 달리 체간이나 음낭 등 생식기를 침범하는 경우가 없고, 비뇨기계 기관에도 기생하지 않으며, 따라서 유미뇨의 배출도 없다. 전반적으로 증상이 가볍고, 치료약제의 효과가 좋다는 점도 다른 점이다. 제주도의 유행지에서는 말레이사상충 감염에 의한 림프관염과 발적을 '피내림', 급성기 증상을 '몸살' 또는 '각몸살'이라 불렀다. 하지의 상피증 환자를 '수종다리'라 부르기도 하였다.

반크롭트사상충이나 회선사상충의 경우와 같이 림프관염, 피부염 등 염증을 초래하는 데에 사상충 충체 내의 내부 공생체(endosymbiont)인 *Wolbachia* 세균이 관여하는 것으로 알려져 있다. 구충제 투여 후 심한 부작용이 초래되는 이유도 사상충 살멸 후 이 세균이 다량 유리되기 때문인 것으로 해석하다(Taylor et al., 2010).

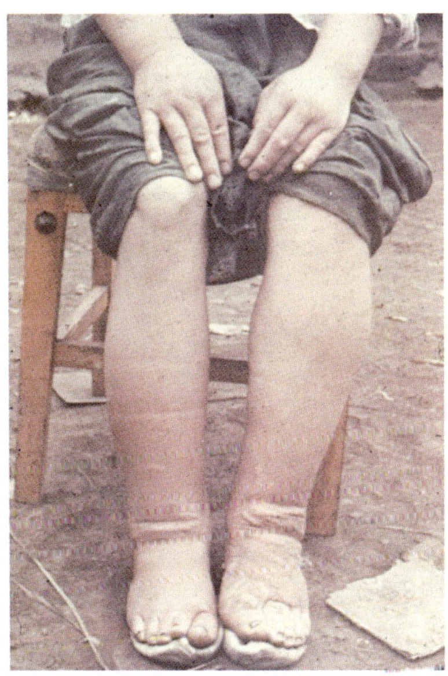

그림 82. 1970년대 말레이사상충에 감염된 제주도의 상피증 환지.

5 진단

야간에 말초혈액도말검사를 시행하여 미세사상충(그림 83)을 현미경으로 증명한다. 치료약을 투여하고 혈액도말검사를 시행하는 유도검사(provocation test)를 할 수도 있다. 이미 상피증으로 진행된 환자의 말초혈액에서 미세사상충이 검출되는 일이 거의 없어 확진이 어려우며, 혈청학적 검사로 추정하는 방법밖에 없다.

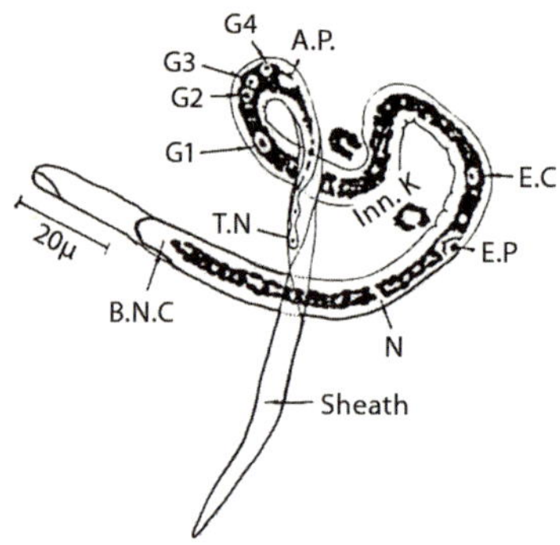

그림 83. 혈액내에서 검출되는 말레이사상충의 미세사상충(microfilaria of *Brugia malayi*).

6 치료

Diethylcarbamazine(DEC), ivermectin, ivermectin+albendazole, DEC+albendazole 등을 사용한다. 선택약인 DEC의 경우 하루 6 mg/kg씩 6일간 복용하고, 1주일 후에 다시 같은 양을 반복해 복용한다. 살아 있는 미세사상충이 혈액내에 있을 경우에는 치료 중 급성기 증상과 똑같은 발열과 몸살 등의 부작용이 나타날 수 있다. 따라서 투약 전 환자에게 이러한 부작용을 미리 설명해야 한다. 이미 상피증으로 발전한 만성기 환자에 대한 투약은 아무런 효과가 없으므로 미세사상충이 검출되는 시기에 투약하는 것이 유용한 치료법이다. 상피증 환자에게는 미세성형수술(림프관 재건술 등), 보존적 치료법(leg raising, elastic bandage 사용 등)이 도움이 된다.

7 서울의대 기생충학교실의 업적 요약(Seo, 1978)

1) Morphology of microfilaria

미세사상충 관찰을 통해 우리나라에 유행하는 사상충의 종이 말레이사상충임을 재확인함.

2) Microfilarial periodicity

전형적인 야간정기출현성을 나타내는 점과 peak time이 오전 01:30(21:30−05:30)임을 제주도 환자를 통해 규명함.

3) Prevalence and intensity

말레이사상충증의 전국적 분포와 감염률을 혈중 미세사상충 검사를 통해 밝히고, 대표적인 유행지에서 미세사상충 혈중농도를 4년간 측정하여 유행도의 추이를 산출함.

4) Geographical distribution

제주도 지역, 경북 산악지역과 전남 서해안 도서지역이 농후한 유행지임을 밝힘.

5) Mosquito vector

우리나라 말레이사상충의 매개모기가 제주도와 전남 도서지역에서는 토고숲모기(*Aedes togoi*)임을 규명하였음.

6) Pathology and clinical aspects

환부 생검조직을 채취하여 병리학적 소견을 기술하였고, 각종 임상증상의 발현빈도와 연령 분포 등을 밝힘.

7) Chemotherapy

DEC(diethylcarbamazine)의 정량 투여와 감량 투여 효과를 비교 관찰하고 부작용을 최소화하는 감량 투약법을 제시하였음.

*** 티몰사상충(*Brugia timori*)**

인도네시아의 한 섬인 티모르에서 유행하는 사상충이다. 미세사상충은 껍질(sheath)이 염색되지 않고, 길이가 길며, 머리부가 폭에 비해 긴 형태를 감별점으로 하여 신종으로 기록되었다. 말레이사상충과 생활사, 역학, 임상상 등이 거의 비슷하다.

참고문헌

Chai JY, Lee SH, Choi SY, Lee JS, Yong TS, Park KJ, Yang KA, Lee KH, Park MJ, Park HR, Kim MJ, Rim HJ (2009) A survey of *Brugia malayi* infection on the heaksan Islands, Korea. Korean Journal of Parasitology 41: 69-73.

Cheun HI, Kong Y, Cho SH, Lee JS, Chai JY, Lee JS, Lee JK, Kim TS (2009) Successful control of lymphatic filariasis in the Republic of Korea. Korean Journal of Parasitology 47: 323-335.

National Institute of Health, Korea (2008) Elimination of lymphatic filariasis in Korea. NIN-CDCP, Ministry of Health and Welfare. Seoul, Korea.

Seo BS (1978) Malayan filariasis in Korea. Korean Journal of Parasitology 16(suppl.): 1-108.

Taylor MJ, Hoerauf A, Bockarie M(2010) Lymphatic filariasis and onchocerciasis. Lancet 376: 1175-1185.

54
반크롭트사상충
Wuchereria bancrofti

1 개요

반크롭트사상충은 세계적으로 열대와 아열대에 널리 분포하는 가장 중요한 인체기생 사상충으로 세계보건기구(WHO)에서 집중 관리하는 열대성 풍토병의 하나이다.

2 형태와 생활사

성충 암컷은 길이 80−100 mm, 폭 0.24−0.30 mm이며, 수컷은 40 mm 길이에 0.1 mm의 폭을 가지는 비교적 작고 가는 형태를 하고 있다. 양 끝이 뭉툭하고 전단에는 구강이 있으며, 꼬리는 복측으로 말려 있다. 큰 감각유두가 여러 개 발달해 있고, 수컷은 부동(不同) 교접침을 한 쌍 가진다. 암수 성충은 충체가 단단히 말린 채로 확장된 림프관이나 림프절내에 기생한다. 미세사상충(자충, microfilaria)을 림프액, 혈액내로 산출한다. 미세사상충의 크기는 0.25−0.3 mm × 8−10 ㎛ 정도이다.

표 12. 미세사상충(microfilaria)의 형태.

Parasite	*Wuchereria bancrofti*	*Brugia malayi*
Size(μm)	260(230-296)	220(177-260)
Appearance	Sheathed, graceful sweeping curves	Sheathed, irregularly kinking curves, crinkled appearance
Posterior end	Posterior third of body tapers to delicate point	Swollen at two terminal nuclei

이 미세사상충은 매개곤충인 모기가 흡혈할 때 모기 체내로 이행하여 제3기 유충으로 발육한다. 매개모기의 대표적인 종은 *Culex fatigans*이나 그 외 *Culex* 19종, *Aedes* 10종, *Anopheles* 35종, *Mansonia* 8종, *Psorophora* 25종 등 많은 종류의 중간숙주가 관여한다. 모기에 흡입된 미세사상충은 모기의 중장(midgut)에서 흉근내로 이동하며 짧고 굵은 소시지형이 되며, 이어 탈피를 거듭하여 제3기 감염형 유충이 된다. 제3기 유충은 모기의 주둥이(proboscis)에 모여 있다가 모기가 흡혈할 때 biting wound를 통해 인체내로 침입하고 림프관에서 성충으로 자란다.

3 역학

북미 대륙과 유럽 이외의 전 대륙의 열대와 아열대지역에서 광범위하게 관찰된다. 각 지역마다 주요 매개곤충의 종이 다르며, 남태평양을 제외한 모든 지역에서 미세사상충의 혈중 출현성은 야간정기출현성(nocturnal periodicity)이다. 사람이 유일한 종숙주이다.

4 병리와 증상

피하조직에 침입한 제3기 유충은 림프관에 도달하여 며칠 사이 두 번 변태한다. 변태하면서 유출하는 유충의 체액, 대사산물, 그리고 미세사상충이 사멸할 때 생기는 체단백 항원이 숙주에 흡수되어 염증반응과 과민반응을 유발한다. 성충은 주로 사지 또는 서혜부, 생식기관 주위의 림프절에서 성숙한다. 따라서 주위에 림프구, 형질세포, 호산구, 대식세포 등이 침윤되고, 서경부, 액와부와 정관 등 침범된 림프관은 살아 있거나 죽은 충체와 이에 대한 숙주의 반응 등으로 인해 림프 순환이 잘 안 되어 림프액이 고이고 확장되는 등의 영향을 받게 된다. 소위 만성림프관염이라 불리는 증상이 침범된 부위에 국소적으로 나타나고, 관 벽의 투과성이 변하여 주위에 부종이 생긴다. 시간이 경과하면서 충체는 사멸하여 석회화되거나 흡수되어 반흔조직으로 대치된다. 림프의 순환이 장애를 받고, 따라서 collateral circulation이 생긴다. 침범된 림프관이 결국에는 불규칙하게 확장되고, 림프절과 림프관, 주위 조직의 섬유화가 진행된다. 주위 조직에 생기는 부종도 장기간 지속되어 조직의 섬유소가 증가한다. 피부도 이에 따른 영향을 받아서 처음에는 트고 이차적인 감염도 일어나지만 점차 교원질이 늘어나 두꺼워진다. 수년간 이러한 과정이 진행되어 침범된 사지와 피부가 두꺼워지는 상피증(象皮症, elephantiasis)이 나타난다. 그러나 감염된 사람 모두에게 상피증이 나타나는 것은 아니며, 살아 있는 충체의 유무와도 직접적인 상관은 없다. 이 과정은 반복하여 감염되는 사람의 일부에서 나타나는 것으로 성충 또는 미세사상충의 항원에 의해 생기는 과민반응에 의한 조직손상의 한 형태로 해석된다. 특징적인 병변 형성에는 연쇄상구균, 포도상구균, 내부 공생체인 *Wolbachia* 세균이나 진균류의 2차 감염이 관여된다는 주장도 있다.

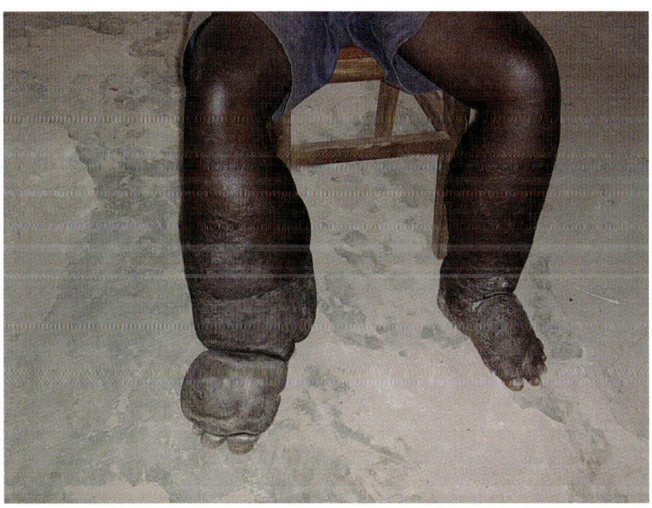

그림 84. 탄자니아 반크롭트사상충증(bancroftian filariasis) 환자의 다리와 발에서 진행된 상피증(elephantiasis) 소견.

임상적으로 잠복기, 급성기, 만성기로 구분할 수 있는데, 잠복기에는 증상이 전혀 없는 것이 특징이고, 급성기에는 acute allergic filarial lymphangitis로 통칭하는 열발작, 전신 근육통, 림프관염이 나타난다. 감염자의 95%가 하지에 발병되며, 남자의 경우 음경, 음낭이 흔히 침범되어 음낭수종과 유미뇨(chyluria)가 있을 수 있다. 여자 감염자에게는 유방, 대음순 등에 병변이 나타난다. 사상충 감염의 경과는 크게 무증후성(asymptomatic), 염증성(inflammatory), 폐쇄성(obstructive)의 세 가지로 분류할 수 있다.

5 진단

야간에 말초혈액도말 검사를 시행하여 미세사상충을 현미경으로 증명한다. 치료약을 투여하고 혈액도말 검사를 시행하는 유도검사(provocation test)를 할 수도 있다. 때로는 유미뇨에서 미세사상충이 검출되기도 한다. 이미 상피증으로 진행된 만성기 환자의 경우 말초혈액도말 검사에서 미세사상충이 검출되는 일이 거의 없어 확진이 어렵다. 이때 항체 검출을 위한 혈청학적 검사를 하면 도움이 된다.

6 치료

DEC, ivermectin, ivermectin+albendazole, DEC+albendazole 등을 사용한다. 말레이사상충증 치료 시와 같이 선택약은 DEC이며, 하루 6 mg/kg씩 6일간 복용하고, 1주일 후에 다시 같은 양을 반복해 복용한다. 미세사상충이 혈액내에 있을 경우에는 치료 중 발열과 몸살 등의 부작용이 나타나기도 한다. 이미 상피증으로 발전한 만성기 환자에 대한 투약은 아무런 효과가 없으며, 이들에게는 미세성형수술, 보존적 치료법(leg raising, elastic bandage 사용 등)이 필요하다.

55

회선사상충

Onchocerca volvulus

1 개요

이 기생충에 의한 질병은 주요 질환 중 하나로서 실명을 초래하며, 하천 실명(river blindness)으로 더 잘 알려져 있다. 앞의 림프계 사상충과는 달리 성충이 피하 림프관에 기생하므로 적출이 비교적 쉽다. 피부 증상, 종양 형성, 안(眼)증상 등을 초래한다.

2 형태와 생활사

암컷 성충이 300−500 × 0.27−0.4 mm 정도이고, 수컷은 20−42 × 0.13−0.2 mm의 크기를 갖는다. 피하조직내에 종양을 형성하여 기생한다. 성충이 배출한 미세사상충은 sheath가 없으며 피하 림프관내 또는 피하조직에 분포하며, 혈중에는 거의 나타나지 않는다. 매개곤충인 먹파리(black fly, *Simulium* spp.)가 흡혈할 때 조직액을 통하여 곤충의 체내로 이행한다. 먹파리 체내에서 감염형인 제3기 사상유충(filariform larva)으로 변태하고, 이 파리가 새로운 숙주를 흡혈할 때 침과 함께 주입되어 새로운 감염이 일어난다. 성충은 약 10년간 껍질이 없는 미세사상충을 생산할 수 있으며, 수명은 약 15년이다. 미세사상충의 혈액내 정기출현성은 없다.

3 역학

국내에는 분포하지 않으나 열대, 아열대지역 아프리카의 저지대의 강 유역과 중남미의 고산지대에서 고율로 유행한다. 매개곤충의 서식과 유행은 서로 밀접한 관계가 있는데, 먹파리의 구더기가 유속이 빠른 작은 냇가 또는 폭포 근처에서 번식하므로 주로 관개수로를 따라서 분포한다. 유행지에서는 남자가 많이 감염된다. 역학적으로는 면역관용(immune tolerance)이 생긴 어른의 감염이 유행도 형성에 중요하다. 즉, 어릴 때 감염되면 면역반응이 강하여 심한 증상을 보이지만 실제 체액내 미세사상충의 수는 많지 않다. 그러나 감염이 반복되면서 면역관용 상태가 되어 증상은 심하지 않으면서 체액에 미세사상충이 많은 상태가 되면, 매개곤충의 주요 감염원으로 작용하게 된다. 이러한 인구가 많으면 농후 유행지가 된다.

4 병리와 증상

기본적인 병인은 림프관 사상충증의 경우와 같이 성충과 자충에 대한 숙주의 과민반응에서 비롯된다. 병변 초래에 내부 공생체인 *Wolbachia* 세균이 관여한다는 것이 알려져 있다(Taylor et al., 2010). 성충이 기생하는 부위의 피부에 직경 5–25 mm의 종양이 형성되는데, 이를 흔히 onchocercoma라고 부른다. 피하조직에 염증반응을 일으키고 숙주가 충체가 있는 부위를 섬유조직으로 둘러싸서 종양을 만드는데, 뼈가 피하에 바로 인접한 부위에 잘 생긴다. 특히 중남미에서는 두피(scalp)에, 아프리카에서는 어깨, 등, 골반부 등에 잘 생긴다. 이 종양은 주위와 경계가 잘 되며 단단하고, 아프지는 않다. 미세사상충이 차츰 인접부로 이행하면서 주위에 작은 종양이 생겨나고 심하면 상피증을 만든다.

조직학적 소견으로는 림프관 확장, 염증세포 침윤, 육아조직 형성 등을 특징으로 한다. 초기 증상으로는 물린 부위가 가렵고 피부가 건조해지는 단계를 거쳐 구진이 생기고 피부 각질의 탈락이 증가한다. 보통 병변의 크기는 미세사상충의 충체 수와 비례하는 경향이 있다. 미세사상충은 특히 눈에 많이 몰리는데, 눈의 병변은 피부의 병변에 비해 훨씬 심각하다. 결막에서 차츰 각막(cornea), 망막(retina), 시신경 등으로 이동하며, 맥락막(choroid), 홍채(iris), 전방(anterior chamber) 등에서도 많이 관찰된다. 충체의 직접적인 물리적 자극, 죽은 미세사상충 유래의 독성 물질, 모세혈관의 순환장애에 의한 세포와 조직의 괴사, 망막에 대한 항체의 형성, 과민반응 등에 의해 각막 혼탁, 동공 위축, 시신경 위축 등의 병변이 생기게 되어 실명한다. 이러한 병변은 유행지에서 반복하여 감염되면서 십 수년이 경과해야 생기고, 비가역적인 소견이다. 따라서 초기에 예방하는 것이 중요하다.

5 진단

피하 종양 주위의 생검으로 성충 또는 미세사상충을 증명한다.

6 치료

Ivermectin이 널리 사용되는데 용량 150 μg/kg을 1회 투여하며, 유행지에서는 1–2년에 한 번씩 반복 복용하는 것을 권장한다. 조기 치료하면 실명을 예방할 수 있다. 피하종양은 외과적으로 적출한다.

참고문헌

이순형, 채종일, 홍성태 (1996) 임상 기생충학 개요. 고려의학. 서울.

Tayor MJ, Hoerauf A, Bockarie M(2010) Lymphatic filariasis and onchocerciasis. Lancet 376: 1175-1185

56
로아사상충
Loa loa

서부와 중앙아프리카에 국한하여 늪지에 분포하는 종으로 국내에는 분포하지 않는다. 크기는 암컷이 45–65 mm, 수컷이 25–35 mm 정도이며, 피하조직에 기생하나 흔히 안구의 결막 하에 나타난다. 성충이 신체의 각 부위를 이행할 수 있으며, 피하조직을 이행할 경우 선충의 움직임과 주변부 부종을 육안으로 볼 수도 있다. 이러한 소견을 이동성 부종(fugitive swelling 또는 calabar swelling)이라고 부른다. 특히 눈(결막)을 침범하는 경우도 많아 임상적으로 중요하다. 매개곤충은 등에종류(mange fly, *Chrysops* spp.)가 중요하다. 미세사상충은 sheath를 가지며, 혈액내에서 주간정기출현성(diurnal periodicity)을 나타낸다. 진단은 말초혈액에서 미세사상충을 보거나 직접 성충을 보는 것이다. DEC, suramin을 사용하거나 외과적인 적출을 통해 치료한다.

57
개심장사상충
Dirofilaria immitis

개가 종숙주이고 모기가 중간숙주인 인수공통감염성 사상충으로 국내에도 분포한다. 성충은 주로 개의 우심실이나 폐동맥에 기생한다. 감염된 개는 전혀 증상을 보이지 않다가 돌연사하는 경우가 흔하다. 사람이 모기의 흡혈에 의해 감염될 경우 일시적으로 호산구증가가 생기고, 폐에 호산구성 염증을 일으킨다. 대개의 충체는 성장하지 못하고 죽지만, 드물게는 대정맥이나 심장에서 성충이 발견되기도 한다.

58

열대호산구증(열대성 호산구증다증)

Tropical eosinophilia

호흡기계 증상이 있으면서 호산구혈증이 심하고(3,000/mm^2 이상), 혈청내 IgE가 증가하면서 사상충에 대한 항체가가 높아지는 증후군을 말한다. 이 경우 DEC로 치료하면 효과가 있다. 임상적으로는 천식과 비슷한 호흡기계 증상이 있어 호흡곤란, 기침, wheezing, 무력증, 식욕부진 등이 생긴다. 폐에서 방사선 음영이 관찰될 수도 있다. 이 증상 외에 전신적인 림프절염, 간비종대가 동반되는 유형도 있는데, 주로 어린이에게서 관찰된다. 폐나 림프절 생검으로 미세사상충을 발견할 수도 있으나 혈중에는 미세사상충이 나타나지 않는다. 이 증후군은 원래 자연계에 서식하는 동물의 사상충에 감염되어 생기는 것으로 알려졌으나 점차 사람의 사상충, 즉 반크롭트사상충과 말레이사상충 감염 등을 통해 나타나는 것으로 그 개념이 바뀌고 있다. DEC로 치료하면 잘 낫는다.

59
메디나충
Dracunculus medinensis

1 개요

예부터 유명한 열대성 질환으로 오래된 각종 의학기록에 남아 있으며 서양 의학사에서 매우 중요하게 취급해 온 기생충 감염증이다. 현재 우리가 사용하는 의학 상징의 문양이 지팡이를 감고 도는 두 마리의 뱀인데 그 디자인의 근원이 바로 이 메디나충을 작은 막대로 감아서 뽑아내는 치료법이다. 사하라 사막과 적도를 중심으로 한 아프리카 일대와 파키스탄, 인도 일부 지방에서 유행해 왔으나 현재 감염자 수가 많이 감소하는 추세를 보인다. 이 기생충의 감염증을 메디나충증(dracunculiasis)이라 부르는데 이 감염증은 거대한 충체가 피하조직에 기생하면서 심한 통증을 동반하는 피부질환을 일으킨다.

2 형태

성충 수컷은 12–29 mm로 작지만 암컷은 55–100 cm로 인체기생 선충류 중 가장 길이가 길다. 입은 사각형의 표피각질로 구성되고 감각유두는 내부에 두 줄로 존재한다. 인두가 길고 생식공 역할을 하는 음문(vulva opening)이 체 중앙부에 있으며 자궁이 이 분지되어 연결된다. 제1기 유충은 0.55–0.76 mm × 15–30 ㎛ 크기이고 제3기 유충은 0.24–0.61 mm × 12–23 ㎛ 크기이다.

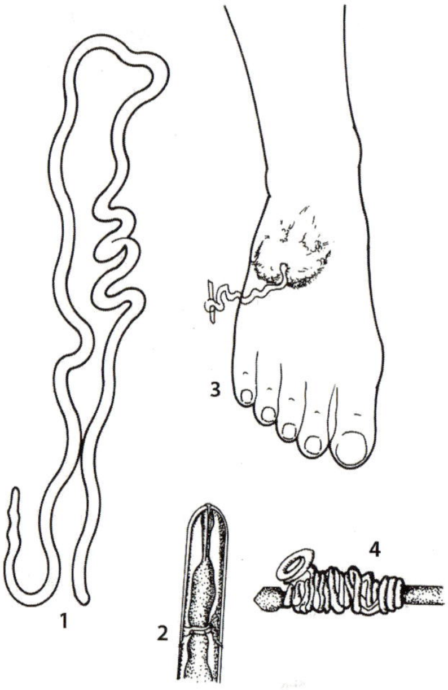

그림 85. 메디나충.
1. 성충, **2.** 성충의 전단, **3.** 수포내 충체의 적출, **4.** 적출된 충제.

3 생활사

감염 후 종숙주 체내에서 성충으로 발육하는 데 10개월 정도 소요된다. 성충 암컷은 주로 사람의 다리와 발, 서혜부 등 피하조직에 기생하면서 말단피부 부위에 수포(blister)를 형성하고 자궁내에 충란과 충란에서 부화한 제1기 유충을 축적한다. 수포가 있는 피부 부위가 물속에 잠기면 수포가 터지고 암컷의 생식공이 물에 노출되면서 제1기 유충을 물속으로 내보낸다. 제1기 유충이 물속에서 여러 날 생존하면서 중간숙주인 물벼룩(cyclops)에게 먹히면 물벼룩의 장벽을 뚫고 체강내로 나가게 된다. 물벼룩의 체강에서 두 번 탈피하고 제3기 유충이 되면 종숙주에 대한 감염력을 갖게 된다. 물벼룩과 함께 종숙주의 입으로 섭취된 유충은 십이지장벽을 뚫고 복강과 장간막을 거쳐 2–4주 정도 후에 복벽 또는 흉벽의 근육층에 머무른다. 그 이후에는 주 기생부위인 겨드랑이, 사타구니, 무릎 등의 피하조직에서 성숙한다.

4 역학적 특성

분포지역은 아프리카 중부 이북, 지중해 연안국, 중동의 여러 국가, 소련 남부, 인도, 동남아시아 등이다. 중간숙주는 *Mesocyclops* spp.와 *Thermocyclops* spp. 등 담수산 요각류(copepods)이고, 개, 낙타, 원숭이 등과 물속에서 생활하는 포유동물이 보유숙주인 것으로 알려져 있다. 절지동물이 매개하는 것으로 확인된 최초의 기생충인데 인체감염은 주로 오염된 물벼룩이 있는 우물이나 오아시스, 노천수 등을 음료수로 경구 섭취하여 발생한다. 그러므로 물이 귀하고, 깨끗한 음료수가 없는 가난한 사람들이 사는 지역에서 유행하며, 특히 계단식 우물(step well)이 주 감염장소가 된다. 인도의 인체감염은 강가에서 목욕을 하거나 강물을 마시는 힌두교도의 종교의식과 관련이 있으며 아프리카 유행지에서는 물이 부족한 건기에 주로 감염된다. 국내에는 1926년에 1례의 인체감염이 보고되었다.

5 병리, 병변과 증상

감염 후 약 10개월까지는 잠복기로 증상이 없다. 충체가 피하에 터널을 만들고 성충으로 발육하여 수포를 형성한 후부터 초기 증상이 나타난다. 초기 증상은 감염부위의 이물감 정도의 가벼운 증상부터 작열감(burning sensation)과 소양감(itching)까지 다양하다. 수포는 2–7 cm 직경의 물집으로 주위가 붓고 충혈되는 특징을 나타낸다. 수포 내의 체액은 장액성(serous)이고 호산구나 중성구 등의 염증세포가 포함되어 있다. 수포가 물과 접촉하면 터지면서 궤양이 형성되고 궤양 부위로 충체의 후단부가 노출된다. 그 이후 2차적인 세균감염에 의한 화농이 생기고 이것은 농양으로 발전할 수 있다. 밖으로 노출된 충체를 잡아당겨서 빼낼 경우 통증이 있고, 충체가 있던 조직의 결손부가 치유될 때는 충체가 있을 때보다 염증이 더 심하다. 특히 충체의 일부가 빠지지 않고 잔류하면 강한 염증과 통증이 수반된다. 충체가 내는 물질로 인해 전신적 또는 국소적 알레르기반응이 나타날 수 있다. 인체 중 가장 빈번하게 병변이 나타나는 부위는 다리 와 발이고 때로는 팔, 손, 몸통, 유방, 고환, 겨드랑이 등에도 병변이 나타난다. 충체를 제거하더라도 통증과 염증은 상당 기간 지속되며, 부위에 따라 관절염, 활막염(synovitis), 관절강직(ankylosis), 침범된 다리나 팔의 오그라듦(contracture)이 잔류하기도 한다. 심장 주위, 척수, 안구 주위 등에 농양이 동반되어, 협착심장막염(constrictive pericarditis), 사지마비(quadriplegia), 결막하종양(subconjunctival tumor) 등이 생기는 경우도 있다.

6 진단

먼저 거주지 또는 여행 등의 과거력과 증상 등에 대한 철저하고 상세한 문진을 통해 메디나충증의 가능성을 파악한다. 감염 초기에는 진단이 매우 어려우며 대개 수포가 형성되어야 진단할 수 있다. 병변부위에 있는 유충 또는 성충을 확인하여 진단한다.

7 치료

알레르기증상에는 일반적인 용량의 epinephrine이나 steroid가 증상 완화에 도움이 된다. Diethylcarbamazine, ivermectin 등과 같은 항사상충 약제는 별 효과가 없는 것으로 판명되었고 mebendazole은 구충효과는 있으나 충체가 죽고 난 후 치유 과정이 긴 것으로 보고되어 있다. 따라서 가장 확실한 치료법은 병소 부위에서 충체를 제거하는 것이다. 충체 제거 시 충체가 끊어지지 않도록 유의하여야 하고 충체는 한 번에 뽑는 것보다 천천히 잡아 당겨서 여러 날 동안 뽑는 것을 권한다.

8 예방과 관리

유행지에서는 자연수나 우물물을 끓여서 마시고 감염자와 보유숙주로부터 식수가 오염되는 것을 근본적으로 차단한다.

참고문헌

Muller R (2001) Worms and human disease, 2nd ed, CABI Publishing, London.

II. 연충학 | 흡충류

Trematodes

채종일, 홍성태, 홍성종

60

흡충류 개요

1 분류학적 위치

흡충류(trematodes, flukes)는 Class Trematoda(吸蟲綱)의 충체들로서 3개의 아강(亜綱), 즉 Subclass Monogenea, Subclass Digenea와 Subclass Aspidogastrea로 구성된다. 인체감염을 일으키는 흡충류는 모두 Subclass Digenea의 Order Prosostomata에 속한다. 무성생식 시기와 유성생식 시기를 번갈아 가지는 세대교번이 있고, 따라서 반드시 2종류 이상의 숙주를 경유한다. Order Prosostomata 중 8개의 상과(superfamily), 즉 Strigeoidea(*Alaria, Fibricola, Neodiplostomum*), Clinostomatoidea(*Clinostomum*), Schistosomatoidea(*Schistosoma*), Paramphistomatoidea(*Watsonius, Gastrodiscoides*), Echinostomatoidea(*Fasciola, Fasciolopsis, Echinostoma, Echinochasmus, Acanthoparyphium*), Plagiorchioidea(*Plagiorchis, Paragonimus*), Opisthorchioidea(*Clonorchis, Opisthorchis, Metagonimus, Heterophyes, Pygidiopsis*)와 Gymnophalloidea(*Gymnophalloides*)가 주요 인체기생충이다.

2 형태학적 비교

흡충류(trematode)는 조충류(cestodes)와 비교할 때 다음과 같이 몇 가지 형태학적 차이를 보인다.

1) 체절이 없다(body not segmented)

2) 흡착기관으로 두 개의 흡반을 갖는다(equipped with two suckers)

3) 불완전하지만 소화관이 있다(incomplete digestive tract)

4) 표피에 피극을 가지고 있다(having tegumental spines)

3 일반적인 생활사

인체기생 흡충은 모두 복식흡충아강(Subclass Digenea, digenetic trematodes)에 속한다. 복식흡충류의 생활사는 보통 3가지 숙주, 즉 제1중간숙주와 제2중간숙주, 종숙주를 가진다. 제1중간숙주로 패류(snails)를 택하는 것이 특징이다. 예외적으로 주혈흡충(schistosomes)은 패류 중간숙주와 종숙주, 두 가지 숙주만을 가진다.

매우 다양한 종류의 폐류가 관여하는데 충체 종류에 따라 담수산 패류(fresh water snails), 육서산 패류(land snails), 반염수산 패류(brackish water snails) 등이 가능하다.

제2중간숙주로는 흡충 종별로 어류(Chai et al., 2005)와 양서, 파충류, 절지동물 중 어느 한 가지 또는 여러 가지를 택할 수 있다. 종숙주로도 어류와 양서류, 파충류, 조류, 포유류 중 한 종류 또는 여러 종류가 가능하다. 종숙주에 대하여 강한 숙주 특이성을 보이는 종류도 있다.

종숙주의 분변 등을 통해 외계로 배출된 충란 자체가 패류숙주에 먹히거나, 충란에서 깨어 나온 섬모유충(miracidium)이 물속으로 나온 후 패류숙주 체내로 침입한다. 패류에서는 스포로시스트(sporocyst), 낭스포로시스트(daughter sporocyst) 또는 레디아(redia)를 거쳐 유미유충(cercaria)으로 발육한다. 레디아가 낭레디아(daughter redia)를 만든 후 유미유충으로 발육하는 종류도 있다. 각 단계를 진행할 때마다 10개 또는 그 이상의 개체로 증식(무성생식, asexual reproduction)한다. 만일 스포로시스트, 레디아, 낭레디아, 유미유충 단계를 거치는 종류라면 스포로시스트 1개가 약 1,000개의 유미유충을 생산한다는 계산이 나온다.

유미유충은 제2중간숙주 체내에서 피낭유충(metacercaria) 또는 무낭유충(mesocercaria, 낭을 갖지 않는 종류)으로 발육하나 개체 증식은 하지 않는다. 피낭유충 또는 mesocercaria는 종숙주에 먹힌 다음에야 비로소 성충으로 발육한다. 종숙주 체내에서도 단순한 개체증식은 없고, 그 대신 유성생식(sexual reproduction)을 한다. 즉 웅성생식기(male reproductive organ)와 자성생식기(female reproductive organ)에서 각각 정충과 난자를 만들어 접합하는 것이다. 난황이 제공되고 난각이 형성되면 충란으로서의 형태가 완성된다.

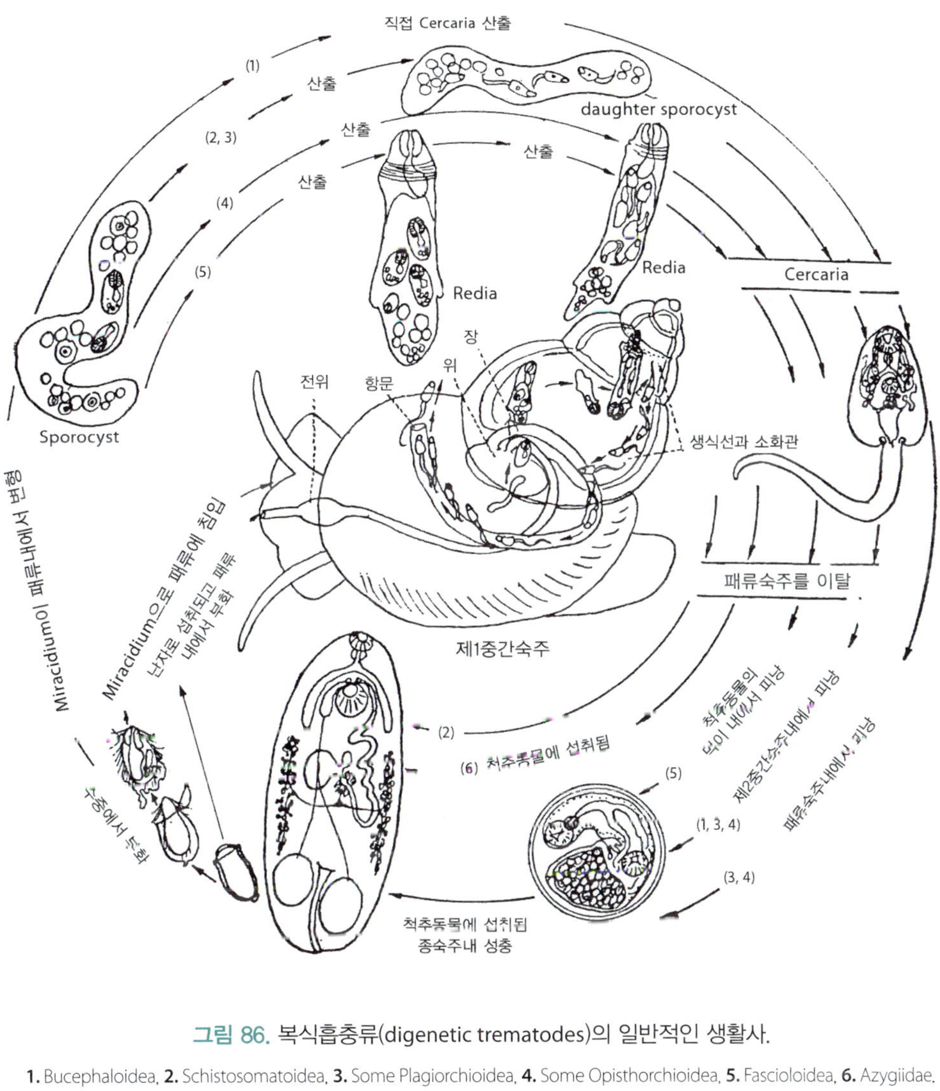

그림 86. 복식흡충류(digenetic trematodes)의 일반적인 생활사.

1. Bucephaloidea, **2.** Schistosomatoidea, **3.** Some Plagiorchioidea, **4.** Some Opisthorchioidea, **5.** Fascioloidea, **6.** Azygiidae.

4 충란과 유충의 일반적인 형태

1) 충란(eggs)

주혈흡충 정도를 제외하고는 대부분 유난개성(operculated) 충란을 배출한다. 충란의 내용물을 충체 종(種)에 따라, 성숙한 섬모유충을 가지고 있는 종류(mature eggs)와 아직 미분화된 난황(yolk)과 생식세포(germ cell)만을 가진 종류(immature eggs)로 나눈다. 충란벽은 난각(egg shell)으로 둘러싸여 있고 그중 상층부는 뚜껑처럼 열 수 있도록 되어 있는데 이를 난개(operculum)라 한다. 종류에 따라 난각의 표면에 돌출된 부분이 많은 경우가 있고, 매끈하게 되어 있는 경우가 있다. 난개와 난각 사이에 shoulder rims를 가진 것, 난각 최후단에 abopercular knob이 있는 것 등이 있다.

2) 섬모유충(miracidium)

섬모로 덮여 있고 용해선(lytic glands), 원장(primitive gut), 신경간(nerve trunk), 불꽃세포(flame cell), 배세포(germ cell) 등이 있다.

3) 스포로시스트(sporocyst)

섬모유충이 제1중간숙주인 패류에 들어가 섬모를 벗고 긴 자루 모양의 유충이 되면 이를 스포로시스트라고 한다. 내부의 베세포가 분열하여 몇 개의 낭스포로시스트가 되거나 몇 개의 레디아로 발육한다. 스포로시스트나 낭스포로시스트는 레디아와 달리 인두(咽頭, pharynx)나 식도와 같은 장관 구조물이 없다.

4) 레디아(redia)

긴 자루 모양이라는 점에서 스포로시스트와 비슷하나 인두와 식도 모양의 장관 구조물을 가지고 있다. 또한 인두의 전단부가 개구되어 있는데 이를 산공(産孔, birth pore)이라 한다. 레디아내의 배세포는 여러 개로 분열하여 낭레디아(daughter redia) 또는 꼬리가 달린 유미유충을 만든다.

5) 유미유충(cercaria)

패류 체내에서 발육하는 마지막 단계로서 몸체와 꼬리를 가지고 있다. 몸체의 구조는 피낭유충이나 성충과 비슷하며 흡반, 장관, 배설낭과 불꽃세포, 생식원기(genital primordium) 등을 가지고 있다. 몸체 전반부에는 피낭형성선(被囊形成腺, cystogenous gland)이 있어 제2중간숙주 체내로 들어간 후 피막 형성을 위한 물질을 분비한다. 꼬리의 종류는 충체 종류에 따라 짧은 것(microcercus cercaria), 막대처럼 긴 것(lophocercus cercaria), 두 갈래로 갈라진 것(furcocercous cercaria) 등 매우 다양하다.

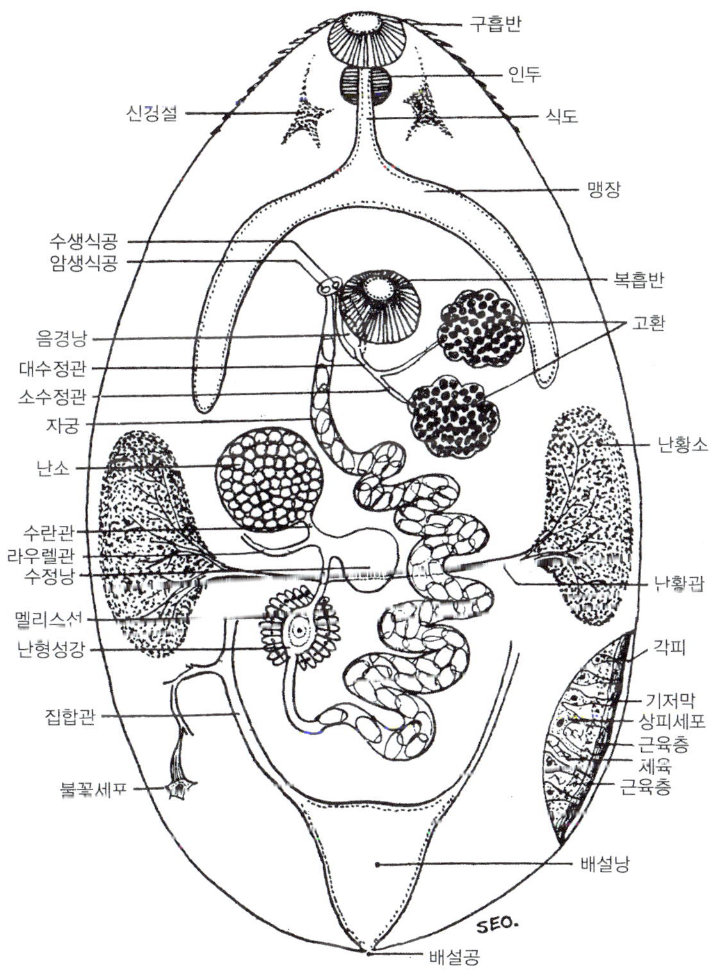

그림 87. 흡충류 성충의 일반적인 구조.

6) 피낭유충(metacercaria)

유미유충이 제2중간숙주 체내로 침입하여 꼬리는 떨어지고 몸체만 남은 다음 피막(cyst)을 뒤집어 쓴 상태의 유충을 말한다. 대부분의 흡충류의 인체나 동물에 대한 감염형이기도 하다. 생식기관의 발육이 안 된 점 이외에는 성충의 구조와 기본적으로 동일하다. 대부분의 경우 배설낭이 매우 발달했다.

7) 무낭유충(mesocercaria)

피낭유충과 발육단계는 동일하나 낭을 가지고 있지 않은 점이 다르다. 이런 유충은 보통 위산과 같은 숙주의 소화효소나 여러 환경요인에 대하여 저항성이 강하다.

5 성충의 일반적인 형태

1) 표피(tegument)

선충류와는 달리 부드럽고 연약하며, 살아 있는 세포(표피세포, tegumental cell)의 세포질로 구성되어 있다. 따라서 표피를 통해 직접 영양분을 흡수한다. 숙주의 소화효소 등에 저항성을 가진다. 피극(tegumental spines), 감각유두(sensory papillae) 등이 분포하며 피극은 숙주 체내에서의 이동, 정지, 부착 등에 이용되고, 감각유두는 물리적 환경인지(mechanorecepter)와 화학적 수용기(chemorecepter)의 역할을 주로 한다.

2) 흡반(sucker)

기본적으로 구흡반(oral sucker)과 복흡반(ventral sucker), 두 개의 흡반을 가진다. 그러나 유해이형흡충(*Heterophyes nocens*)과 같이 생식공 주변이 돌출되어 흡반처럼 되어 있는 경우도 있어 이것을 생식반(genital sucker)이라 부르기도 한다(Chai and Lee, 2002). 구흡반은 입과 빨판으로서의 역할을 모두 할 수 있으나 복흡반은 빨판의 역할만을 한다.

3) 소화관(digestive tract)

구흡반에서 시작하여 인두, 식도로 연결된 다음 두 갈래의 맹장(ceca)으로 나뉜다. 그러나 체외로 개구되지 않고 맹관(blind sac)으로 끝난다.

4) 배설계(excretory system)

말단의 여러 부위에 불꽃세포(flame cell)가 있어 노폐물을 흡수, 여과한 후 두 개의 집합관(collecting tubes)을 거쳐 배설낭(excretory bladder)으로 모이게 한다. 배설낭에서는 많은 배설과립(excretory granules)을 형성한다. 배설낭에 모인 노폐물은 배설공(excretory pore)을 통해 체외로 배출된다. 충체 종류마다 불꽃세포의 개수, 배열 등이 다르므로 그 양상(flame cell pattern or formula)을 충체 분류에 이용하기도 한다.

5) 신경계(nervous system)

인두 부근 좌우 양측에 신경절세포군(ganglion cells)이 있고 배측으로 신경연합(nerve commisure)이 연결된다. 각 신경절에서는 세 개씩의 신경간(nerve trunk)이 나오며 충체 복측, 배측과 외측에 각각 분포한다. 광선자극에 예민한 안점(eye spot)은 감각신경말단(sensory nerve ending)으로서, 신경절세포군 부근에 1쌍이 있다. 충체 표피에는 감각유두가 있고 감각유두 끝에는 섬모가 달려 있는데 이 섬모가 감각신경말단의 역할을 하는 것으로 추정한다.

6) 생식기(reproductive organ)

주혈흡충을 제외하고는 예외 없이 자웅동체성(hermaphroditic)이어서 암컷과 수컷 생식기를 한 몸에 가지고 있다. 한 개체내의 암수 생식기가 서로 정충을 주고받는 경우가 많으나(self fertilization), 두 개체가 서로 다른 개체와 정충을 주고받을 수도 있다(cross fertilization).

(1) 수생식기(male reproductive organ)

고환(testes)에서 정충을 생산한 후 소수정관(vas efferens)과 대수정관(vas deferens)을 거쳐 저정낭(seminal vesicle)에 모아두었다가 사정관(ejaculatory duct), 섭호선(prostatic gland), 음경(cirrus) 또는 음경낭(cirrus sac)을 통해 생식공으로 정충을 내보낸다. 수생식공(male genital pore)이 암생식공(female genital pore)과 결합해 공동으로 1개의 생식

공을 만들거나 수생식공 홀로 크게 부풀어 올라 생식방(genital atrium) 또는 생식장치(genital apparatus)로 발달한 종류도 있다.

(2) 암생식기(female reproductive organ)

난소(ovary)에서 난자(ovum)를 만든다. 난자는 수란관(oviduct)을 경유하면서 수정낭(seminal receptacle) 또는 라우렐관(Laurer's canal)으로 통해 들어온 정충과 만나 수정한다. 수정된 난자는 난황소(vitellaria, yolk gland)에서 만든 난황을 난황관(vitelline duct)을 통해 제공받은 후 멜리스선(Mehlis' gland)에 도달하고, 멜리스선 안쪽의 난형성강(oötype)을 통과하면서 난각 물질을 얻어 종별로 특이한 모양의 충란으로 완성된다. 완성된 충란은 자궁내에 모이며 자궁이 충란으로 가득 차게 되면 생식공을 통해 외계로 나간다. 자궁 말단부가 두툼해져 질(vagina)의 역할을 할 경우도 있는데 이것을 자궁구(metraterm)라 한다.

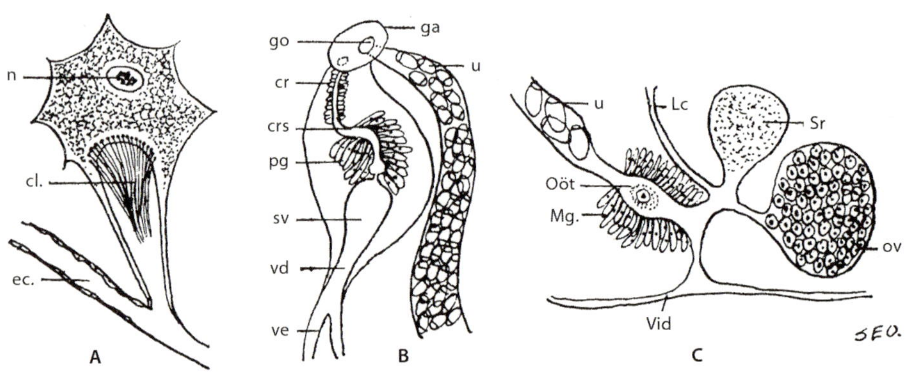

그림 88. 흡충류의 배설계와 생식기.

A. 불꽃세포: **cl.** 섬모, **ec.** 배설모세관, **n.** 핵,
B. 음경낭과 생식방: **cr.** 음경, **crs.** 음경낭, **ga.** 생식방, **go.** 생식공, **pg.** 전립선, **sv.** 저정낭, **u.** 자궁, **vd.** 대수정관, **ve.** 소수정관.
C. 암 생식기: **Lc.** 라우렐관, **Mg.** 멜리스선, **Oöt.** 난형성강, **ov.** 난소, **Sr.** 수정낭, **u.** 자궁, **Vid.** 난황관.

참고문헌

Beaver PC, Jung RC, Cupp EW (1984) Clinical Parasitology. 9th ed. Lea & Febiger, Philadelphia, USA.

Chai JY, Lee SH (2002) Food-borne intestinal trematode infections in the Republic of Korea. Parasitol Int 51: 129-154.

Chai JY, Murrell KD, Lymbery AJ (2005) Fish-borne parasitic zoonoses: status and issues. Int J Parasitol 35: 1233-1254.

이순형, 채종일, 홍성태 (1996) 임상 기생충학 개요. 고려의학, 서울.

61 주혈흡충증

Schistosomiasis

1 개요

주혈흡충(住血吸蟲, schistosomes)은 사람을 감염시키는 흡충류 중 가장 주요한 것으로, 세계적으로 2억 명 이상의 감염자가 있어 세계보건기구에서 말라리아 다음으로 중시하는 열대병이다. 사람의 정맥혈관내에 기생하는 흡충으로서 문맥(門脈), 간내 문맥순환(肝內 門脈循環), 장간막 정맥 혹은 골반과 방광정맥총(靜脈叢) 등에 기생하면서 이질(痢疾)과 비슷한 설사, 혈뇨(血尿)를 동반하는 만성질환을 일으킨다.

사람에 기생하는 주혈흡충으로는 다음의 5종류가 있다.

1) 일본주혈흡충(*Schistosoma japonicum*)

2) 만손주혈흡충(*Schistosoma mansoni*)

3) 방광주혈흡충(*Schistosoma haematobium*)

4) 장간막주혈흡충(*Schistosoma intercalatum*)

5) 메콩주혈흡충(*Schistosoma mekongi*)

이 중에서 일본주혈흡충, 만손주혈흡충, 방광주혈흡충이 가장 중요한 종류이며 세계적으로 널리 분포한다. 장간막주혈흡충과 메콩주혈흡충의 분포는 일부 지역에 국한된다. 메콩주혈흡충은 최근 신종으로 명명되었다.

2 형태

주혈흡충은 다른 흡충류와 달리 자웅이체(雌雄異體)로서 암컷과 수컷이 다른 개체로 구분되나 성충은 암수가 쌍을 이루어 기생한다. 충체의 길이는 종류에 따라 6.5−26 mm이며 암컷이 수컷보다 가늘고 길다. 충체의 표피는 미세한 침상극(針狀棘)으로 덮여 있으며 종류에 따라 수컷의 뒷면에 소결절성 돌기(小結節性 突起)가 있다. 형태학적으로 특이한 것은 수컷의 경우 원통형의 짧은 앞부분과 비교적 폭이 넓은 긴 뒷부분으로 나누어진다는 점이다. 이 뒷부분의 복측에 깊은 홈이 있어 암컷을 안고 있기에 편한 포자관(抱雌管, gynecophoral canal)을 형성한다. 구흡반(口吸盤)과 복흡반(腹吸盤)은 암컷보다 수컷에서 더 잘 발달했다.

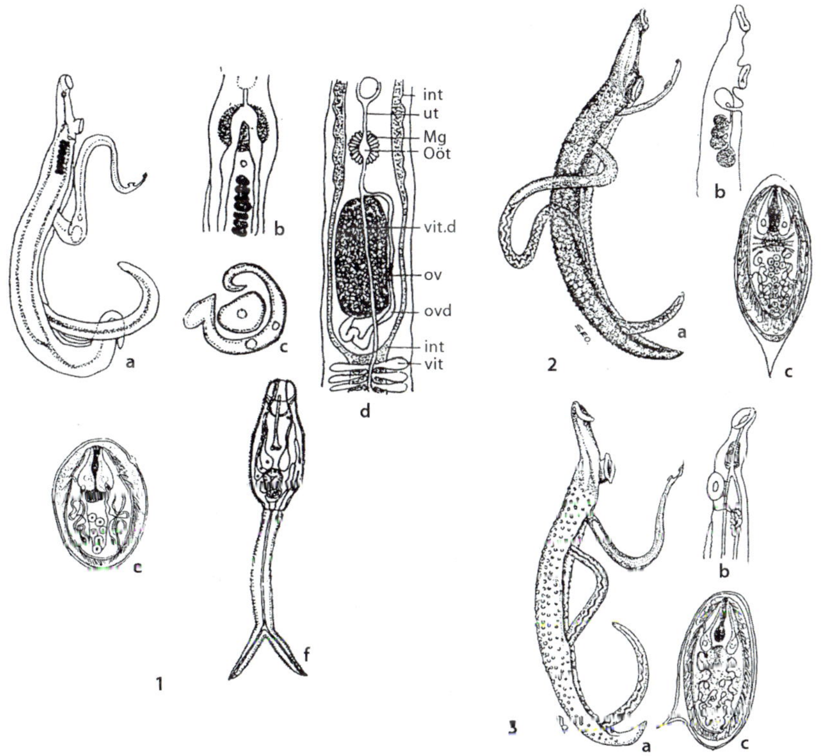

그림 89. 주혈흡충.

1. 일본주혈흡충: a. 암수 성충, **b.** 수컷의 고환 배열상, **c.** 암수 성충의 횡단면, **d.** 암컷의 난소부위, **e.** 충란, **f.** 유미유충
int. 장관, **ut.** 자궁, **Mg.** 멜리스선, **Oöt.** 난형성강, **vit.d.** 난황관, **ov.** 난소, **ovd.** 난관, **vit.** 난황소
2. 방광주혈흡충: a. 암수 성충, **b.** 수컷의 고환 배열상, **c.** 충란.
3. 만손주혈흡충: a. 암수 성충, **b.** 수컷의 고환 배열상, **c.** 충란.

충란도 다른 흡충류와 달리 난개(卵蓋)가 없고 충란의 말단 혹은 측방에 극(棘, spine) 혹은 소결절상의 극상돌출(棘狀突出)이 나와 있다. 난각 속에는 섬모에 덮인 섬모유충(miracidium)이 들어 있다.

3 생활사

대변이나 소변을 통하여 밖으로 나온 충란은 물속에서 2-6시간이면 부화되어 그 속에 있던 섬모유충(miracidium)이 탈출한다. 섬모유충은 24시간 동안 물속에서 자유생활하다가 중간숙주인 우렁이(貝類, snail)에 침입해 섬모를 잃고 제1대 스포로시스트(sporocyst)가 된다. 제1대 스포로시스트의 체내에서 제2대 스포로시스트가 발육되고 그 속에서 유미유충(cercaria)이 발육한다. 성숙한 유미유충은 꼬리의 끝이 둘로 갈라진 특이한 형태를 나타내며(furcocercous cercaria), 우렁이 체내에서 빠져나와 물속으로 유출하고, 물속에서 24-48시간 동안 자유로이 유영하다가 종숙주인 사람의 피부에 닿으면 이를 뚫고 인체내에 침입한다. 만일 물속에 있는 유미유충이 음료수를 통해 인체내로 들어오면 구강이나 식도 등의 점막을 관통한 후 체내로 침입한다.

인체내에는 유충의 꼬리를 뗀 몸통만 침입하는데, 이를 schistosomule이라 부른다. 유충은 문맥, 정간막정맥이나 골반부정맥총과 같은 기생부위에 도달하여 성충으로 발육한다. 피하조직으로 들어온 유충은 소정맥 또는 림프관을 통하여 침입 부위에서 우심(右心)으로 운반된다. 우심에서 폐까지 이동한 후 폐모세혈관을 지나 폐정맥을 거쳐 대순환계통으로 나와 장간막동맥 또는 문맥, 장간막정맥에 이르러 성충으로 발육한다. 방광주혈흡충은 충체가 골반정맥총이나 방광정맥총에 들어가 성충으로 발육한다. 주혈흡충은 감염 후 30-40일이면 성충이 되고, 대변 혹은 소변(방광주혈흡충)으로 충란을 배출한다.

Schistosomule은 인체 침입 후 숙주에 잘 적응하기 위해 자신의 표피에 숙주 항원을 뒤집어쓴 상태로 지낸다. 숙주 항원이 자신의 표피에 나타나게 하기 위해 schistosomule은 숙주의 유전자를 도입하여 이를 자기 몸에 발현되도록 한다는 사실이 밝혀져 있다. 이는 기생충이 숙주 면역반응을 회피하는(immune evading) 기전의 좋은 예이다.

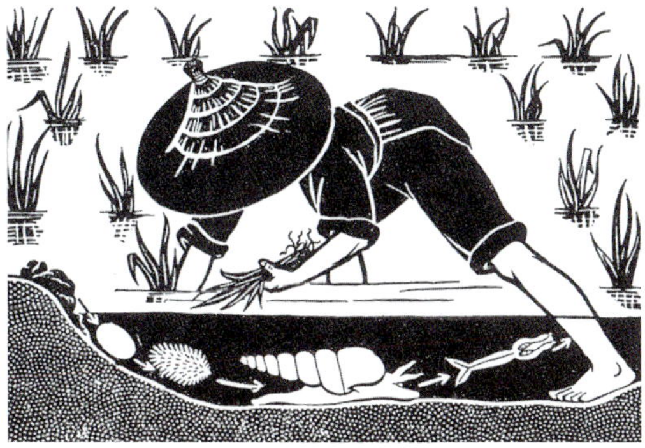

그림 90. 일본주혈흡충의 생활사.

4 역학

주혈흡충증은 수인성(水因性) 질환이다. 중간숙주인 우렁이는 주혈흡충에 감염된 사람이나 보유숙주의 대변 또는 소변에서 나온 충란으로 오염되어 있는 물에서 감염된다. 감염된 우렁이의 체내에서 몇 단계 유충기를 거쳐 나온 유미유충이 물속에서 사람의 피부를 뚫고 침입하여 인체감염을 일으킨다. 주로 물속에서 일을 하거나 물놀이를 할 때 피부를 통하여 감염된다. 즉 농사, 빨래, 낚시, 수영 등이 원인이 될 수 있다. 또한 유미유충이 포함된 음료수를 통해서도 감염된다.

1) 중간숙주

주혈흡충은 그 종류에 따라 각각 중간숙주가 다르다.

(1) 일본주혈흡충

*Oncomelania*에 속하는 종류가 중간숙주이며 나라마다 그 종류가 다르다. 즉 *O. nosophora*는 일본, *O. formosana*는 타이완, *O. hupensis*는 중국, *O. quadrasi*는 필리핀에서 각각 중간숙주로 작용한다. *Oncomelania*는 논, 수도, 연못 등에 살며 논에서 일하는 농민을 감염시킨다.

(2) 만손주혈흡충

*Biomphalaria*에 속하는 종류가 관여하며 이들 우렁이는 하천에 산다. 아프리카에서는 *B. pfefferi*, *B. choanomphala*, *B. alexandrina*, *B. sudanica* 등이며 남미에서는 *B. glabrata*와 *B. straminea* 등이다.

(3) 방광주혈흡충

*Bulinus*와 *Physopsis*에 속하는 여러 종류가 중간숙주로 관여한다.

(4) 장간막주혈흡충

*Bulinus forskalii*가 관여하는 것으로 알려졌다.

(5) 메콩주혈흡충

*Lithoglyphopsis aperta*가 관여한다.

2) 보유숙주

보유숙주도 충체의 종에 따라 다르다.

(1) 일본주혈흡충

개, 고양이, 말, 돼지, 소, 물소, 사슴, 쥐 등이 보유숙주로 작용한다.

(2) 만손주혈흡충

아프리카에서는 baboon 원숭이가 가장 주요한 보유숙주로 작용하며, 개, 쥐, 생쥐, 두더지 등도 보유숙주가 된다. 남미에서는 원숭이와 쥐가 보유숙주로 작용하며, 소에서도 자연감염 사례가 나타난다.

(3) 방광주혈흡충

쥐나 원숭이가 보유숙주로 작용하나 역학적으로는 중요하지 않다.

(4) 장간막주혈흡충

쥐가 보유숙주로 작용하나 역학적으로 중요하지 않다.

(5) 메콩주혈흡충

개만 보유숙주로 작용한다.

3) 국내 정착가능성

오래전부터 중국, 일본 등지에서는 일본주혈흡충증이 풍토병으로 만연했으나(일본의 경우 최근에는 소멸됨) 우리나라에는 주혈흡충증이 발생한 일이 없었다. 그 이유는 일본주혈흡충의 중간숙주인 *Oncomelania*가 없기 때문이다. 같은 이유로 다른 종류의 주혈흡충증이 도입되어도 우리나라에 정착할 가능성은 매우 희박하다. 수입증례로 외국 여행 도중 감염되어 귀국한 만손주혈흡충(Lee et al., 1995, Lim et al., 1995)과 방광주혈흡충 환자 몇 명(Song et al., 1981, Min et al., 1982, Lee et al., 1989)이 보고되었다.

4) 지리적 분포

주혈흡충증의 지리적인 분포는 세계적으로 매우 광범위하다. 그 종류에 따라 분포양상이 또한 다르다.

(1) 일본주혈흡충증

중국, 일본, 필리핀에 널리 분포하고 있으며, 인도네시아와 말레이시아의 일부 지역에 분포한다. 특히 중국의 양사강 유역에 농후한 유행지가 있다. 1억 명에 가까운 감염자가 있을 것으로 추산한다.

(2) 만손주혈흡충증

아프리카의 나일 삼각주(Nile delta)지역에 농후한 유행지를 형성한다. 아프리카 전역에서 발견되며 방광주혈흡충증과 혼합 분포하는 곳이 많다. 중동의 예멘, 사우디아라비아나 남미의 브라질, 수리남, 베네수엘라, 푸에르토리코(Puerto Rico), 도미니카공화국에도 유행지가 있다. 현재 적어도 6,000만 명이 감염되어 있을 것으로 추산한다.

(3) 방광주혈흡충증

과거에는 나일강 하류지역에 유행지가 있었으나 현재는 전 아프리카에 퍼져 있다. 중동의 이스라엘, 예멘, 사우디아라비아, 레바논, 시리아, 터키, 이라크, 이란에서 인도까지 분포한다. 최근 아프리카에서는 수력발전을 위한 댐공사나 농업용 관개공사 때문에 과거보다 10배 이상 증가했다고 한다.

(4) 장간막주혈흡충증

중앙과 서부아프리카의 제한된 지역에서 유행한다. 즉 콩고민주공화국, 가봉, 카메룬, 중앙아프리카공화국 등에서 작은 유행지가 나타난다.

(5) 메콩주혈흡충증

1978년에 라오스의 메콩강 내에 있는 콩(Khong)섬에서 처음으로 이 충체가 발견되어 유행지로 알려졌다. 최근 캄보디아와 타이에서도 인체감염 사례가 보고되었다.

5 병리와 임상증상

주혈흡충증은 종류에 따라 그 병변과 임상증상이 약간씩 다르나 대개는 다음 세 시기로 나눌 수 있다.

1) 잠복기

유충이 사람의 피부에 침입하여 성충이 될 때까지의 시기이다. 이때 유충이 침입한 피부에 가려움증을 동반한 피부염이 생긴다. 유충이 간이나 다른 기관에 침입하면 섬상출혈과 호산구, 다형핵백혈구의 침윤이 있다. 또 감염된 후 수일 동안 독성 혹은 알레르기성 발진이 있을 수 있다. 이 시기에 혈액상으로 높은 호산구증가가 나타난다.

2) 급성기

충체가 산란(産卵)을 시작하는 시기이다. 성충은 문맥, 간문맥순환, 장간막 정맥, 골반부 정맥총 또는 방광 정맥총 등에 살면서 장벽이나 방광의 소정맥지(小靜脈支)에서 산란한다. 주혈흡충의 종류마다 산란량과 산란 부위가 달라 병변과 증상이 다르게 나타난다.

병변은 주로 각종 조직에 침착되는 충란에 의해 야기되며, 충란에서 배출되는 항원에 의한 면역작용으로 육아종이 형성되고 점차 섬유화조직으로 변하는 만성적 경과를 취한다. 이 충란 항원은 cytokine 연구의 초점이 되고 있다.

(1) 일본주혈흡충증

일본주혈흡충 한 마리는 하루에 약 3,500개의 충란을 낳는다. 산란된 충란은 점막하조직 또는 점막을 통하여 삼출된 혈액과 함께 장관내로 배출된다. 때로는 충란이 혈류를 통하여 쉽게 간, 비장 혹은 폐로 운반된다. 이때 발열, 메스꺼움, 두드러기, 호신구증가, 복부불쾌감, 설사, 체중감소, 기침, 간비대, 비종대 등의 임상증상이 나타난다. 이와 같은 시기가 중감염일 때는 1년 반, 경감염일 때는 4-5년의 시간이 지나간 다음 만성기에 들어간다.

(2) 만손주혈흡충증

만손주혈흡충은 비교적 산란량이 적어서 암컷 한 마리당 하루에 300개의 충란을 낳는다. 따라서 장벽에 삼출되는 충란의 수와 장과 간내 혈관 주위 조직에 침착되는 충란 수도 적으며, 일본주혈흡충증의 경우보다 병변이 훨씬 적고 가벼운 증상을 보인다.

(3) 방광주혈흡충증

병변은 일본주혈흡충증과 비슷하지만 이 충은 골반 정맥총이나 방광 정맥총내에 기생하며 한 마리당 하루에 약 1,500개의 충란을 산란한다. 따라서 이곳에서 산란된 충란은 방광점막을 파괴하고 혈액과 더불어 방광내로 탈출하여 소변으로 배출된다. 그러므로 병변은 주로 비뇨생식기계 특히 방광벽에 나타난다. 증상으로 가장 중요한 것은 혈뇨(血尿, hematuria)이다.

표 13. 일본주혈흡충 감염자에게 나타나는 주요 증상(Kojima, 2005).

증상		중국인 환자 200명 중 비율(%)	일본인 환자 75명 중 비율(%)
초기(initial phase)	피부염	44.0	67.0
잠복기 (prepatent period)	피로감	–	67.0
	기침	63.0	–
	혈담	5.5	–
	입맛소실	88.0	38.6
	복통	41.0	(+)
	빈혈	23.0	24.0
충란배출기 (oviposition period)	오한	78.0	77.3
	발열	100.0	77.3
	발한	72.0	73.3
	설사	51.0	5.3
	이질	10.0	(–)
	간종대	96.5	85.3
	비종대	62.5	22.7
	복수	8.5	9.3

(4) 인터칼라툼주혈흡충증

만손주혈흡충과 비슷하다.

(5) 메콩주혈흡충증

일본주혈흡충증과 비슷하나 임상증상은 가볍다.

3) 만성기

일본주혈흡충증과 만손주혈흡충증의 경우 간종대와 비종대가 점차 심해진다. 간은 시일이 경과하면서 경변증으로 진행한다. 장간막과 대망(大網)은 점차 두꺼워지고, 결장과 유착하면서 복부팽만이 현저해진다. 그리고 장점막의 위축으로 심한 소화장애를 일으킨다. 복수와 부종이 나타나며 간경화와 문맥전색(portal embolism)의 정도에 따라 복수가 더욱 진전하게 된다. 만일 충란이 대순환계를 통하여 뇌에 이르면 잭손씨 간질(Jacksonian epilepsy)의 증후도 나타난다.

방광주혈흡충증의 경우 충란이 방광점막에 손상을 주어 방광점막에 비후증식이 오고, 방광내에 유두종양 증식(乳頭腫樣 增殖, papillomatous growth)이 나타나며, 결국에는 방광암으로까지 발전한다. 또한 충란이 석회화하면 이를 핵으로 하여 방광에 결석이 생길 수도 있다.

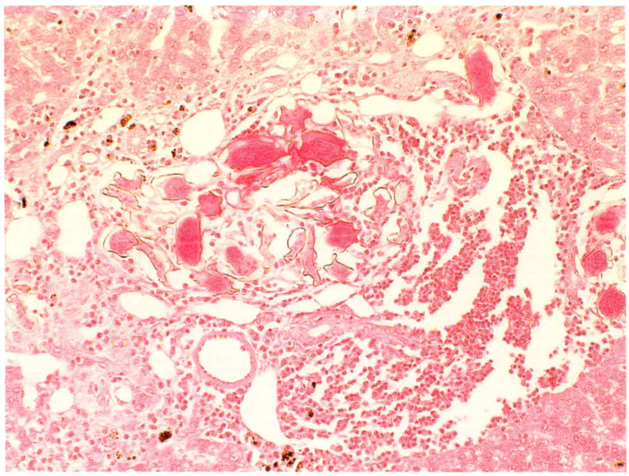

그림 91. 일본주혈흡충(*Schistosoma japonicum*) 감염 햄스터 간의 충란 육아종(egg granuloma). H-E stain. × 200.

6 진단

주혈흡충증의 잠복기에는 실제 진단이 불가능하다. 급성기에는 혈섬액성 대변내에서 충란을 검출하거나 혈뇨내에서 충란을 검출할 수 있다. 특히 만손주혈흡충증일 때는 산란되는 충란의 수가 적어 많은 양이 대변을 가지고 집란법(集卵法), 특히 AMS III 법을 사용하여 검사하는 것이 좋다. 만성기에는 충란의 발견이 어려우며, 일본주혈흡충증이나 만손주혈흡충증에서는 직장경(直腸鏡)으로 직장점막을 생검하여 충란을 발견한다. 만일 대변이나 직장점막 생검에서 충란을 발견할 수 없을 경우 간생검을 통해 충란을 발견할 수도 있다.

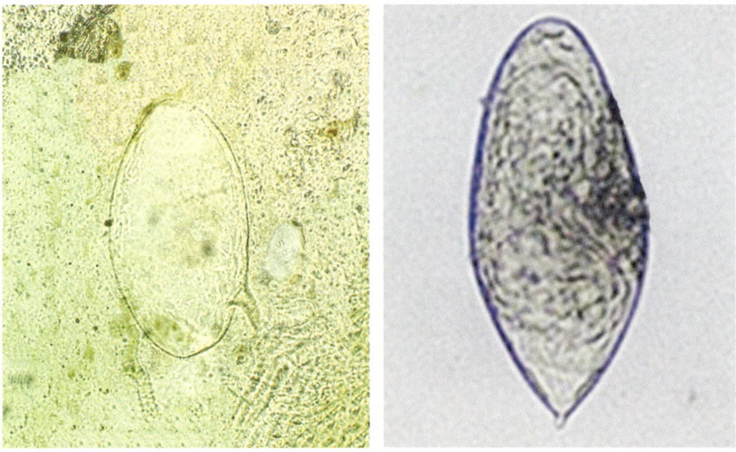

그림 92. Kato-Katz thick smear에서 검출한 만손주혈흡충(*Schistosoma mansoni*)의 충란(왼편)과 소변도말에서 검출한 방광주혈흡충(*Schistosoma haematobium*)의 충란(오른편). ×400.

그러나 방광주혈흡충에서는 충란이 방광에서 소변을 통하여 배출되므로 소변에서 본충의 특이한 충란을 발견하여야 한다. 만일 소변에서 충란이 발견되지 않으면 방광경으로 방광점막 생검을 실시하여 충란을 발견, 진단할 수 있다.

최근 여러 가지 혈청학적 검사 즉 보체결합반응, 충란주위침강반응, 한천이중확산법, 간접혈구응집반응, 간접형광항체법, 면역전기영동법, 효소항체법(ELISA) 등이 유용하나 이들은 어디까지나 보조적인 검사법이다. 따라서 가장 확실한 진단은 대변이나 소변에서 충란을 발견하는 것이다. 경우에 따라 초음파검사법이나 전산화단층촬영(CT scan) 등도 이용할 수 있다.

7 치료

최근 pyrazino-isoquinoline 유도체인 praziquantel(Biltricide®, Distocide®)이 특효약으로 알려졌다. Praziquantel 60 mg/kg을 1일 2회 혹은 3회로 나누어 복용한다. 1일 혹은 2일간 투여하면 완전 치료가 가능하다. 부작용으로 가벼운 두통과 복부 불쾌감과 현기증 등이 있을 수 있다.

8 예방

우선 praziquantel과 같은 약제로 감염자에게 화학요법을 실시하여 감염원을 극도로 감소시켜야 한다. 그리고 중간숙주인 우렁이의 서식처가 감염자의 대변이나 소변에 오염되지 않도록 하며 패류를 철저히 박멸해야 한다. 주혈흡충의 유미유충이 있는 물을 마시거나, 물에 피부가 닿지 않도록 주의하는 보건교육을 실시하여야 한다.

표 14. 주혈흡충증의 예방법(Strickland, 2000).

1. 화학요법(집단치료, 선별치료)
2. 패류 관리(살패제, 생물학적 관리, 환경정비)
3. 물과의 접촉차단과 물오염 방지(상수도 공급, 위생적인 분뇨 처리)
4. 예방주사(아직 연구 단계임)
5. 생활수준의 향상

참고문헌

Kojima (2005) Schistosomiasis: Asian. In Cox FEG, Wakelin D, Gillespie H, Despommier DD eds. Topley & Wilson's Microbiology & Microbial Infections. 10th ed. Vol. 6. Parasitology. Hodder Arnold, London, UK.

Strickland GT (2000) Hunter's Tropical Medicine and Emerging Infectious Diseases. 8th ed. W.B. Saunders Co. Philadelphia, Pennsylvania.

62
간질, 거대간질
Fasciola hepatica, Fasciola gigantica

1 개요

소와 양 등 초식동물의 담도에 기생하는 흡충이며, 가축을 방목하는 지역에서 유행한다. 전 세계적으로 유행지에서 1억8천만 명 이상이 간질에 감염될 위험에 처해 있는데 이 중 240만 명이 감염 환자이다. 인체감염의 경우 스페인, 포르투갈, 프랑스, 이집트, 쿠바, 이란, 페루, 칠레, 에콰도르, 볼리비아에 농후유행지가 형성되어 있다. 미국, 북중미, 중국, 타이완, 일본, 인도, 베트남, 타이, 오스트레일리아 등에서 인체감염이 보고되었다. 우리나라에서는 최근까지 인체감염이 10건 이상 보고되었다.

2 형태와 생활사

간질은 나뭇잎 모양으로 길이가 2–3 cm이다. 거대간질은 길이가 3–8 cm로 인체감염을 일으키는 흡충 중에서 가장 크다. 충체 전단은 원뿔 모양으로 돌출(conical projection)되어 있으며 구흡반과 복흡반이 전단 가까이에 있다. 장관은 심하게 분지되어 충체 전체에 퍼져 있다. 전후고환은 충체 중앙에 위치하며 심하게 분지되어 있다. 난황선은 작은 여포상이며 충체 전체에 걸쳐서 표피하층에 분포한다. 난소와 자궁은 충체 전반부의 복흡반 후방에 위치한다. 충란은 유타원형(ellipsoid)으로 난개가 좁고 얕다. 색은 황갈색이며 난황이 대부분을 차지하는 미성숙한 상태이다. 크기는 간질의 충란이 평균 140 × 80 μm이고 거대간질의 충란이 평균 170 × 80 μm이다.

충란은 가축의 분변에 섞여 배출되며 물에서 섬모유충으로 발육한다. 섬모유충은 난개를 열고 나와서 수중을 유영하다가 제1중간숙주인 물달팽이(*Lymnaea* spp.)의 몸속으로 뚫고 들어가 sporocyst, 레디아를 거쳐서 유미유충으로 발육한다. 유미유충은 긴 꼬리를 가지고 물속을 유영하다가 수초(water cress), 수죽(water bamboo), 마름(water chestnut or water caltrop) 등 수생식물의 표면에 붙어 꼬리를 떼고 피낭(encystation)한다. 사람과 가축은 수초나 수생식물을 먹던 중에 피낭유충을 섭취하여 감염된다. 피낭유충은 십이지장에서 탈낭한 후 장벽을 뚫고 복강으로 나온 다음 장간막, liver capsule을 관통하고 간실질을 지나 간담도로 진입하여 성충이 된다. 조직이행 중인 유약충이 들어 있는 육류를 섭취하면 간질에 감염될 수 있다.

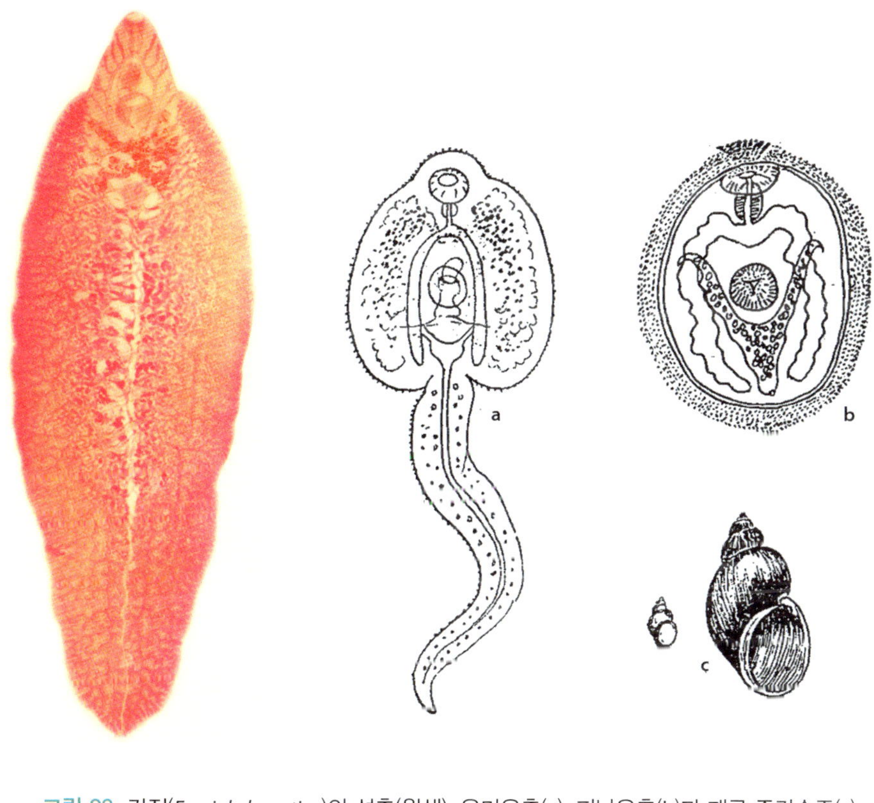

그림 93. 간질(*Fasciola hepatica*)의 성충(원색), 유미유충(a), 피낭유충(b)과 패류 중간숙주(c).

3 병리와 증상

1) 담도내 기생

유약충이 간실질을 통과하면서 장내세균으로 오염시켜서 간농양을 일으킬 수 있다. 충체가 담도를 막아서 담즙울체를 야기하면 간염, 발열, 간종대, 상복부 통증과 압통, 폐쇄성 황달, 빈혈, 복부팽만, 소화불량, 피로감, 호산구증다증 등이 나타난다.

2) 이소기생(ectopic fascioliasis)

탈낭된 피낭유충이 복강내 여러 장기를 이행하는 과정에서 정상경로를 벗어나 다른 담도 이외의 장기에 침입하여 이소기생이 발생한다. 복강내 장기와 폐를 비롯하여 피하조직, 뇌 등 여러 장기와 조직에서 발생한다(Lee et al., 1982). 안구로 침입하여 이동하는 충체를 적출하여 치료한 인체감염 사례가 있다(Cho et al., 1994).

유약충이 들어 있는 육류를 섭취할 때 이로 인해 기생충성 인두염(parasitic pharyngitis, halzoun)이 발생할 수도 있다.

4 진단

대변검사로 충란을 확인하여 성충에 의한 담도 감염을 진단한다. 대변검사 시 위 감염(spurious infection 혹은 false infection)을 감별해야 한다. 환자가 검사하기 1–3일 전에 간질에 감염된 소 혹은 양의 간을 먹었을 경우 대변에서 간질의 충란이 검출된다. 대변검사에서 간질충란이 검출되면 3–4일 후에 반복검사하여 위 감염을 배제해야 한다.

이소기생의 경우, 대변에서 충란이 배출되지 않으므로 면역효소측정법(ELISA), 조직생검, 전산화단층촬영법(CT), 자기공명영상진단법(MRI), 초음파검사 등을 활용한다.

5 치료

인체에 감염된 간질에 대하여 triclabendazole 10 mg/kg을 2회 12시간 간격으로 경구투여한다.

참고문헌

Cho SY, Yang HN, Kong Y, Kim JC, Shin KW, Koo BS (1994) Intraocular fascioliasis: a case report. American Journal of Tropical Medicine and Hygiene 50: 349-353.

Lee SH, Cho SY, Seo BS, Choe KJ, Chi JG (1982) A human case of ectopic fascioliasis in Korea. Korean Journal of Parasitology 20: 191-200.

Mas-Coma S, Bargues MD, Valero MA (2005) Fascioliasis and other plant-borne trematode zoonoses. International Journal for Parasitology 35: 1255-1278.

WHO (1998) Reports on individual drugs - triclabendazole and fascioliasis. WHO Drug Information 12: 138-139.

63
비대흡충
Fasciolopsis buski

1 개요

비대흡충은 인체기생 장흡충류(intestinal flukes) 중에서 가장 큰 것이다. 남아시아 특히 타이, 중국 남부, 베트남 등에서 유행한다. 우리나라에는 분포하지 않는다.

2 형태와 생활사

팽팽한 유난형(ovoid)이며 길이가 4-5 cm까지 자란다. 크기는 간질과 비슷하지만 충체가 두껍고 conical projection이 없는 점, 장관에 가지가 없는 점 등으로 쉽게 감별할 수 있다. 그러나 충란은 크기가 평균 140 × 75 ㎛에 불과해 간질의 충란과 감별이 매우 어렵다. 충란이 사람이나 돼지 등의 분변을 통해 외계로 나오면 물속에서 섬모유충(miracidium)으로 자라다가 난개를 열고 나와 제1중간숙주인 물달팽이류에 침입하여 유미유충으로 자란다. 유미유충은 제2중간숙주인 수생식물 특히 수초(water cress), 마름(water caltrop) 등의 표면에 붙어 피낭유충이 된다. 사람은 피낭유충을 가진 수생식물을 날것으로 먹을 때 감염된다. 감염 후 피낭유충은 장벽을 뚫지 않으며 장관을 따라 공장 부위까지 곧바로 내려와서 기생한다.

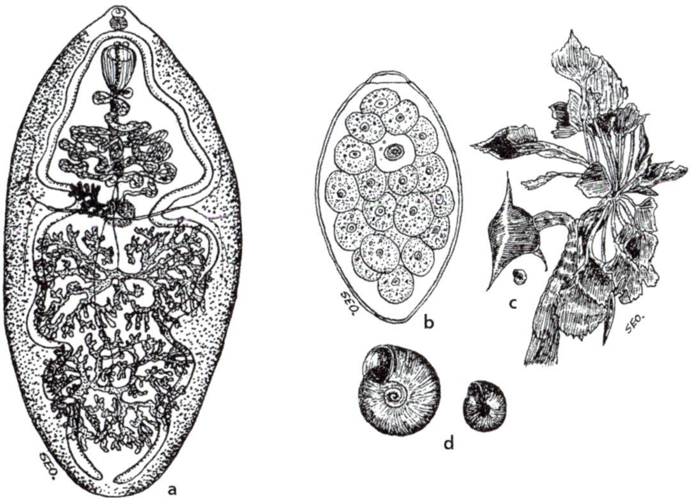

그림 94. 비대흡충.

a. 성충, **b.** 충란, **c.** 미름(*Trapa natans*), **d.** 물달팽이류(*Segmentina nitidella*).

3 병리와 증상

감염되면 장점막의 염증, 점막 위축 등의 소견을 보이며 흡수장애, 설사 등을 일으킨다. 충체에서 독성 물질(toxic substance)이 나와 안구주위 부종(periorbital edema)을 초래한다. 양측 안구를 다 침범한다. 복통, 설사, 하복부 팽만, 입맛 소실, 피로감 등을 초래하며 독성 물질에 의한 알레르기반응이 나타날 수 있다.

4 진단

특징적인 충란을 분변에서 발견한다.

5 치료

Praziquantel 10 mg/kg 1회 복용으로 우수한 효과를 볼 수 있다.

64

호르텐스극구흡충

Echinostoma hortense

1 개요

1926년 일본에서 Asada에 의해 처음 발견된 장흡충이다. 우리나라에서도 1939년 James T. Park에 의해 서울지역 집쥐의 소장에서 발견, 보고되었다(Chai et al., 2009). 인체감염 사례는 1976년 일본에서 처음 발견되었다. 우리나라에서는 1983년 감염례가 처음 발견된 후(Seo et al., 1983), 지금까지 수십 건이 보고되었다(Chai et al., 2009). 경북 청송군에서는 마을 주민의 23.4%가 감염되기도 했다. 현재 우리나라 내륙지방 소하천 유역에서 *Metagonimus miyatai*와 함께 가장 유행도가 높은 장흡충으로 인정된다.

2 형태와 생활사

1) 형태

성충일 때 길이 약 1 cm 내외의 길쭉한 흡충으로 구흡반 주위에 두관(head crown)이 있고 두극(collar spine)이 27–28개 배열되어 있다. 살아 있을 때는 'C'자 모양을 하고 있으며 구흡반을 복측으로 구부리고 있다. 난소가 왼쪽으로 치우친 점이 특징이며, 두 고환은 둥글거나 약간 엽상(lobulated)이다. 충란은 크기 약 120–140 × 70–80 μm로서 미성숙란이다. 난개가 그다지 뚜렷하지 않으며 난각은 얇고 투명해 보인다. 난개 반대편의 난각 후단은 약간 주름져 있다(abopercular wrinkling).

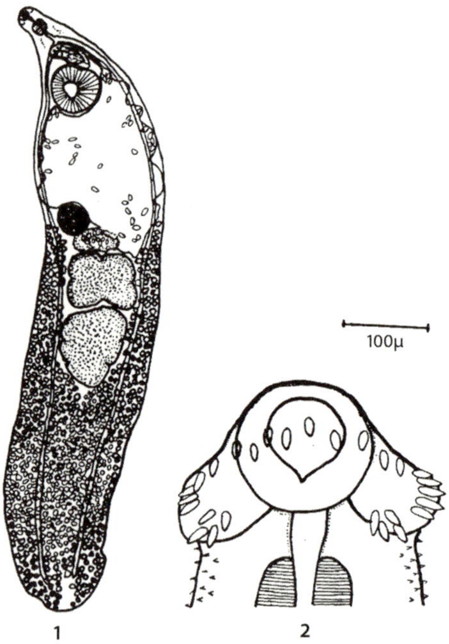

그림 95. 호르텐스극구흡충.

1. 성충, **2.** 두관(27개의 두극).

2) 생활사

충란이 물속에서 섬모유충(miracidium)으로 자란 뒤 제1중간숙주인 *Lymnaea* sp. 또는 *Bakerlymnaea* sp. 패류에서 sporocyst, redia를 거쳐 유미유충이 된다. 유미유충은 꼬리가 비교적 짧은 편이며 구흡반 주위에 이미 두극을 가진 것도 있다. 유미유충은 제2중간숙주인 담수산 어류, 특히 얼룩동사리(*Odontobutis interrupta*), 버들치(*Morocco oxycephalus*) 또는 미꾸리(*Misgurnus anguillicaudatus*)에 들어가 아가미, 항문주위(직장) 등에서 피낭유충이 된다. 어류 이외에도 올챙이 등이 제2중간숙주가 될 수 있다. 자연계 종숙주는 집쥐 등 설치류이다.

사람은 피낭유충을 가진 어류를 날것으로 먹을 때 감염된다. 피낭유충은 십이지장에서 탈낭해 그대로 공장까지 내려와 소장 융모를 흡입한 채 살게 된다. 감염 후 4주 정도면 충란을 산출할 수 있다. 충란은 분변과 함께 외계로 나와 생활사를 계속 유지한다.

3 병리와 증상

흰쥐에 피낭유충을 실험감염시키고 1–4주까지 소장의 병변을 관찰한 결과에 따르면 충체는 구흡반과 두극을 이용하여 융모를 흡입, 자극하고 마치 가축이 풀을 뜯어먹듯 융모를 파괴한다. 장조직의 융모 소실, 장염, 섬막 위축과 선와증식 등의 소견을 보인다. 소화불량, 하복부 통증, 설사 등을 초래하며 장기간의 중증 감염 시 만성흡수장애 증상을 초래한다.

4 진단

대변에서 특이한 충란을 발견하면 되나 이전고환극구흡충이나 일본극구흡충과의 감별을 요한다(Chai, 2009).

5 치료

Praziquantel 10 mg/kg의 1회 투여로도 우수한 효과를 본다.

참고문헌

Chai JY (2009) Echinostomes in humans. In Fried B, Toledo R, eds, The Biology of Echinostomes. Springer. New York, USA.

Chai JY, Shin EH, Lee SH, Rim HJ (2009) Foodborne intestinal flukes in Southeast Asia. Korean Journal of Parasitology 47(suppl.): S69-S102.

Seo BS, Hong ST, Chai JY, Lee SH (1983) Studies on intestinal trematodes in Korea. VIII. A human of *Echinostoma hortense* infection. Korean Journal of Parasitology 21: 219-223.

65

이전고환극구흡충

Echinostoma cinetorchis

1 개요

1923년 일본에서 Ando와 Ozaki에 의해 쥐에서 처음 발견된 흡충으로 1930년에는 인체감염도 발견되었다. 우리나라에서는 1964년 Seo et al.에 의해 서울의 집쥐에서 발견되었고, 인체감염은 1979년 미꾸라지를 날로 먹은 농촌 주부에서 처음 발견되었다(Seo et al., 1980). 현재까지 10여 건의 증례가 확진되었다(Chai et al., 2009).

2 형태와 생활사

성충은 길이 1 cm 내외이며 약간 길쭉하고 체폭도 넓은 편이다. 구흡반 주위에 두관과 두극이 뚜렷하며, 두극의 갯수는 37–38개이다. 흔히 'C'자 모양으로 구흡반 쪽이 복측으로 구부러져 있으며 난소는 몸체 중심선에 위치한다. 충체의 이름이 의미하듯 고환이 원래 위치에서 다른 장소로 이동하여 관찰되는 경우가 많고 결국 1개 또는 2개 모두가 소실될 수 있다는 점이 특이하다. 난원형의 충란은 크기 약 90–110 × 50–60 um의 미성숙란으로 얇고 투명한 난각과 작은 난개를 가지고 있다. 난개 반대쪽에 약간의 주름(abopercular wrinkling)이 있다. 생활사는 호르텐스극구흡충의 경우와 거의 같으나 제2중간숙주로 미꾸라지, 올챙이 이외에도 제1중간숙주인 패류 자체의 외투막(mantle)에서 피낭할 수 있다. 자연계의 종숙주는 집쥐이며, 사람은 우연히 감염되는 것으로 추정한다. 종숙주 체내로 들어온 피낭유충은 십이지장에서 탈낭하고 곧바로 공장 부위에 내려와 기생한다. 감염 후 충란 산출까지 약 4주가 소요된다.

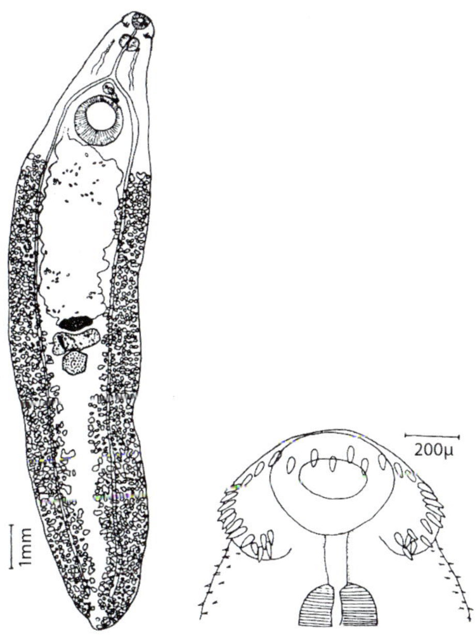

그림 96. 이전고환극구흡충.

1. 성충, **2.** 두관(37개의 두극).

3 병리와 증상

인체감염 증례가 많지 않아 병리와 증상이 잘 알려져 있지 않으나 호르텐스극구흡충의 경우와 비슷할 것으로 추측한다.

4 진단

특징적인 충란을 발견하면 된다. 그러나 호르텐스극구흡충과 일본극구흡충의 충란과 감별해야 한다.

5 치료

Praziquautel 10 mg/kg을 1회 투여하면 우수한 효과를 보인다.

*** 유사종**

극구흡충과(Echinostomatidae)에는 인체감염을 일으키는 극구흡충이 몇 종 더 알려져 있다. 외선극구흡충(*Echinostoma revolutum*)은 가장 오래전(1802년) 독일에서 기록된 종으로 오리, 거위 등 조류와 쥐, 인체 등 포유류에 두루 감염을 일으킨다. 두극의 수가 37개로 이전고환극구흡충과 같으나 고환이 이동하거나 사라지지 않는다. 우리나라에서도 집쥐와 고양이에게서 종종 검출되나 인체감염 증례는 보고되지 않았다(Chai, 2009). 일로코스극구흡충(*Echinostoma ilocanum*)은 필리핀, 인도네시아, 타이 등지에서 인체감염을 일으키는 종으로 두극은 49−51개이고, 대형 패류가 매개한다. 쥐와 개가 자연계 종숙주이다. 말레이극구흡충(*Artyfechinostomum malayanum*)은 말레이시아, 싱가포르, 타이, 필리핀 등지에서 인체감염을 일으키는 종이며, syn. *Echinostoma malayanum* 이라는 이름으로도 알려져 있다. 각종 포유류가 자연계 종숙주이며, 여러 종의 패류가 감염을 매개한다.

참고문헌

Chai JY (2009) Echinostomes in humans. In Fried B, Toledo R, eds, The Biology of Echinostomes. Springer. New York, USA.

Chai JY, Shin EH, Lee SH, Rim HJ (2009) Foodborne intestinal flukes in Southeast Asia. Korean Journal of Parasitology 47(suppl.): S69-S102.

Seo BS, Cho SY, Chai JY (1985) Studies on intestinal trematodes in Korea. I. A human case of *Echinostoma cinetorchis* infection with an epidemiological investigation. Seoul Journal of Medicine 21: 21-29.

66
일본극구흡충
Echinochasmus japonicus

우리나라에서 인체감염 4례가 보고되었다(Seo et al., 1985). 중국에서도 인체감염례가 다수 보고되었다(Chai et al., 2009). 충체는 길이 약 5 mm 내외의 유난원형으로 24개의 두극이 관찰된다. 다만, 두극이 배측에서 한 번 끊어져 있으며 이 점은 *Echinochasmus*속(genus)의 가장 중요한 특징이다.

제1중간숙주는 왜우렁(*Parafossarulus manchourichus*), 제2중간숙주는 참붕어(*Pseudorasbora parva*)이다. 참붕어의 아가미에서 피낭유충이 발견된다. 자연계 종숙주로는 닭 등이 알려진다. 진단과 치료는 다른 극구흡충류에 준한다.

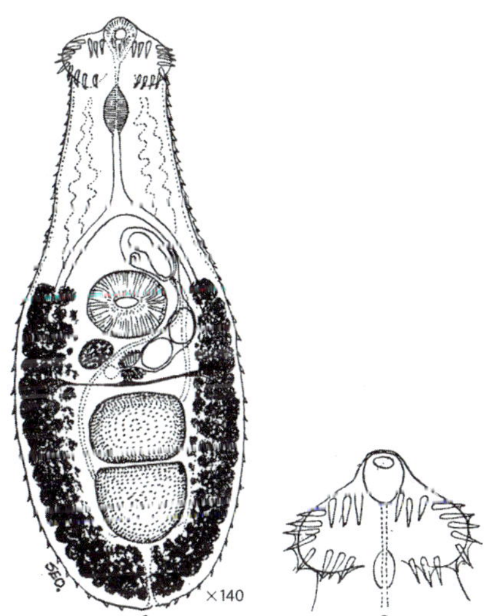

그림 97. 일본극구흡충.

1. 성충, **2.** 두관.

참고문헌

Chai JY, Shin EH, Lee SH, Rim HJ(2009) Foodborne intestinal flukes in Southeast Asia. Korean Journal of Parasitology 47(suppl.): S69-S102.

Choi MH, Kim SH, Chung JH, Jang HJ, Eom JH, Chung BS, Sohn WM, Chai JY, Hong ST(2006) Morphological observations of *Echinochasmus japonicus* cercariae and the in vitro maintenance of its life cycle from cercariae to adults. Journal of Parasitology 92: 236-241.

Seo BS, Lee SH, Chai JY, Hong SJ(1985) Studies on intestinal trematodes in Korea. XX. Four cases of natural human infection by *Echinochasmus japonicus*. Korean Journal of Parasitology 23: 214-220.

67
한국극구흡충
Acanthoparyphium tyosenense

한국산 오리의 소장에서 1939년 처음 기록된 흡충으로 최근 전북 부안군 갯마을에서 인체감염 10례가 보고되었다(Chai et al., 2001). 충체는 길이 1.9–2.8 mm의 길쭉한 모

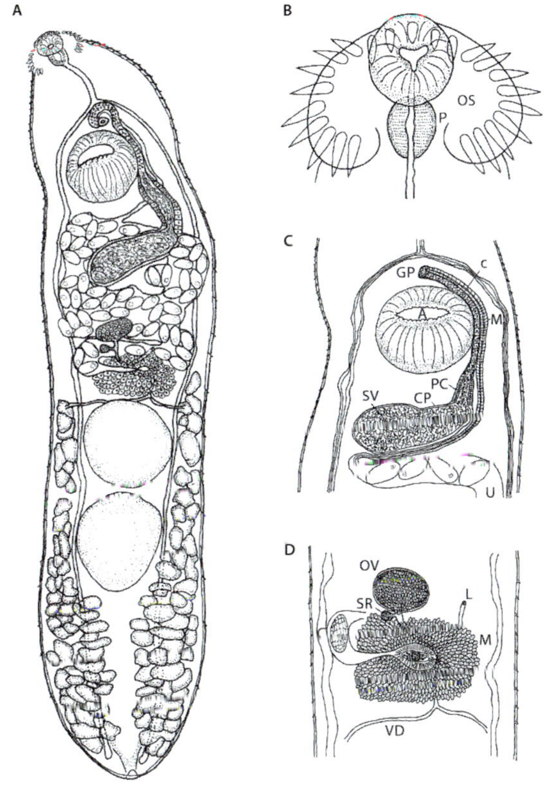

그림 98. 한국극구흡충(*Acanthoparyphium tyosenense*) 성충의 형태(Chai et al.(2001)에서 인용).

A. 충체 전체, **B.** 머리 부위와 두관(head collar), 두극(collar spine), **C.** 복흡반 주변의 생식기, **D.** 암 생식기.

양으로 23개의 두극이 관찰된다. 두극은 배측으로도 연결되어 있다. 제1중간숙주는 아직 밝혀지지 않았고, 제2중간숙주는 동죽, 죽합, 이색구슬우렁이 등 반염수산 패류로 밝혀져 있다(Han et al., 2003).

참고문헌

Chai JY, Han ET, Park YK, Guk SM, Lee SH (2001) *Acanthoparyphium tyosenense*: the discovery of human infection and identification of its source. Journal of Parasitology 87: 794-800.

Han ET, Kim JL, Chai JY (2003) Recovery, growth and development of *Acanthoparyphium tyosenense* (Digenea: Echinostomatidae) in experimental chicks. Journal of Parasitology 89: 176-179.

68

쥐비스듬고환흡충, 베스퍼틸리온비스듬고환흡충

Plagiorchis muris, Plagiorchis vespertilionis

집쥐를 자연계 종숙주로 하는 장흡충으로 국내에서 쥐비스듬고환흡충((Hong et al., 1996)과 베스퍼틸리온비스듬고환흡충(Guk ct al., 2007)의 인체감염이 각각 1례씩 보고되었다. 잠자리 유충, 물고기 등이 중간숙주로 알려졌다.

참고문헌

Guk SM, Kim JL, Park JH, Chai JY (2007) A human case of *Plagiorchis vespertilionis* (Digenea: Plagiorchiidae) infection in the Republic of Korea. Journal of Parasitology 93: 1225-1227.

Hong SJ, Woo HC, Chai JY (1996) A human case of *Plagiorchis muris* (Tanabe, 1922: Digenea) infection in the Republic of Korea: freshwater fish as a possible source of infection. Journal of Parasitology 82: 647-649.

69 창형흡충

Dicrocoelium dendriticum

소, 양 등 초식동물이 종숙주이며 담도에 기생한다. 충체는 크기와 모양, 기생부위, 병변 소견 등이 간흡충과 비슷하다. 충란은 크기가 38−45 × 22−30 μm이며 난각이 두껍고 담갈색이다. 토양에 배출된 충란을 제1중간숙주인 육서패류가 섭취하면 무성분열발육단계를 거쳐서 유미유충이 된다. 우기가 되면 패류는 많은 수의 유미유충이 들어 있는 'slime ball'들을 풀에 붙여 놓는다. 이것을 개미가 먹으면 유미유충은 개미 체내에서 피낭유충이 된다. 초식동물에 섭취되면 피낭유충은 십이지장에서 탈낭되고

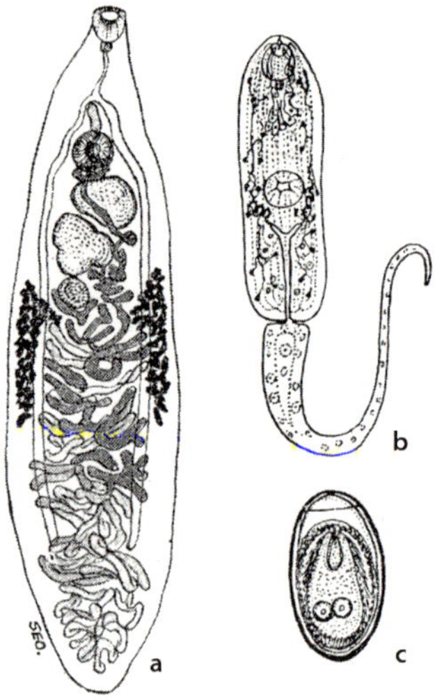

그림 99. 창형흡충(*Dicrocoelium dendriticum*).

a. 성충, **b.** 유미유충, **c.** 충란.

ampulla of Vater를 통해 담도로 들어간다.

유럽, 아프리카, 아시아에서 인체감염례가 보고되었다. 우리나라에서는 인체감염 사례가 보고되지 않았다. 인체감염례는 대부분이 경감염이고 무증상으로 경과되었다. 드물게 담도성 산통, 소화장애가 보고되었다. 대변검사에서 창형흡충란이 발견되면 위 감염을 배제해야 한다. 검사 환자가 2–3일 전에 초식동물의 간을 섭취한 경험이 있는지 과거력을 확인하고 대변검사를 반복한다. Praziquantel을 20 mg/kg씩 3회 경구 투여하여 치료한다.

70

췌질

Eurytrema pancreaticum

췌질은 소, 양 등 초식동물이 종숙주이며 췌도(pancreatic duct)에 기생한다. 충체는 난원형이고 길이가 약 2 cm이며 후단이 뾰족하다. 제1중간숙주인 육서패류에 충란이 섭취된 후 발육단계를 거쳐서 유미유충이 되며 'slime ball'로 분비된다. 제2중간숙주인 메뚜기나 여치가 이 slime ball을 먹으면 체내에서 유미유충은 피낭유충이 된다. 초식동물이 목초와 함께 제2중간숙주를 먹으면 감염된다.

대변검사에서 충란이 검출된 예는 있으나 충체가 확인된 인체감염례는 보고되지 않았다. 충체가 췌도를 막아서 소화액 분비를 방해하여 소화불량을 일으킬 수 있다. Praziquantel을 투여하면 치료될 것이다.

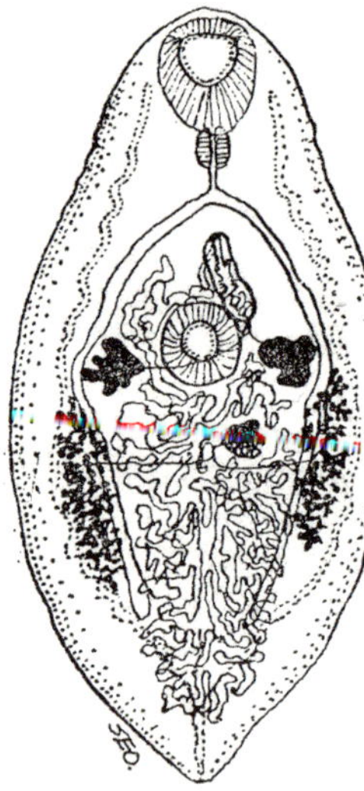

그림 100. 췌질(*Eurytrema pancreaticum*)의 형태.

71

폐흡충

Paragonimus westermani

1 개요

이 흡충은 1878년 호랑이의 폐에서 발견되어 *Distoma westermani*로 명명되었으며, 1899년에 *Paragonimus westermani*로 개명되었다. 1915년에 생활사가 밝혀졌으며, 세계 여러 지역에서 인체감염을 일으키는 신종들이 보고되었다. 인체 폐흡충증은 중간숙주의 분포지역을 따라 한정된 지역에서 국지적으로 유행하는 지리적 분포양상을 보인다.

2 형태

충체는 강낭콩 모양으로 통통하며 갈색을 띠고 길이가 1–2 cm 정도이다. 구흡반과 복흡반은 크기가 비슷하며 충체 크기에 비해 잘 발달하지 않았다. 구흡반은 충체 전단에 위치하며 복흡반은 충체 정중선의 중간 전방에 있다. 소화관은 충체 외측에 구불구불하게 서너 번 굴곡져 충체 후단에 이른다. 난소는 곤봉 모양의 소엽 6개로 분엽되어 충체 중앙부에 위치한다. 고환 2개는 5–6개 소엽으로 분엽되며 충체 후반부 양측에 위치한다. 난소와 고환의 분엽 양상, 충체의 체장-체폭의 비율은 폐흡충속 흡충의 종 감별에 중요한 형태학적 특징으로 이용된다.

충란은 최대 폭이 난개쪽으로 치우친 항아리 모양이며, 황갈색을 띤 미성숙란이다. 크기는 80–100 × 45–65 μm로 대형 충란에 속한다. 난개가 넓고 납작하며 난개 반대쪽 난각이 두껍게 비후(abopercular thickening)해 있다. 유미유충은 꼬리가 매우 짧은 microcercus cercaria이며, 구흡반에 침(stylet)을 한 개 가지고 있다. 피낭유충은 피낭벽이 두꺼운 구형이며 직경은 약 0.4 mm이다. 유충은 붉은색을 띠고 소화관은 구불구불하며 배설낭은 검은 배설과립으로 채워져 있다.

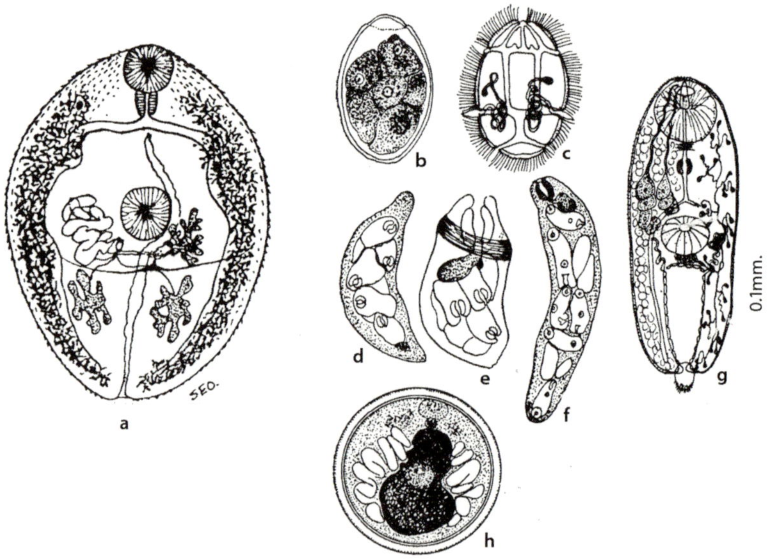

그림 101. 폐흡충(*Paragonimus westermani*).

a. 성충, **b.** 충란, **c.** 미라시디움, **d.** 성숙 스포로시스트, **e.** 제1세대 레디아, **f.** 제2세대 레디아, **g.** 유미유충, **h.** 피낭유충.

3 생활사

충란은 사람의 객담이나 대변으로 배출된다. 충란은 발육하여 섬모유충(miracidium)이 되고 물에서 난개를 열고 나와서 유영하다가 제1중간숙주인 다슬기(*Semisulcospira coreana*)의 조직에 침투한다. 섬모유충은 다슬기의 hemocoel에서 무성분열 증식하여 sporocyst, redia를 거쳐 유미유충으로 발육한다. 제2중간숙주는 참게(*Eriocheir sinensis*), 동남참게(*E. japonicus*), 참가재(*Cambaroides similis*) 등이며 다슬기를 잡아먹어서 피낭유충에 감염된다. 유미유충은 꼬리가 매우 짧으며 물속에서 유영한다. 능동적으로 갑각류 중간숙주에 침투하는지에 대해서는 명확하게 규명되지 않았다.

사람이나 포유동물은 제2중간숙주를 날것으로 혹은 덜 익혀서 먹을 때 감염된다. 인체에 감염되면 피낭유충은 십이지장에서 탈낭하고 장벽을 뚫고 복강으로 나온다. 유약충은 복벽 근육에 침입하여 잠시 머무른 후 다시 복강으로 나와서 횡격막과 늑막을 뚫고 폐조직으로 침입한다. 유약충은 두 마리가 짝을 지어서 소기관지 근처에 정착하고, 성장하여 충란을 산란하는 성충이 된다. 인체에 감염된 피낭유충이 성충이 되는데 6–8주 정도 걸린다.

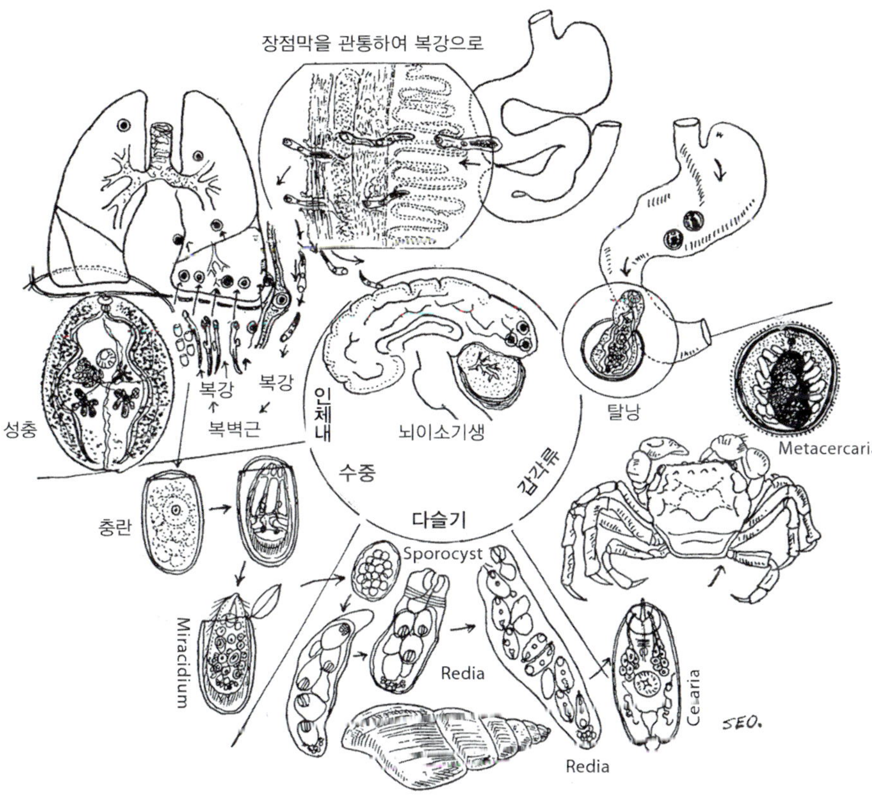

그림 102. 폐흡충의 생활사.

4 역학적 특성

자연계 종숙주는 호랑이, 늑대, 여우, 오소리, 너구리, 두더지, 개, 고양이 등이다. 사람은 민물게장, 덜 익힌 참가재, 참게즙 혹은 가재즙을 먹어서 폐흡충에 감염된다. 과거에 우리나라와 일본에서는 홍역 등 불명열 질병에 걸린 유, 소아에게 게즙이나 가재즙을 먹이는 민간요법이 있었는데, 이것이 소아 폐흡충 감염의 원인이 되기도 하였다. 일본에서 멧돼지의 근육을 육회로 먹고 폐흡충에 감염된 증례가 발견되었고, 멧돼지가 운반숙주(paratenic host) 역할을 하는 것으로 보고되었다. 감염자의 대변으로 배출된 충란이 환경을 오염시킬 수 있으며, 보유숙주인 자연계 종숙주들이 제1중간숙주인 다슬기를 감염시키는 폐흡충의 충란 공급원으로 더 중요할 수 있다.

폐흡충 유행지역은 우리나라, 일본, 만주, 타이완 등 극동아시아와 베트남, 중국 남부 등이다. 우리나라의 경우 과거에 강화도, 전남 해안지방, 강원도와 경북 내륙지방, 제주도 남제주군 등에서 유행하였다. 최근에는 감염자가 드물게 발견되며 중증환자로 진단되기도 한다. 폐흡충(*P. westermani*) 이외의 폐흡충속 종이 전 세계적으로 분포하며 각 지역마다 고유의 종이 유행한다.

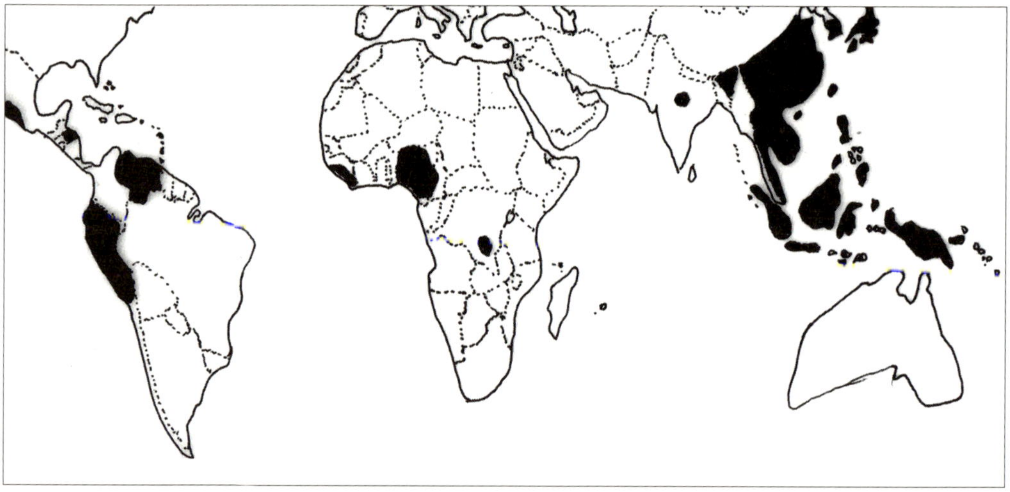

그림 103. 폐흡충의 세계적 분포(Peters and Pasvol(2005)에서 모사).

5 병리, 병변과 증상

1) 폐흡충증(pulmonary paragonimiasis)

폐흡충은 감염자의 약 55%의 폐에 병소를 형성한다. 폐흡충은 소기관지, 기관지 근처에 정착하며 조직구, 호산구, 중성구 등 염증세포 침윤을 유발하고 육아종을 일으킨다. 육아종은 감염이 지속되면서 섬유조직으로 발전하고 충체 둘레에 두꺼운 충낭(worm capsule)을 형성한다. 충낭에는 대개 폐흡충 두 마리가 들어 있으며, 고등색 고름, 숙주세포, 괴사된 물질, 충란 등이 채워져 있다. 충낭은 소기관지와 연결되어 있으며 내용물이 기관지로 배출된 후 객담에 섞여서 외계로 배출된다. 감염기간이 오래 경과하면 드물게 충체가 충낭을 탈출하여 다른 조직으로 이동하여 새로운 충낭을 형성하기도 한다. 충낭 이외의 폐조직으로 침투한 충란을 중심으로 육아종을 형성한다. 흉부 X-선 소견에서 충낭은 충체가 살아 있으면 결절성 낭성 음영(nodular cystic shadow)처럼 보이며 만성감염된 환자에서는 석회화된 병소로 나타난다.

임상증상은 잠행성으로, 서서히 발현되며 오한과 미열을 유발한다. 급성감염 시 피로감, 전신쇠약 등이 나타나며, 심한 기침, 객혈을 하며 갈색 무늬의 피가 섞인 가래를 배출한다. 호흡곤란과 흉통이 있으며, 흉통은 운동을 하면 더 심해진다. 합병증으로 기관지염, 기관지확장증, 늑막염, 기흉, 농흉 등이 발생할 수도 있다.

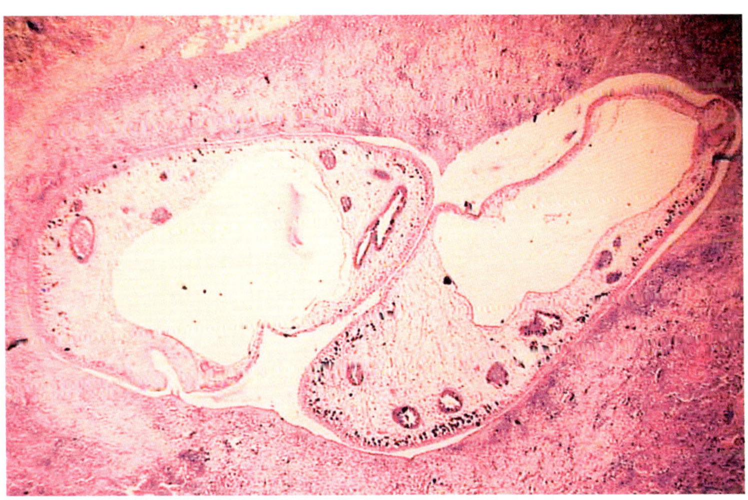

그림 104. 폐의 충낭(worm capsule)내에 들어 있는 두 마리의 폐흡충(*Paragonimus westermani*). ×10.

2) 이소 폐흡충증(ectopic paragonimiasis)

감염자의 약 45%의 경우 폐흡충이 폐 이외의 장기에 침범하여 병소를 형성한다. 이소 기생부위에는 복강내 장기, 뇌척수, 피하조직 등 거의 모든 장기가 해당한다.

(1) 복부 폐흡충증(abdominal paragonimiasis)

장벽을 뚫고 나온 유약충이 복근을 경유하여 복강을 지나 폐조직으로 이동하는 정상 경로에서 벗어나, 복강내 어떤 장기에 침입하여 정체된 경우에 발생한다. 복근, 장벽, 척추간근, 간, 신장, 그물망, 난소, 자궁 등에 기생한다. 충낭에 배출구가 없으므로 낭 내용물이 축적되고 염증반응이 더 심하고 종괴가 더 커진다. 침범된 장기에 따라 충체 배설물이 축적되고 복부둔통, 압통, 경직, 간농양, 설사 등 다양한 증상이 나타날 수 있다.

(2) 뇌 폐흡충증(cerebral paragonimiasis)

뇌폐흡충증은 측두엽과 후두엽에서 자주 발생한다. 흉강에 들어온 폐흡충 유약충이 경정맥이나 림파관 주위의 연부조직을 따라 올라와서 뇌실질을 침범하여 발생한다. 충체와 충란 둘레에 아교질흉터(collagen scar)가 형성되고 염증세포 침윤이 일어난다. Jacksonian type 전간발작, 두통, 반신불수, 편마비, 시각장애, 뇌막염 등이 나타난다.

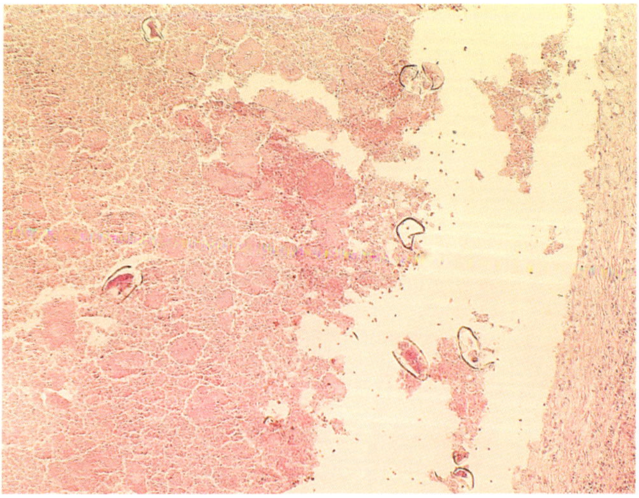

그림 105. 뇌폐흡충증 환자의 충낭 속에 들어 있는 충체 debris와 충란. 만성감염 증례.

6 진단

1) 과거력

참게, 참가재를 날것으로 먹거나 덜 익혀서 먹은 경험이 있는지 확인하여 진단에 참고해야 한다.

2) 객담 현미경 검사

환자의 30% 이하에서 충란이 검출된다. 급성감염기에는 충낭이 기관지와 연결되지 않았기 때문에 객담에서 충란이 발견되지 않는다. 객담의 갈색 무늬를 채취하여 검사하면 충란이 발견될 가능성이 더 높다. 객담은 점성이 높으므로 0.1N NaOH(또는 KOH)에 녹인 후 원심분리하여 침사를 검사한다.

3) 대변 현미경 검사

객담을 삼키는 버릇이 있는 환자, 어린이, 노인은 위세척액이나 대변에서 충란이 검출될 수 있다. 대변은 포르말린-에텔 집란법을 이용하면 대변에서의 충란검출률을 높일 수 있다. 충란은 회충 불수정란(unfertilized egg)과 감별을 요한다.

4) 방사선영상검사

흉부 X-선 검사, 전산화단층촬영법(CT), 자기공명영상법(MRI) 등 영상검사법이 도움이 된다.

5) 면역혈청학적 검사

효소면역측정법(ELISA)에 단백질 조항원 혹은 재조합단백질이 사용되며, 민감도와 특이도가 우수하여 환자진단에 이용된다. 피내반응검사는 특이도가 매우 낮아서 다른 기생충감염과 교차반응하며 치유가 된 후에도 장기간 동안 양성결과를 보이는 단점이 있다.

7 치료

Praziquantel의 구충효과가 매우 우수하다. Praziquantel 25 mg/kg을 1일 3회씩, 2–3일 경구투여한다.

8 예방

참게나 참가재를 생식하지 않고 완전히 익혀서 먹는 것이 확실한 예방법이다. 참게 게장은 완전히 숙성시켜서 근육이 풀어진 후에 반찬으로 먹어야 한다.

참고문헌

Beaver PC, Jung RC, Cupp EW (1984) Clinical Parasitology. 9th ed. Lea & Febiger, Philadelphia, USA.

Blair D, Xu ZB, Agatsuma T (1999) Paragonimiasis and the genus *Paragonimus*. Advances in Parasitology 42: 113-222.

John DT, Petri Jr WA (2006) Markell and Voge's Medical Parasitology. 9th ed. Saunders and Elsevier Inc., St. Louis, USA.

Peters W, Pasvol G (2007) Atlas of Tropical Medicine and Parasitology. 6th ed. Mosby-Elsevier.

72
기타 폐흡충
Other *Paragonimus* spp.

폐흡충(lung fluke)에는 30여 종이 있으며, 그중 10여 종이 인체감염을 일으킨다. *P. skrjabini*는 중국 중남부와 타이에 분포하며, *P. ohirai*(synonyms: *P. iloktsuenensis*, *P. sadoensis*)는 일본과 한국, 타이완, 중국 광둥성에서 요령성으로 이어지는 해안지역에 분포한다. *P. miyazakii*는 일본, *P. heterotremus*는 중국 남동부와 베트남, 라오스, 타이에 분포한다. *P. kellicotti*는 미국 중서부와 남부, 캐나다 동부, *P. mexicanus*(synonyms: *P. ecuadoriensis*, *P. peruvianus*)는 멕시코, 페루, 에콰도르, 코스타리카, 파나마, 과테말라, *P. africanus*는 카메룬과 나이지리아, 적도 기니, *P. uterobilateralis*는 카메룬, 라이베리아, 나이지리아, 가봉 등에 분포한다.

참고문헌

Blair D, Xu ZB, Agatsuma T (1999) Paragonimiasis and the genus *Paragonimus*. Advances in Parasitology 42: 113-222.

John DT, Petri Jr WA (2006) Markell and Voge's Medical Parasitology(9th ed.). Saunders and Elsevier Inc., St. Louis, USA.

이순형, 채종일, 홍성태 (1996) 임상 기생충학 개요. 고려의학, 서울.

73 간흡충

Clonorchis sinensis

간흡충, 타이간흡충, 고양이간흡충은 후고흡충과(後睾吸蟲科, Family Opisthorchiidae)에 속하는 포유류의 담관내 흡충이다. 간흡충은 세계적으로 보면 우리나라를 위시한 극동아시아 지역에 주로 분포하며 타이간흡충은 타이, 라오스, 베트남의 메콩강과 그 지류에 고양이간흡충은 동유럽에 주로 분포한다. 유행지에서는 인체 연충증으로 가장 중요한 종이다.

1 개요

간흡충은 국내에서 발견된 고분이나 고대 미라에서도 그 충란이 관찰되는 등 상당히 오래전부터 유행한 인체기생충이다. 인도에서 McConnel이 1874년 한 중국인의 담관에서 이 흡충을 처음 발견하였고 1875년 Cobbold가 *Distoma sinensis*로 명명하였다. 그 후에 Blanchard가 1907년에 *Opisthorchis sinensis*로 개명하였고 다시 같은 해에 Looss가 *Clonorchis sinensis*로 개명하여 오늘에 이르고 있다.

2 형태학적 특성

간흡충의 성충은 길이 15–25 mm, 폭 4–6 mm 크기이며 버들잎 모양이다. 육안으로 보면 대부분이 홍색이고 자궁 안의 충란 수가 줄어들면 흰색으로, 나이가 많아지면 전체적으로 점점 검은색으로 보인다. 충란은 28–32x14–16 ㎛ 크기이고 전체 윤곽은 참깨 모양이다. 성충의 전단은 가늘고 구흡반이 위치한다. 구흡반(oral sucker)에 인두(pharynx)가 붙어 있고 짧은 식도(esophagus)가 이어져서 둘로 갈라진 맹장(ceca)으로 이행한다. 작은 복흡반(ventral sucker)이 충체 전반 1/3 부위에 위치하고 복흡반 뒤쪽으로 충체의 중앙부에 충란이 가득 찬 자궁(uterus)이 있다. 정낭(seminal vesicle)이 복흡반에 붙어 있으나 통상 자궁과 겹쳐서 윤곽을 알기 어렵다. 난황소(vitelline gland)가 맹장의 외연부에 작은 소포(follicle) 형태로 충체 중앙부 1/3에 위치한다. 자궁의 후단부에 난소(ovary)와 난형성강(ootype)이 저정낭(seminal receptacle)과 함께 위치한다. 충체의 후반부 1/3에는 두 개의 고환(testis)이 직렬로 있고, 전고환 네 개, 후고환 다섯 개는 사슴 뿔 모양으로 분지한다(그림 106).

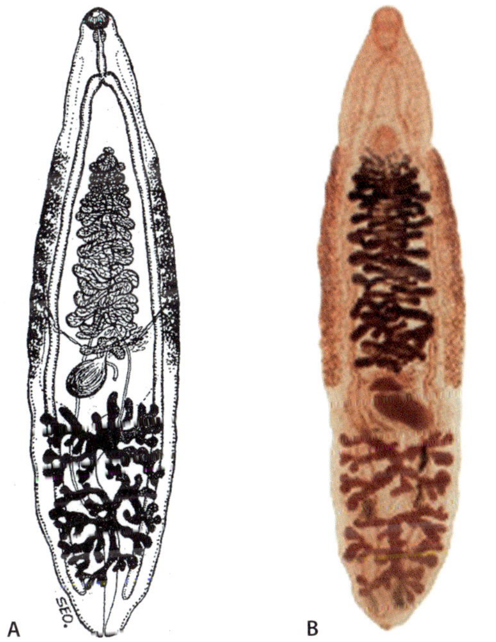

그림 106. 간흡충(*Clonorchis sinensis*)의 성충(A. 그림, B. 카민염색 표본).

3 생활사

간흡충의 생활사는 종숙주인 사람과 포유동물에 기생하는 성충기, 중간숙주인 패류와 어류에서의 유충시기로 구분한다.

사람이나 포유동물이 감염된 어육을 날것으로 먹으면 소장에서 피낭유충이 탈낭한다. 탈낭한 유약충은 곧 총담관으로 진입하여 담도(bile duct)를 거슬러 올라간다. 이 유약충은 담관의 내강을 따라서 간내 담관의 말단부까지 진입하여 기생한다. 간내 담관에서 4주 정도 경과하면 성충으로 자라서 산란을 시작한다. 감염된 충체가 많아서 간내 담관의 공간이 부족해지면 간외 담관에까지 기생하게 된다. 성충이 산란한 충란은 담즙과 함께 대변에 섞여 외부로 배출된다.

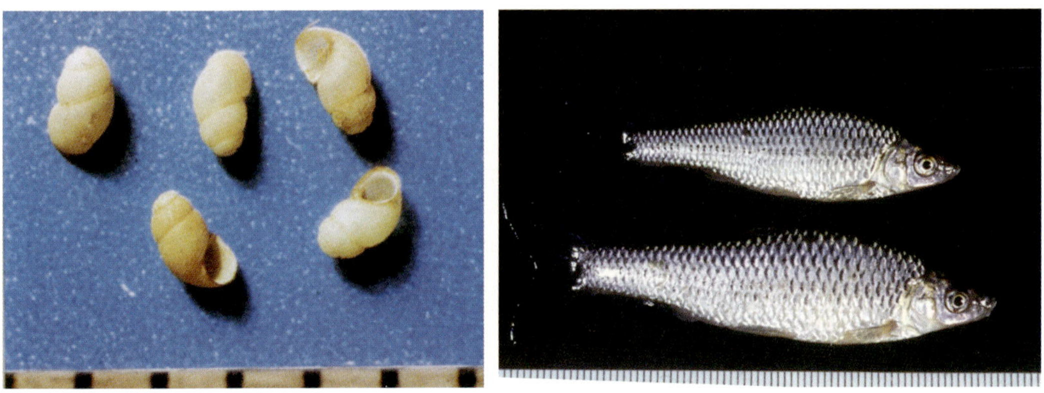

A B

그림 107. 간흡충의 제1중간숙주인 쇠우렁(*Parafossarulus manchourichus*, A)과 제2중간숙주의 하나인 참붕어(*Pseudorasbora parva*, B).

외부로 나온 충란은 강이나 호수로 흘러들어서, 제1중간숙주 패류인 쇠우렁(*Parafossarulus manchouricus*)(그림 107)에 먹힌다. 패류의 장내에 들어간 충란은 곧 난개를 열고, 난각 속에 성숙해 있던 섬모유충(miracidium)이 헤엄쳐 나와 패류 체강으로 진입한다. 섬모유충은 섬모가 있는 껍질을 벗고 스포로시스트로(sporocyst)로 발육하고, 이어서 20–50개의 레디아(redia)로 발육한다. 하나의 레디아는 30–70개의 유미유충(cercaria)을 생산하고 패류의 몸 밖으로 산출한다. 패류 중간숙주에서 일어나는 유충기의 특징은 무성생식을 하는 것이다. 즉 하나의 충란이 쇠우렁의 체내로 진입하면 수천 마리의

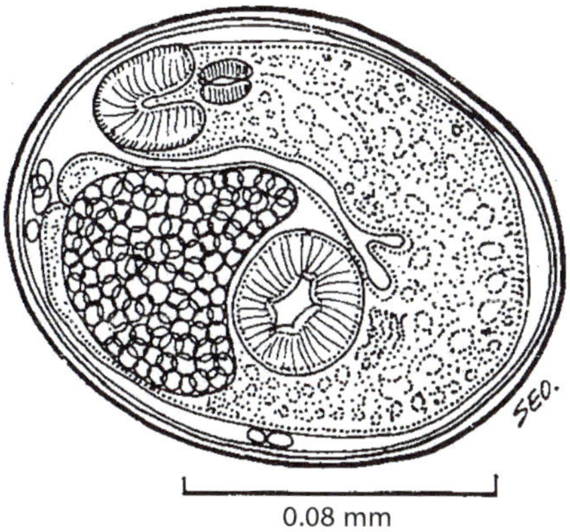

그림 108. 간흡충의 피낭유충.

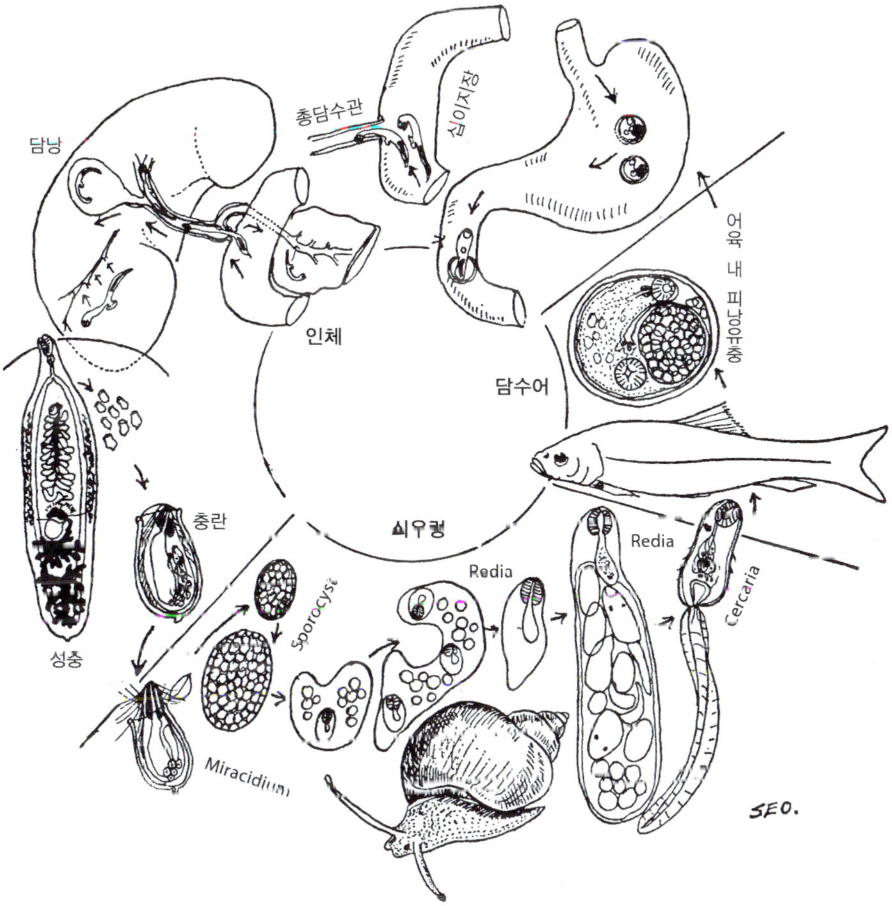

그림 109. 간흡충의 생활사.

유미유충을 생산하여 물속으로 배출한다. 즉 무성생식인 유충의 개체 증식이 일어난다. 이 유미유충은 물속에서 자유 유영하면서 제2중간숙주를 찾아간다(그림 107).
물속에서 헤엄치던 유미유충이 제2중간숙주가 되는 담수어를 만나면 몸통이 피부 점막에 달라붙어 비늘 사이의 피부를 뚫고 꼬리를 떼어낸 후 몸통만 어육으로 진입한다. 어육에 도달한 유충은 키틴을 분비하여 수일 이내에 피낭하고, 피낭유충이 되면 근육 안에서 장기간 잠복한다(그림 108). 이 피낭유충을 가진 담수어를 종숙주가 먹으면 종숙주의 담관에 유충이 기어들어서 성충으로 자란 후 유성생식을 하여 충란을 생산한다(그림 109). 성충은 하루에 3,500개 정도 충란을 생산하고 수명이 20년 이상인 것으로 추정되므로 산란량이 실로 막대하다.

4 역학

세계적으로 간흡충은 동아시아, 즉 우리나라를 비롯하여 중국, 극동러시아(시베리아), 베트남 북부, 타이완 등지에 분포한다. 과거 일본에서도 유행하였으나 1970년대에 근절하였다. 감염자는 유행지 전체에서 약 3,500만 명으로 추산하며, 매년 새로 감염되고 또 치료를 받는 인구가 수백만 명씩 있는 것으로 추정한다(Lun et al., 2005).
간흡충의 국내 분포는 전국적이며, 고분이나 미라를 통하여 확인한 바에 따르면 국내에 이미 다른 장내 기생충과 함께 오래전부터 정착했다. 과거에 전국적으로 매우 창궐하였던 장내 선충인 회충, 편충, 구충은 여러 가지 요인 때문에 거의 소멸하는 수준으로 감소하였다. 이에 따라 1971년에는 전체 연충란 양성률이 84.3%이었으나 최근 자료에 따르면 2004년도에 4.3%로 감소하였다. 이 양성률 대부분이 간흡충란의 양성률(2.9%)에 의한 것이다(건협, 2004). 즉 과거에 만연한 여러 장내기생연충 중에서 현재 국내에 유일하게 남은 것이 간흡충이라고 할 수 있다. 과거에는 간흡충증의 치료제가 없어서 일단 감염된 사람은 치유받지 못하고 질병상태를 지속하였다. 그러나 1981년 도입된 구충제 프라지콴텔은 간흡충에 대하여 매우 우수한 구충효과를 보인다(Rim, 1986).
현재 우리나라에서 간흡충증이 유행하는 지역은 주로 낙동강, 섬진강, 영산강 등에 인접한 읍이나 면이다. 질병관리본부는 이들 지역을 중점으로 해서 감염자를 찾아 치료하는 관리사업을 2005년도부터 중점적으로 추진하고 있다. 낙동강과 남강, 섬진강, 영산강 유역의 농후유행지를 주 대상지역으로 사업을 한다.

간흡충은 담수패류 쇠우렁을 제일중간숙주로 복식생식을 하는 흡충이다. 따라서 패류 중간숙주의 분포가 간흡충의 분포를 결정한다. 우리나라는 전국에 하천과 저수지가 많아 패류와 담수어가 풍부하게 자연 서식한다. 특히 담수패류 쇠우렁은 큰 강의 중류나 하류에 많이 분포하므로 간흡충의 분포지역도 강의 상류보다 중하류에 집중된다(그림 110).

간흡충의 주요 인체감염원은 담수어회이다. 우리나라에서는 물고기나 고기를 날것으로 먹기 좋아하는 습성이 오래전부터 전국적으로 만연하고 있다. 특히 담수어를 잡아서 소주와 함께 먹는 행위는 별다른 오락이 없는 우리나라 농촌에서 특히 큰 즐거움이고 오락이다. 이러한 행태가 직접 간흡충의 전파를 조장한다. 농후 유행지는 특히 이러한 행태가 지속되는 지역에서 형성된다. 물고기를 잡아먹는 행위로 인하여 성별로

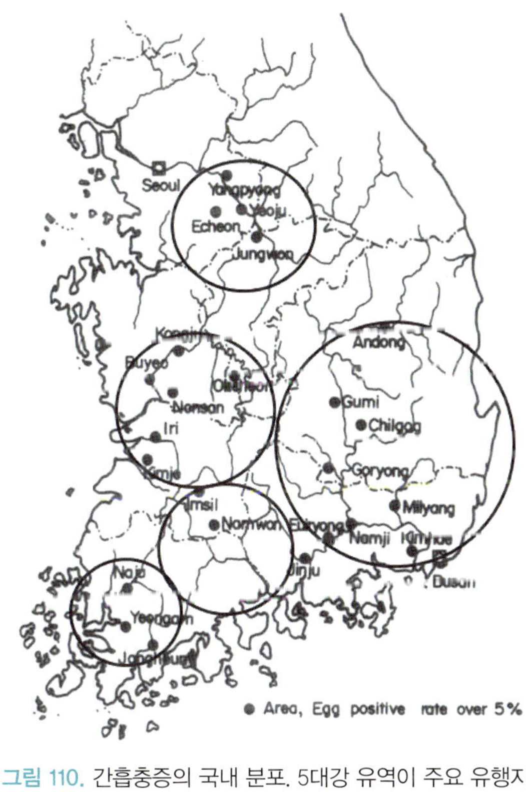

그림 110. 간흡충증의 국내 분포. 5대강 유역이 주요 유행지임.

보면 여자에 비하여 남자의 감염률이 높고 감염량도 월등하게 많다. 따라서 남자가 더 많이 감염되는 것은 당연하지만, 물고기를 잡는 행위의 빈도를 감안하면 유행지에서는 여자들의 감염도 상대적으로 많은 편이라고 하겠다.

구충제 투약에 의한 집단구충이 없는 자연 평형상태의 유행지에서 관찰한 바에 따르면, 고도 유행지에서는 40대, 중등도 유행지에서는 50대 남성의 감염률과 감염량이 최고에 달한다. 그 시점까지는 연령에 따라 서서히 증가하다가 그 이후 점차 감소하여 70대 이후에는 매우 낮은 수준을 유지한다. 간흡충의 수명이 20년 이상이며, 간흡충에 이미 감염되었어도 숙주의 면역반응이 완전하지 않으므로 평생을 두고 조금씩 재감염 또는 중복감염이 이루어지는 현상으로 이해한다. 그렇다면 60대, 70대가 되면 감염률과 감염량이 계속 늘어나야 하는데, 실제로는 그 이후에 오히려 빠르게 감소한다. 이는 오래 지속된 중감염인 경우 합병증이 발생하여 결국 조기에 사망하므로 발생하는 현상으로 이해한다(Hong, 2003).

5 병인과 병리

간흡충에 감염된 담관은 충체의 기계적인 자극, 충체에 의한 상피세포의 탈락, 충체 분비배설물에 의한 화학적 면역학적인 자극 등이 주요 병인이다. 충체의 자극에 의하여 담관 상피세포가 과증식하면서 담관이 크게 확장된다. 이렇게 확장된 담관은 충체가 기생하는 데 필요한 서식처와 생존환경을 제공한다. 확장된 담관의 주위에 호산구를 위시한 염증세포와 림프구가 모여서 염증조직을 만들고 담관주위 섬유화가 진행되어 늘어난 담관의 벽이 아주 두터워진다. 상피세포층의 지속된 증식으로 담관점막층이 크게 두터워지면서 유두상 과증식(papillary hyperplasia)이 나타난다. 만성화된 병변에서는 이형성(dysplasia)된 세포도 출현한다. 물론 두터운 상피세포층에도 호산구를 위시한 염증세포가 증가한다. 동시에 점막상피세포층에 점액을 분비하는 점액세포 화생(mucin-secreting cell metaplasia)이 관찰된다.

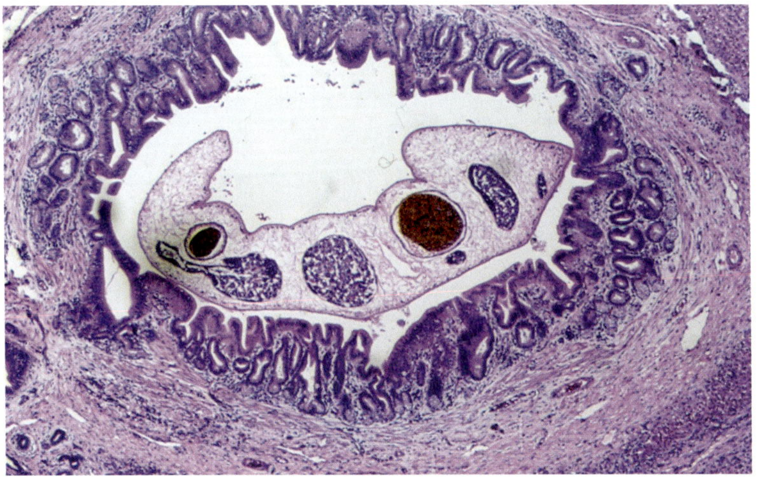

그림 111. 간흡충증의 간 병리조직 소견. 담도내에 간흡충이 있고, 담도벽은 두터워져 있으며(bile duct dilatation), 선증식(glandular hyperplasia), 점액 분비세포 화생(mucin secreting cell metaplasia)이 있고, 낭성 변성(cystic degeneration), 담도 주위 섬유화(periductal fibrosis) 등이 보인다. × H-E stain. × 40.

6 임상 소견

간흡충은 인체와 숙주-기생충 상호관계가 비교적 오랫동안 밀착된 기생충으로 분류할 만하다. 즉 대부분 증상이 그리 심하지 않아 평소 모르고 지내는 감염자가 많다.

감염 초기에는 담관염이 발생하는데 비특이적인 증상으로 발열과 복통이 있으나 이는 일시적으로 특별한 치료 없이 회복된다. 감염이 지속하면서 만성으로 중감염되면 담관의 병변이 형성되면서 역시 비특이적인 소화기계 증상이 생긴다. 가장 흔한 증상으로 담관 폐색에 의한 둔통, 소화장애, 묽은 변 등이 생긴다. 담관에 이차적인 세균감염이 동반되어 농양을 형성하는 경우도 흔하다.

중감염이 장기간 지속하면 합병증으로 담석형성, 세균성 담관염 또는 농양, 담관주위 섬유화에 의한 간경화, 담관암 등이 발생할 수 있다. 담관암 발생과 관련하여 WHO 산하 국제암연구위원회(IARC)에서는 간흡충을 생물학적 발암물질 1군으로 분류하여 인정하고 있다(Bouvard et al., 2009). 실제로 비유행지인 춘천에 비하면 경남 함안의 담관암 발생 빈도가 15배 정도 높게 나타났다(Lim et al., 2006). 간흡충은 담관암 발생에서 initiator가 아니라 promoter로 작용함이 동물실험으로 확인되었다.

7 진단

간흡충증의 진단은 대변검사로 특이한 충란을 검출하는 것이 표준이다. 검변은 직접 도말검사, 가토가츠법에 의한 셀로판후층도말검사, 집란법 등이 흔히 사용된다. 유행지에서 다수를 일시에 검사하는 경우에는 Kato-Katz법을, 개개인의 정밀진단에는 집란법을 사용하는 것이 민감도에서 유리하다(Hong et al., 2003). 대변검사 외에도 복부초음파검사와 혈청검사를 진단에 활용한다. 대변검사 양성자를 기준으로 할 때 초음파검사는 민감도 50%, 특이도 30%–50% 수준에 머무르지만 혈청검사는 85% 정도의 민감도와 특이도를 보인다(Choi et al., 2003). 과거에 많이 사용하던 피내반응검사(skin test)는 특이도가 너무 낮아 진단가치가 거의 없다. 우리나라는 유행지이므로 어느 검사를 하든 양성으로 판정되고 치료한 적이 없으면 치료를 하는 것이 바람직하다.

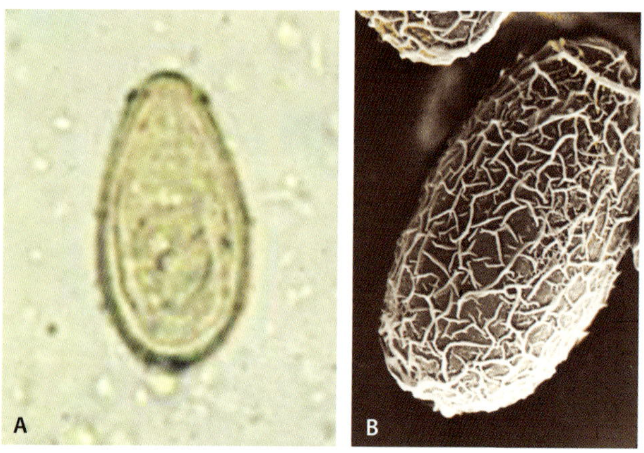

그림 112. 간흡충충란의 광학(A)과 주사전자현미경 소견(B). 충란 표면에 돌출된 많은 주름(muskmelon pattern)이 있다.

8 치료

현재 사용되는 구충제는 praziquantal과 albendazole이 있다. Praziquantal은 25 mg/kg의 용량을 하루에 3회 경구투여하는 것을 기본으로 한다. 유행지에서는 반복적인 구충제 투여가 필요하다(Choi et al., 2010). 하루 복용으로 치유되지 않는 경우에 같은 용법으로 반복하여 투약한다. 약의 부작용으로 소화기장애와 졸음증, 어지러움, 두통 등이 보고되었으며 드물지만 과민반응도 일어난다. Albendazole을 사용하는 경우는 하루에 5 mg/kg씩 2회, 7일간 복용하여야 효과가 있다. 큰 부작용은 없으나 드물게 설사나 과민반응을 유발하기도 한다.

참고문헌

Bouvard V, Baan R, Straif K, Grosse Y, Secretan B, El Ghissassi F, Benbrahim-Tallaa L, Guha N, Freeman C, Galichet L, Cogliano V (2009) A review of human carcinogens - Part B: Biological agents. Lancet Oncology 10:321-322.

Choi MH, Park IC, Li S, Hong ST(2003) Excretory-secretory antigen is better than crude antigen for the serodiagnosis of clonorchiasis by ELISA. Korean Journal of Parasitology 41:35-39.

Choi MH, Park SK, Li Z, Ji Z, Yu G, Feng Z, Xu L, Cho SY, Rim HJ, Lee SH, Hong ST (2010) Effect of control strategies on prevalence, incidence and re-infection of clonorchiasis in endemic areas of China. PLoS Neglected Tropical Diseases 4:e601.

Hong ST (2003) *Clonorchis sinensis*. In Miliotis MD, Bier JW, eds. International Handbook of Foodborne Pathogens. Marcel Dekker, Inc. New York. pp 581-592.

Hong ST, Choi MH, Kim CH, Chung BS, Ji Z (2003) The Kato-Katz method is reliable for diagnosis of *Clonorchis sinensis* infection. Diagnostic Microbiology and Infectious Disease 47: 345-347.

Hong ST, Rim HJ, Min DY, Li X, Xu J, Feng Z, Lee SH (2001) Control of clonorchiasis by repeated treatments with praziquantel. Korean Journal of Parasitology 39: 285-292.

Lee JS, Kim IS, Sohn WM, Lee J, Yong TS (2006) Vaccination with DNA encoding cysteine proteinase confers protective immune response to rats infected with *Clonorchis sinensis*. Vaccine 24: 2358-2366.

Lim MK, Ju YH, Franceschi S, Oh JK, Kong HJ, Hwang SS, Park SK, Cho SI, Sohn WM, Kim DI, Yoo KY, Hong ST, Shin HR (2006) *Clonorchis sinensis* infection and increasing risk of cholangiocarcinoma in the Republic of Korea. American Journal of Tropical Medicine and Hygiene 75: 93-96.

Lun ZR, Gasser RB, Lai DH, Li AX, Zhu XQ, Yu XB, Fang YY (2005) Clonorchiasis: a key foodborne zoonosis in China. Lancet Infectious Disease 5: 31-41.

Rim HJ (1986) The current pathobiology and chemotherapy of clonorchiasis. Korean

Journal of Parasitology 24(Suppl.): 3-141.
Zhou Z, xia H, Hu x, Huang Y, Ma C, Chen x, Hu F, xu J, Lu F, Wu Z, Yu x (2008) Immunogenicity of recombinant *Bacillus subtilis* spores expressing *Clonorchis sinensis* tegumental protein. Parasitology Research 102: 293-297.
질병관리본부 (2006) 2006년도 기생충퇴치사업 평가회 -2006년도 추진실적 및 2007년도 계획 발표 – 서울.
한국건강관리협회 (2004) 제7차 한국 장내 기생충감염 현황. 서울.

74

타이간흡충, 고양이간흡충

Opisthorchis viverrini, Opisthorchis felineus

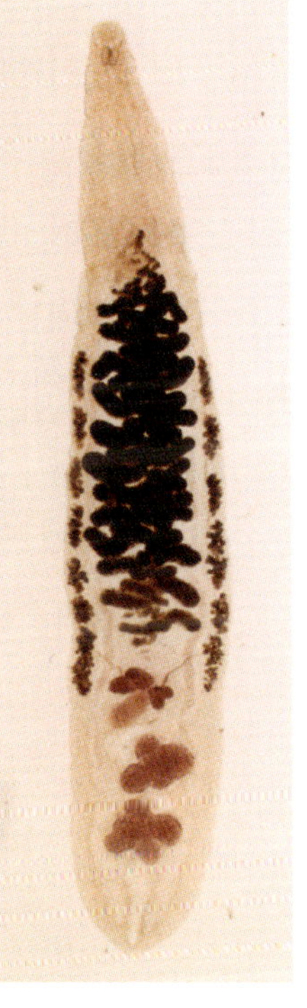

그림 113. 타이간흡충의 성충.

타이간흡충(*Opisthorchis viverrini*)과 고양이간흡충(*Opisthorchis felineus*)은 간흡충과 생활사의 기본이 같다. 다만 세계적으로 그 유행지는 중복되지 않는다. 타이간흡충은 메콩강 일대인 타이, 라오스, 베트남의 강과 그 지류에 분포하며, 고양이간흡충은 중앙아시아, 동유럽, 러시아 등지에 널리 분포한다. 병리와 병변, 임상증상, 진단과 치료가 모두 비슷하다. 다만 타이간흡충의 농후 유행지인 타이 동북부지역이 다른 지역에 비해 담관암 발생률이 월등히 높고 국내 간흡충 유행지보다도 월등하게 높다.

참고문헌

Chai JY, Murrell KD, Lymbery AJ (2005) Fish-borne parasitic zoonoses: status and issues. International Journal for Parasitology 35: 1233-1254.

75
북미간흡충
Metorchis conjunctus

미국 북부와 캐나다의 Saskatchewan부터 Greenland 동부해안에 걸친 남부지역에 분포한다. White sucker(*Catostomus commersoni*) 등 민물어류가 제2중간숙주이다. 종숙주는 여우, 늑대, 개, 고양이, 너구리, 밍크 등 육식성 포유류이며 피낭유충에 감염된 민물고기를 잡아먹어 감염된다. 성충은 담도에 기생하며 발열, 상복부통, 호산구증다증 등을 일으킨다. 사람은 민물고기를 생식하여 감염되며 미국과 캐나다에서 한국 교포들을 비롯한 사람들에게서 여러 인체감염례가 보고되었다(MacLean et al., 1996). Praziquantel을 투여하면 잘 치료된다.

참고문헌

MacLean JD, Arthur JR, Ward BJ, Gyorkos TW, Curtis MA, Kokoskin E (1996) Common-source outbreak of acute infection due to the North American liver fluke *Metorchis conjunctus*. Lancet 347: 154-158.

76

장흡충류 개요

Intestinal trematodes

사람의 장(특히, 소장)과 췌 등 소화기계(간담도 제외)에 기생하는 흡충류로 지구상에는 이형흡충과(family Heterophyidae), 나경흡충과(family Gymnophallidae), 신중구흡충과(family Neodiplostomidae), 극구흡충과(family Echinostomatidae) 등 약 70종이 있는 것으로 알려져 있다. 그중 이형흡충과가 29종, 극구흡충과가 22종을 차지하여 가장 중요하게 취급되며, 소속된 종 수는 적으나 고유한 유행을 보이는 신중구흡충과와 나경흡충과도 우리나라에서는 주요한 종류이다.

현재까지 우리나라에 분포하는 인체기생 장흡충류로 기록된 종은 다음과 같다.

1) 이형흡충과(Heterophyidae)

Metagonimus yokogawai 요코가와흡충

Metagonimus takahashii 타카하시흡충

Metagonimus miyatai 미야타흡충

Centrocestus armatus 가시입이형흡충

Heterophyes nocens 유해이형흡충

Heterophyopsis continua 긴이형흡충

Pygidiopsis summa 표주박이형흡충

Stellantchasmus falcatus 수세미이형흡충

Stictodora fuscata 자루이형흡충

Stictodora lari 갈매기이형흡충

2) 극구흡충과(Echinostomatidae)

Echinostoma hortense 호르텐스극구흡충

Echinostoma cinetorchis 이전고환극구흡충

Echinochasmus japonicus 일본극구흡충

Acanthoparyphium tyosenense 한국극구흡충

*제64–67장 참조

3) 사고흡충과(Plagiorchiidae)

Plagiorchis muris 쥐비스듬고환흡충

Plagiorchis vespertilionis 베스퍼틸리온비스듬고환흡충

*제68장 참조

4) 나경흡충과(Gymnophallidae)

Gymnophalloides seoi 참굴큰입흡충

5) 신중구흡충과(Neodiplostomidae)

Neodiplostomum seoulense 서울주걱흡충

참고문헌

Chai JY, Lee SH (2002) Food-borne intestinal trematode infections in the Republic of Korea. Parasitology International 51: 129-154.

Chai JY, Murrell KD, Lymbery AJ (2005) Fish-borne parasitic zoonoses: status and issues. International Journal for Parasitology 35: 1233-1254.

Chai JY, Shin EH, Lee SH, Rim HJ (2009) Foodborne intestinal flukes in Southeast Asia. Korean Journal of Parasitology 47(suppl.): S69-S102.

77

요코가와흡충

Metagonimus yokogawai

1 발견사와 개요

1911년 일본인 Yokogawa, S.가 타이완산 은어에서 처음 검출하여, 동물실험 후 성충을 얻었다. 당시 분류학의 대가인 Katsurada에게 문의한 결과 신종임을 확인, 1912년 5월 31일자로 *Heterophyes yokogawai*로 명명하였으나, 속명도 신속(新屬)임을 뒤늦게 발견하여 같은 해 10월 31일에 *Metagonimus yokogawai*로 수정하여 발표했다. 그러나 1912년 Kobayashi, H.가 일본에서 동일한 충체를 발견했는데 타이완의 Yokogawa, S.가 발견해 보고한 충체에 대해 모른 채 1912년 10월 10일자로 *Loxotrema ovatum*이라는 신종으로 발표하였다. 그 후 약 15년간 학명의 선취권(priority)에 대한 격렬한 논쟁이 계속되었다.

논쟁은 Kobayashi의 *Loxotrema ovatum*이 Katsurada의 *Metagonimus yokogawai*보다 21일 앞선 것이므로 Kobayashi가 *Loxotrema ovatum*에 선취권이 있다고 주장한 데서 비롯되었다. 그러나 물론 Katsurada와 Yokogawa는 이에 반대하였다. 그러자 Kobayashi는 종(種)명 *yokogawai*는 자신이 받아들이더라도 속명의 경우 *Metagonimus*보다는 *Loxotrema*가 먼저이므로 속명을 *Loxotrema yokogawai*로 해야 한다고 주장했다. 이 주장은 정당한 것이었다. 그러나 애석하게도 이 논쟁은 1926년 Faust와 Nishigori에 의해 Kobayashi의 패배로 끝났다. *Loxotrema*는 이 흡충의 이름으로는 먼저이지만 이미 패류의 다른 기생충에 쓰였던 속명이라는 사실을 문헌조사를 통해 발견하게 되었던 것이다. 이러한 우여곡절 끝에 현재는 *M. yokogawai* (Katsurada, 1912) Katsurada, 1912로 굳어지게 되었다.

Meta-는 'posterior', *gonimus*는 'testis'의 뜻이며, *yokogawai*는 인명 Yokogawa에 소유격 -i를 붙인 것이다.

우리나라를 비롯한 극동지역에서 주로 유행하며 러시아 동부, 시베리아, 발칸 반도와 스페인 등지에서 보고되었다. 우리나라는 민물고기 생식 습관 때문에 세계적인 유행지역으로 알려져 있으며, 동해안과 남해안을 흐르는 크고 작은 하천 유역에 많은 유행지를 형성한다. 현재 국내에서 대변검사로 진단되는 연충 감염증 중 2–3위를 차지하며, 장흡충류 중 대표적인 것이다. 간흡충, 폐흡충과 함께 우리나라의 3대 흡충의 하나로서, 국내 학자들의 꾸준한 연구대상이다.

2 형태

충체는 납작하고 약간 길쭉한 타원형이며 길이가 1 mm 내외이다. 복흡반은 구흡반보다 크고, 충체의 오른편으로 치우쳐 존재한다. 체 후단부에는 둥굴게 생긴 고환 1쌍이 약간 비스듬하게 있고 앞쪽에는 난소가 중앙에 위치한다. 난소 우하측에는 수정낭이 있으며 난소 앞쪽에는 저정낭이 위치한다. 생식반(genital sucker)이 따로 관찰되지 않으며, 복흡반 전방으로 작은 생식공이 위치한다.

충란은 유타원형(ellipsoid)으로 황갈색이며 성숙한 섬모유충을 가지고 있다. 크기는 27–30 × 15–16 μm로 간흡충란과 매우 비슷하나 난개가 그다지 뚜렷하지 않으며, shoulder rim이 없다. 난개 반대쪽 후난에서 작은 돌기도 드물게 관찰되며, 난각 표면이 주름이 거의 없고 매끈하게 보이는 점도 중요한 감별점이 된다. 유미유충은 얇은 막에 둘러싸인 긴 꼬리를 가지고 있고, 구흡반 측후방에 한 쌍의 안점이 있는 점은 간흡충의 유미유충과 매우 비슷하다. 피낭유충도 간흡충의 경우와 매우 비슷하니 구흡반보다 복흡반의 피낭유충 크기가 큰 점을 통해 감별할 수 있다.

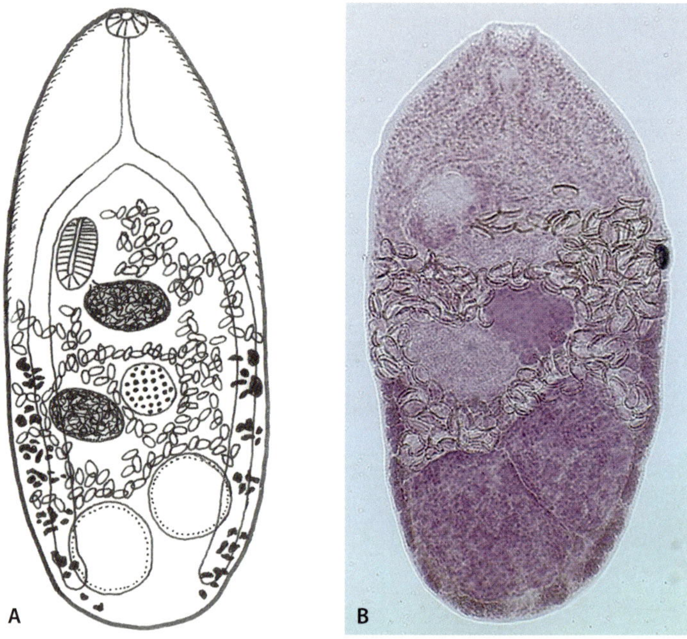

그림 114. 요코가와흡충 성충의 모습(A. 그림, B. 카민염색 표본).

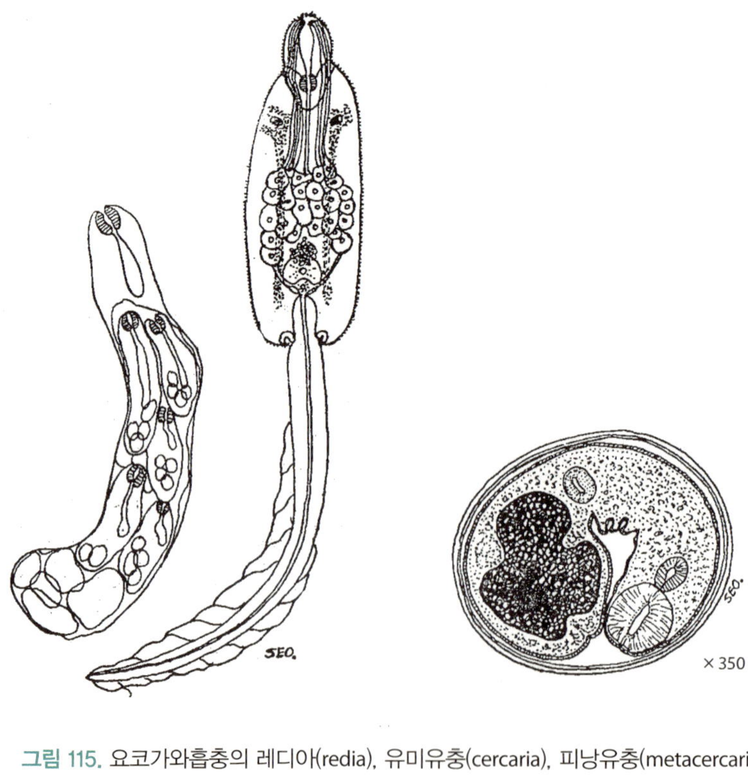

그림 115. 요코가와흡충의 레디아(redia), 유미유충(cercaria), 피낭유충(metacercaria).

3 생활사

종숙주의 소장점막에서 충체에 의해 산란된 충란은 장관을 따라 내려와 분변과 함께 외계로 배출된다. 배출된 충란은 물속으로 흘러들어 제1중간숙주인 다슬기(*Semisulcospira coreana* 또는 *Koreanomelania nidifila*)에 먹히며 다슬기 체내에서 스포로시스트, 레디아를 거쳐 유미유충으로 발육한다. 유미유충은 물속으로 나와 활발히 헤엄치다가 제2중간숙주인 은어(*Plecoglossus altivelis*: sweetfish), 황어(*Tribolodon* sp.) 등 담수어의 비늘에 붙은 다음 꼬리를 떼어 버리고 몸체만 근육내로 침입한다.

사람이나 동물은 감염된 은어 또는 황어를 날것으로 먹을 때 감염된다. 인체에 감염되면 십이지장에서 탈낭하고 곧바로 십이지장 하부 또는 공장으로 내려와 융모와 융모 사이 하부에 위치한 선와(crypt of Lieberkühn)에 침입한다. 그러나 충체의 성장에 따라 융모와 융모 사이(intervillous space) 또는 장강내로 밀려 나와 기생하며 7–8일이면 성충이 된다. 인체내에서 충체의 수명은 약 1개월 정도로 추정한다.

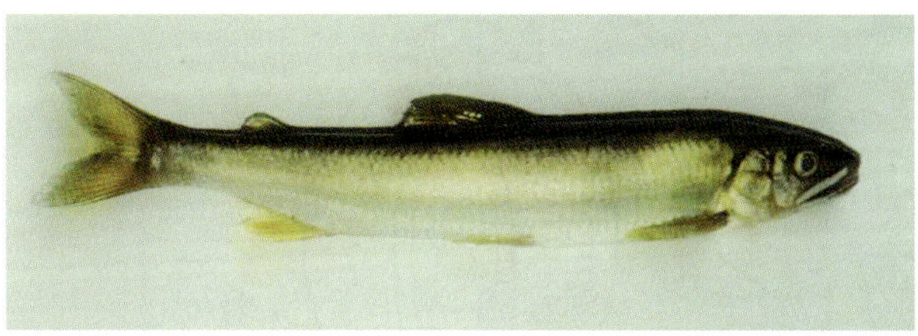

그림 116. 요코가와흡충의 제2중간숙주인 은어(sweetfish).

4 역학적 특성

자연계 종숙주로는 개, 고양이, 펠리칸 등이 알려져 있다. 인체감염은 주로 은어회, 황어회 등을 먹음으로써 일어난다. 감염자의 분변에 섞여 나온 충란이 주변 환경을 오염시키는 데 가장 큰 영향을 미친다. 제1중간숙주와 제2중간숙주의 감염률, 감염 강도 등이 인체감염의 유행도와 밀접한 관계가 있다. 성인 남자 연령군의 경우 감염에 유의해야 할 정도로 높은 감염률을 보인다. 우리나라에서는 동해안과 남해안으로 유입되는 크고 작은 여러 하천 유역, 특히 은어가 나는 지역에서 널리 유행한다.

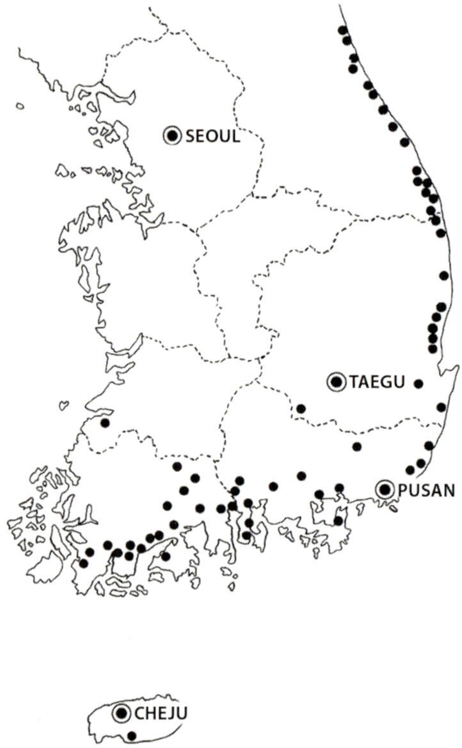

그림 117. 우리나라 요코가와흡충의 분포양상(Chai and Lee(2002)에서 모사).

5 병리, 병변과 증상

십이지장 하부 또는 공장의 점막에 침입한 탈낭유충은 성장하면서 물리적 자극과 대사산물, 분비물 등의 화학적 자극으로 융모와 선와를 자극하며, 결국 카타르성 장염(enteritis)의 소견이 나타난다. 병리조직학적으로는 융모위축(villous atrophy), 선와증식(crypt hyperplasia), 염증세포 침윤 등의 소견이 나타난다. 상피세포의 괴사, 탈락, 융모기질(stroma)의 부종, 융모/선와 길이의 비(v/c ratio) 감소 등이 나타나며, 감염초기에는 특히 배세포(goblet cell)의 증식이 뚜렷하다. 심한 감염의 경우 흡수장애증후군에서 보는 것과 같은 병리 소견이 나타난다.

증상은 감염충체 수에 따라 다르나 1,000마리 이상 감염 시 뚜렷한 임상증상을 나타낸다고 한다. 설사와 복통이 가장 중요한 증상이며, 힘이 없고, 쉬 피로하며, 입맛소실 등이 나타난다. 면역억제 환자의 심장, 뇌, 척수 등에서 장외 요코가와흡충증이 유발될 가능성이 있으나 명백히 확인된 바는 아직 없다.

6 진단

1) 과거력

은어, 황어를 생식한 경험이 있는지에 대한 과거력 확인이 진단에 도움이 된다.

2) 대변검사

특징적인 충란을 검출하면 확진할 수 있다. 보통은 셀로판후층도말법이나 포르말린-에텔 집란법 중 한 가지를 이용하여 충란을 검출하나, 두 가지 방법을 병용하면 검출률을 높일 수 있다. 충란은 간흡충란이나 기타 이형흡충란(heterophyid eggs)과의 감별을 요한다.

3) 면역혈청학적 검사

충란 음성이나 감염이 의심될 경우 효소면역측정법(ELISA) 등 면역혈청학적 검사를 시행할 수 있다.

4) 구충 후 진단

충란만으로 감별이 어려울 때 충체를 얻어 확진하는 방법이 있다. 즉 약제투여와 하제 투여 후 설사변을 수집하고, 설사변에서 성충을 분리하여 확진한다.

7 치료

Praziquantel 10 mg/kg을 1회 투여하면 만족할 만한 효과를 보인다.

8 예방과 관리

은어나 황어를 생식하지 않는 것만이 확실한 예방법이 될 수 있으므로 이에 대한 보건교육이 필요하다. 제1중간숙주인 다슬기를 퇴치하는 방법도 있으나 실효를 거두기 어렵다. 현증 환자에 대해 집단투약을 실시하고, 분변으로 인한 강물의 오염을 방지하는 것이 관리에 큰 도움이 된다.

참고문헌

Chai JY, Lee SH (2002) Food-borne intestinal trematode infections in the Republic of Korea. Parasitology International 51: 129-154.

Chai JY, Murrell KD, Lymbery AJ (2005) Fish-borne parasitic zoonoses: status and issues. International Journal for Parasitology 35: 1233-1254.

Chai JY, Shin EH, Lee SH, Rim HJ (2009) Foodborne intestinal flukes in Southeast Asia. Korean Journal of Parasitology 47(suppl.): S69-S102.

Yu JR, Chai JY (2010) *Metagonimus*. In Liu D ed., Molecular Detection of Foodborne Pathogens. CRC Press (Taylor & Francis Group). Boca Raton, Florida, USA.

78
타카하시흡충, 미야타흡충
Metagonimus takahashii, Metagonimus miyatai

1 개요

1929년 일본인 Takahashi, S.가 붕어 등 몇 가지 담수산 어류에서 검출한 피낭유충을 개에 실험감염시켜 성충을 얻은 다음 1930년에 신종으로 발표하였다. 신종으로 제창한 이유는 충란의 크기가 요코가와흡충에 비해 월등히 크다는 점이었다. 그러나 Yokogawa계 학자들은 이 흡충의 신종 가치를 부인하였고 변종(變種)으로만 인정해 *M. yokogawai* var. *takahashii*로 불렀다. 그러나 Saito, S. 등의 학자는 이 흡충이 요코가와흡충과 다른 점을 계속 연구하였고 1984년에는 다른 두 가지 충체를 포함하여 *Metagonimus* 흡충 4가지 유형(type), 즉 Yokogawa형(요코가와흡충), Miyata형(미야타흡충), Koga형과 Takahashi형(타카하시흡충)을 제안하였다. 그러나 Chai et al.(1993)은 Koga type을 Takahashi type과 같은 것으로 취급하고 나머지 3가지 유형만을 인정하였다. 현재 요코가와흡충과 타카하시흡충, 미야타흡충은 각각 별개의 종으로 인정된다.

2 형태

1) 타카하시흡충

요코가와흡충과 매우 비슷하다. 그러나 충란의 길이가 32–36 μm로 요코가와흡충란보다 큰 점, 두 고환이 다소 떨어져 있고 그 사이로 자궁이 지나가는 점, 난황소가 풍부하여 충체 후단 부위까지 농후하게 분포하는 점 등이 중요한 감별점이다.

2) 미야타흡충

요코가와흡충이나 타카하시흡충과 매우 비슷하다. 그러나 충란의 길이가 30–33 um로 두 흡충의 중간 정도 되며, 두 고환이 서로 많이 떨어져 있고 후고환이 충체 후단까지 밀려 내려가 있는 점, 두 고환 사이로 자궁이 지나가는 점, 난황소가 충체 후단 부위에는 분포하지 않는 점 등이 중요한 감별점이다.

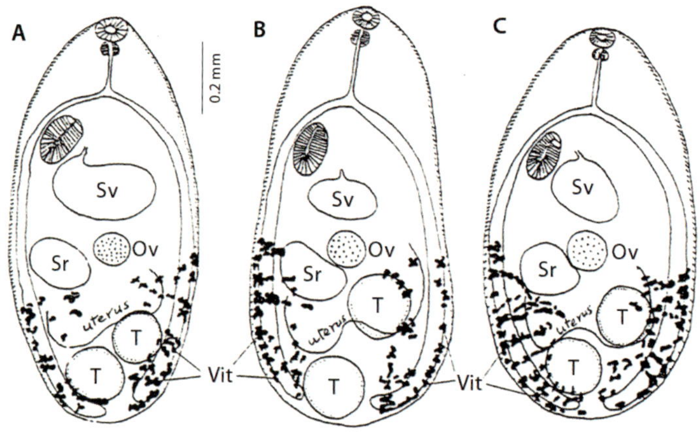

그림 118. 요코가와흡충(A), 미야타흡충(B)과 타카하시흡충(C) 성충의 형태학 비교.

Ov. ovary, **T.** testis, **Sv.** seminal vesicle, **Sr.** seminal receptacle, **Vit.** vitelline follicles.

3 생활사

가장 뚜렷한 차이는 제2중간숙주의 종류와 어체내 피낭유충의 검출 부위이다. 즉 타카하시흡충은 주로 붕어와 잉어의 비늘에 분포하며, 미야타흡충은 피라미를 비롯한 몇 가지 담수어의 근육에 분포하는 점이 특이하다. 종숙주 체내에서의 기생부위 등 생활사는 요코가와흡충과 거의 비슷하다.

4 역학적 특성

자연계 종숙주로는 개, 고양이 등이 알려져 있다. 인체감염은 주로 붕어, 잉어(타카하시흡충), 피라미(미야타흡충) 등을 날것으로 먹음으로써 일어난다. 국내 분포지역은 서해안으로 유입되는 금강 유역, 남한강 상류와 중류지역, 낙동강 상류지역 등이다. 타카하시흡충과 미야타흡충의 분포지역은 서로 중복되는 곳이 많다.

5 병리, 병변과 증상

요코가와흡충의 경우와 같다.

6 진단

붕어, 잉어, 피라미 등을 생식한 경험이 있는지 과거력의 여부를 확인하는 것이 진단에 도움이 된다. 대변검사에서 특징적인 충란을 검출하면 진단할 수 있다. 간흡충란이나 기타 이형흡충란(heterophyid eggs)은 물론 요코가와흡충란과의 감별이 필요하다. 충란만으로 감별이 매우 어려울 때는 충체를 얻어 확진하는 것이 좋다.

7 치료

Praziquantel 10 mg/kg의 1회 투여로 만족할 만한 효과를 보인다.

참고문헌

Chai JY, Lee SH (2002) Food-borne intestinal trematode infections in the Republic of Korea. Parasitology International 51: 129-154.

Chai JY (2007) Intestinal flukes. In Murrell KD, Fried B, eds., Food-borne Parasitic Zoonoses. Fish and Plant-borne Parasites. World Class Parasites: Vol. 11. Springer. New York, USA.

Chai JY, Shin EH, Lee SH, Rim HJ (2009) Foodborne intestinal flukes in Southeast Asia. Korean Journal of Parasitology 47(suppl.): S69-S102.

Chai JY, Sohn WM, Kim MH, Hong ST, Lee SH (1991) Three morphological types of the genus *Metagonimus* encysted in the dace, *Tribolodon taczanowskii,* caught from the Sumjin River. Korean Journal of Parasitology 29: 217-225.

Yu JR, Chai JY (2010) *Metagonimus*. In Liu D ed., Molecular Detection of Foodborne Pathogens. CRC Press (Taylor & francis Group). Boca Raton, Florida, USA.

79

가시입이형흡충

Centrocestus armatus

구흡충 주위에 42–48개의 작은 가시(circumoral spines)를 가지고 있는 특이한 형태의 장흡충으로 피라미, 갈겨니 등 민물고기가 감염을 매개한다. 인체감염은 소수 보고되었으나, 실제로는 훨씬 많은 감염자가 있을 것으로 추측한다. 대변내 충란 검출은 중감염이 아니면 매우 어려우며, 다른 마땅한 진단법이 없다. Praziquantel로 치료된다.

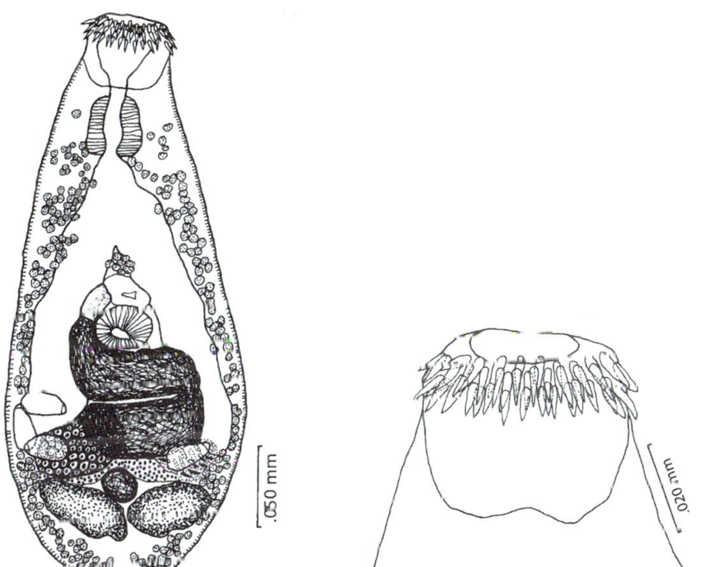

그림 119. 가시입이형흡충(*Centrocestus armatus*)의 성충과 머리 부위의 가시(circumoral spine) (Hong et al.(1988)에서 인용).

참고문헌

Chai JY, Shin EH, Lee SH, Rim HJ (2009) Foodborne intestinal flukes in Southeast Asia. Korean Journal of Parasitology 47(suppl.): S69-S102.

Hong SJ, Seo BS, Lee SH, Chai JY (1988) A human case of *Centrocestus armatus* infection. Korean Journal of Parasitology 26: 55-60.

80
유해이형흡충, 이형이형흡충
Heterophyes nocens, Heterophyes heterophyes

1 개요

유해이형흡충(*Heterophyes nocens*)은 1916년에 일본인 Onji와 Nishio가 처음 검출하여 신종으로 보고하였으나 오랫동안 이집트, 수단과 중동지역에서 유행하는 이형이형흡충(*Heterophyes heterophyes*)과 같은 종으로 취급되거나 아종(subspecies)으로 취급되었다. 그러나 Chai and Lee(1990)에 의해 별종으로 인정되었다. 한국, 일본을 비롯한 극동지역에 유행하며, 우리나라에서는 서해안과 남해안지방에서 농후한 유행지가 발견되었다. 요코가와흡충이 은어 등 담수어에 의해 매개되는 장흡충임에 비해 유해이형흡충이나 이형이형흡충은 숭어, 농어, 문절망둑 등 반염수어(brackish water fish)에 의해 매개되는 점이 다르다.

2 형태

충체는 두 종 모두 납삭하고 약간 길쭉한 난원형(ovoid)으로 길이 1.0–1.5 mm이다. 복흡반은 구흡반보다 매우 크고, 충체 중앙부보다 앞쪽에 위치한다. 체 후단부에는 둥굴게 생긴 고환 한 쌍이 약간 비스듬하게 있고 앞쪽으로 난소가 중앙에 위치한다. 복흡반 후좌측(충체의)에서는 생식반 또는 생식흡반(genital sucker)이 뚜렷하게 관찰되며, 생식반 외연에는 원반형의 gonotyl이 있고 gonotyl 위에 미세한 갈고리 모양의 rodlet

이 일렬로 배열되어 있다. *Heterophyes*속 흡충의 종 감별에는 생식반의 크기, rodlet의 수 등이 중요하다. 유해이형흡충은 50−60개, 이형이형흡충은 70−80개의 rodlet을 가지고 있다(Chai et al., 2009). 충란은 유타원형(ellipsoid)으로 황갈색이며 성숙한 섬모유충을 가지고 있다. 크기는 25−28 × 14−16 μm로 요코가와흡충란과 매우 비슷하나, 크기가 약간 작고 충란 양쪽 끝 부위가 약간 오목한 점이 다르다. 유미유충의 모양도 요코가와흡충의 유미유충과 매우 비슷하다. 피낭유충은 배설낭이 검은색이지만 약간의 녹색을 띠고 있으므로 요코가와흡충과 감별할 수 있다.

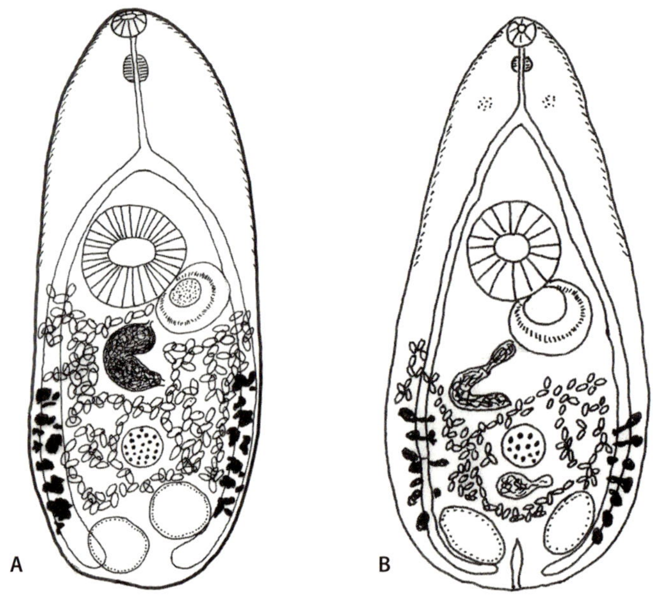

그림 120. 유해이형흡충(*Heterophyes nocens*, A)과 이형이형흡충(*Heterophyes heterophyes*, B)의 형태. 복흡반 아래 생식흡반(genital sucker)에 배열된 키틴양 갈고리(chitinous rodlet)의 수가 다르다.

3 생활사

종숙주의 소장점막에서 충체에 의해 산란된 충란은 장관을 따라 내려와 분변과 함께 외계로 배출된다. 배출된 충란은 물속으로 흘러들어 제1중간숙주인 비틀이고동(*Tympanotonus microptera*)에 먹히며 패류 체내에서 스포로시스트, 레디아를 거쳐 유미유충으로 자란다. 유미유충은 반염수에서 활발히 헤엄치다가 제2중간숙주인 숭어(*Mugil cephalus*: mullet), 가숭어(*Liza menada*), 농어(*Lateolabrax japonicus*), 문절망둑(*Acanthogobius flavimanus*) 등 반염수어의 비늘에 붙은 다음 꼬리를 떼고 몸체만 근육내로 침입한다. 사람이나 동물은 감염된 중간숙주의 회를 날것으로 먹을 때 감염된다. 인체에 감염되면 십이지장에서 탈낭하고 곧바로 십이지장 하부 또는 공장으로 내려와 융모와 융모 사이 하부에 위치한 선와(crypt of Lieberkühn) 또는 융모와 융모 사이(intervillous space)에 기생하는 점이 요코가와흡충과 같다. 감염 7–8일이면 성충이 된다.

4 역학적 특성

자연계 종숙주로는 개와 고양이, 오리 등이 알려져 있다. 인체감염은 반염수어를 회로 먹음으로써 일어난다. 감염자의 분변에 섞여 나온 충란이 주변 환경을 오염시키는데 큰 영향을 미친다. 제1중간숙주와 제2중간숙주의 감염률, 감염 강도 등이 인체감염의 유행도와 밀접한 관계가 있다. 성인 남자 연령군이 유의해야 할 정도로 높은 감염률을 보인다. 유해이형흡충은 한국과 일본에 주로 분포하며, 우리나라의 경우 서해안(전북 옥구군, 전남 무안군과 신안군)과 남해안(전남 해남군, 경남 남해군, 거제군)의 해안 마을에 크고 작은 유행지를 형성한다. 이형이형흡충은 이집트, 수단 등 나일강 유역과 중동지역에 넓은 유행지를 형성한다.

5 병리, 병변과 증상

요코가와흡충의 경우와 같다.

6 진단

반염수어를 생식한 경험여부가 진단에 도움이 된다. 특징적인 충란을 검출하면 진단이 가능하다. 그러나 요코가와흡충란이나 기타 이형흡충란(heterophyid eggs)과의 감별을 요한다. 충란만으로 감별이 어려울 때는 충체를 얻어 확진하는 것이 좋다.

7 치료

Praziquantel 10 mg/kg을 1회 투여하면 만족할 만한 효과를 보인다.

8 예방과 관리

반염수어를 생식하지 않는 것만이 확실한 예방법이 될 수 있으므로 이에 대한 보건교육이 필요하다. 현증 환자에 대한 집단투약을 실시하고, 분변으로 인한 강물의 오염을 방지하는 것이 관리에 큰 도움이 된다.

참고문헌

Chai JY, Lee SH (1990) Intestinal trematodes of humans in Korea: *Metagonimus*, heterophyids and echinostomes. Korean Journal of Parasitology 28(suppl.): 103-122.

Chai JY, Murrell KD, Lymbery AJ (2005) Fish-borne parasitic zoonoses: status and issues. International Journal for Parasitology 35: 1233-1254.

Chai JY, Park JH, Han ET, Shin EH, Kim JL, Guk SM, Hong KS, Lee SH, Rim HJ (2004) Prevalence of *Heterophyes nocens* and *Pygidiopsis summa* infections among residents of the western and southern coastal islands of the Republic of Korea. American Journal of Tropical Medicine and Hygiene 71: 617-622.

Chai JY, Shin EH, Lee SH, Rim HJ (2009) Foodborne intestinal flukes in Southeast Asia. Korean Journal of Parasitology 47(suppl.): S69-S102.

81

긴이형흡충

Heterophyopsis continua

1916년 일본인 Onji와 Nishio가 숭어의 근육에서 피낭유충을 처음 검출하고 고양이에 감염시켜 성충을 얻은 후 신종으로 보고하였다. 1935년 필리핀에서 *Heterophyopsis expectans*가 보고되었으나 긴이형흡충과 같은 것으로 취급된다. 한국, 일본, 필리핀 등지에 분포하며, 숭어, 전어, 농어, 문절망둑 등 반염수어(brackish water fish)가 제2중

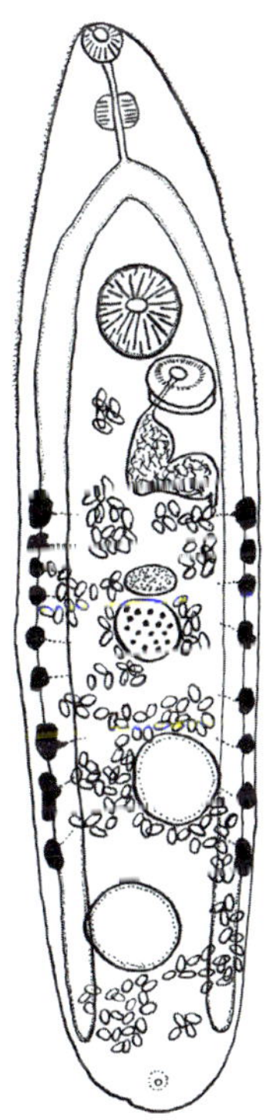

그림 121. 긴이형흡충(*Heterophyopsis continua*) 성충의 모습.

간숙주이다. 우리나라에서는 남해안 지방의 어류에서 피낭유충이 검출되었으나 인체 감염의 경우 몇몇 증례보고 이외에 유행상황이 자세히 밝혀지지 않았다.

충체는 가늘고 길쭉하며 길이 2.7–2.8 mm 정도이다. 복흡반은 구흡반보다 크며 충체 전반부 중앙에 위치한다. 충체의 복흡반 후좌측에는 생식반(genital sucker)의 존재가 뚜렷하고, 생식반 외연의 gonotyl에서는 약 110개의 rodlet이 관찰된다. 체 후반부 전후에는 한 쌍의 고환이 약간 비스듬히 있고 그 앞쪽으로 난소가 위치한다. 충란은 난원형(oval)으로 성숙한 섬모유충을 가지고 있다. 크기는 25–27 × 14–16 μm로 요코가와 흡충란과 매우 비슷하나 길이가 약간 작고, 옆으로 팽팽한 느낌을 준다.

인체감염 시 증상, 병변 등에 대해서는 알려진 바가 적다. 치료 시 praziquantel 10 mg/kg을 단 1회 투여하며 이것만으로도 만족할 만한 효과를 보인다.

참고문헌

Chai JY (2007) Intestinal flukes. In Murrell KD, Fried B, eds., Food-borne Parasitic Zoonoses. Fish and Plant-borne Parasites. World Class Parasites: Vol. 11. Springer. New York, USA.

Chai JY, Shin EH, Lee SH, Rim HJ (2009) Foodborne intestinal flukes in Southeast Asia. Korean Journal of Parasitology 47(suppl.): S69-S102.

82
표주박이형흡충
Pygidiopsis summa

1916년 일본인 Onji와 Nishio가 피낭유충을 가진 숭어를 개에게 먹인 후 소장에서 성충을 얻어 신종으로 보고하였다. 한국과 일본에 분포한다. 이집트의 나일강 유역에는 다른 종인 *Pygidiopsis genata*가 유행한다. 표주박이형흡충은 숭어, 문절망둑 등 반염수어가 제2중간숙주이며, 우리나라 남해안의 반염수어에서도 피낭유충이 검출되었다. 전북 옥구군 염전 부락에서 인체감염이 유행하나 전국적인 유행상황은 밝혀지지 않았다.

충체는 표주박 모양이며 길이 0.5–0.8 mm 정도이다. 복흡반은 구흡반과 비슷한 크기

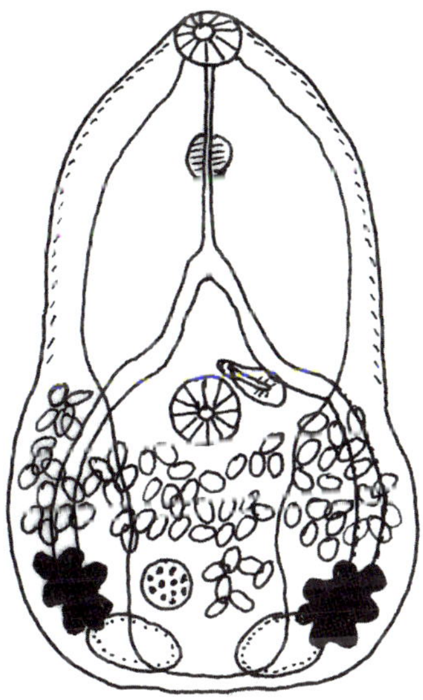

그림 122. 표주박이형흡충(*Pygidiopsis summa*) 성충의 모습.

이며 충체 중앙부 약간 우측에 위치한다. 복흡반 상좌측에서는 작은 생식장치(genital apparatus)가 관찰된다. 체 후반부에는 고환이 좌우 한 쌍 있고 그 앞에 난소가 위치한다. 충란은 유난원형(ovoid)으로 간흡충란과 매우 비슷하나, 난각 표면이 깨끗하고 크기가 19–26 × 12–14 um로 작다.

동물실험에서 소장 융모의 위축, 선와증식 등이 관찰되었으며, 인체감염 시 설사, 복통 등을 일으킨다. 치료 시 praziquantel 10 mg/kg을 단 1회 투여하면 만족할 만한 효과를 보인다.

참고문헌

Chai JY, Lee SH (2002) Food-borne intestinal trematode infections in the Republic of Korea. Parasitology International 51: 129-154.

Chai JY, Murrell KD, Lymbery AJ (2005) Fish-borne parasitic zoonoses: status and issues. International Journal for Parasitology 35: 1233-1254.

Chai JY, Park JH, Han ET, Shin EH, Kim JL, Guk SM, Hong KS, Lee SH, Rim HJ (2004) Prevalence of *Heterophyes nocens* and *Pygidiopsis summa* infections among residents of the western and southern coastal islands of the Republic of Korea. American Journal of Tropical Medicine and Hygiene 71: 617-622.

Chai JY, Shin EH, Lee SH, Rim HJ (2009) Foodborne intestinal flukes in Southeast Asia. Korean Journal of Parasitology 47(suppl.): S69-S102.

83

수세미이형흡충

Stellantchasmus falcatus

1916년 일본인 Onji와 Nishio가 피낭유충을 가진 숭어 근육을 고양이에게 먹인 후 성충을 얻어 신종으로 보고하였다. 한국, 일본, 타이, 필리핀, 하와이 등지에서 보고되었으며, 숭어 등 반염수어가 제2중간숙주이다. 우리나라에서는 남해안지방의 어류에서 피낭유충이 검출되었으나 인체감염에 대해서는 몇몇 증례보고 이외에 유행상황이 밝혀지지 않았다.

1940년경 필리핀에서는 Africa, C.M. 등이 이 흡충에 감염된 많은 행려병자들이 심장마비로 사망한 사실을 확인하였다. 환자들은 심장 판막, 뇌, 척수 등에 이형흡충류 충란에 의한 육아종성 병소를 가지고 있었다. 또 이들의 장관내에는 수세미이형흡충을 비롯하여 국내에는 분포하지 않는 이형흡충류 *Procerovum* sp., *Haplorchis* sp. 등의 성충이 검출되었다고 한다. Yokogawa, S.는 이러한 질환을 장외이형흡충증(extraintestinal heterophyidiasis)이라 하고, 극도의 면역결핍 상태에 있던 환자들이 충체의 점막하 조직 침범을 막지 못한 것이 병변의 원인이라고 추정하였다. 그 후에도 이형이형흡충의 충란이 환자의 뇌조직에서 발견된 사례가 보고되었다.

충체는 유난원형이며 길이 0.4–0.7 mm 정도이다. 복흡반은 매우 작고 충체 정중선상에서 우측으로 치우쳐 있다. 복흡반 좌측에는 긴 참외 모양(elongated sac like)의 지징낭이 있는 점이 특징적이다. 체 후반부에는 고환이 좌우로 1쌍 있고 그 앞쪽에 난소가 위치한다. 충란은 약간 길쭉한 난원형(elongated oval)으로 성숙한 섬모유충을 가지고 있으며, 크기는 22–23 × 11–12 μm이다.

인체 장내 감염 시의 증상, 병변 등에 대해서는 알려진 바가 적다. 치료는 praziquantel

10 mg/kg을 단 1회 투여하면 만족할 만한 효과가 보인다.

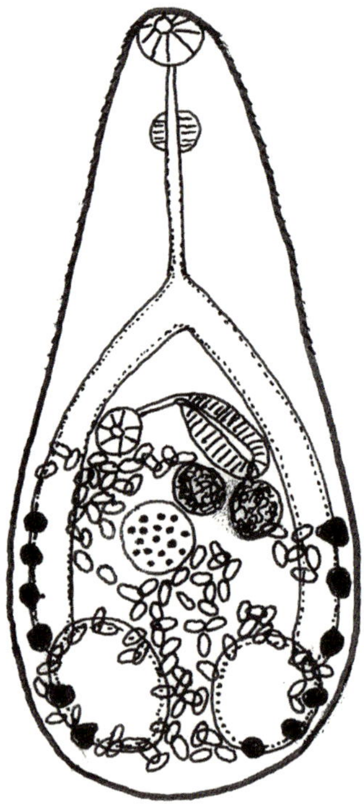

그림 123. 수세미이형흡충(*Stellantchasmus falcatus*) 성충의 모습.

참고문헌

Africa CM, de Leon W, Garcia EY (1940) Visceral complications in intestinal heterophyidiasis of man. Acta Philippina(Monographic Series) No. 1: 1-132.

Chai JY, Shin EH, Lee SH, Rim HJ (2009) Foodborne intestinal flukes in Southeast Asia. Korean Journal of Parasitology 47(suppl.): S69-S102.

Chai JY, Sohn WM (1988) Identification of *Stellantchasmus falcatus* metacercariae encysted in mullets in Korea. Korean Journal of Parasitology 26: 65-68.

84
자루이형흡충, 갈매기이형흡충
Stictodora fuscata, Stictodora lari

다른 이형흡충류와 생활사, 중간숙주, 증상, 충란 형태 등에서 모두 비슷하다. 주요 증상은 설사, 복통, 무기력증 등으로 비특이적이다. 자루이형흡충(*S. fuscata*)의 국내 최초 인체감염은 1988년 전남 해남군의 남자 환자에게서 발견되었는데, 이 환자는 어릴 때부터 숭어, 농어 등 반염수어를 회로 즐겨 먹었다고 한다(Chai et al., 1988). 그 후 전남 신안군의 한 해변 마을에서 약 13%의 주민이 감염되어 있다는 사실을 확인했다. 최근에도 새로운 감염 사례가 계속해서 발견된다. 진단은 충란을 검출하면 되나 충체 수가 적을 경우 검출률이 매우 낮다. Praziquantel로 잘 치료된다.

갈매기이형흡충(*S. lari*)도 다른 이형흡충류와 생활사, 중간숙주, 증상, 충란 형태 등이 모두 비슷하다. 국내 인체감염 6례는 1997년 전북 부안군과 경남 사천군 주민 중에서 발견되었는데, 환자들은 숭어, 농어 등 반염수어를 회로 즐겨 먹었다고 한다(Chai et al., 2002).

참고문헌

Chai JY, Han ET, Park YK, Guk SM, Park JH, Lee SH (2002) *Stictodora lari* (Digenea: heterophyidae): the discovery of the first human infections. Journal of Parasitology 88: 627-629.

Chai JY, Hong SJ, Lee SH, Seo BS (1988) *Stictodora* sp. (Trematoda: Heterophyidae) recovered from a man in Korea. Korean Journal of Parasitology 26: 127-132.

85
참굴큰입흡충
Gymnophalloides seoi

1 개요

1988년 전남 신안군 출신의 한 여자 환자에게서 충체 910여 마리가 검출된 후, 1993년에 신종 *Gymnophalloides seoi* Lee, Chai and Hong으로 발표되었다(Lee et al., 1993). 자연산 참굴이 제2중간숙주이며 인체감염원 역할을 한다(Chai et al., 2003, 2009). 제1중간숙주는 아직 밝혀지지 않았다. 자연계 종숙주는 굴을 먹는 검은머리물떼새(oystercatcher)로 알려진다. 우리나라에만 분포하며 전남 신안군의 섬 일대에서 유행한다. 특히 신안군 압해면에서는 주민 감염률이 49%에 달하는 지역이 발견되었다(Lee and Chai, 2001).

2 형태와 생활사

충체는 타원형이며 크기 0.4−0.5 × 0.2−0.3 mm 정도이다. 구흡반은 매우 크고, 복흡반은 작은 크기이며 충체 후반부 정중선상에 있다. 복흡반 전방에는 수정체 모양의 홈(ventral pit)이 파여 있는데 이 구조물의 존재가 *Gymnophalloides*속의 특성 중 하나이다. 생식공은 복흡반 바로 전방으로 개구된다. 복흡반 전방 외측 좌우에 고환 한 쌍이 있고 우고환 앞쪽에 난소가 위치한다. 난황선은 나비 모양으로 복흡반 외측에 뭉쳐 있다. 충란은 타원형으로 난각이 매우 얇으며, 성숙한 섬모유충을 가지고 있고, 크기는

20−25 × 11−15 μm이다. 참굴에서 검출되는 유충은 낭을 가지고 있지 않은 피낭유충(mesocercaria로 부르기도 함)의 형태로서, 성충과 흡사하나 충란을 가지고 있지 않다.

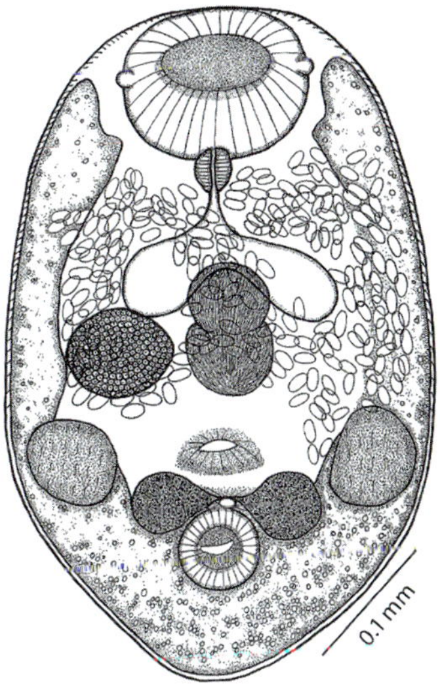

그림 124. 참굴큰입흡충(*Gymnophalloides seoi*)(Lee et al.(1993)에서 인용).

3 증상, 진단과 치료

종숙주 감염 시 충체는 주로 소장점막에 기생한다. 인체감염 시 증상, 병변 등에 대해서는 알려진 바는 적으나 첫 환자가 급성 췌장염 증상을 보였고, 당뇨병이 있는 환자에서서도 자주 검출되는 것으로 보아 췌장 또는 췌도에 침입할 가능성이 있다. 복부불쾌감, 설사, 선통, 무기력증 등의 증상을 나타낼 수 있다. 진단은 특징적인 충란을 분변에서 검출해야 하며, 치료 시 praziquantel 10 mg/kg을 단 1회 투여하면 만족할 만한 효과를 본다.

참고문헌

Chai JY, Choi MH, Yu JR, Lee SH (2003) *Gymnophalloides seoi*: a new human intestinal trematode. Trends in Parasitology 19: 109-112.

Chai JY, Shin EH, Lee SH, Rim HJ (2009) Foodborne intestinal flukes in Southeast Asia. Korean Journal of Parasitology 47(suppl.): S69-S102.

Lee SH, Chai JY (2001) A review of *Gymnophalloides seoi* (Digenea: Gymnophallidae) and human infections in the Republic of Korea. Korean Journal of Parasitology 39: 85-118.

Lee SH, Chai JY, Hong ST (1993) *Gymnophalloides seoi* n. sp. (Digenea: Gymnophallidae), the first report of human infection by a gymnophallid. Journal of Parasitology 79: 677-680.

86

서울주걱흡충

Neodiplostomum seoulense

1 개요

이 흡충은 서울에서 잡은 집쥐의 소장에서 발견하여 신종 *Fibricola seoulensis* Seo, Rim and Lee, 1964로 처음 기록되었다. 1982년에는 사람도 감염되는 기생충임이 입증되었다(Seo et al., 1982). 최근 형태학적인 특성을 근거로 속을 재조정하여 *Neodiplostomum seoulensis* Hong and Shoop, 1994로 개편했다가 라틴어 어미변화에 따른 문법맞춤에 의거하여 *N. seoulense*로 이름이 수정되었다. 현재까지 이 종은 우리나라에만 분포하며, 사람감염 사례도 국내에서만 확인되었다. Diplostomid 흡충 중 성충에 의하여 사람이 자연감염되는 유일한 종이기도 하다. 미국에 분포하는 비슷한 종인 *Fibricola cratera*는 사람감염 기생충임이 실험적으로 증명된 바 있다(Shoop, 1980).

2 형태

성충의 길이는 1~2 cm 정도이며, 가늘고 잘록한 허리로 몸이 전반부와 후반부로 나뉘는 형태학적인 특성을 가진다. 구흡반과 복흡반이 있는데, 복흡반이 작고 묻혀 있는 것에 비하여 세포융해구(細胞融解球, tribocytic organ)가 크고 충체 전반부의 중앙 부분을 다 차지한다. 세포융해구에는 장점막에 부착하는 기능과 상피층의 융해를 위한 효소를 분비하는 기능이 있는 것으로 추정한다. 전반부는 배쪽 가운데가 움푹 들어가고 세포융해구만 돌출하여 있고 충체 전반부 가장자리 경계가 이를 둘러싼 모양이다. 후반부에는 난소, 난황소, 충란이 10-30개 정도 들어 있는 자궁, 나비 모양의 고환 두 개, 그리고 생식공이 있다. 다른 흡충과 달리 생식공이 충체 후단 등쪽에 위치한다. *Neodiplostomum*속이 *Fibricola*속과 다른 점은 성충에서 난황소가 충체의 전반부에도 분포하며 고환 두 개 모두가 나비 모양의 대칭형이고, 유충의 배설관이 세 개의 종주관과 이를 연결하는 네 개 이상의 횡주관으로 구성된다는 점이다. 1989년도에 설정된 이 기준에 따라 이미 *Fibricola*속으로 기재된 이 충체를 *Neodiplostomum*속으로 학명을 조정하였다. *Fibricola*는 *Neodiplostomum*에 비하여 더 진화된 속으로 간주한다.

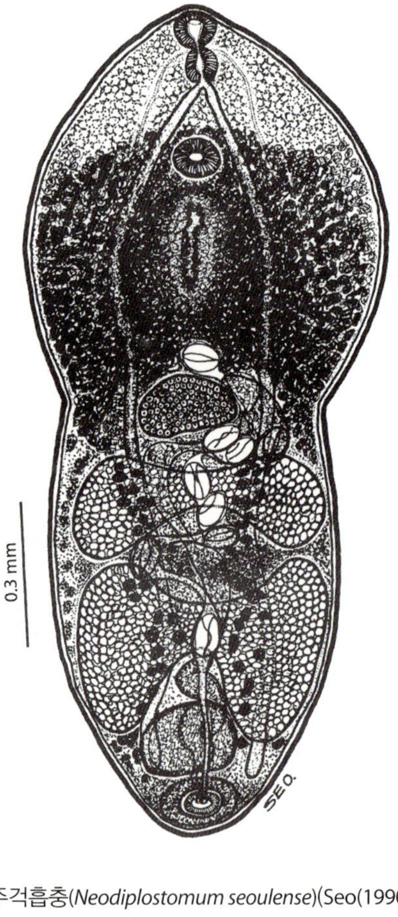

그림 125. 서울주걱흡충(*Neodiplostomum seoulense*)(Seo(1990)에서 인용).

3 생활사

종숙주는 사람과 집쥐이다(Seo, 1990). 성충이 집쥐의 소장에 살면서 산란하면 대변으로 충란이 빠져나간다. 처음에 배출될 때에는 충란이 미성숙란인데, 물속에서 4–5일 자라면 섬모유충(miracidium)이 성숙하여 난개를 열고 물속으로 나온다. 이 유충이 제1중간숙주인 또아리물달팽이, 즉 *Hippeutis helicorbis cantori*에 들어가 2–3주간 자라면 스포로시스트와 2세대 스포로시스트를 거쳐 유미유충(cercaria)이 된다. 이 유미유충은 꼬리의 끝이 두 갈래다. 유충이 올챙이를 만나면 유충의 꼬리가 떨어지고 몸통이 복벽을 뚫고 복강으로 들어가 mesocercaria(=neodiplostomulum)가 된다. Mesocercaria는 낭을 가지고 있지 않아 피낭유충이라 부르기가 곤란하다. 이 유충은 올챙이가 개구리로 변할 때 개구리의 근육으로 이행한다. 올챙이나 개구리를 뱀이 잡아먹으면 뱀의 위

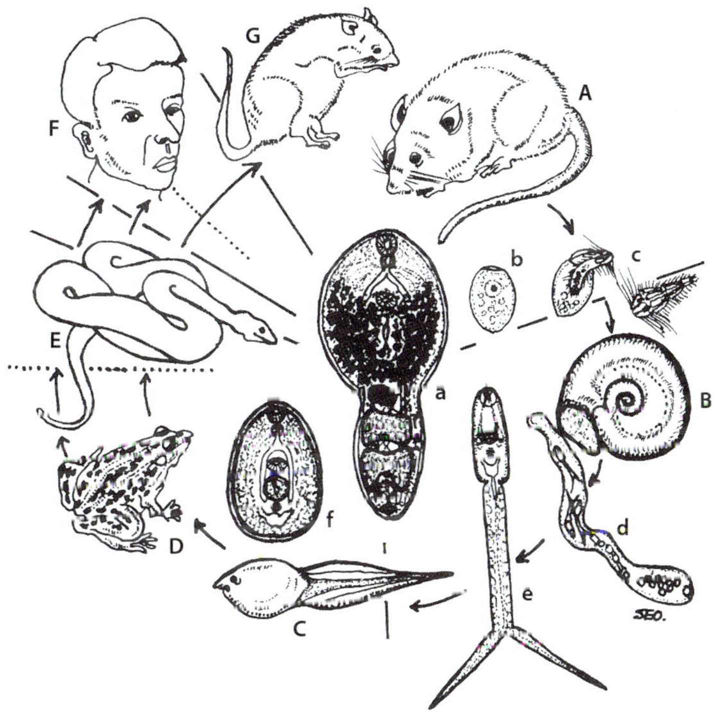

그림 126. 서울주걱흡충(*Neodiplostomum seoulense*)의 생활사(Seo(1990)에서 인용).
A. *Rattus norvegicus*, **B.** *Hippeutis cantori*, **C.** Tadpole, **D.** *Rana nigromaculata*, **E.** Snake host, **F.** Man, **G.** *Apodemus* sp.
a. Adult, **b.** Egg, **c.** Miracidium, **d.** Sporocyst, **e.** Cercaria, **f.** Metacercaria.

벽과 장간막으로 이행하여 유충 상태로 장기간 잠복한다. 그러나 뱀은 paratenic host 또는 운반숙주로만 생각된다. 지금까지 참개구리(*Rana nigromaculata*)와 그 올챙이만 제2중간숙주로 확인되었다. 종숙주인 쥐가 제2중간숙주인 개구리, 올챙이 등을 먹으면 십이지장에서 성충으로 자란다. 사람은 주로 뱀이나 개구리를 날것으로 먹거나 덜 익혀 먹을 때 감염된다.

4 역학

증례가 우리나라에서만 확인되었다. 유사한 종은 아시아, 오스트레일리아, 아메리카 등에서 광범위하게 나타난다. 우리나라에서는 군인들이 훈련 목적으로(생존훈련) 뱀과 개구리를 날것으로 먹어 집단감염된 증례가 있고, 다른 목적으로 뱀이나 개구리를 먹고 감염된 증례도 있다. 전국적으로 논에서 주로 생활사가 일어난다. 올챙이가 자라는 봄에 가장 왕성하게 충체가 중간숙주에서 증식하고 생활사가 이어진다. 종숙주에서는 다량 감염일 경우 대부분의 충체가 1–2개월에 자연배출되지만 소수 충체는 1년 이상 장기간 남기도 한다.

5 국내 현황

기록된 증례는 30건 정도 된다. 주로 20–30대 남자가 감염되며 거의 뱀을 섭취해서 감염된다. 국내 분포는 전국적이다.

6 병리와 증상

인체에서는 주로 십이지장에 기생한다. 상복부의 통증이나 거북함 등이 가장 흔한 증상이다. 병리학적인 소견으로는 충체의 세포융해구가 상피세포층을 파괴하여 융모의 심한 위축을 일으킨다. 장출혈, 복통, 설사, 발열, 호산구증가 등의 증상이 있다.

7 진단

대변검사로 특징적인 충란을 검출한다.

8 치료

Praziquantel 10 mg/kg을 1회 복용하여도 구충이 잘된다.

9 유사종

뱀을 운반숙주로 하는 neodiplostomid 흡충으로 서울주걱흡충 외에 3종이 국내에서 더 발견되었다. 이들은 인산주걱흡충(*Neodiplostomum leei* Chai and Shin, 2002), 보령주걱흡충(*Neodiplostomum boryongense* Shin, Kim et Chai, 2008)과 고양이주걱흡충(*Pharyngostomum cordatum*)으로(Chai et al., 1990), 이들에 의한 인체감염은 확인되지 않았다.

참고문헌

Chai JY, Shin EH (2002) *Neodiplostomum leei* n. sp. (Digenea: Neodiplostomidae) from chicks infected with metacercariae from the grass snake, *Rhabdophis tigrina*. Journal of Parasitology 88: 1181-1186.

Chai JY, Sohn WM, Chung HL, Hong ST, Lee SH (1990) Metacercariae of *Pharyngostomum cordatum* fround from the European grass snake, *Rhabdophis tigrina* and its experimental infection to cats. Korean Journal of Parasitology 28: 175-181.

Seo BS (1990) *Fibricola seoulensis* Seo, Rim et Lee, 1964 (Trematoda) and fibricoliasis in man.

Seoul Journal of Medicine 31: 61-96.

Seo BS, Lee SH, Hong ST, Hong SJ, Kim CY, Lee HY (1982) Studies on intestinal trematodes in Korea. V. A human case infected by *Fibricola seoulensis* (Trematoda: Diplostomatidae). Korean Journal of Parasitology 20: 93-99.

Shin EH, Kim JL, Chai JY (2008) A new neodiplostomid (Digenea) from the intestine of chicks infected with metacercariae from the grass snake *Rhabdophis tigrina*. Journal of Parasitology 94: 1379-1384.

Shoop WL (1980) Experimental human infection with *Fibricola cratera* (Trematoda: Neodiplostomidae). Korean Journal of Parasitology 27: 249-252.

87

인두흡충

Clinostomum complanatum

이 흡충은 각종 조류의 식도와 인두에 기생하며 민물고기를 통해 전파된다. 사람의 경우 민물고기를 날것으로 먹다가 우연히 감염된다. 인두염, 후두염 등을 일으킨 증례가 우리나라와 일본 등지에서 보고되었다(Chung et al., 1995, Park et al., 2009).

참고문헌

Chung DI, Moon CH, Kong HH, Choi DW, Lim DK (1995) The first human case of *Clinostomum complanatum* (Trematoda: Clinostomidae) infection in Korea. Korean Journal of Parasitology 33: 219-223.

Park CW, Kim JS, Joo HS, Kim J (2009) A human case of *Clinostomum complanatum* infection in Korea. Korean Journal of Parasitology 47: 401-404.

II. 연충학 | 조충류

Cestodes

채종일, 홍성태, 박윤규

88

조충류 개요

1 분류학적 위치와 특성

연충류(helminth)는 크게 두 무리로, 선형동물문(線形動物門, Phylum Nemathelminthes)과 편형동물문(扁形動物門, Phylum Platyhelminthes)으로 나뉜다. 편형동물문은 다시 세 개의 강(Class), 즉 Class Turbellaria와 Class Trematoda, Class Cestoidea로 분류된다. 조충강(條蟲綱, Class Cestoidea)은 크게 두 개의 아강(亞綱), 즉 단절조충아강(單節條蟲 亞綱, Subclass Cestodaria)과 다절조충아강(多節條蟲 亞綱, Cestoda)으로 구분된다. 이 중 후자에 속하는 충체들을 통상 조충류(cestodes, tapeworms)라 부른다.

1) 단절조충(Subclass Cestodaria)

몸체가 1개의 편절로 구성되며, 인체에는 기생하지 않는다. 성숙한 충란내의 자충(embryo)은 10개의 소극구(hooklets)를 가진다.

2) 다절조충(Subclass Cestoda)

인체감염을 일으키는 조충류는 모두 이 다절조충아강에 속한다. 몸체는 머리 부위(두절, scolex), 목 부분(경부, neck), 편절(proglottids)로 구성된다. 편절은 체절(segments)이라고도 부르는데, 각 편절마다 생식기가 따로 갖추어져 있다. 충란내 자충(embryo)은 여섯 개의 소극구(hooklets)를 가지며, 육구유충(六鉤幼蟲, oncosphere or hexacanth embryo)이라 부른다.

다절조충(Subclass Cestoda)에 속하는 충체들의 특성은 다음과 같다.

① 척추동물의 장관에만 기생한다.

② 소화관이 전혀 없다.

③ 자웅동체이다.

④ 체절이 있다.

⑤ 발달된 표피와 미세융모(microvilli, microtriches)로 덮여 있다.

조충아강에는 다섯 개의 목(Order)이 있으나 그중 인체감염을 일으키는 것은 의엽조충목(擬葉條蟲目, Order Pseudophyllidea)과 원엽조충목(圓葉條蟲目, Order Cyclophyllidea)의 두 가지뿐이다.

3) 의엽조충(pseudophyllidean tapeworms)

두절에 흡구(吸溝, sucking groove)가 있고 갈고리나 흡반은 없다. 생식공이 편절의 중앙선상에 위치하고 자궁구가 있어 산란을 한다. 난황이 여러 follicle로 편절 양측에 분포한다. 유난개성 충란(operculated egg)을 배출하며, 물벼룩 등 제1중간숙주에서 procercoid, 제2중간숙주에서 plerocercoid 단계의 유충기를 지낸다. 주요 인체감염종으로 광절열두조충(*Diphyllobothrium latum*)과 만손열두조충(*Spirometra* sp.)이 있다.

4) 원엽조충(cyclophyllidean tapeworms)

두절에 흡반이 있다. 편절 외측에 생식공이 있으나 자궁구는 없고 맹관으로 되어 있다. 난황은 한 덩어리로 편절 중앙부 후방에 위치하며, 무난개성 충란(non-operculated eggs)을 배출한다. 유충(metacestode)은 크게 네 종류, 즉 낭미충(cysticercus)과 유낭미충(cysticercoid), 공미충(coenurus), 포충(hydatid cyst)으로 나눌 수 있다. 이들은 충체별로 하나의 형태만을 취한다. 주요 인체기생 조충으로 무구조충(*Taenia saginata*), 아시아조충(*T. asiatica*), 유구조충(*T. solium*), 단방조충(*Echinococcus granulosus*), 다방조충(*Echinococcus multilocularis*), 유선조충(*Mesocestoides lineatus*), 왜소조충(*Hymenolepis nana*), 쥐조충(*Hymenolepis diminuta*) 등이 있다.

2 형태학적 특성

두절과 경절(경부), 편절로 구성된다. 충체 한 마리 전체를 whole strobila, 연결된 일부 충체를 strobila라고 하며, 수 mm에서 10 m에 이르기까지 길이가 매우 다양하다.

1) 두절(頭節, scolex)

흡반, 흡구, 갈고리 등의 부착기관이 있어 위치를 고정하는 역할을 한다.

2) 경부(頸部, neck)

왕성한 세포 분열을 하며 새로운 편절의 형성, 재생에 관여한다.

3) 편절 또는 체절(片節 또는 體節, proglottids or segments)

충체 각 마디를 말하며, 주로 영양물의 흡수와 생식에 관여한다. 생식기의 발육 정도에 따라 세 가지로 나뉜다.

(1) 미성숙편절(immature proglottids)

새로 만들어진 편절로서 생식기 발육이 미진하다.

(2) 성숙편절(mature proglottids)

성숙한 생식기관을 가지고 있으며, 충란 생산을 시작한다.

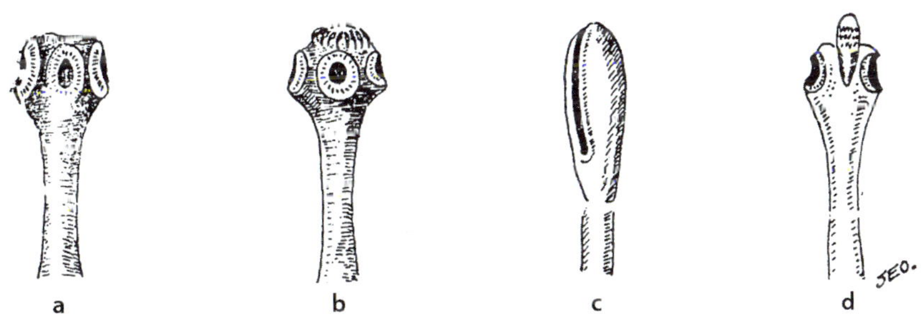

그림 127. 조충류의 두절.

a, b, d. 원엽조충류. **c.** 의엽조충류.

(3) 수태편절(gravid proglottids)

편절내 자궁이 충란으로 가득 차 있고, 다른 생식기는 퇴화하였다.

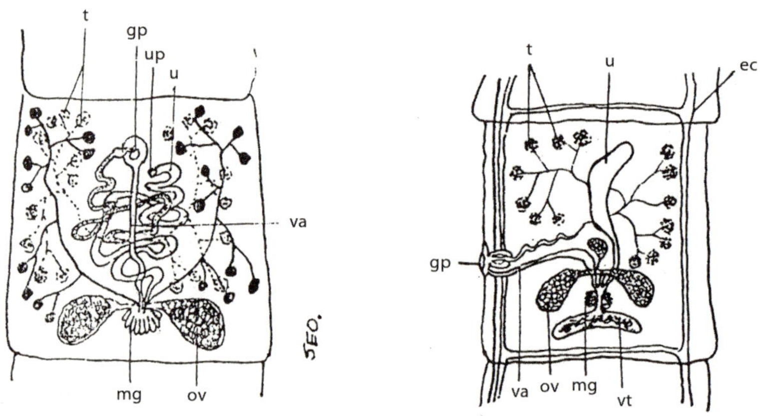

광절열두조충 유구조충

그림 128. 조충류 성숙편절의 모식도.

ec. 측방 배설관, **gp.** 생식공, **mg.** 멜리스선, **ov.** 난소, **t.** 고환, **u.** 자궁, **up.** 자궁구, **va.** 질, **vt.** 난황소.

4) 조충류(cestodes)가 흡충류(trematodes)와 형태학적으로 다른 점

(1) 체절(body segment)이 있다.

(2) 흡착기관(adhesive organs)이 잘 발달했다.

(3) 소화관(digestive tract)이 전혀 없다.

(4) 표피(tegument)에 피극(spines)이 없고 미세융모(microtriches)가 있다.

3 일반적 생활사

왜소조충 외에는 모든 종이 중간숙주를 필요로 한다. 원엽조충은 하나의 중간숙주를, 의엽조충은 두 가지의 중간숙주를 필요로 하며, 왜소조충은 종숙주의 장점막에 침입하는 것으로 중간숙주를 대신한다. 종숙주는 소장에 성충을 가지고 있으며 성충은 대부분의 종이 막대한 수의 충란을 산란한다.

의엽조충은 두 단계의 중간숙주를 필요로 하며 제1중간숙주는 수서 갑각류(copepods, *Cyclops* spp. or related species, 물벼룩)이고 제2중간숙주는 이들 갑각류를 잡아먹는 양서류, 파충류, 어류 등이다. 성숙한 충란에서 처음 나오는 시기는 섬모유충(coracidium)으로, 이는 섬모가 있는 표피로 덮여 있다. 이 유충이 헤엄쳐 제1중간숙주로 들어간 다음 짧은 꼬리가 달린 유충인 원미충(procercoid)으로 자란다. 이 유충을 가진 갑각류가 제2중간숙주에 먹히면 유충은 꼬리를 떼고 충미충(plerocercoid) 유충으로 자란다. 이 충미충(plerocercoid) 유충이 종숙주에 대한 감염형이 된다.

원엽조충은 이에 비하여 비교적 간단한 생활사를 가진다. 성충에서 배출된 충란이 중간숙주에 먹히면 충란 속에 들어 있는 육구유충(六鉤幼蟲, hexacanth embryo or oncosphere)이 탈각하여 나온다. 이 유충은 혈행성으로, 숙주의 장벽을 뚫고 피를 따라 조직으로 이행하여 유충으로 자란다. 충체의 종에 따라 낭미충(囊尾蟲, cysticercus), 유낭미충(類囊尾蟲, cysticercoid), 공미충(共尾蟲, coenurus), 포충(包蟲, hydatid cyst) 중 한 가지 형태만을 선택한다. 각 유충을 보유한 조직을 종숙주가 먹으면 유충이 종숙주 성충의 소장에서 성충으로 자란다. 원엽조충은 자궁구가 따로 없어 편절이 떨어져 나가는 것이 곧 산란하는 방식이다.

4 충란과 유충의 일반적인 형태

1) 의엽조충(pseudophyllidean tapeworms)

(1) 충란(eggs)

유난개성(operculated)이며 미성숙한 충란을 배출한다. 그러나 외계에서 성숙하면 섬모유충으로 발육하며 여섯 개의 소극구(hooklets)가 있는 자충, 즉 육구유충을 포함한다.

(2) 섬모유충(coracidium, 코라시디움)

성숙한 충란내에 들어 있는 형태로서 난개를 깨고 외계로 나온다. 수많은 섬모로 덮여 있고, 운동성이 매우 활발하다.

(3) 원미충(procercoid, 프로서코이드)

섬모유충이 제1중간숙주인 물벼룩 종류의 소화관에 들어가 섬모를 벗고 체강으로 이동한 후 자루 모양의 유충이 되면 이를 원미충(프로서코이드)이라고 한다. 별다른 내부 구조물은 없으나 칼슘과립(calcium corpuscles, calcospherules)을 많이 가지고 있다.

(4) 충미충(plerocercoid, 플레로서코이드)

원미충을 먹은 어류 등 제2중간숙주 체내에서 나타나는 형태로서 두절과 긴 경부로 구성된다. 몸체는 근육성이며 경부에 재생을 담당하는 regeneration unit가 있으나 해부학적으로 이를 확인하기는 어렵다. 표피와 체세포, 근육 이외에 별다른 구조물이 없으며 칼슘과립을 많이 가지고 있다. 인체에 이러한 유충감염(larval infection)을 일으키는 만손열두조충(*Spirometra erinacei, S. mansoni, S. mansonoides*)의 경우, 그 플레로서코이드를 일명 '스파르가눔'이라 한다.

2) 원엽조충(cyclophyllidean tapeworms)

(1) 충란(eggs)

무난개성(non-operculated)이며 완전 성숙한 충란을 배출한다. 충란내에는 6개의 소극이 있는 자충, 즉 육구유충이 들어 있다. 따라서 배출 즉시 중간숙주에 대해 감염력이 있다. 중간숙주 체내에서는 충체 종류에 따라 다음 네 가지 중 한 가지의 유충기(metacestode), 즉 낭충(bladder worm) 시기를 가진다.

(2) 낭미충(cysticercus)

두절, 꼬불꼬불한 경부, 공 모양의 꼬리를 가진 유충으로 두절과 경부는 꼬리 안쪽으로 함몰되어 있다. 콩알 크기에서 계란 크기까지 다양하다. 유구조충(*Taenia solium*)과 무구조충(*T. saginata*)이 대표적인 예이며, 유구조충의 유충은 유구낭미충(Cysticercus cellulosae, 정식 학명은 아님), 무구조충의 유충은 무구낭미충(C. bovis), 아시아조충의 유충은 내장낭미충(C. viscerotropica)이라 부른다. 유구낭미충은 인체나 돼지의 조직에서, 무구낭미충은 소의 조직에서, 내장낭미충은 돼지의 간과 내장에서 각각 발견된다.

(3) 유낭미충(cysticercoid)

낭미충과 비슷하나 꼬리가 공 모양에 튀어나온 돌기처럼 뒤로 뻗어나와 있다. 갑충(甲蟲)이나 벼룩 등 곤충 체내에서 주로 발견된다. 왜소조충(*Hymenolepis nana*)과 쥐조충(*Hymenolepis diminuta*), 개조충(*Dipylidium caninum*)의 경우가 좋은 예이다.

(4) 공미충(coenurus)

공 모양의 꼬리는 하나인데 두절이 내면으로 여러 개 붙어 있다. 콩알 크기에서 야구공 크기까지 다양하다. 종숙주가 공미충 한 마리를 먹으면 장내에서 여러 마리의 성충으로 발육한다. 다두조충(*Taenia multiceps*)이 대표적인 예이며 사람, 양, 소, 말 등에서 공미충이 발견된다.

(5) 포충(hydatid cyst or echinococcal cyst)

공미충과 비슷하나 낭(mother cyst) 내면의 번식포(brood capsule)에서 여러 개의 소낭(daughter cyst)을 형성하는 점이 특이하다. 소낭내에는 여러 개의 미성숙 두절(원두절,

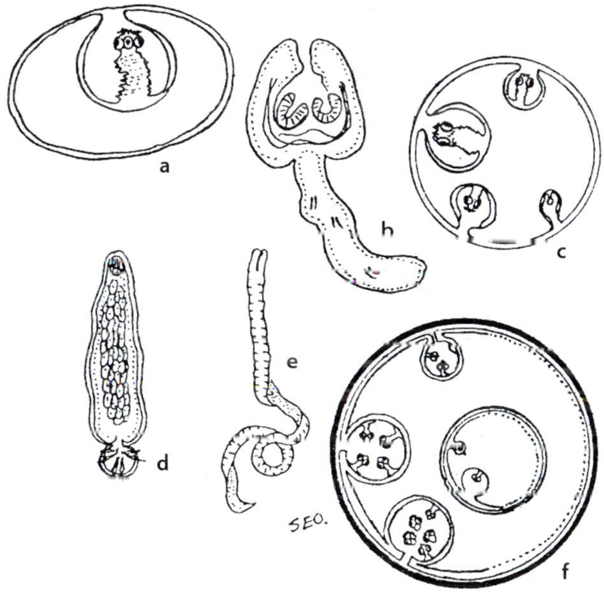

그림 129. 조충류의 유충.

a. 낭미충, **b.** 유낭미충, **c.** 공미충, **d.** 원미충, **e.** 충미충, **f.** 포충.

protoscolices)이 붙어 있다. 포충 한 개가 개에 섭취되면 개의 장내에서 무수히 많은 성충으로 자라난다. 단방조충(*Echinococcus granulosus*), 다방조충(*Echinococcus multilocularis*)이 대표적인 예다.

표 15. 의엽조충(pseudophyllidea)과 원엽조충(cyclophyllidea)의 감별.

감별항목			의엽조충	원엽조충
형태	두절의 모양		밋밋한 주걱 모양	4각의 구형
	부착기구		한 쌍의 흡구(sucking groove)	4개의 흡반(sucker), 갈고리가 있기도 함
	성숙편절	생식공	중앙부에 위치	측방에 위치
		자궁구	있음	없음
		난황	편절의 가장자리에 소엽으로 분포	편절 중앙 후단에 덩어리로 분포
	수태편절		생식기관이 있고, 충란이 가득함	생식기관이 퇴화하고, 충란이 가득한 자궁만 있음
	충란		난개가 있음	난개가 없음
생활사	중간숙주		두 단계가 필요하며, 제1중간숙주는 수서 갑각류(copepods)임	하나만 필요함
	유충		제1중간숙주에서 중간숙주에서 원미충(procercoid), 제2중간숙주에서 충미충(plerocercoid)가 됨	낭미충(cysticercus), 유낭미충(cysticercoid), 포충(hydatid cyst), 공미충(coenurus) 중 한 형태 취함

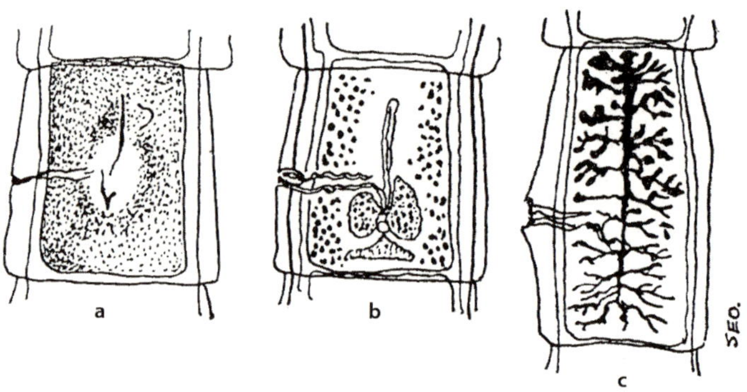

그림 130. 원엽조충류의 편절.

a. 미성숙편절, **b.** 성숙편절, **c.** 수태편절.

5 성충의 일반적 형태

1) 표피(tegument)

조충은 소화관이 없으므로 이 기능을 대신할 구조물이 필요하다. 표피가 이에 해당하는데, 기본 구조는 흡충과 같으나 표피의 표면이 미세한 털로 구성되어 흡수 면적을 크게 넓힌다.

외부부터 구조물의 명칭을 보면 다음과 같다. 미세융모(microtriches), 말단세포질합포체(distal cytoplasmic syncytium, vesicular layer), 구멍관(pore canal), 기저막(basement membrane), 횡주근(circular muscle), 종주근(longitudinal muscle), 세포질돌기(cytoplasmic processes), 표피세포(tegumental cells), 간질(interstitium).

2) 두절(scolex)과 흡반(sucker)

의엽조충은 두절에 흡반이 없으나 대신 흡구(sucking groove)가 있어 위흡반(pseudosucker)의 역할을 한다. 원엽조충은 두절에 보통 네 개의 흡반을 가지며, 두절의 가운데 부분이 약간 돌출한 경우가 있어 이것을 두절 돌출부(부리 또는 액취(額嘴), rostellum)라 한다. 부리에 여러 개의 소극구(hooklets)를 가진 종류도 있다.

3) 소화관(digestive tract)

퇴화하여 소실되었다.

4) 실질조직(parenchyma)

실질조직이란 표피 내측에 있는 망상조직을 일컬으며 이 조직내에는 칼슘소체(calcium corpuscle, calcospherule)라 부르는 과립이 있다. 조충류 특유의 구조물로서 칼슘소체 형성세포에서 만들어진다. 성충과 유충에 모두 있어 병리조직표본에서 이 소체가 발견되면 조충으로 진단할 수 있다. 이 소체의 기능은 잘 알려지지 않았다.

5) 배설계(excretory system)

조충의 배설기관은 흡충과 같이 불꽃세포(flame cells)에서 시작된다. 이 세포는 간질

조직에 산재하면서 배설물을 모아 배설관으로 배출한다. 배설관은 편절을 이으며 종주하는 두 개의 종배설관이 앞뒤로 양측에 위치하고, 이 둘을 연결하는 횡배설관이 편절의 후단에 분포한다.

6) 신경계(nervous system)

신경계가 잘 발달하여 각 편절이 조화된 운동성을 가진다. 내분비기능과 구분이 안되므로 이들을 합쳐서 신경내분비계(neuroendocrine system)로 통칭한다. 중추신경으로 두절에 두 개의 중추신경절(cerebral ganglia)과 이를 잇는 connecting commissure가 있는데 이는 cholinergic neuron으로 분류된다. 말초신경으로는 cerebral ganglia에서 이어진 두 개의 신경삭(nerve cords)이 편절을 이어서 연결되며 세로토닌(serotonin)이 전달물질인 aminergic neuron이다. Peptidergic neuron도 존재하는데 주로 생식기관과 연결된다.

7) 생식기(reproductive organ)

흡충처럼 자웅동체성(hermaphroditic)이어서 암컷과 수컷 생식기를 한 몸에 가진다. 한 편절내에 암수 생식기가 각각 따로 있어 서로 정충을 주고받는 경우도 많으나, 다른 편절끼리 서로 정충을 주고받을 수도 있다.

(1) 수생식기(male reproductive organ)

편절 측방에 무수히 많은 소엽상으로 구성된 고환(testes)에서 정자를 생산한 후, 소수정관(vas efferens)과 대수정관(vas deferens)을 거쳐 음경낭(cirrus sac)을 통해 생식방(genital atrium)으로 정충을 내보낸다. 생식방은 몸 중앙선상에 있거나(의엽조충류), 측방 끝에 있다(원엽조충). 정자는 함께 개구되어 있는 질을 통해 암생식기로 들어간다.

(2) 암생식기(female reproductive organ)

몸 중앙선상 후방 양측에 대엽상으로 된 난소(ovary) 한 쌍이 난자(ovum)를 만든다. 난자는 질과 수정낭(seminal receptacle)을 경유하여 들어온 정자와 만나 수정한다. 수정한 난자는 난황소(vitellaria, yolk gland)에서 만든 난황을 난황관(vitelline duct)

을 통해 제공받은 후 멜리스선(Mehlis' gland)에 도달하고, 멜리스선 안쪽의 난형성강(ootype)을 통과하면서 난각 물질을 얻어 종별로 특이한 모양을 한 충란으로 완성된다. 완성된 충란은 자궁내에 모이며 자궁이 충란으로 가득 차게 되면 몸 중앙선상에 있는 자궁구(uterine pore)를 통해 외계로 나간다(의엽조충). 자궁이 맹관인 경우에는 편절과 편절 이음새가 찢어질 때 터져 외계로 배출된다(원엽조충). 난황소는 편절 측방에 무수히 많은 소포로 구성된 경우(의엽조충)와 편절 후방에 1개 또는 2개의 대엽상으로 구성된 경우(원엽조충)가 있다.

6 생리와 대사

대부분의 조충류 성충이 회장에 기생하나 공장이나 대장, 담도로 이행하는 경우도 있다. 대사에서는 포도당이 기본이 되며 무산소성 대사(anaerobic metabolism)에 의존한다. 숙주가 오래 굶거나 비타민B가 부족하면 성장과 산란이 어렵다. 표피로 소화효소를 분비하고 영양물을 흡수한다.

89
광절열두조충, 동해긴촌충
Diphyllobothrium latum, Diphyllobothrium nihonkaiense

1 개요

인체에 감염되는 의엽조충 중에서 가장 흔한 것이고 분포도 세계적이다. 인체가 가장 중요한 종숙주이며, 개, 고양이, 여우 등 포유류가 자연계 종숙주이다. 소화기 증상을 초래하나 비교적 적응이 잘된 기생충이어서 병원성은 그다지 강하지 않다. 광절열두조충(*D. latum*) 이외에 요나고열두조충(*D. yonagoense*)과 왜소열두조충(*D. parvum*)이 국내에 분포하는 종이다(Lee et al., 1988, 1989, 1994). 그러나 왜소열두조충은 광절열두조충의 초기 유약충과 별로 다르지 않아 동일종이라는 견해도 있다. 그 외에 일본에서 많은 종이 기록되었으나 종에 따라 임상적으로 별다른 차이를 인정하기 어렵다. 국내에 분포하는 종이 일본에서 신종으로 보고된 바 있는 동해긴촌충(*D. nihonkaiense*)과 형태학과 유전학적으로 차이가 없다는 연구결과가 최근에 보고되어(Jeon et al., 2009), 충체의 종 동정에 대해서는 추후 면밀한 검토가 필요하다.

2 원인 충체

Diphyllobothrium latum 광절열두조충(긴촌충, the broad fish tapeworm)

D. alascense in Alaska

D. cameroni in Japan

D. cordatum in Greenland

D. dalliae in Alaska

D. hians in Japan

D. klebanovski in Russia

D. lanceolatum in Alaska

D. minus in Russia

D. nihonkaiense in Japan

D. pacificum in Japan

D. parvum in Japan, Korea

D. scoticum in Japan

D. yonagoense in Japan, Korea

3 형태

두절은 팽대하여 곤봉 또는 숟가락 모양(spoon-shape)이고, 흡반이 따로 없으나 복측과 배측에 두 개의 흡구(sucking grooves)가 있어 위흡반(pseudosucker)의 역할을 한다. 전체 편절의 수는 최고 3,000개에 달하며, 길이가 10 m에 이르는 경우도 있다. 성숙편절은 대개 500–600번째 편절부터 나타나며 이때부터 길이보다 폭이 커져 소위 광절(廣節)이 된다. 가장 잘 발달한 편절은 폭이 2 cm에 이른다. 자궁은 로제트(rosette)형으로 4–6회 분지한다.

충란은 유난개성, 미성숙란으로 65–70 × 45–50 μm이며 계란형이다. 난각은 두껍고 황갈색이며, 작은 돌기(abopercular knob)가 흔히 관찰된다.

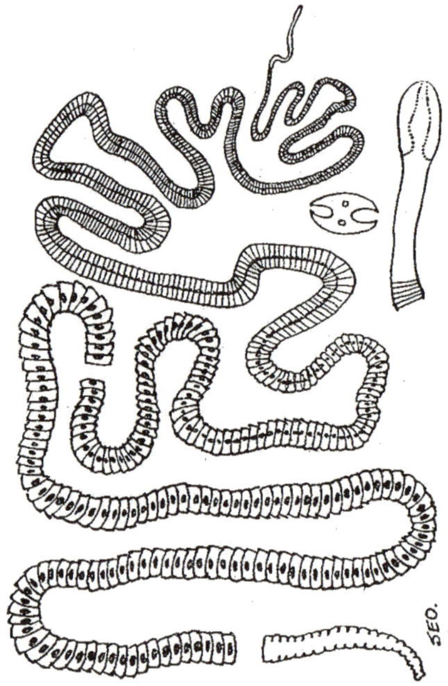

그림 131. 광절열두조충(*Diphyllobothrium latum*)의 성충, 두절과 두절의 횡단면 모식도.

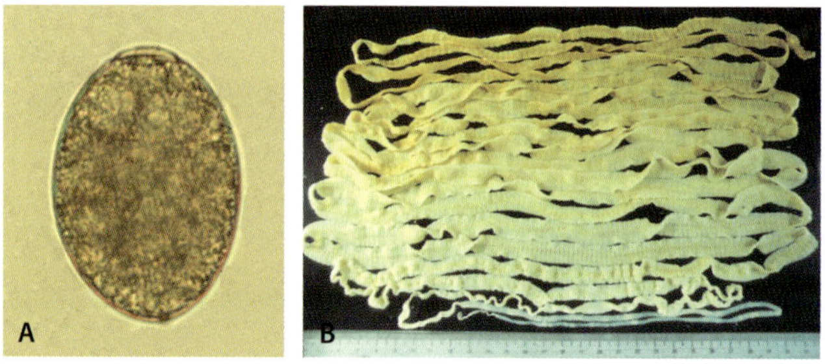

그림 132. 광절열두조충(*Diphyllobothrium latum*)의 충란(A)과 성충(B). ×400.

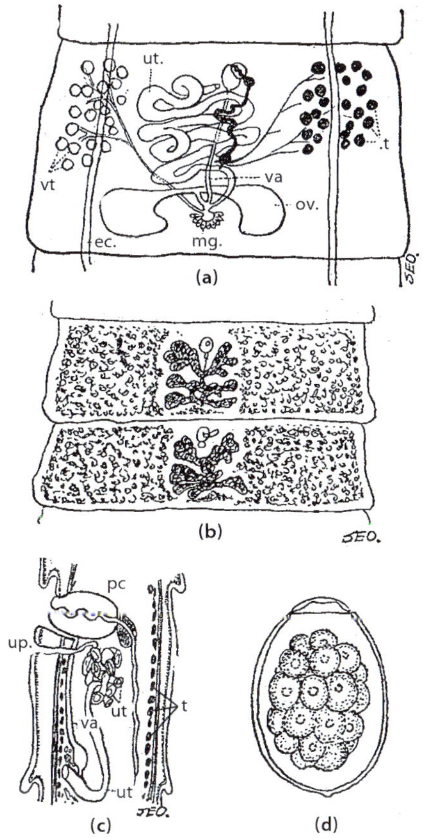

그림 133. 광절열두조충.

a. 성숙편절(mature segment)의 모형, **b.** 성숙편절, **c.** 성숙편절의 횡단면 모식도, **d.** 충란.
ut. 자궁, **t.** 고환, **va.** 질, **ov.** 난소, **mg.** 멜리스선, **ec.** 배설관, **up.** 자궁구, **pc.** 음경낭.

4 생활사

인체의 소장(회장 상부)에 기생하며 하루 산란량이 100만 개 이상이다. 대변으로 배출된 충란이 물속에서 성숙하여 육구유충(六鉤幼蟲, hexacanth embryo, oncosphere)으로 발육한다. 이 유충은 많은 섬모(cilia)를 가져 코라시디움(coracidium)이라 부르며, 운동성으로 유영하다가 제1중간숙주인 물벼룩 등 수서 갑각류(水棲 甲殼類, 요각류, copepods)에 섭취된다. 섭취된 후 섬모 상피를 벗고 갈고리를 이용하여 복강으로 옮겨 2–3주에 플로서코이드로 자란다. 요각류(copepods) 중에서 검물벼룩(*Cyclops* sp.)과 *Diaptomus* sp. 등이 숙주로 확인되었다. 감염된 물벼룩을 제2중간숙주가 섭취하면 원미충은 갈고리를 포함한 꼬리를 떼고 길이가 20 mm 이상에 달하는 충미충(plerocercoid)으로 자란다. 주로 어류의 피하조직이나 근육에 위치하며, 확인된 제2중간숙주는 연어과에 속하는 담수어나 반염수어인 연어(salmon), 송어(trout), 농어(perch), 강꼬치고기(pike)이다. *D. latum* 이외의 종은 모두 해산 갑각류와 해산 어류를 중간숙주로 하고, 해산 포유류나 조류를 종숙주로 하여 생활사를 지속한다. 감염형 유충인 충미충을 가진 어육을 날것으로 섭취하면 소장에서 성충으로 자란다. 인체에서의 수명은 십수 년 이상일 것으로 예상한다.

5 역학

분포는 세계적이나 주로 북반구에 있다. 스칸디나비아 국가들과 발트 3국에 농후 유행지가 산재한다. 그 외에 큰 강이나 호수에 연한 유럽과 북미 국가에서 유행하며, 러시아, 중국, 한국, 일본 등 아시아지역과 알라스카에도 분포한다.

인체감염은 연어, 송어, 농어 등 해산 어류를 날것으로 먹을 때 일어난다. 훈제 연어(smoked salmon)를 즐겨 먹은 상류층 인사들의 감염도 자주 보고된다. 사람 이외에도 개, 고양이, 여우, 돼지, 곰 등이 감염되며, 이들이 자연계 보유숙주가 된다. 스칸디나비아의 고도 유행지에서는 주민의 90%가 감염되었다는 보고도 있다. 유행도를 좌우하는 자연계 인자에는 감염된 종숙주의 수와 분포, 사람대변의 처리여부, 충란의 물속 유입 정도, 적정 중간숙주 종의 분포, 주민의 식이습관 등이 관여한다.

6 병리와 증상

대개 한 마리에 의해 감염되며, 증상이 없어 감염을 모르는 경우가 많다. 일시적으로 비특이적인 소화기 증상(anorexia, nausea, vomiting, diarrhea, pain)이 있을 수 있다. 충체가 배출하는 항원에 대한 알레르기반응으로 두드러기가 나타날 수도 있다. 충체의 후단부에 있는 수태편절이 자연적으로 탈락하여 변과 함께 배출되는데 이를 자각하는 경우가 흔하다. 충체의 기생부위와 충체의 길이에 따라 심한 증상이 나타날 수 있다. 충체가 길어서 충체의 덩어리가 커지면 소장을 기계적으로 막을 수도 있고, 소장 상부에 기생하면 비타민B_{12}결핍에 의한 열두조충성 빈혈(bothriocephalus anemia)이 나타날 수 있다. 경우에 따라서는 담도로 이행하여 황달을 유발할 수도 있다. 빈혈이 생기는 경우는 위축성 위염에 의한 위산분비의 부족, 상부 공장(jejunum)에서의 기생, 위(胃)에서 내인자(intrinsic factor)의 분비부족, 식이 중 비타민B_{12}의 부족, 장관내 세균증가 등의 인자가 관여한다. 감염자의 일부에서만 빈혈이 나타나며 우리나라에는 이러한 빈혈 환자가 거의 없다.

7 국내 현황

국내에 문헌으로 보고된 것은 약 30례 정도이나 보고되지 않은 증례가 훨씬 많을 것으로 추정한다(Lee et al., 2007). 연어, 송어, 농어 등의 소비가 늘어나면서 증례가 점차 늘고 있다. 우리나라에의 많은 감염자가 농어회를 먹었다고 하나, 실제로 농어에서 플레로서코이드가 검출 확인된 바는 없다. 요나고열두조충(*D. yonagoense*)의 감염례에서는 어떤 해산 어류가 감염원인지 밝혀지지 않았다.

8 진단

대변검사에서 충란을 검출하거나 배출된 편절의 형태를 보아 진단한다. 많은 환자에게서 충체 일부가 자연배출되어 항문 밖으로 늘어지는 것이 특징이다.

9 치료

Praziquantel을 5–10 mg/kg 용량으로 1회 복용하면 우수한 구충효과를 볼 수 있다.

참고문헌

Jeon HK, Kim KH, Huh S, Chai JY, Min DY, Rim HJ, Eom KS (2009) Morphologic and genetic identification of *Diphyllobothrium nihonkaiense* in Korea. Korean Journal of Parasitology 47: 369-375.

Lee EB, Song JH, Park NS, Kang BK, Lee HS, Han YJ, Kim HJ, Shin EH, Chai JY (2007) A case of *Diphyllobothrium latum* infection with a brief review of diphyllobothriasis in the Republic of Korea. Korean Journal of Parasitology 45: 219-223.

Lee SH, Chai JY, Hong ST, Sohn WM, Choi DI (1988) A case of *Diphyllobothrium yonagoense* infection. Seoul Journal of Medicine 29: 391-395.

Lee SH, Chai JY, Hong ST, Sohn WM, Huh S, Cheong EH, Kang SB (1989) Seven cases of *Diphyllobothrium latum* infection. Korean Journal of Parasitology 27: 213-216.

Lee SH, Chai JY, Seo M, Kook J, Huh S, Ryang YS, Ahn YK (1989) Two rare cases of *Diphyllobothrium latum* parvum type infection in Korea. Korean Journal of Parasitology 32: 117-120.

90 스파르가눔증

Sparganosis

1 개요

스파르가눔증은 만손열두조충의 plerocercoid 유충이 인체에 감염하여 생긴 질병으로, 매우 흔하게 발생하지는 않으나 세계적으로 분포한다. 뱀, 개구리 등이 중간숙주이며 이들을 불충분하게 익혀 먹을 때 감염이 일어난다. 특히 우리나라는 인체스파르가눔증의 농후한 유행지로서 세계적으로 증례가 가장 많다.

2 원인 충체

스파르가눔(고충, 孤蟲, sparganum), 즉 만손열두조충(*Spirometra erinacei*, *S. mansoni*, *S. mansonoides*)의 충미충(plerocercoid)이 인체스파르가눔증의 원인 충체이다. 세 종은 성충의 형태와 세계적 분포 등이 다소 다르다. 아시아에는 *S. erinacei*, 유럽과 아프리카 등지에는 *S. mansoni*, 북미지역에는 *S. mansonoides*가 분포하지만, 이들은 모두 한 종의 변형(variant)이라는 설이 있다.

3 형태

만손열두조충 성충은 1–2 m 정도로 광절열두조충에 비해 비교적 짧고 편절의 두께도 얇다. 두절에 흡구(sucking groove)가 두 개 있다. 성숙편절의 형태는 광절열두조충과 매우 비슷하나 자궁이 rosette형이 아니고 나선형(spiral)으로 말려 있는 점, 저정낭(seminal vesicle)이 음경낭(cirrus sac)내에 포함되어 있는 점, 충란이 조금 작고 약간 길쭉하며 비대칭형인 점 등이 다르므로 속(genus) 수준에서 *D. latum*과 다른 것으로 구분된다.

스파르가눔 유충(plerocercoid) 자체는 흰색 또는 황색 리본 모양의 근육질 유충이다. 길이는 5–20 cm 정도이다. 충체의 신축성이 좋아 수십 cm로 길게 늘어날 수도 있다.

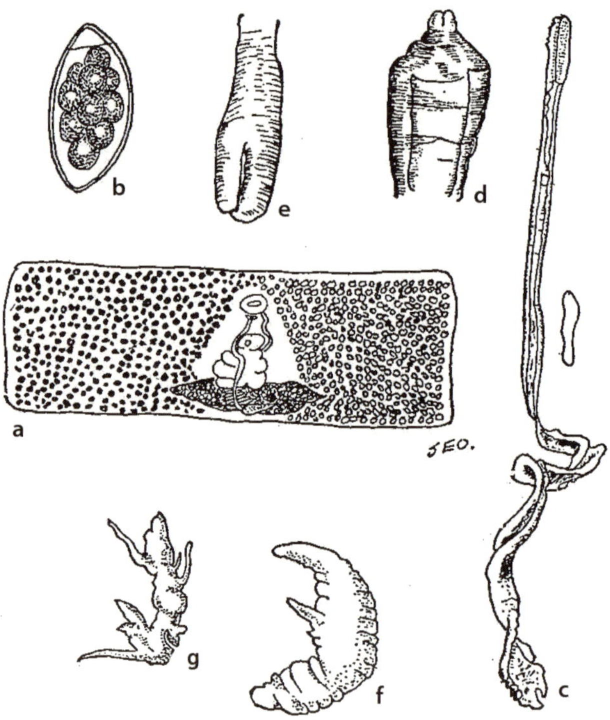

그림 134. 만손열두조충(*Spirometra erinacei*)과 스파르가눔.

a. 성충의 성숙편절, **b.** 충란, **c.** 스파르가눔, **d-e.** 스파르가눔의 두절과 후단, **f-g.** 증식형 스파르가눔(proliferating sparganum).

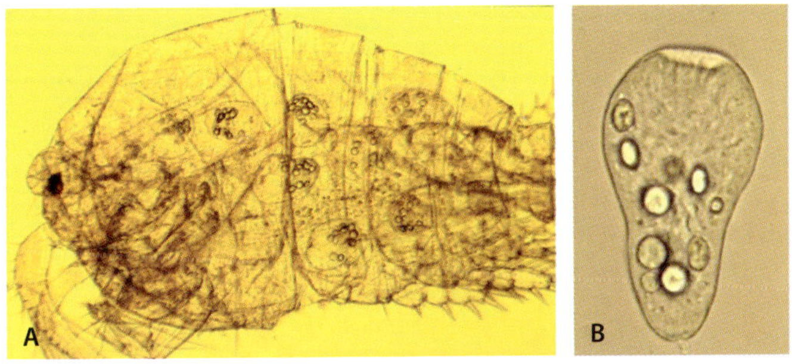

그림 135. 물벼룩 체내에 형성된 원미충(procercoid, A)과
실험감염 올챙이에서 검출한 어린 스파르가눔(plerocercoid, B).

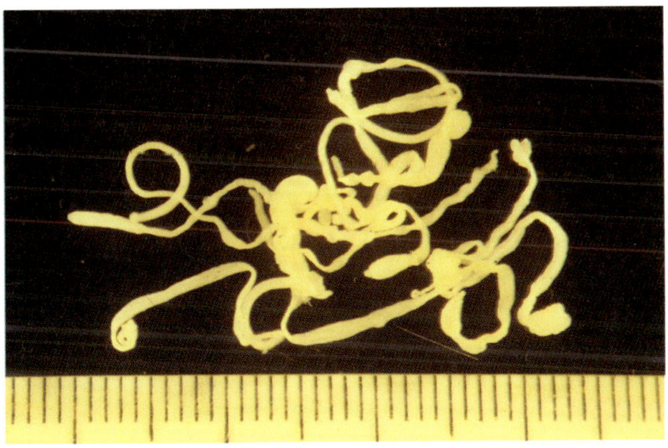

그림 136. 뱀의 내장에서 검출한 스파르가눔.

4 생활사

종숙주는 개와 고양이 등 육식동물이다. 이들 동물의 회장 상부에 기생하며 산란한다. 충란이 물속에서 자라 섬모유충(coracidium)이 되고, 유영하다가 제1중간숙주인 물벼룩에 침입한다. 물벼룩 체강에서 2-3주에 걸쳐 원미충(procercoid)으로 자라고 이 유충을 가진 물벼룩을 제2중간숙주가 섭취하면 20여일 만에 충미충(sparganum)으로 자란다. 제2중간숙주의 범위가 넓어 양서류, 파충류, 조류, 포유류 등이 해당하며 사람도 보통은 중간숙주에 해당한다. 사람이 충미충(plerocercoid) 유충에 감염되면 스파르가눔증(sparganosis)이라 한다. 제2중간숙주끼리 서로 충미충(plerocercoid) 유충이 선파되기도 한다. 이 중간숙주를 종숙주가 포식하면 소장에서 성충으로 자란다. 드물지만 사람의 장내에서도 성충으로 자랄 수 있으며(spirometriasis), 국내에서 2증례가 보고되었다. 일본에서도 몇 건의 증례가 보고되었다.

5 역학

인체스파르가눔증은 아시아, 아프리카, 유럽, 아메리카 등 여러 지역에서 광범위하게 발생한다. 제2중간숙주를 날것으로 먹어 살아 있는 충미충(plerocercoid)을 섭취하는 것이 가장 흔한 인체감염 경로이다. 이 경우 주요 감염원은 뱀과 개구리이고, 돼지고기나 닭고기에서도 충체를 볼 수 있다. 우리나라의 뱀 중에서는 유혈목이(꽃뱀, *Rhabdophis tigrina*) 감염률이 가장 높다. 두 번째로 감염 가능한 방식은 산골의 약수 등 음료수를 마실 때 들어 있는 물벼룩을 함께 삼켜 원미충(procercoid)이 체내에 들어오는 것이다. 세 번째 방식은 피부의 상처나 염증 치료를 위해 뱀 껍질이나 개구리 껍질을 붙이는 민간요법을 행하다가 피부 등 점막을 통하여 충체가 직접 침입하는 경우이다. 인체에 들어온 유충은 더 이상 '생활사를 영위할 수 없는 막다른 골목(dead end cycle)'에 있는 셈이라고 할 수 있다. 그러나 케냐(Kenya)의 마사이랜드(Masailand)에서는 음료수를 통하여 사람이 감염된 후 장례식을 치를 때 장례 의식의 하나로 시신을 하이에나(hyena)가 먹게 하는 과정이 있는데, 여기서는 실제 인체가 중간숙주 역할을 한다고 한다.

6 국내 현황

기록된 보고가 수백 건 된다. 주로 20-30대 남자가 주로 감염되며 거의 뱀을 먹어서 감염된다. 증례의 20%는 여자인데 이들은 과거력상 뱀이나 개구리를 먹은 일이 없는 경우가 많아 음료수에 의한 감염으로 추정한다. 분포는 전국적이며 뱀의 경우에도 전국적으로 검출된다. 과거에 비해 최근에는 환경오염으로 인하여 중간숙주가 되는 동물의 수가 감소하고 이들의 유충감염률이나 감염량도 다소 감소하고 있다. 고양이나 개의 장내에서는 비교적 흔히 성충을 관찰할 수 있다.

7 병리와 증상

인체스파르가눔증의 경우 충체가 주로 피하에서 이동한다. 조직을 침입하고 통과하는 능력이 우수하여 쉽게 이동하는데, 내부 장기에 침입하는 경우도 흔하다. 충체가 여러 종류의 단백질분해효소(proteinase)를 분비하여 조직의 파괴와 이동을 쉽게 하는데 이 중에는 사람의 IgG 항체를 분해하는 기능이 확인된 것도 있다. 이러한 기능은 숙주의 면역기전으로부터 도피하는 방법으로 추정한다. 피하조직은 복벽, 음낭, 하지, 흉벽 등에 흔하게 침입하며, 여성의 경우 유방에 흔히 침범한다. 복강, 흉강, 척수, 안구 주위, 뇌, 척수 등에도 침입이 가능하다.

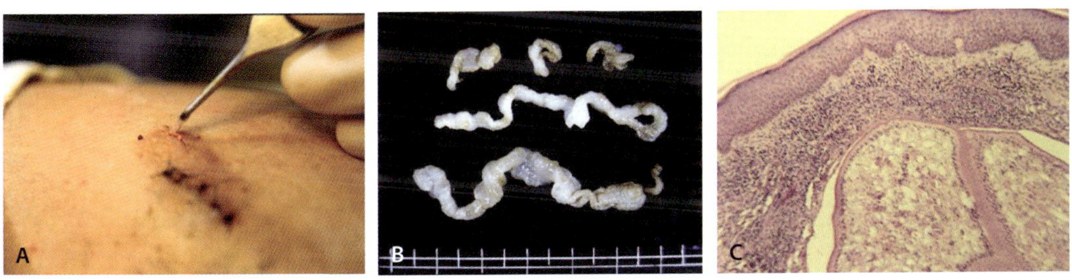

그림 137. 피하 스파르가눔증.

A. 피부 병소에서 충체를 적출하는 모습. **B.** 적출한 스파르가눔 충체. **C.** 생검 소견.

침입된 조직은 주위에 심한 염증을 동반한다. 충체 주위를 호산구, 중성구 등 다핵구가 삼출액과 섞여서 둘러싸며, 그 주위로 육아조직과 섬유조직이 발달한다. 충체가 빠져나가면 서서히 육아조직으로 치유된다. 침범된 부위가 농양으로 발전할 수도 있는데 이때에는 통증이 나타난다. 그러나 초기에는 통증이 없는 이물감, 가려움증 정도를 수반하는 피하종물로 나타나는 경우가 많다. 이러한 종물이 나타났다 사라졌다 하면서 이동한다. 뇌에 침입하여 간질발작과 두통을 유발하고 척수감염 시 하반신 마비를 유발할 수 있다. 뇌신경계 스파르가눔증이 35례로 기록되었는데, 국내에서 기록된 것이 27례로 가장 많다.

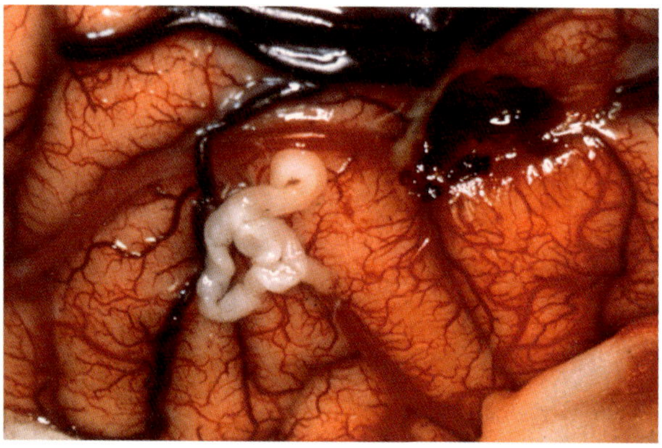

그림 138. 뇌 스파르가눔증(cerebral sparganosis). 뇌 수술 시 검출된 충체(서울대학교병원).

*S. mansonoides*의 경우 plerocercoid 유충이 분비하는 여러 단백질 중에 포유동물의 성장호르몬(growth hormone)과 비슷한 물질이 있어 이를 PGF(plerocercoid growth factor)라고 한다. 이 PGF는 여러 가지 대사와 내분비기능이 숙주 포유동물의 성장호르몬과 거의 같고 면역학적으로도 비슷한데, 이 충체가 숙주의 성장호르몬 유전자를 도입하여 이를 발현하는 것으로 추정한다. 실험적으로 스파르가눔에 감염된 흰쥐 등은 빠르게 성장하며 피하조직에 지방을 많이 축적하고 체중도 월등하게 늘어난다. 이러한 현상은 독특한 숙주-기생충 상호관계의 하나로 이것이 어떠한 생물학적 의의가 있는지 연구의 대상이 되고 있다.

8 진단

생검이 가장 확실한 진단방법이나 최근에는 혈청검사도 유용하다. 중추신경계 감염에는 초음파, CT, MRI 등의 방사선학적 진단방법도 이용한다.

9 치료

외과적 적출법이 유일한 치료법이며 아직 효과적인 약제는 개발되지 않았다. Praziquantel을 쓸 수 있으나 두절과 경부 일부가 약제에 저항하며 후에 반드시 재발한다. 다수 감염 시에는 외과적 치료도 어렵다.

* 증식성 스파르가눔(proliferating sparganum, 일명 *Sparganum proliferum*, budding sparganum recorded in Japan and USA): 아직까지 성충, 종숙주 등 생물학적인 근거를 모르는 진정한 의미의 고충(孤蟲, 성충이 무엇인지 모르는 유충이라는 뜻)으로 개체가 숙주 체내에서 출아법으로 번식하여 그 수가 엄청나게 늘어나 결국 숙주가 사망하는 종류이다. 세계적으로 약 14례가 보고되었으나 국내에서는 발견되지 않았다.

참고문헌

Cho SY, Bae J, Seo BS, Lee SH (1975) Some aspects of sparganosis in Korea. Korean Journal of Parasitology 13: 60-77.

Park JH, Chai JW, Cho N, Paek NS, Guk SM, Shin EH, Chai JY (2006) A surgically confirmed case of breast sparganosis showing characteristic mammography and ultrasonography findings. Korean Journal of Parasitology 44: 151-156.

Shin EH, Guk SM, Kim HJ, Lee SH, Chai JY (2007) Trends in parasitic diseases in the Republic of Korea. Trends in Parasitology 24: 143-150.

91 유구조충

Taenia solium

1 개요

인체의 소장에 기생하는 원엽조충의 하나이며 전 세계적으로 분포한다. 인체감염이 고대부터 있었고, 인체만이 유일한 종숙주이다. 돼지고기를 날것으로 먹어 감염되며, 인체유구낭미충증(cysticercosis) 유발과 긴밀한 상관관계가 있다. 향명(鄕名, 속명)으로 갈고리촌충(pork tapeworm)이라 부른다.

2 형태

충체의 편절이 약 1,000 개 내외이며 전체의 길이가 2–3 m 정도에 이른다. 수태편절의 자궁측지 수는 8–12개로 무구조충의 15–20개에 비해 적으며, 두절에 갈고리(小棘鉤, hooklets)가 27–28개 있고 성숙 편절에 보조 난소엽(accessory ovarian lobe)이 있어 무구조충과 감별 가능하다. 충란은 원형으로 크기 30–45 um이고, 난각은 여러 개의 embryophoral block으로 구성되며, 성숙한 육구유충을 가지고 있다. 그러나 충란만으로는 유구조충과 무구조충의 구분이 안 된다. 유충(metacestode)은 낭미충의 형태로 돼지나 사람의 근육에서 발견되는데, 이를 유구낭미충(Cysticercus cellulosae)이라 부른다. 두절에 네 개의 흡반과 돌출된 원형의 두절 돌출부, 즉 부리(또는 액취, rostellum)와 갈고리가 있다.

표 16. 무구조충, 아시아조충과 유구조충의 감별.

	무구조충	아시아조충	유구조충
감염원	쇠고기	돼지의 간, 장간막	돼지고기
성충 두절의 모양	사각형	사각형	약간 구형
갈고리	없음	없음	있음
두절 돌출부(rostellum)	없음	있음	있음
충체 길이	4-12 m	4-12 m	2-8 m
편절 수	2,000개	2,500개	700-1,000개
자궁측지 수*(평균)	15-30(18)	15-25	7-10(9)
생식공	질에 괄약근이 있음.	질에 괄약근이 있음.	질에 괄약근이 없음.
수태편절의 운동성	자동적으로 항문 밖으로 기어 나옴.	활발하여 기어 나옴.	수동적, 변과 더불어 배출됨.
낭미충	Cysticercus bovis (무구낭미충)	Cysticercus viscerotropica (내장낭미충)	Cysticercus cellulosae (유구낭미충)
낭미충 인체감염	가능성 극히 낮음	가능성 극히 낮음	비교적 많음

* 자궁중심부에서 갈라져 나온 측지 수(main lateral branch).

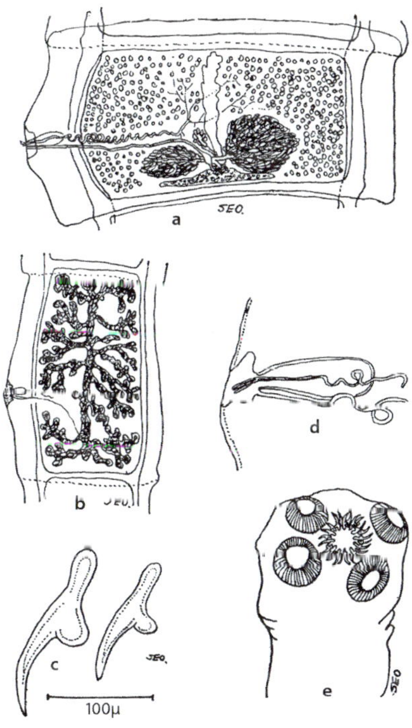

그림 139. 유구조충.

a. 성숙편절, **b.** 수태편절, **c.** 갈고리, **d.** 음경낭과 질, **e.** 두절.

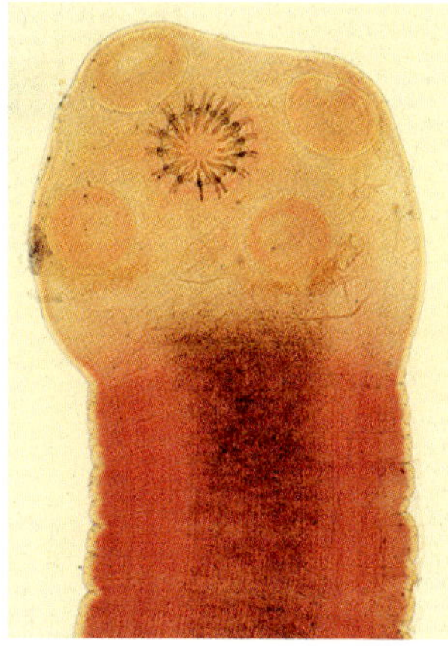

그림 140. 유구조충(*Taenia solium*)의 두절.

3 생활사

성충은 사람의 소장(공장-회장)에 기생하며 수태편절이 한두 개씩 떨어지면서 자궁이 찢어져 산란한다. 수태편절은 생식기가 거의 퇴화하고 충란으로 가득 차 있는 주머니로서 한 편절에 약 10,000개의 충란이 포함된다. 충란이 외계에 나가 중간숙주에 섭취되면 십이지장에서 육구유충이 탈각하여 나와서 혈액 또는 림프를 타고 근육으로 옮겨가 낭미충으로 자란다. 중간숙주로는 돼지가 가장 중요하다. 돼지의 근육에서 60일 경과하면 감염력이 있는 낭미충이 된다. 이를 사람이 날것으로 먹으면 낭액 속에서 웅크리고 있던 두절이 밖으로 돌출하여 경부에서 끊어지고, 두절과 경부만 장벽에 고정하여 기생하면서 편절을 만든다. 성충이 되는 데 약 10주가 소요된다.

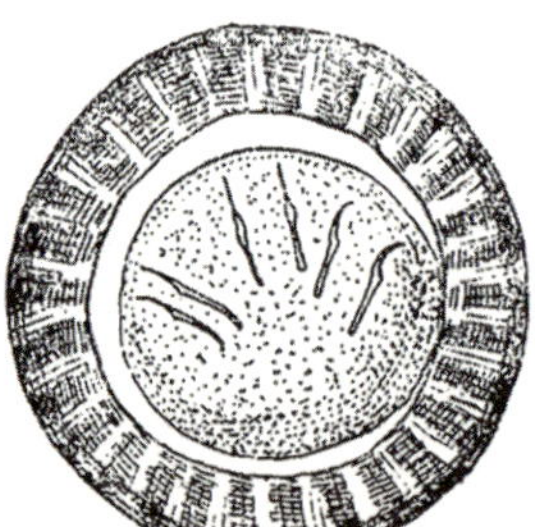

그림141. *Taenia* sp.의 충란.

4 역학

돼지를 날것 또는 덜 익혀 먹거나, 돼지에게 사람의 대변을 먹여 사육하는 지역에서 만연한다. 아시아와 중남아메리카에서 특히 감염자가 많다. 돼지고기를 먹지 않는 회교도 중에는 감염자가 없다. 중남미의 경우에는 돼지를 민가 주변에 방목하여 사람 분변을 자유로이 먹게 하는데, 이 때문에 상당수가 낭미충을 가진다. 낭미충을 가진 가공식품(햄, 소세지)을 수입해 소비하면 감염이 일어날 수도 있다.

5 국내 현황

국내에서는 유무구조충란 양성률이 약 0.06%이고, 조사에 따라서 다르지만 이 중 10%–30%가 유구조충이라고 한다. 그러나 현재에는 감염자를 찾기가 어려울 정도로 감소하였고, 인분으로 돼지를 사육하는 도서지방이나 산간벽지에만 일부 남아 있다. 과거에 특히 제주도에서 유행하였으나 현재는 화장실 개량이 활발하여 극히 일부의 오지에서만 감염이 유지된다.

6 임상 증상

대개 한 마리가 감염하며 소화기 증상이 초래될 수 있으나 대개의 경우에는 무증상으로 경과한다. 무구조충보다 편절의 근육발달이 약하여 운동성이 거의 없고 대변에 섞여 배출되므로 감염자가 대개는 모르고 지낸다. 성충의 감염보다는 유충의 감염이 임상적으로 더 문제가 된다.

7 진단

검변이나 항문도말법으로 충란을 검출하여 진단할 수 있으나 무구조충과 감별하기 어려우므로 종을 확진하려면 편절(수태편절)을 얻어야 한다. 편절을 수집하여 자궁측지(lateral branches) 수를 직접 확인하는 것이 가장 좋다. 편절을 두 장의 슬라이드 사이에 끼워 누른 후 관찰하는데 이때 충란에 의한 오염 가능성이 있으므로 주의해야 한다.

8 치료

Praziquantel을 10 mg/kg, 1회 복용하면 구충효과가 우수하다.

참고문헌

Eom KS, Jeon HK, Rim HJ (2009) Geographic distribution of *Taenia asiatica* and related species. Korean Journal of Parasitology 47(suppl.): S115-S124.

Jeon HK, Kim KH, Chai JY, Yang HJ, Rim HJ, Eom KS (2008) Sympatric distribution of the three human *Taenia* tapeworms collected between 1935 and 2005 in Korea. Korean Journal of Parasitology 46: 235-241.

92
유구낭미충증
Cysticercosis

1 개요

유구조충의 유충(metacestode of *T. solium*)인 유구낭미충(Cysticercus cellulosae)에 의한 인체감염증을 말한다. 유구조충의 유충만이 사람에게 감염 가능하고 무구조충과 아시아조충의 유충은 감염하지 않는 것으로 알려져 있다.

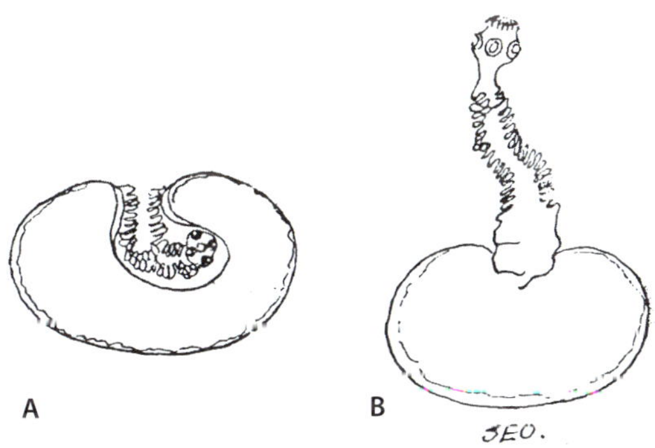

그림 142. 유구낭미충(Cysticercus cellulosae)의 모식도(A)와 두절이 탈출된 유구낭미충(evaginated cysticercus, B).

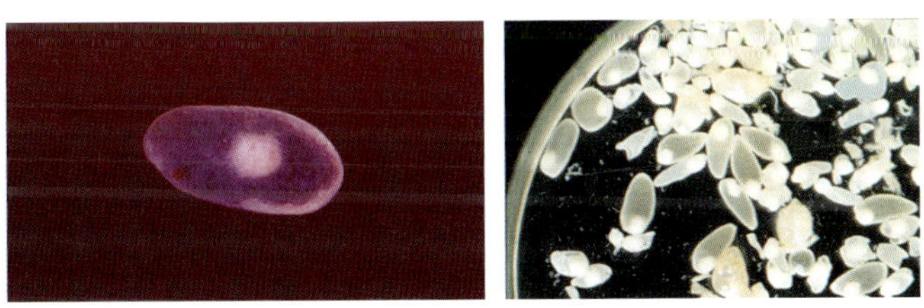

그림 143. 돼지근육에서 회수한 유구낭미충.

2 역학

아시아와 중남미지역에서 만연한다. 과거 우리나라에도 유구조충이 많았으며 그때 감염된 낭미충에 의하여 아직까지도 환자가 발생한다. 그 이유는 유구조충란 섭취 후 낭미충이 자라는 데 수개월-수년이 걸리며, 특히 뇌낭미충의 경우 5-10년 이상 경과하여 충체가 죽은 후 증상이 처음 나타나는 경우가 많기 때문이다. 이 감염증은 대변과 함께 배출된 유구조충의 충란을 사람이 먹어 유발된다. 충란의 공급원이 다른 사람의 충란에 감염되는 외부감염(exogenous infection)과 스스로 배출한 충란에 감염되는 자가감염(autoinfection)이 있고, 자가감염도 내부 자가감염(internal autoinfection)과 외부 자가감염(external autoinfection)으로 구분한다. 내부 자가감염은 장내에 유리된 충란이 구토 시 위(胃)까지 올라와 난각이 소화효소에 의해 깨어지면 일어날 수 있는 현상이다. 탈각한 육구유충이 운동성을 가지므로 장벽을 뚫고 혈액내로 침입할 수 있기 때문이다. 외부 자가감염은 유구조충에 감염된 사람이 자신이 배출한 충란에 의해 경구감염되는 경우를 말한다.

3 병리와 증상

돼지에서와 마찬가지로, 소장내에서 충란 속에 있던 육구유충(hexacanth embryo)이 소화액의 도움으로 탈각한 다음 혈액으로 침입하여 감염이 성립한다. 유충은 혈행성으로 인체의 어느 부위라도 침입할 수 있다. 대부분의 경우에는 피하조직에서 검출되지만 간, 심장, 뇌 등의 주요 장기도 감염할 수 있다. 이 유충은 조직에서 약 2개월에 걸쳐서 성장하여 완전한 낭미충이 된다. 잘 자란 낭미충은 타원형으로 장경이 1 cm 정도 되며 낭액이 가득한 낭 속으로 두절과 경부가 말려 들어간 형태를 취한다. 낭미충이 성장하는 동안 주위에는 염증반응과 육아종이 생기고, 수 개월이 지나면 섬유조직이 낭미충을 둘러싸게 되어 장기간 잠복이 가능하다. 보통 인체 조직에서는 약 5-10년 정도 생존하고 죽은 다음에는 쪼그라들어 석회화한다.

대부분의 증상은 침입 부위에 작은 결절이 생기는 것이다. 특별한 증상이 없이 피하에

낭성 결절이 만져지는 경우가 많다. 내장에 유충이 있는 경우 무증상으로 지나가지만 침입한 부위와 충체의 수에 따라서는 심각한 임상증상을 초래하는 경우도 있다. 가장 중요한 경우는 뇌와 척수에 낭미충증이 생기는 것으로서, 부위에 따라 여러 가지 신경학적인 증상을 일으킨다. 이 증상은 대개 감염이 경과한 후 수년이 지나 충체가 죽고 석회화되는 단계에서 나타나며, 가장 흔한 증상이 간질발작이다. 간질발작이 환자의 첫 증상인 경우가 많다. 그 외에 두통, 시각장애, 감각이상, 운동장애, 정신과적 증상 등이 있을 수 있다. 뇌실 안에 충체가 있어 뇌척수액의 흐름을 막음으로써 뇌압을 증가시키는 경우도 있다.

뇌실에서 검출되는 낭미충 중에는 낭벽만 있고 두절이 없으며 직경 5 cm 이상의 포도낭미충(racemose cysticercus)이 자주 관찰된다. 이러한 경우에는 거의 대부분 외과적 수술이 필요하다.

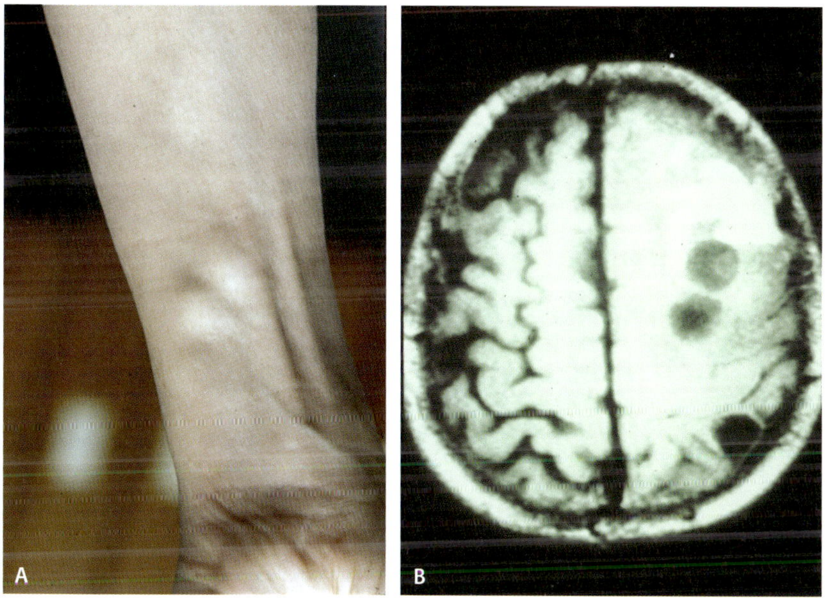

그림 144. A. 손목의 피하 유구낭미충증(subcutaneous cysticercosis),
B. 뇌유구낭미충증(cerebral cysticercosis) 환자의 CT 소견.

4 진단

ELISA와 같은 혈청검사가 유용하며, 확진은 조직검사로 한다. 뇌낭미충증의 경우에는 CT, MRI와 같은 방사선학적 검사도 크게 도움이 된다.

5 치료

수술이 가능한 부위의 낭미충 감염은 외과적 적출이 우선이나 충체가 살아 있는 경우에는 praziquantel 투여가 효과적이다. 뇌낭미충증의 경우 하루 25 mg/kg의 용량을 2주간 투약한다. 뇌실보다 뇌실질내의 낭미충증이 더 잘 치료된다. 그러나 투약 도중 뇌압이 상승하는 등 임상적으로 증세가 악화될 수도 있다. 적극적으로 환자를 관찰하면서 스테로이드를 투여하여 부수적인 증상을 줄인다.

참고문헌

Chung JY, Yun DH, Eom KS, Kang SY, Kong Y, Cho SY (2002) *Taenia solium*: identification of specific antibody binding regions of metacestode 10-kDa protein. Experimental Parasitology 100: 87-94.

Garcia HH (2003) *Taenia solium* cysticercosis. Lancet 362: 547-556.

Shin EH, Guk SM, Kim HJ, Lee SH, Chai JY (2007) Trends in parasitic diseases in the Republic of Korea. Trends in Parasitology 24: 143-150.

93
무구조충
Taenia saginata

1 개요

사람의 소장에 기생하는 원엽조충의 하나이며 전 세계에 분포한다. 일명 민촌충이라고도 하며, 영어로는 'beef tapeworm'으로도 불린다. 사람감염이 고대로부터 알려지고 인체만이 유일한 종숙주이다. 쇠고기 육회 등을 먹어 감염되며, 인체 낭미충증(cysticercosis)을 일으키지 않는다. 최근에는 돼지의 간 등 내장에서 발견되는 낭미충이 무구낭미충과 매우 비슷하다고 보고되었고, 그 성충은 무구조충과 다른 아시아조충(*Taenia asiatica*)이라는 사실이 밝혀졌다.

2 형태

충체의 편절이 약 2,000개 이상으로 전체의 길이가 12 m에 달할 수 있다. 이러한 충체가 한데 뭉쳐서 기생하는데 흔히 서로 엉켜 실타래 같은 형태를 만든다. 유구조충과 구분이 되는 형태로 가장 중요한 것은 수태편절의 자궁측지 수가 15–20개로 많은 점과, 두절에 갈고리(小棘鉤, hooklets)가 없는 점, 질(vagina) 벽에 근육성 괄약근(sphincter)이 있는 점, 편절의 운동성이 강하여 능동적으로 기어나오는 점이다. 충란만으로는 구분이 안 된다. 유충은 낭미충(일명 Cysticercus bovis)의 형태로 두절에 네 개의 흡반이 있으나 두절 돌출부인 부리(rostellum, 액취)와 갈고리는 없다.

Taenia 라는 속명을 오랫동안 사용하고 있지만 학자에 따라 두절에 갈고리가 없는 것을 *Taeniarhynchus*속으로 분류하는 경우도 있다(i.e., *Taeniarhynchus saginatus*).

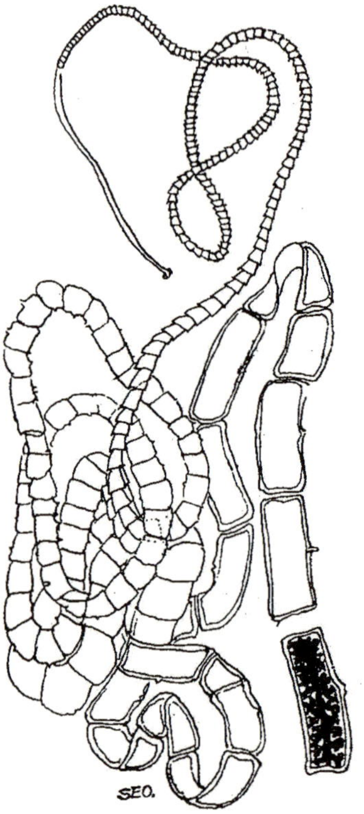

그림 145. 무구조충의 전체 표본(whole strobila).

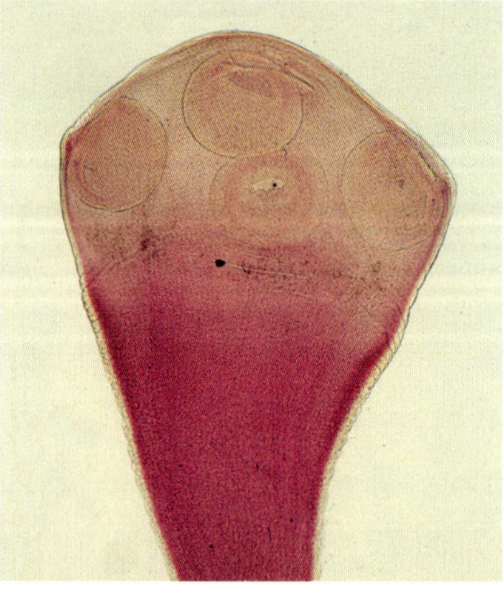

그림 146. 무구조충(*Taenia saginata*)의 두절.

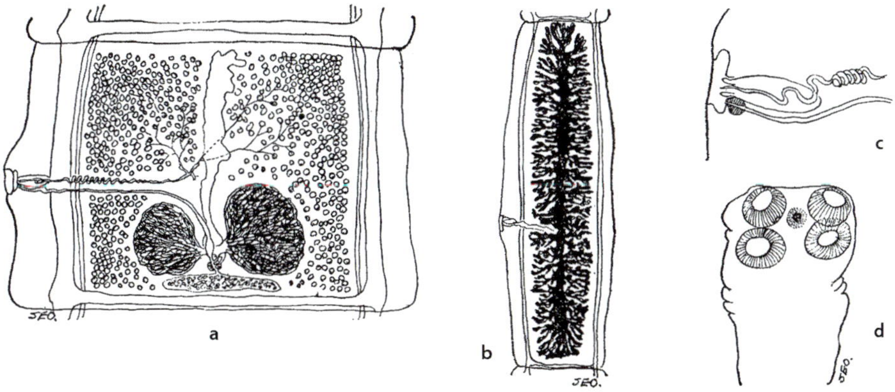

그림 147. 무구조충.
a. 성숙편절, **b.** 수태편절, **c.** 음경낭과 질, **d.** 두절.

3 생활사

성충은 사람의 소장(공장–회장)에 기생한다. 맨 끝의 수태편절이 낱개 또는 여러 개로 뭉쳐 탈락하면서 자궁이 찢어져 산란한다. 수태편절은 다른 생식기가 거의 퇴화되고 자궁만 남아 있는 충란의 주머니로서 한 편절에 약 12,000개의 충란이 포함된다. 이 충란이 외계에 나가 중간숙주에 섭취되면 중간숙주의 십이지장에서 육구유충이 탈각하여 나와 혈액 또는 림프를 타고 근육으로 옮겨가 낭미충으로 자란다. 중간숙주로는 소가 중요하며 그 외 일부 초식동물도 가능하다. 소의 근육에서 60–75일이면 감염력이 있는 낭미충이 된다. 이를 사람이 먹으면 낭액 속에 웅크리고 있던 두절과 경부가 밖으로 돌출하여 경부에서 끊어지며, 두절과 경부만으로 장벽에 고정, 기생하며 편절을 만든다. 성충이 되는 데 약 12주가 소요된다.

4 역학

소를 중심으로 한 초식동물의 목축을 생업으로 하는 지역에서 만연하며, 인분으로 오염된 목초를 통해 소가 감염된다. 사람은 육회 등 쇠고기를 날것으로 먹거나 덜 익혀 먹을 때 성충에 감염된다. 가장 많은 지역은 아프리카지역이지만, 유럽, 아시아, 아메리카 등에서도 세계적으로 분포한다. 쇠고기를 먹지 않는 힌두교도는 감염되지 않는다고 한다.

5 국내 현황

농촌에 거주하는 성인 남자에게서 고율로 관찰되었으나, 전반적으로 크게 감소하였다. 소를 인공사료로 사육하게 된 것이 감소요인의 하나라 하겠다. 한국인의 분변검사에서 유구·무구·아시아조충란 양성률이 약 0.06%이고 이 중 대략 70%–90%가 아시아조충 또는 무구조충인 것으로 나타났다. Jeon et al.(2008)이 1935년부터 2005년까지 국내 환자에게서 수집한 *Taenia*속 성충 68마리에 대해 cox1과 ITS2 유전자 분석, 형태학적 분석을 실시한 결과에 따르면 5마리(75.0%)가 아시아조충, 14 마리(20.6%)가 무구조충, 나머지 3마리는 유구조충(4.4%)으로 확인되었다.

6 임상 증상

대개 한 마리가 감염한다. 숙주에 매우 밀접하게 살도록 적응이 잘된 종이므로 대부분의 경우 증상이 없다. 가장 흔한 증상은 편절이 스스로 항문으로 기어 나오는 것으로 이때 이물감, 항문소양증 등이 나타난다. 두드러기가 생기거나 쉽게 배가 고파지는 증상도 나타날 수 있다. 또한 충체의 크기가 크기 때문에 뭉치게 되면 기계적인 장폐색이 초래될 수도 있고, 운동성이 크므로 위나 담관으로 이행하는 수도 있다. 편절이 충수돌기에 침입하여 염증을 유발할 수 있고, 수술 후에 fistula가 생기면 이를 통하여 기어 나오는 일도 있다.

7 진단

수태편절을 얻어 자궁측지 수를 보아 확진하는 것이 가장 좋다. 대변검사 또는 항문도말법으로 충란을 검출하여 진단할 수도 있으나 종 감별은 불가능하다.

8 치료

Praziquantel 10 mg/kg을 1회 복용하면 구충효과가 우수하다.

참고문헌

Eom KS, Jeon HK, Rim HJ (2009) Geographic distribution of *Taenia asiatica* and related species. Korean Journal of Parasitology 47(suppl.): S115-S124.

Jeon HK, Kim KH, Chai JY, Yang HJ, Rim HJ, Eom KS (2008) Sympatric distribution of the three human *Taenia* tapeworms collected between 1935 and 2005 in Korea. Korean Journal of Parasitology 46: 235-241.

94
아시아조충
Taenia asiatica

1 개요

우리나라를 비롯하여 중국, 타이완 등 아시아지역에 분포하는 종으로 1993년 신종으로 제창되었다(Eom and Rim, 1993). 유구조충과 무구조충 두 가지만 알려져 있던 시점에 소가 없는 지역에서 외형적으로는 무구조충처럼 보이는 *Taenia* 조충이 높은 감염률을 보여, 이를 구명하고자 하는 연구가 1980년 후반 타이완에서 시작되었다. 그 결과 돼지가 매개하는 새로운 조충임을 확인했으나 중간숙주만을 달리하는 무구조충의 아종으로 생각하고 학명을 *Taenia saginata taiwanensis* 또는 *T. saginata asiatica*로 명명하였다. 그 후 우리나라에서 이에 대한 연구를 더욱 철저히 한 다음 이를 신종 *T. asiatica* Eom and Rim, 1993으로 제안하여 현재에 이르렀다.

2 형태

충체는 길이가 341 cm, 편절 수가 712개이고 폭이 9.5 mm이다. 신종으로 제안하기 전까지는 무구조충으로 분류되었다. 두절은 사각형으로 갈고리가 없고 네 개의 흡반이 있다. 두절의 전단 중앙부가 약간 돌출하여 두절 돌출부, 즉 부리 또는 액취(rostellum)가 뚜렷하게 보이는 점이 무구조충과 다르다. 성숙편절의 모양은 무구조충과 같고, 수태편절의 자궁측지 수 역시 시작부가 16–21(평균 18)로써 무구조충과 같은 범위이다. 그러나 자궁측지가 2차로 분리되어 끝에서는 자궁세지(子宮細枝, uterine twigs)가 무구조충보다 월등히 많은 57-99(평균 81.4)개로 늘어난다. 자연배출된 수태편절의 후단에는 불규칙한 돌기(posterior protuberance)가 여러 개 있어 이것도 감별점으로 기록되었다. 또 다른 형태학적인 차이점으로 낭미충의 낭벽에 무수한 돌기가 있어 주사전자현미경으로 보면 매끈한 무구조충의 낭벽과 쉽게 구분된다.

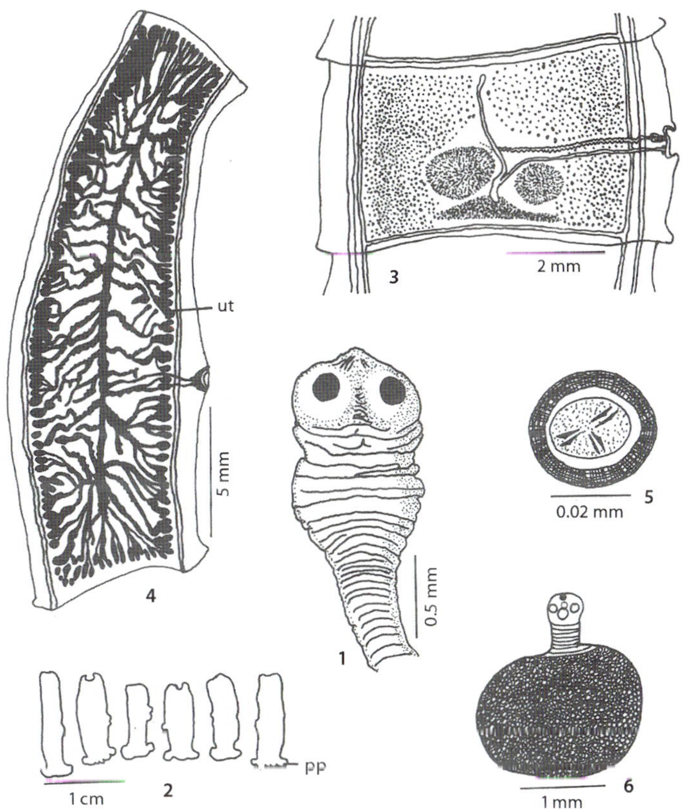

그림 148. 아시아조충의 형태.

1. 두절, **2.** 수태편절의 모식도, pp. posterior protuberance, **3.** 성숙편절, **4.** 수태편절, ut. 자궁, **5.** 충란, **6.** 낭미충.

3 생활사

사람의 분변과 함께 빠져나온 충란을 돼지가 먹으면 돼지의 소장에서 충란이 터지고 그 안에 있는 육구유충이 점막으로 침입한다. 육구유충은 혈류를 타고 간으로 이동한

다음 대부분 간에서 낭미충으로 자라 사람에 대한 감염형이 된다. 국내 자료를 보면 돼지 10,000마리 중 한 마리의 빈도로 간에서 살아 있는 낭미충이 검출된다. 간에서 감염력을 오래 유지하지 못하는 것으로 보이며 몇 달이 지나면 석회화된다. 돼지 간에서 검출되는 낭미충을 내장낭미충(Cysticercus viscerotropica)이라 부른다. 사람이 이 유충을 먹으면 소장에서 성충으로 자란다. 성충이 되는데 3개월 이상 소요되며 수명은 십수 년 이상일 것으로 추정한다.

4 역학

우리나라, 타이완, 중국, 인도네시아, 타이, 필리핀 등의 국가에서 돼지 간을 날것으로 먹는 습성이 있어 이 조충이 유행한다. 국내에서는 주로 농촌의 노인층에서 이 조충이 발견된다. 사람에게는 대개 한 마리가 감염시키나 드물게 두세 마리가 감염시키는 경우도 있다. 국내에 분포하는 *Taenia* 조충은 거의 대부분 아시아조충일 것으로 추정한다. 앞에서 말한 바와 같이, 최근 Jeon et al.(2008)의 연구에서 1935년부터 2005년까지 국내 환자에서 수집된 *Taenia* 속 성충 68마리에 대해 *cox1*과 ITS2 유전자분석, 형태학적 분석을 실시한 결과에 따르면 51마리(75.0%)가 아시아조충, 14마리(20.6%)가 무구조충, 나머지 3마리가 유구조충(4.4%)으로 확인된 것은 앞에서 말한 바 있다.

5 병변과 증상

무구조충 감염의 경우와 같다.

6 진단

충란으로는 세 가지 조충을 감별할 수 없으나 편절의 형태를 면밀히 검토하고 유전자

검사를 실시하면 진단할 수 있다.

7 치료

Praziquantel 10 mg/kg으로 치료가 잘된다.

참고문헌

Eom KS, Rim HJ (1993) Morphologic description of *Taenia asiatica* sp. n. Korean Journal of Parasitology 31: 1-6.

Eom KS, Rim HJ (2001) Epidemiological understanding of *Taenia* tapeworm infections with special reference to *Taenia asiatica* in Korea. Korean Journal of Parasitology 39: 267-283.

Eom KS, Jeon HK, Rim HJ (2009) Geographic distribution of *Taenia asiatica* and related species. Korean Journal of Parasitology 47(suppl.): S115-S124.

Jeon HK, Kim KH, Chai JY, Yang HJ, Rim HJ, Eom KS (2008) Sympatric distribution of the three human *Taenia* tapeworms collected between 1935 and 2005 in Korea. Korean Journal of Parasitology 46: 235-241.

95
다두조충
Taenia multiceps

두절에 갈고리가 있는 조충이며 개를 종숙주로 한다. 길이는 40–60 cm 정도이며 갈고리가 2열로 22–32개씩 배열되어 있고, 수태편절의 자궁측지는 18–26개이다. 충란의 크기는 31–36 μm이다. 중간숙주는 초식동물이며 이들 숙주의 여러 조직, 특히 뇌와 척수에서 흔히 유충이 관찰된다. 유충은 공미충(共尾蟲, coenurus)의 형태이다. 사람이 충란을 먹으면 공미충에 감염될 수 있다. 세계적으로 약 25례의 감염자가 보고되었으며, 이 중 스무 명은 뇌기생, 다섯 명은 눈기생이다. 우리나라에서는 증례보고가 없었다.

Taenia crassiceps

여우 등 야생 육식동물의 소장에 기생하는 조충으로 유충을 Cysticercus longicollis라고 부른다. 북미에 분포하며 중간숙주는 쥐, 라쿤 등의 설치류이다. 중간숙주에서 커다란 낭미충이 만들어지는데 두절은 없고 벽이 증식한다. 인체에는 낭미충이 감염되며 몇 건의 사례가 보고되었다. 국내에서는 보고가 없다.

96

단방조충, 다방조충

Echinococcus granulosus, Echinococcus multilocularis

1 개요

단방조충(單房條蟲, 일명 위립조충(猬粒條蟲))이나 다방조충(多房條蟲)의 유충에 의한 인체감염증을 각각 단방조충증(cystic echinococcosis)과 다방조충증(alveolar echinococcosis), 또는 포괄적으로 포충증(hydatid disease, hydatidosis)이라 한다. 사람은 생물학적으로 중간숙주가 되는 셈이다. 세계적으로 보면 목축업을 하는 지역에서 만연하는 인수공통질환의 하나로서 사람은 종숙주인 개나 늑대 등의 분변에 오염된 충란에 의해 감염된다. 우리나라에서는 단방조충이 제주도 등지의 일부 가축에서 유행한 일이 있으나 지금은 거의 소멸한 것으로 본다. 해외유입 증례로 단방포충증 30건 정도가 알려졌는데 이들은 대부분 중동지역에서 감염된 후 귀국한 증례들이다.

2 형태

성충은 두경부(두절과 짧은 목)와 미성숙편절, 성숙편절, 수태편절이 각각 한 개로 총 네 개(단방조충) 또는 다섯 개(다방조충, 미성숙 또는 성숙편절이 두 개)의 편절로 구성된 길이가 수 mm에 불과한 가장 작은 조충의 하나이다. 단방조충은 다방조충에 비해 두 배 이상 크다. 두절에 30–36개의 갈고리를 가진다. 유충은 포충(hydatid cyst or echinococcal cyst)의 형태를 취하며 직경이 약 1–20 cm로 다양하다. 포충은 두꺼운 벽과 내강으로 구성되는데 벽의 바깥에는 fibrous layer, gelatin layer, germinal layer가 있고 내강은 낭액(cystic fluid)으로 차 있다. Germinal layer에서 생긴 원두절(protoscolex), daughter cyst 등이 내강을 향하여 발달한다. 이들은 낭액 속에 떠 있기도 하는데 마치

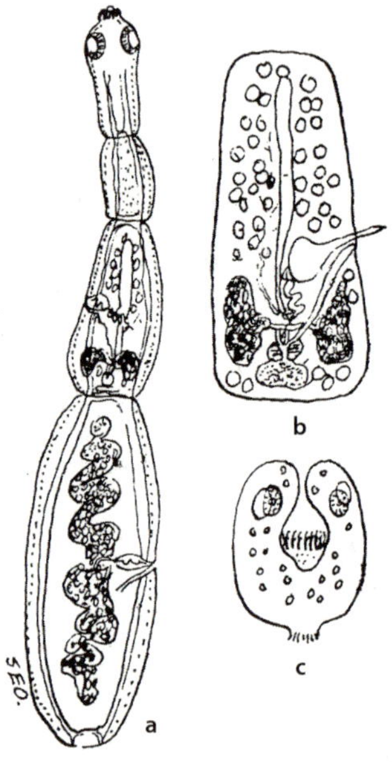

그림 149. 단방조충.

a. 성충. **b.** 성숙편절. **c.** 포낭 내 두절.

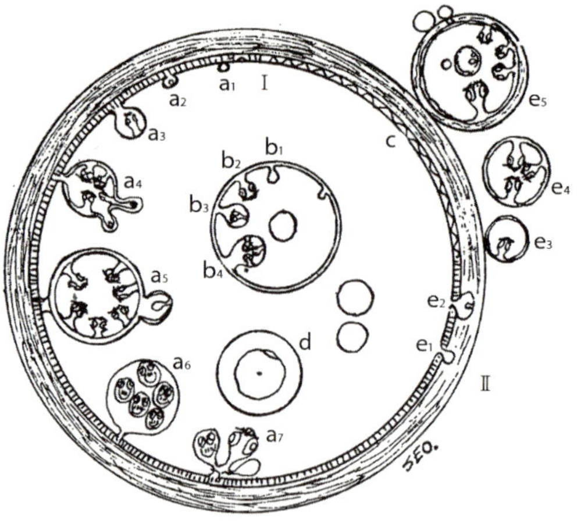

그림 150. 포충에서 낭포충, 번식포와 두절이 형성되는 과정.

Ⅰ. 포내 발생. **a_1-a_6.** 번식포의 발육. **a_7.** 포외로 파열된 두절. **b_1-b_4.** 낭포층 내의 번식 발육. **c.** 무배층. **d.** 무배포층.
Ⅱ. 포외 발생. **e_1-e_5.** 번식포의 발육.

모래처럼 보여 이를 hydatid sand라고 한다. 다방조충의 경우에는 포낭에 쭈글쭈글한 hyaline membrane 내벽이 수없이 많고, 원두절이 없어 acephalocyst라 부르기도 한다. 육안으로는 amorphous hyaline mass로 보인다.

3 생활상

종숙주로는 개가 가장 중요하며(단방조충), 늑대, 여우 등 다른 육식동물도 가능하다. 다방조충의 경우에는 여우가 주요한 종숙주이다. 성충은 개의 소장에 매달려 기생하며 감염 후 성충이 되는 데 약 50일이 소요된다. 자연 수명은 약 2년이다. 성충에서 탈락된 수태편절과 함께 외계에 나온 충란을 중간숙주인 초식동물(단방조충) 또는 쥐, 마우스 등(다방조충)이 먹으면 육구유충(oncosphere)이 탈각하여 혈액을 타고 여러 장기로 퍼진다. 사람은 두 경우 모두 중간숙주에 해당한다. 유충은 몇 개월 또는 몇 년 후에 육안으로 볼 수 있을 정도의 포충으로 자라며 그 안에 무수한 원두절을 만든다. 방치하면 계속 자란다. 이 포충내에 있는 원두절을 종숙주인 개가 먹으면 두절 하나하나가 장내에서 각각 성충으로 자란다. 따라서 개가 작은 포충낭 한 개를 먹을 경우 성충 수천 마리가 소장에 기생하게 된다.

4 역학

목축업이 발달한 지역에서 목장을 중심으로 유행한다. 목동과 어린이가 흔히 감염된다. 세계적으로 중요한 기생충성 질환으로 간주한다. 자연계에서는 육식동물과 초식동물 간에도 유행하며 인체 포충증 사례도 세계적으로 연간 수백 건이 보고된다. 다방포충증(alveolar hydatidosis)은 소련이나 북미 등지에서 유행한다.

5 국내 현황

국내에서 단방포충증 환자는 현재까지 30명 정도 기록되었는데, 대부분 외국에서 감염되어 귀국한 해외유입 증례이며, 첫 례만이 외국에 나간 경험이 없는 환자의 경우였다. 제주도와 서울 근교 도축장의 소에서 포충이 발견된 일이 있으나 개에서는 감염을 확인한 일이 없다. 현재 국내 일부 지역에서 미미하게 유행하거나 거의 소멸한 것으로 본다. 다방포충증 환자는 토착 감염 또는 해외유입 증례 보고가 전혀 없다.

6 병리와 증상

인체에서는 간이 가장 흔히 침범당하는 기관이다. 감염자의 66%가 간에, 22%가 폐에 병소를 형성하였으며, 그 외 신장, 뇌, 근육, 비장, 안구, 심장, 골수 등에서도 감염이 확인되었다. 임상적으로는 천천히 자라는 낭종(cystic mass)이 된다. 감염 3주 때 주위 조직에서 염증, 부종 등의 반응이 시작되며 염증에 동반하여 섬유 조직이 형성되고 약 5개월이 되면 포낭의 직경이 약 1 cm까지 자란다. 증상을 초래할 정도로 크게 자라는 데에는 십수 년이 걸리는 수도 있다. 증상은 낭의 크기와 부위에 따라 다르게 나타나는데, 보통 증상이 나타나 낭(포충)을 적출하는 경우 직경이 약 5 cm 내외이다. 간에서는 우엽의 아래쪽에 잘 생기고 이것이 담관이나 요도를 눌러서 막을 수 있다. 외부의 충격으로 낭벽이 터져 주변에 2차적인 낭을 형성할 수도 있고, 감염 후 수개월부터는 발열, 호산구증가, 황달, 복통, 무력증 등의 증상을 동반한다. 폐에 생기는 경우 기침, 혈담, 호흡곤란, 흉통 등을 초래한다. 임상적으로는 각종 종양과의 감별을 요한다. 합병증으로 색전, 농양, 전이, 아나필락시스(anaphylaxis) 등을 일으킬 수 있다. 다방 포충증의 경우에는 간에 처음 병소가 생긴 후 폐, 뇌 등으로 자꾸 퍼져 임상적으로는 암처럼 예후가 매우 나쁘다. 방치하면 간경변을 일으켜 대부분이 5년 이내 사망한다.

7 진단

임상상을 중요시하며, 과거력, 각종 방사선과적 검사, 혈청검사 등을 종합하여 진단한다. 수술 후 낭을 적출하여 낭액으로부터 원두절(protoscolices)을 검출하여 확진할 수 있다. 그러나 생검은 피하는 것이 좋다. 낭액이 주변 조직으로 유출되면 cyst를 만들거나 아나필락시스를 일으키기도 하기 때문이다.

8 치료

외과적 적출이 가장 확실하며 이때 원두절(protoscolex)를 죽이기 위해 cetrimide를 사용하기도 한다. 최근에는 mebendazole이나 albendazole을 수개월 사용하여 효과를 보았다는 보고가 있다.

참고문헌

Chai JY (2005) Echinococcosis in Korea. In Ito A, Wen H, Yamasaki H, eds, Asian Parasitology, Vol. 2. Taeniasis/cysticercosis and echinococcosis in Asia. Federation of Asian Parasitologists. Chiba, Japan.

Chai JY, Seo M, Suh KS, Lee SH (1995) An imported case of hepatic unilocular hydatid disease. Korean Journal of Parasitology 33: 125-130.

Eckert J, Gemmell MA, Meslin Fx, Pawlowski ZS(2002) WHO/01E Manual on Echinococcosis in Humans and Animals: a Public Health Problem of Global Concern. WHO. Geneva, Switzerland.

97
왜소조충
Hymenolepis nana

The dwarf tapeworm으로도 불린다. 길이가 2–4 cm, 폭 1 mm인 작은 조충이고 편절은 200개 정도이다. 두절에 네 개의 흡반과 이삼십 개의 갈고리가 있다. 소장에 기생하며, 쥐가 중요한 종숙주이나 사람도 감염된다. 충란을 섭취하면 유충인 유낭미충(cysticercoid)이 소장점막층에 생기고, 이것이 1주일이면 장내로 들어와 2주일 내 성충으로 자란다. 보통 중간숙주가 없이 전파되지만 쥐벼룩이나 바퀴, 풍뎅이에 의한 전파도 가능할 것으로 추정한다.

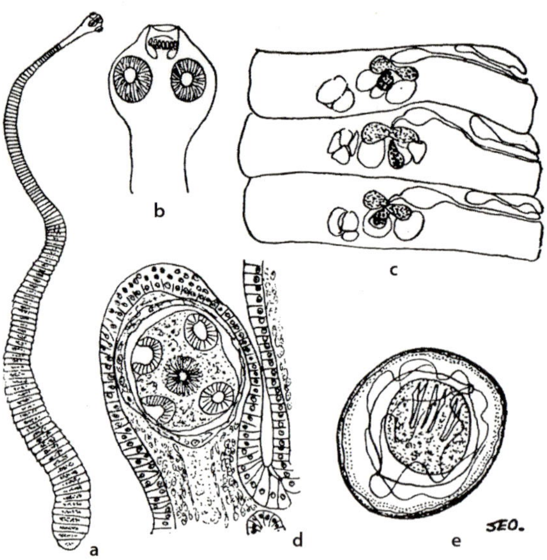

그림 151. 왜소조충.

a. 성충, **b.** 두절, **c.** 성숙편절, **d.** 마우스 장 융모 내 유낭미충, **e.** 충란.

사람은 충란 섭취를 통해 감염되며 주로 어린이가 감염된다. 분포는 세계적이고, 우리나라에서도 최근 감염률이 0.01%-0.02% 정도 된다. 집쥐나 야생 쥐는 감염률이 매우 높다. 장내 자가감염에 의해 충체 수가 크게 증가할 수 있다. 중감염되는 경우 장염을 유발한다. 대변검사로 충란을 보아 진단하며 치료에는 praziquantel이 우수하지만 유충(장벽의 유낭미충) 구충에 효과가 미약한 점을 고려하여 1주 후에 반복 투약한다.

98
쥐조충
Hymenolepis diminuta

쥐에 가장 많은 조충으로 the rat tapeworm이라 부른다. 편절이 800−1,000개 정도로 길이 20−60 cm, 폭 3−4 mm이며 갈고리가 없는 두절에 흡반이 4개 있다. 충란은 60−80 μm로 왜소조충보다 크다. 국내에 서식하는 쥐의 감염률이 매우 높다. 인체감염 사례로는 충란으로만 확인된 2례가 기록되어 있다. 중간숙주가 충란을 먹으면 유낭미충(cysticercoid)으로 자라고, 이를 종숙주가 먹을 때 감염한다. 중간숙주는 쥐벼룩, 쌀벌레, 바퀴, 귀뚜라미, 딱정벌레 등의 곤충이다. 대개 경감염이어서 감염례에서 특별히 확인된 증상은 없다. 검변으로 충란을 확인하여 진단하며 치료에는 praziquantel을 사용한다.

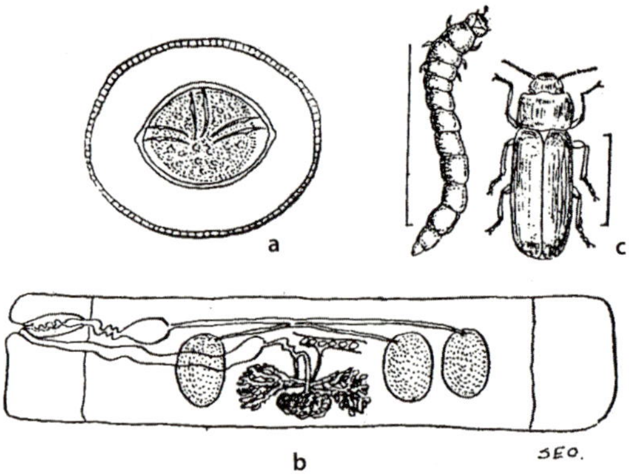

그림 152. 쥐조충.

a. 충란, **b.** 성숙편절, **c.** 쌀벌레(*Tenebrio molitor*).

99
개조충
Dipylidium caninum

개, 고양이, 야생 육식동물의 소장에 기생하는 조충으로 국내에서도 흔히 관찰된다. 길이는 약 15–70 cm이며 양측에 생식공이 있고, 충란은 충란주머니(충란낭, egg capsule)에 싸여 수태편절 안에 가득 차 있다. 중간숙주는 개벼룩, 개이, 사람벼룩 등이다. 유충은 유낭미충(cysticercoid)이다. 사람감염은 드물고 중감염 시에만 소화기계 증상이 있다. 수태편절이 항문으로 기어 나온다.

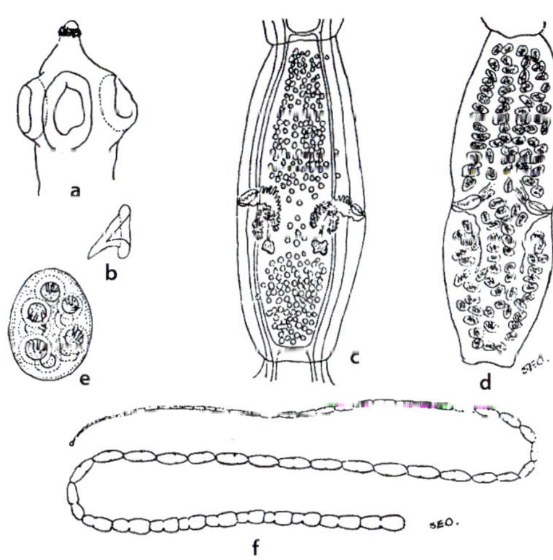

그림 153. 개조충.

a. 두절, **b.** 갈고리, **c.** 성숙편절, **d.** 수태편절, **e.** 충란낭, **f.** 성충.

100
유선조충
Mesocestoides lineatus

길이 70 cm 정도의 가느다란 조충이다. 개, 고양이의 장내에 기생한다. 국내에 몇 증례가 기록되어 있으며, 감염자는 복통을 느낄 수 있다. 다수 중감염이 가능하다. 편절이나 충란을 보고 진단하며, praziquantel로 치료한다.

참고문헌

Choi WY, Kim BC, Choi HS (1967) The first case of human infection with tapeworms of the genus *Mesocestoides* in Korea. Korean Journal of Parasitology 5: 60-64.

Eom KS, Kim SH, Rim HJ (1992) Second case of human *Mesocestoides lineatus* in Korea. Korean Journal of Parasitology 30: 147-150.

Ⅲ. 의용절지동물학

Medical arthropodology

이순형, 채종일, 홍성종, 서민, 한은택

101. 절지동물 개요
102. 갑각류(Class Crustacea)
103. 물벼룩(Water flea)
104. 게(Crab), 가재(Crayfish)
105. 다족류(Class Myriapoda): 지네(Centipedes, Chilopoda), 노래기(Millipedes, Diplopoda)
106. 곤충류(Class Hexapoda, Insect)
107. 이(Louse, Sucking louse)
108. 바퀴(Cockroach)
109. 빈대(Bug)
110. 동양독나방(*Euproctis flava*)
111. 모기(Mosquito)
112. 파리(Fly)
113. 사람벼룩(*Pulex irritans*), 쥐벼룩(*Xenopsylla cheopis*), 기타 벼룩류
114. 거미류 개요
115. 전갈(Scorpion)
116. 거미(Spider)
117. 진드기류(Tick, Mite)
118. 참진드기(Tick)
119. 옴진드기(*Sarcoptes scabiei*)
120. 모낭진드기(*Demodex folliculorum*)
121. 집먼지진드기(House dust mite)
122. 빨간털진드기(*Trombicula akamushi*), 기타 털진드기류(Other trombiculid mite)
123. 오구충(Class Pentastomida)

101
절지동물 개요

1 개요

절지동물(節肢動物, Arthropods)은 지구상에서 가장 많이 분포하는 동물의 집합으로서, 다른 모든 동물의 종을 합친 것보다 더 많은 종을 포함한다. 곤충류에 약 80만 종, 거미류에 약 6만 종, 수서갑각류에 약 3만 종이 기술되어 있다. 이 중 기생생활을 하는 절지동물이 갖는 의학적, 생태학적, 경제적 중요성은 매우 크다. 절지동물 중에서 일시적으로 흡혈하는 곤충도 기생충으로 간주하면 실제로 전체 절지동물의 1/10이 기생충이다. 절지동물은 다리와 더듬이 등 몸에 붙은 부속지(附屬肢, appendages)가 마디로 구성된 특징을 가진다. 원어의 Arthropods는 희랍어로 'arthron(joint)'과 'podos(foot)'의 합성어이므로 '절족동물(節足動物)'로 번역하여 사용하였으나, 다리 외의 여러 부속지들이 모두 마디이므로 '절지동물'로 부르는 것이 더 타당하다. 생물학적인 견지에서 보면 환형동물(annelids)에서 진화한 종류일 것으로 추정한다.

이들 절지동물이 의학적으로 가지는 중요성은 ① 외부기생충(ectoparasite)으로서의 역할과 ② 다른 기생체를 전파하는 매개체(vector)로서의 역할에 근거한다. 절지동물 중에는 기생충으로서 숙주내에서 완전하게 일생을 사는 종(obligatory parasitism)도 있고, 짧은 순간에 흡혈하는 등 일시적인 문제를 일으키는 종류(facultative parasitism)도 있다. 흡혈하는 절지동물의 대부분은 척추동물을 흡혈할 때 세균, 리케차, 바이러스, 원충, 연충 등을 주입하여 이들 병원체에 의한 질병을 유발한다. 이러한 역할은 의학적으로 매우 중요하다.

2 일반적인 형태와 기능(General form and function)

절지동물은 발생학적으로 삼배엽 동물로, 체강이 있고 외피가 단단한 동물군이다. 일반적으로 좌우대칭형이다.

소화관은 입부터 항문까지 하나의 튜브형이다. 턱으로 둘러싸인 입(口腔, oral cavity)이 있고, 이는 인두를 거쳐 세 부분으로 구성된 장으로 연결된다. 장의 상부는 전장(前腸, foregut)으로 식도 또는 전위(前胃, proventriculus)의 역할을 하며, 중간은 중장(中腸, midgut)으로 위(胃, ventriculus)에 해당한다. 위에 맹관이 한 쌍 연결되어 있는데 이들은 변형된 소화샘으로 간-췌장의 역할을 한다. 중장 옆에 침샘이 있는데, 침샘관은 입속으로 연결된다. 후장(後腸, hindgut)은 직장(rectal sac)에서 배설물을 담았다가 항문으로 배출한다.

체강(hemocoel)은 체액(hemolymph)으로 차 있고, 이것이 혈액의 역할을 한다. 껍질이 부드러운 절지동물에서는 체액이 가득한 체강이 골격의 역할을 하기도 한다. 단순한 튜브형 펌프인 심장이 있어 체액을 골고루 순환시킨다.

배설기관은 암모니아를 외부로 배출하는 중요한 기능을 담당한다. 갑각류(Crustacea)에서는 antennal or maxillary glands가, 거미와 진드기에서는 coxal glands 또는 Malpighian tubule이, 곤충에서는 Malpighian tubule이 이 기능을 맡는다. Malpighian tubule은 몸을 길게 휘감고 항문 바로 직전에서 후장으로 연결된다.

신경계는 중추신경계와 이를 연결하는 말초신경계가 있다. 중추신경계는 하나의 등신경절(dorsal ganglion mass)과 식도하신경절(subesophageal ganglion), 이를 연결하여 머리로 이어지는 머리신경(cephalic nerve)으로 구성된다. 식도하 신경절에서 두 개의 배신경(ventral nerve cord)이 이어져 모든 장기와 생식을 조절한다.

껍질이 단단한 것은 키틴성분으로 구성된 외표피와 칼슘화된 진피층이 있기 때문인데, 절지동물화(arthropodization)는 단단한 외피가 몸의 지지구조 역할을 하는 외피골격(外皮骨格, exoskeleton)을 가지는 것을 말한다. 부속지(附屬肢, appendages)도 동일하게 이 외피골격을 갖지만 부속지는 관절이 있는 여러 개의 마디로 이루어져 있어 움직일 수 있다. 이러한 외피골격과 마디로 된 부속지는 형태학적으로 절지동물이 지구상의 매우 다양한 자연환경에서도 적응할 수 있게 한 성공적인 진화의 좋은 예이다.

외피는 단백질, 지방, 탄수화물로 구성되며, 각질화된 단백질(sclerotization)과 키틴(chitin)이 단단한 지지구조의 기본 성분이다. 외피층에는 색소층이 있어 독특한 색을 가지며, 필요에 따라 색을 바꿀 수도 있다.

3 탈각(脫殼, ecdysis or molting)과 변태(變態, metamorphosis)

절지동물은 단단한 외피 때문에 성장과 발육을 위해 필연적으로 탈각하면서 여러 번 변태하게 된다. 변태기 중간에 성장하고, 변태 직후 외피가 비교적 부드러울 때 몸의 부피가 갑자기 증가한다. 변태를 조절하는 변태억제호르몬과 변태호르몬이 있어 이들의 균형으로 변태를 조절한다.

4 성장과 발육(growth and development)

충란의 발생은 절지동물 개체 성장의 시작이다. 충란의 가운데 난황이 있고 난황의 밖에 배아(胚芽, germ)가 있어 세포 분열을 하고 각각의 독특한 형태를 가지는 유충으로 자란다. 유충이 자라면서 성충이 되기까지 변태를 하지 않고(무변태, ametamorphosis) 몸이 커지기만 하는 성장(direct development)과, 형태가 완전하게 바뀌면서 자라는 변태(metamorphosis)가 있다. 이러한 변태도 여러 유형(표 16)이 있으며, 종에 따라 약충(若蟲, nymph) 또는 번데기(pupa)를 거쳐서 성충으로 자란다. 성충이 될 때 날개를 갖게 되는 종이 있는데, 이 과정을 우화(羽化, emergence)라고 한다.

모든 절지동물에게는 발육이나 생식을 일시적으로 정지시키는 능력이 있는데, 이를 diapause라고 한다. 이는 주로 온도가 낮아지거나, 습도가 낮아지면 호르몬의 조절에 의하여 생체의 기능을 일시적으로 정지하는 능력이다. 종에 따라 알, 유충, 약충 또는 성충에서 나타난다.

표 16. 변태의 유형.

1. Complete metamorphosis Egg (nit) Larva: I-IV instar Pupa: nymph, cocoon Adult: imago **2.** Incomplete metamorphosis **3.** Emergence

5 생식(生殖, reproduction)

모든 절지동물은 양성생식을 한다. 수컷은 고환을 가지며 교접능이 있는 음경(penis)을 배의 끝 쪽에 가진다. 암컷은 난소가 있고 난소와 연결된 저정낭(seminal receptacle or spermatheca)이 있는데 저정낭에 정자를 보관한다. 대개는 수정란을 몸속에 품거나 밖에 매단다. 충란을 낱개로 산란하기도 하고, 충란낭(egg capsule or ootheca)에 싸서 덩어리로 산란하기도 한다.

6 기생충체로서의 절지동물

기생체로서 절지동물의 기생생활 적응도는 그 범위가 매우 넓다. 옴진드기와 이는 전 생애에 걸쳐서 기생생활을 하지만 모기 암컷은 흡혈하는 수 분 동안만 기생체로서 작용한다. 이들은 거의가 피부에 자상을 만들거나 병소를 형성하여, 아프거나 가려운 증상을 일으키고 염증을 유발한다. 파리의 유충인 구더기와 같이 사람의 몸 내부에 감염되는 종이 있기도 하다. 또한 절지동물이 주입한 이물질에 의한 독작용이나 알레르기 반응에 의한 임상증상이 생길 수도 있다.

7 매개체로서의 절지동물

흡혈하는 절지동물은 진화과정에서 척추동물 숙주, 매개하는 병원체 모두와 오랜 기간 동안 서로 적응함으로써 매개체로서의 역할을 하게 되었다. 이들의 역할을 크게 기계적 전파(mechanical transmission)와 생물학적 전파로 구분할 수 있다.

1) 기계적 전파(mechanical transmission)

병원체를 절지동물 몸에 묻히거나 배설물에 섞어서 단순히 전파한다.

2) 생물학적 전파(biological transmission)

매개체가 생물학적인 역할도 함께하면서 전파하는 경우이다. 매개체의 몸에서 병원체가 증식, 발육하는 방식으로 5가지 유형이 있다.

(1) 증식형 전파(propagative transmission)

병원체가 발육하거나 성장하는 것은 아니지만 개체의 수가 늘어나는 전파양식이다. 벼룩은 페스트균을, 모기는 뇌염, 황열, 뎅기열 바이러스를, 이는 티푸스 리케차를 매개하는 것이 이 방식에 속한다.

(2) 발육형 전파(cyclo-developmental transmission)

병원체의 수는 늘지 않지만 병원체가 발육하여 감염형 유충으로 자라는 유형의 전파양식이다. 모기가 사상충을 옮기는 것이 이에 속한다.

(3) 발육증식형 전파(cyclo-propagative transmission)

병원체가 매개 절지동물 몸속에서 발육하면서 수적으로도 증식하는 전파양식이다. 모기가 말라리아를, 체체파리가 수면병원충을, sand fly가 리슈만편모충을 옮기는 것이 이에 속한다.

(4) 배설형 전파(fecal contamination transmission)

병원체 증식으로 그 수가 늘어나지만 주둥이를 통하여 전파되는 유형(전방 정류형, anterior station)이 아니라 병원체가 대변과 함께 피부에 놓이고 상처를 통해 체내로 침입하는 양식(후방 정류형, posterior station)이다. 이가 발진티푸스를, 빈대가 크루스 파동편모충을 매개하는 것이 이에 속한다.

(5) 경란형 전파(transovarian transmission)

세포내에서 감염되는 병원체가 정자나 수정란에 감염되어 절지동물의 세대를 이어서 전파하는 양식이다. 진드기가 리케치아를 매개하여 로키산홍반열(紅斑熱)이나 텍사스 우열(牛熱)을 일으키는 것이 이에 속한다.

8 절지동물의 분류(Classification)

절지동물문(節肢動物門, Phylum Arthropoda)의 분류는 저자에 따라서 다소 다를 수 있다. 여기에서는 의학적으로 중요한 5개의 강(Class)만 다루기로 한다(Phylum Arthropoda von Siebold and Stannius, 1845).

1) 갑각류강(Class Crustacea, crustaceans)

물에 사는 갑각류로 물벼룩, 새우, 가재, 게 등이 있고, 일부는 기생충의 중간숙주 역할을 한다.

2) 다족류강(Class Myriapoda, centipedes, millipedes)

이 강은 Chilopoda와 Diplodopa로 나누며, Chilopoda에는 지네(centipedes), Diplopoda에는 노래기(millipedes) 등이 속한다. 일부 종이 독을 가지고 있어 피부염이나 중독 증상을 일으킨다.

3) 곤충강(Class Insecta, insects)

많은 종의 곤충이 여기에 속한다. 사람이나 포유동물에게서 흡혈하는 모기, 파리, 이,

빈대, 벼룩, 깔따구, 등에 등이 다른 병원체를 매개하는 주요 곤충이다.

4) 거미강(Class Arachnida, arachnids)

거미와 진드기, 전갈 등이 여기에 속하며, 독물에 사람이 중독될 수 있다. 사람에 옴을 일으키는 옴진드기는 사람의 기생충으로 중요하다.

5) 오구충강(Class Pentastomida, pentastomes, tongue worms)

순환기와 호흡기 등이 없으며, 이는 기생생활에 의한 기관퇴화의 좋은 예를 보여준다. 유충 시기에 인체내에서 병변을 야기하기도 한다.

참고문헌

Beaver PC, Jung R, Cupp E (1984) Clinical Parasitology. 9th ed. Lea & Febiger, Philadelphia, USA.

이순형, 채종일, 홍성태 (1996) 임상 기생충학 개요. 고려의학, 서울.

102

갑각류

Class Crustacea

물속에 서식하는 갑각류 중 물벼룩과 새우, 가재, 게 중에는 기생충의 중간숙주 역할을 하는 것들이 있어 의학적으로 중요하다.

1) 물벼룩(cyclops)

의엽조충(pseudophyllidean tapeworms)과 악구충류(*Gnathostoma* spp.)의 제1중간숙주, 메디나충(*Dracunculus medinensis*)의 중간숙주 역할을 한다.

2) 새우(shrimp)

해산 새우류인 euphausiid crustacea는 고래회충(*Anisakis simplex*)이나 향유고래회충(*Anisakis physeteris*), 물개회충(*Pseudoterranova decipiens*)의 제1중간숙주 역할을 한다. 간흡충(*Clonorchis sinensis*)의 제2중간숙주 역할을 한다고도 하나 확실치 않다.

3) 가재(crayfish)와 게(crab)

폐흡충(*Paragonimus westermani*)을 비롯한 폐흡충류(*Paragonimus* spp.)의 제2중간숙주 역할을 한다.

103
물벼룩
Water flea

전 세계에 분포하며 헤엄을 잘 치지 못하며 흐르는 물이 아닌 저수지나 호수에 산다. 작은 것은 0.2 mm, 큰 것은 4 mm가 넘으며 심장과 소화기관, 생식기관 등이 달려 있는 다세포 생물이다. 먹이사슬의 맨 밑바닥인 조류(식물 플랑크톤)를 먹이로 삼고, 어린 물고기를 비롯한 작은 동물들의 먹이가 된다. 즉 식물 플랑크톤에게 에너지를 전달하는 먹이사슬 피라미드에서 두 번째에 위치하는 생물이다. 물벼룩(*Diaptomus* spp., *Cyclops* spp.)은 그 자체로서 해를 입히기보다는 기생충질환의 매개체로서 중요한 역할을 한다.

스파르가눔증(sparganosis)은 만손열두조충(*Spirometra erinacei*)의 유충이 인체에 감염된 질병으로 대개 만손열두조충의 제2중간숙주인 양서류나 파충류에 있는 plerocercoid larva를 섭취하여 감염되지만, 약수 등의 음료수를 마실 때 procercoid larva가 들어 있는 물벼룩이 함께 체내에 유입돼 감염될 수도 있다. 뱀을 생식한 적이 없는 여성에게서 스파르가눔증이 발견되는 건 바로 이런 경로 때문인데, 증례의 20% 정도를 차지한다.

물벼룩이 매개하는 또 다른 질환은 메디나충(*Dracunculus medinensis*)으로, 아프리카나 지중해 연안국, 동남아시아 등에 분포하며 우리나라에는 분포하지 않는다. 사람이 사용하는 우물이나 오아시스, 노천수 등에 있는 물벼룩이 인체감염원이며, 물벼룩을 경구 섭취하면 메디나충이 3기 유충에 감염된다.

직접 질병을 매개하는 것은 아니지만 물벼룩은 인체기생 조충인 광절열두조충(*Diphyllobothrium latum*)의 생활사에서 제1중간숙주의 역할을 한다. 즉 섬모가 달린 coracidium 유충을 섭취, procercoid로 자라게 한 뒤 인체감염원인 연어 등의 담수어 또는 반담수어에게 먹힘으로써 생활사를 연결하는 것이다.

104
게, 가재
Crab, Crayfish

게와 가재는 여러 가지 흡충류의 중간숙주 역할을 한다. 특히 참게(*Eriocheir sinensis*)와 동남참게(*Eriocheir japonicus*)는 폐흡충(*Paragonimus westermani*)의 제2중간숙주 역할을 하며, 주로 아시아지역에 분포한다. 집게발이 부드러운 털로 덮여 있으며, 대부분의 삶을 강에서 영위하나 반드시 바다로 나가 알을 낳는다.

1) 참게(*Eriocheir sinensis*)

참게가 폐흡충의 제1중간숙주인 다슬기(*Semisulcospira* sp.)를 잡아먹으면 유미유충이 참게에 감염되며, 아가미나 근육 등에서 피낭유충으로 자란다. 사람은 참게를 날것으로 먹거나 게장 등을 덜 익혀 먹는 식습관으로 인해 감염된다.

2) 방게(*Sesarma dehaani*)

방게는 갈게라고 불리기도 한다. 섬진강 하구의 경남 하동 등지에서 집쥐를 종숙주로 하는 이락촌폐흡충(*Paragonimus iloktsuenensis*)의 중요한 제2중간숙주이다.

3) 참가재(*Cambaroides similis*)

맑은 물이 흐르는 시냇가에 서식하며, 크고 강력한 집게발로 먹이를 사냥한다. 참게와 마찬가지로 폐흡충의 중요한 제2중간숙주이다.

전남 완도군 보길도의 참가재를 조사한 결과 88.6%가 폐흡충의 피낭유충에 감염되었고, 가재 한 마리당 평균 피낭유충 수가 30.2개였다는 보고가 있다. 과거 홍역을 앓을 때 생가재즙을 먹이던 관습이 있어 어린이들이 폐흡충에 감염되는 경우가 많았다.

105

다족류: 지네, 노래기

Class Myriapoda: Centipedes(Chilopoda), Millipedes(Diplopoda)

다리를 여러 개 가지고 있는 절지동물로 Class Myriapoda에 속한다. 그중 centipedes (Chilopoda)의 한 집단인 지네는 두부 후반부의 많은 체절에서 체절 하나당 한 쌍의 다리와 한 개의 기공(spiracle)을 가지고 있다. 첫 번째 다리는 독이 든 이빨(독갈퀴, 독조, poison claw)을 가질 수 있도록 변형되어 있다. 생식공은 복부 두 번째 체절에 개구되어 있다. Millipedes(Diplopoda)의 하나인 노래기는 무독성이며, 두부 후반부의 많은 체절이 있는데, 체절 하나당 두 쌍의 다리와 두 개의 기공(spiracle)이 있다. 생식공은 두 번째 쌍의 다리 뒤에 개구되어 있다.

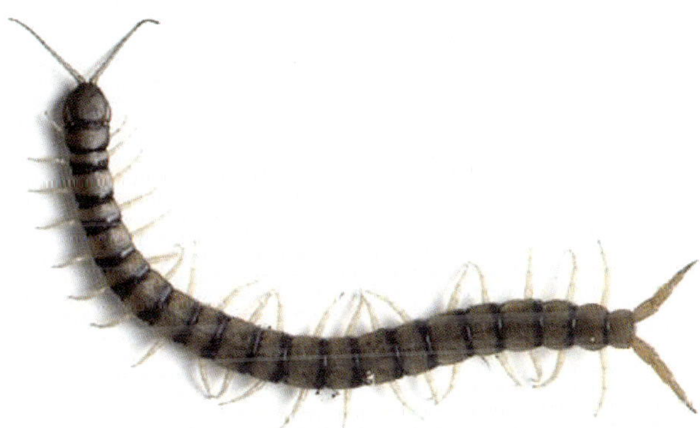

그림 154. 지네.

출처: encarta.msn.com/media_461518808/centipede.html

1) 지네(centipedes)

몸은 여러 개의 마디로 이루어져 있는데, 각 마디는 거의 같은 모양이고 말단의 두 체절을 제외한 각 체절에는 한 쌍의 다리가 있다. 첫 체절에 있는 다리는 독조(poison claw)로 변형되었다. 지네류는 동물을 포식할 때나 자신을 보호할 때 독조를 사용하는데, 사람이 찔리면 독액이 주입되어 염증을 일으키고 심한 경우 사망할 수도 있다. 전 세계에 약 3,000종이 있는 것으로 알려져 있으며 온대와 열대지역에 분포한다.

2) 노래기(millipedes)

전체적으로 지네와 비슷하나 지네와 달리 체절이 모두 원통형이고, 체절마다 대부분 두 쌍의 다리가 나 있다. 노래기는 대부분 옥외에 서식하나 습기가 많을 경우 옥내에서도 발견된다. 노래기는 사람을 쏘거나 물지는 않지만, 고약한 냄새를 풍겨 사람에게 불쾌감을 준다.

106
곤충류
Class Hexapoda, Insect

1 일반적인 형태

1) 각피(cuticle)

곤충은 내부를 지지하는 골격이 따로 없으며, 체형(體型)은 다소의 키틴질(chitin)로 보강된 각피로 유지된다. 두부와 흉부는 거의 완전히 키틴질로 덮여 있다. 복부는 체절로 구성되고, 체절은 배면에 배판, 복면에 복판이 덮고 있다. 각각 한 개의 키틴판을 sclerite라 하고 sclerite 사이를 봉합(suture)이라 한다. 곤충이 성장하면서 각피 하층에 새로운 탄력성 각피가 형성되며 세포에서 분비된 탈피액(moulting fluid)은 낡은 각피를 일부 용해시켜 탈피를 쉽게 한다.

2) 주둥이(mouth parts)

여러 형태이며 용도에 따라 심한 변형을 보인다. 가장 기본적인 구조물은 다음과 같다.

① 윗입술(upper lip, labrum)
② 아랫입술(lower lip, labium)과 입술수염(labial palpus)
③ 큰턱(mandible): 상순 하부에 있고 이빨 모양의 구조물이 있다.
④ 작은턱(maxillae)과 작은턱수염(maxillar palpus)
⑤ 상인두(epipharynx): 구상부와 상순 복면에 형성된다.
⑥ 하인두(hypopharynx): 타액선으로 연결되는 구저부에서 돌출한 막 모양의 구조

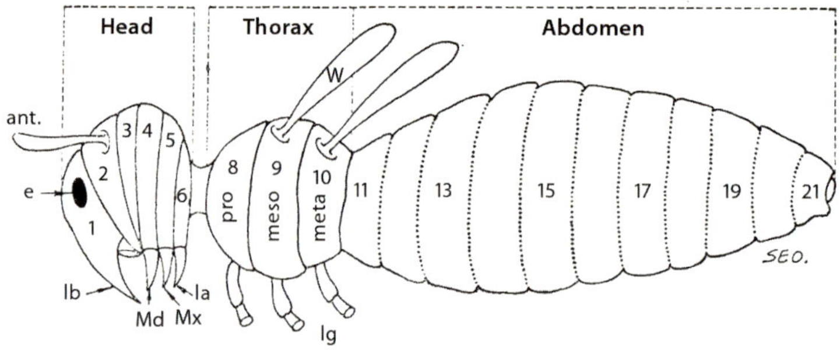

그림 155. 곤충의 각 체부.

ant. 촉각, **e.** 안구, **la.** 하순, **lg.** 다리, **Md.** 대악, **Mx.** 소악,
w. 날개, **8.** 전흉, **9.** 중흉, **10.** 후흉.

3) 다리와 날개(legs and wings)

다리는 동체에 기절(coxa)과 전절(trochanter), 퇴절(femur), 경절(tibia), 부절(tarsus) 순으로 붙어 있다. 부절 끝에 한 쌍의 발톱(claws)이 있고, 그 사이에 한 개의 pad가 있다.

4) 복부(abdomen)

대체로 명확한 체절로 구분된다. 기본적으로 열두 절이지만 대개는 맨 끝 두 절이 변형되어 교접구, 산란기 또는 외부생식기이다. 날개는 두 쌍이지만 한 쌍이 퇴화해 평형기관(halters)이 된 것도 있다. 날개는 막 모양으로 되어 있고, 날개맥(vein)에 의해 지지된다. 날개맥의 배열 상태를 맥상(venation)이라 하며 종 동정에 중요하다.

5) 소화기

전장(foregut)과 중장(midgut), 후장(hindgut)의 세 부(部)로 나눌 수 있다. 전장에는 인두, 식도, 전위가 있고, 중장에는 위가 있다. 후장은 소장과 직장으로 구성되고 중장과 후장 접합부에는 배설 기관인 말피기관(Malpighian tube)이 있다. 흉부에 위치한 타액선(salivary gland) 관구가 인두로 개구되었으며 하인두(hypopharynx)에 연결된다. 식도에는 작은주머니(소낭, crop)가 있다.

6) 순환과 호흡기

순환기는 등 쪽에 위치한 심장, 대동맥과 혈강으로 구성되고, 호흡기는 기관계로 구성된다. 산소를 흡입하는 기문(氣門) 또는 기공(氣孔, spiracle)이 있고, 여기에서 기관간(bronchial trunk), 기관지, 소기관지로 연결된다. 기공의 수와 위치는 종 분류상 중요한 기준이 된다.

7) 신경과 감각기

곤충의 신경계는 무척추동물 가운데 가장 고도로 발달한 것이라고 할 수 있다. 특히 차세대를 위한 본능적 행동에는 거의 착오가 없다. 여러 감각기가 발달되어 있는데, 감각강모(sensory setae)는 촉각 작용을 하며 미각, 후각 기능을 지닌 감각기도 많다. 야생 포유류보다도 훨씬 발달했다. 체표 어디에서나 후각 기능을 가질 수 있으며, 이는 날개 밑, 촉각, 다리 등에 존재하기도 하고, 보기와 같이 촉각 최하단절에 존재하기도 한다. 신경설은 두부와 흉부, 복부에 있다.

8) 생식기

암컷의 생식기는 한 쌍의 난소(ovary)와 수란관(oviduct)으로 구성된다. 난소는 평행으로 나열된 여러 개의 난관으로 구성되며 하단부일수록 성숙한 알을 갖는다. 수정낭(受精囊, spermatheca)은 거의 모든 곤충에서 볼 수 있으며 벼룩 감별 시 중요한 구조이다. 알(난, 卵)에는 한 개 또는 몇 개의 작은 구멍(micropyle)이 있다.

수컷의 생식기는 정소(testis)와 수정관으로 구성된다. 정소도 난소와 같이 여러 관으로 구성되며 정자(sperm)는 대수정관(vas deferens)을 통해 저정관(貯精管, seminal vesicle)에 저장된다. 수컷의 외부생식기는 상당히 발달되어 있고 종 동정에 중요한 구조이다.

2 일반적인 생활사

많은 곤충이 알에서 부화하지만 태생으로 배출되는 경우도 있다. 산란은 한꺼번에 여러 개의 알을 낳는 종류도 있고, 매일매일 몇 개씩 낳는 종류도 있다.

생활사에는 크게 세 가지 유형이 있다. 첫째 직접발육형(direct development type)은 산출 후 큰 변화 없이 크기만 증대하여 모충(성충)과 같아지는 경우이다.
둘째는 불완전변태형(incomplete metamorphosis type)으로서 산출 시 형태가 모충과 다소 다르나(예: 날개가 없는 경우 등) 여러 번 탈피해 점차 모충과 같아지는 이, 빈대, 바퀴 등이 이에 해당한다.
셋째는 완전변태형(complete metamorphosis type)으로서 알에서 부화한 시기에 모충과 완전히 다른 형태를 가지며 이를 유충(larva)이라 한다. 성장 발육을 끝내고 휴식 또는 비활동시기가 되면 번데기(pupa)가 되고, 그 후 성충이 된다. 번데기는 puparium 또는 cocoon이라는 껍질에 싸여 보호되기도 하는데, 보기에는 휴식상태 같으나 실제로는 모충과 비슷한 체형을 완성하기 위하여 생리학적으로 가장 격심하게 활동하는 시기이다. 파리는 이 시기가 약 1주일 이내이고 모기는 24시간 이내에 모든 체내기관을 재정비한다. 이러한 완전변태형은 계통분류학적 관점에서 볼 때 곤충 발생과정이 그들 선조의 진화, 발육 과정을 그대로 암시하는 것이라고 추정한다.
곤충의 수명도 유충이나 성충 시기에 따라 종류별로 상당한 차이가 있다. 수년간 유충으로 지내다가 성충으로는 몇 시간 밖에 생존하지 못하는 것도 있다. 대체로 수컷의 수명이 암컷보다 짧다. 암컷의 수명은 알을 완전히 산하(産下)하는 시기에 따라 달라, 좋은 환경에서 모든 알을 산하할 수 있으면 수명은 오히려 짧아지는 경우도 있다.

3 분류

곤충 분류의 중요한 기준은 발육형(생활사), 구기의 형태, 날개의 수, 날개맥 등이다. 흡혈성 곤충의 입(주둥이)은 찌르거나 씹기에 적합하게 변형되었고 기생성 곤충의 날개는 불필요하여 거의 없어지거나 흔적 정도만 남아 있다. 파리목(order Diptera, 쌍시목, 파리와 모기류)의 뒷날개 한 쌍은 모두 곤봉상으로 변형되어 평형곤(halters)이라는 구조로 된다.
곤충강(Hexapoda, class Insecta) 전체를 스물다섯 개의 목(order)으로 분류하는데 이, 벼룩, 빈대, 파리, 모기, 바퀴벌레, 벌, 딱정벌레, 나방 등 의학적으로 중요한 것들은 대략 다음 아홉 개의 목에 속한다.

Class Insecta Linnaeus, 1758 곤충강(Hexapoda)

Order Anoplura Leach, 1815 이목(Sucking lice)

Order Dictyoptera Leach, 1818 바퀴목(Cockroaches)

Order Hemiptera Linnaeus, 1758 노린재목(True bugs)

Order Coleoptera Linnaeus, 1758 딱정벌레목(Beetlcs)

Order Hymenoptera Linnaeus, 1758 벌목(Bees, Ants)

Order Lepidoptera Linnaeus, 1958 나비목(Moths and Butterflies)

Order Diptera Linnaeus, 1758 파리목(Flies, Mosquitoes)

Order Siphonaptera Latreilli, 1825 벼룩목(Fleas)

107
이
Louse, Sucking louse

1 원인 충체

사람에 기생하는 이는 사람이목(order Anoplura), 사람이과(family Pediculidae)에 속하는 세 종류를 주로 말한다. 사람이과는 Pediculinae와 Phtherinae의 두 아과(亞科)로 분류한다. 전자에는 머릿니와 몸니(*Pediculus humanus*)가, 후자에는 사면발이(*Phthirus pubis*)가 속한다.

1) 머릿니(head louse, *Pediculus humanus* var. *capitis*)

머릿니와 몸니는 같은 종의 두 가지 변종으로 본다. 머릿니는 한동안 자취를 감추었지만 최근 농촌지역의 초등학교 학생에게 지속적으로 유행하는 것으로 보고됐다.

2) 몸니, 옷엣니(body louse, *Pediculus humanus* var. *corporis*)

몸니는 개인위생이 취약한 집단, 즉 교도소, 정신질환자 수용소 등에서 유행하다가 최근에는 감소했다.

3) 사면발이(pubic louse, *Phthirus pubis*)

사면발이는 성적접촉에 의해 감염되며, 감염 자체를 성병의 하나로 취급한다.

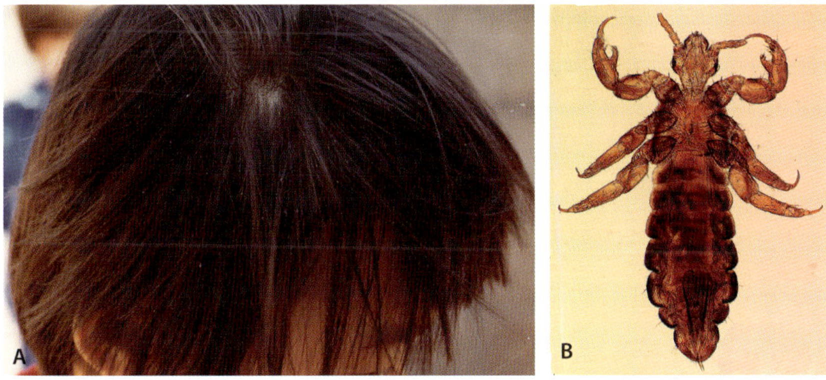

그림 156. 머릿니에 감염된 한 초등학생의 머리카락. 흰 색깔의 서캐(nit)가 많이 보인다(A). 머릿니의 성충, 수컷(B).

2 형태와 생활사

1) 머릿니와 몸니

머릿니와 몸니가 동일 종에서 기원했다는 것은 의심의 여지가 없다. 따라서 두 가지는 형태학적으로 거의 동일하다. 다만 머릿니는 몸니보다 크기가 좀 작고 복부체절 바깥부분의 색이 짙으며 숙주의 머리카락 색깔과 거의 같다. 몸니는 사람의 피부 색깔과

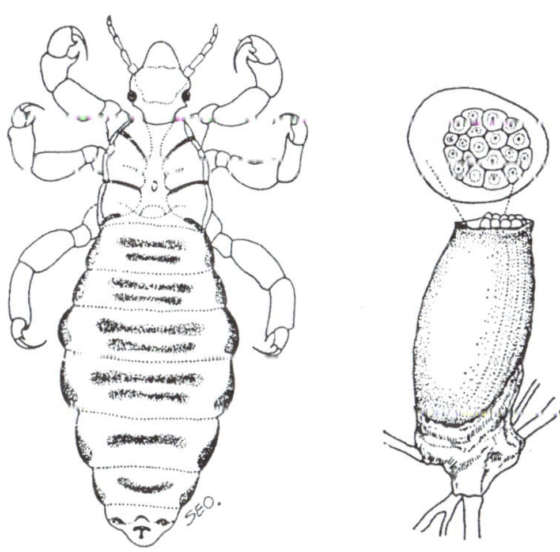

그림 157. 몸니의 성충과 서캐.

비슷하거나 회색이다. 기생부위는 머릿니가 머리카락, 몸니가 피부나 내의(內衣) 안쪽에 기생하며 그 구분이 매우 엄격하다. 몸니를 머리카락에 붙여 두면 다시 피부로 내려올 정도로 기생부위에 대한 특이성이 강하다.

성충에는 한 쌍의 뚜렷한 눈이 있다. 촉각은 짧고 3-5절로 이루어지며 눈과 촉각 사이에 전액(frons)이 있고 그 전방에 액판(clypeus)이 있다. 머리는 원추형에 가깝다. 흉부의 세 체절은 뚜렷하지 않고 다리는 세 쌍이며 각각 다섯 절로 이루어진다. 말단에는 강한 발톱(claw)이 있다. 복부는 아홉 절로 이루어지며 때로는 전방 체절이 합쳐진 것도 있다. 수컷의 복부는 암컷보다 좁고 말단이 둥글며 침상돌기, 즉 교접기(edeagus)가 있다. 암컷의 말단은 둘로 갈라져 있어 수컷과 쉽게 구별된다. 크기는 머릿니 암컷이 평균 2.7×1.0 mm, 수컷이 1.6×0.7 mm, 몸니는 암컷 길이 2.7-4.4 mm, 수컷 길이 약 3.0 mm이다.

알은 서캐(nit)라고도 하며 암컷이 수정하면 1-2일 이내에 산출된다. 머릿니의 경우 일생 동안 암컷 한 마리당 약 80-100개의 알을 낳는다. 몸니 암컷은 총 300개의 알을 매일 3-15개씩 산출한다. 서캐는 황백색, 타원형이고 한쪽에 뚜껑이 있다. 크기는 0.8 × 0.3 mm이며 머리카락 또는 의복 섬유에 시멘트 같은 물질로 단단하게 붙어 있다. 서캐에서 깨어 나온 제1기 약충(nymph)은 흡혈한 후 2-4일 뒤 탈피하여 제2기, 제3기 약충 시기를 지낸다. 알에서 최종 약충 시기를 거쳐 성충이 되기까지 12-28일이 필요하며, 성충은 약 1개월 동안 생존할 수 있다.

머릿니와 몸니는 사람에서 사람으로 쉽게 이동하는데, 온도에 민감하여 체온이 상승하면 이탈하는 경향이 있다. 흡혈은 수시로 할 수 있으나 주로 숙주가 휴식할 때나 야간에 하며, 보통 3-4분간 흡혈한다.

2) 사면발이

몸니, 머릿니와는 뚜렷이 구별되며 crab louse 또는 pubic louse라고도 한다. 길이에 비해 넓이가 상당히 넓어 게(crab)와 같은 형태를 하고 있다. 크기는 수컷 약 1.0 mm, 암컷 약 1.5 mm이다. 동체에 비해 비교적 긴 발톱이 있는 다리가 특이하다. 복부는 단축되었고, 후방 네 체절에 혹 같은 측방돌기가 있다. 색깔은 회색이고 음모(public hair)에 주로 기생하나 때로는 겨드랑이, 가슴 털 또는 눈썹에도 부착한다. 산란은 털 기부

가까이에 하며, 암컷 한 마리는 약 12일 내에 총 스물다섯 개 이상의 알을 산란한다. 성충은 성숙 후 약 17일이면 사망한다. 서캐(nit)는 7–8일 후면 부화하여 약충(nymph)이 되며, 수 시간 이내 털에 부착하고 5–6일이면 제1회 탈피한다. 제2회와 제3회 탈피 후 성충이 된다. 알에서 성충이 되기까지 34–41일이 소요된다. 일단 털에 부착하면 거의 부위를 변경하지 않는다. 전파는 주로 성 접촉에 의한다. 따라서 성병의 하나로 취급된다. 그러나 수건, 욕조, 변기, 내의 등으로도 퍼질 수 있다.

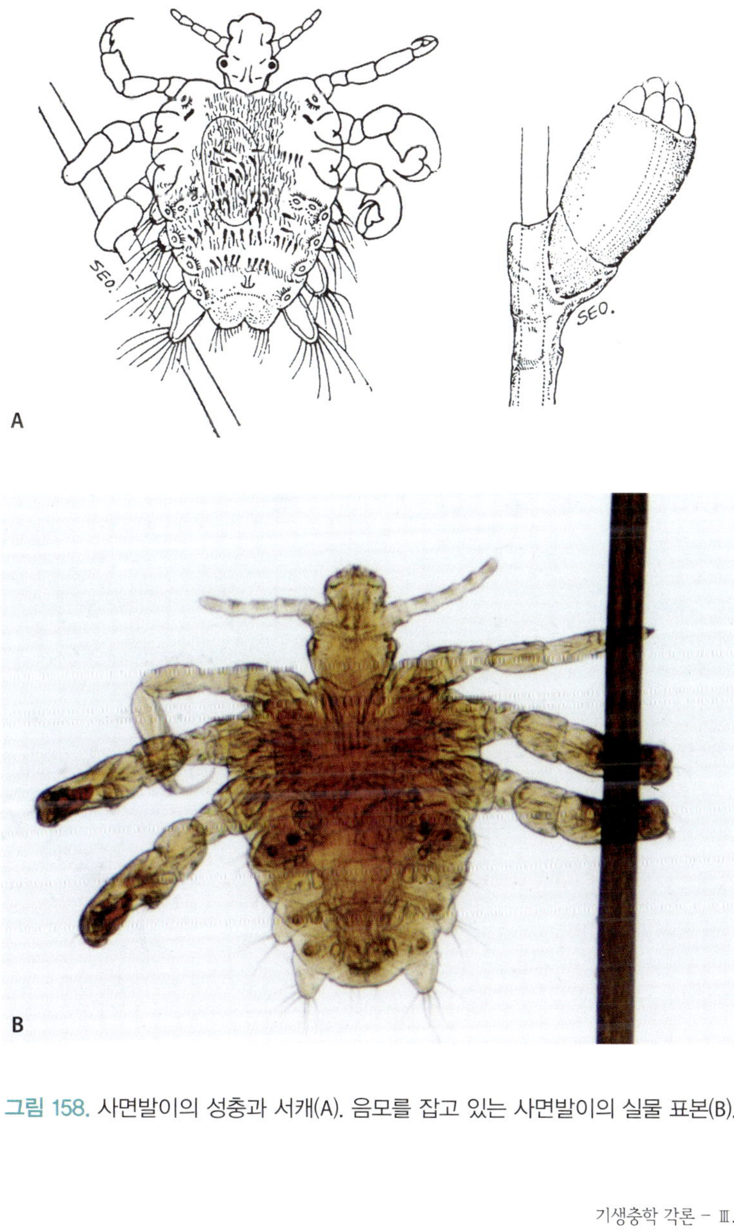

그림 158. 사면발이의 성충과 서캐(A). 음모를 잡고 있는 사면발이의 실물 표본(B).

3 이와 질병

이가 물어서 생긴 직접적 피해, 즉 pediculosis와 병원체 매개에 의한 질병 전파, 이 두 가지 관점이 있을 수 있다. 질병 전파는 주로 머릿니와 몸니에 의한 것이며 사면발이는 매개작용을 하지 않는 것으로 알려져 있다.

흡혈에 따르는 자상(刺傷)은 출혈반으로 보이며 심한 가려움증을 초래하고, 긁을 경우 흔히 2차감염을 일으킨다. 자상이 심하면 색소 침착이 될 수 있다. 피부에 색소가 광범위하게 침착된 상태를 'Vagabonds disease'라고도 한다. 자상과 함께 수면을 방해하고 불안감을 준다.

이가 매개하는 중요한 질병으로 다음 세 가지를 들 수 있다.

1) 발진티푸스(epidemic typhus)

병원체인 리케차(*Rickettsia prowazeki*)는 이의 위 또는 중장 상피세포에서 5-9일 있으면 증식한다. 감염된 이가 새로운 숙주를 흡혈할 때 전파되는데, 배출된 배설물내의 병원체가 이의 자상 또는 손상 피부로 침입하거나, 눈, 구강, 상기도 등으로 들어와 점막에 침입할 수 있다. 배설물이 건조된 후에도 병원체는 상당 기간 감염성을 유지할 수 있다.

2) 참호열(trench fever)

제1차 대전 중 유럽전선에서 참호열 환자가 많이 발생했다. 프랑스 내 주둔 영국군의 25%가 이환되었다고 한다. 병원체는 *Rickettsia quintana*이다. 질병에 감염돼 제1일째부터 병원체를 감염시킬 수 있지만 이는 5-9일 후 비로소 배설물내에 감염성이 있는 병원체를 가질 수 있다. 배설물내 병원체의 감염성은 적어도 4개월간 유지된다.

3) 재귀열(relapsing fever)

병원체는 spirocheta의 일종인 *Borrelia recurrentis*이다. 흡혈 시 이의 체내로 들어간 spirochetes는 6-8시간이면 대부분이 소화되어 없어진다. 그러나 소수는 장벽에 침입하고 약 2시간 후면 이의 체액내에 나타난다. 이들은 8시간 내에 증식하고 이 체내의 모든 부위로 퍼진다. 이가 터질 때 체액내의 병원체가 상처를 통해 들어가거나 흡혈 시 체액이 주입되면 감염이 성립된다. 재귀열은 진드기에 의해 전파될 수도 있다.

4 이의 구제

개인구제법으로 가장 효과적이라고 할 수 있는 것은 청결이다. 감염자와의 접촉을 피하고 매주 2–3회 이상 목욕해야 한다. 의복을 자주 갈아입고, 일정한 간격으로 머리를 감아야 하며 옷이나 침구는 삶아 빠는 등 특별히 주의해야 한다.

살충제 중에는 10% DDT 분말이 몸니와 머릿니에 상당히 좋은 효과가 있다. 그러나 독성과 충체의 저항성 획득으로 인하여 사실상 사용하지 않으며 1% lindane 분말을 산포하거나 permethrin lotion 또는 0.5% malathion lotion을 사용하는 것이 좋다. 머릿니는 자주 참빗질을 하거나 머리를 짧게 깎고, 사면발이는 음모를 모두 제거하면 구제 효과를 볼 수 있다. 눈썹이나 속눈썹에 붙었을 경우 5% cocaine을 바르면 잘 떨어진다.

참고문헌

Huh S, Kook J, Chai JY, Pai KS (1994) Infestation rate of lice in a mental hospital, Seoul, Korea. Korean Journal of Parasitology 32: 275-276.

Lee SH, Oh CW, Chai JY (1984) Headlouse infestation among primary school children in Seosan-gun, Chungnam province. Korean Journal of Parasitology 22: 141-143.

108
바퀴
Cockroach

1 개요

세계적으로 분포하는 바퀴목(Order Dictyoptera) 곤충으로 사람의 집이나 그 주변에 서식한다. 바퀴 자체가 직접적인 문제를 일으키지는 않고 질병의 전파체로서 주요 역할을 한다. 우리나라에서는 독일바퀴(*Blatella germanica*)와 동양바퀴(*Blata orientalis*)가 주종을 이루며 난방이 잘되는 아파트와 대형건물이 늘어나면서 바퀴도 늘어나는 추세에 있다. 미국바퀴(*Periplaneta americana*)와 호주바퀴(*P. australasia*)까지 포함하면 세계적으로는 이 네 종이 사람의 집이나 그 주변을 드나들며 서식하는 주요 종이다.

2 형태와 생활사

1) 형태

바퀴목(Order Dictyoptera)은 앞뒤로 납작하며 껍질이 매끄럽고 단단한 종류이다. 날개는 두 쌍이 있으며 바깥날개는 가죽 같고 안날개는 막 같은 모양이다. 머리가 아래와 뒤로 접혀지며 입은 물거나 씹을 수 있다. 더듬이는 실 모양으로 여러 마디로 나뉜다. 한 쌍의 단안(單眼)과 복안(複眼)을 가진다. 전흉배판(前胸背板, pronotum)이 가슴 부분의 배면(dorsal)을 다 덮는다. 미국바퀴는 두 개의 큰 흑갈색 반점이 좌우에 있고, 호주바퀴는 기저부와 중심부의 반점 한두 개가 특징이다. 독일바퀴는 균등한 연한

갈색으로 전흉배판에 진한 갈색의 띠가 있고, 크기가 작다. 집, 식당, 호텔에서 가장 흔하게 관찰된다. 동양바퀴는 암흑색이며 수컷의 날개는 배의 2/3 정도에 이르고, 암컷의 날개는 극히 작은 크기로 퇴화하였다. 부엌과 지하실에서 흔히 관찰된다. 직시곤충(orthopteran insects) 중에서 튀어 오르지 않고 빨리 달리거나 나는 종류이다.

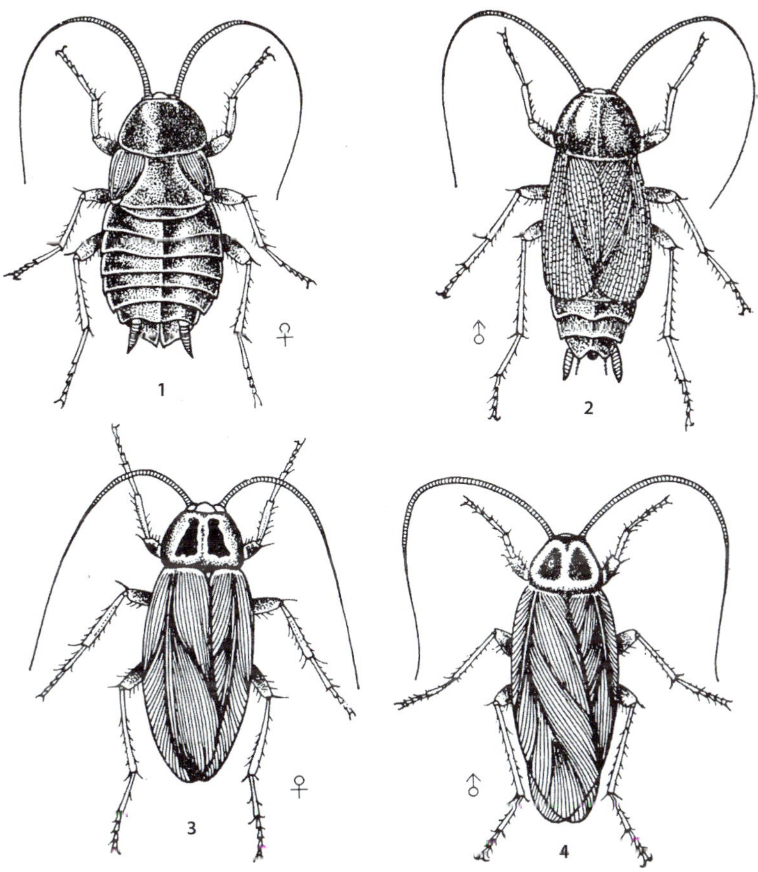

그림 159. 바퀴.

1-2. 동양바퀴. **3.** 독일바퀴. **4.** 미국바퀴.

2) 생활사

바퀴는 불완전변태를 하는 곤충으로 알 → 유충 → 성충으로 발육한다. 성충 암컷은 18–50개의 알이 두 줄로 든 충란낭(ootheca)을 낳아 꼬리에 매달고 다니다가 떨어뜨려서 산란한다. 알에서 유충(nymph)이 나오고 6–7회 탈피하여 성충이 된다. 완전한 성장에 필요한 시간은 독일바퀴는 3–4개월, 미국바퀴는 1년 정도이다. 성충의 수명은

6-12개월 정도이다.

3 생물학적인 습성

식성은 동물성, 식물성, 부패한 유기물까지 무엇이든지 닥치는 대로 먹는 잡식성이나 특히 당분(starches and sugars)을 좋아한다. 야행성이어서 낮에는 주방을 중심으로 한 으슥한 곳(벽, 틈, 찬장 뒤, 서랍 밑, 난방장치 뒷면, 싱크대 아래 등)에 숨어 있다가 밤에 주로 활동한다. 군서성(群棲性)으로 무리지어 살고 이동하며, 습하고 어두운 곳을 좋아한다.

4 질병과의 관계

1) 중간숙주의 역할

독일바퀴, 동양바퀴, 미국바퀴는 집쥐의 기생충인 쥐조충(*Hymenolepis diminuta*), *Raillietina* spp., *Gongylonema pulchrum*, *Moniliformis moniliformis*의 중간숙주로 집쥐의 감염원이 된다.

2) 직접적 피해

바퀴 배설물 속에는 알레르기질환의 원인물질인 알레르기원(allergen)이 다량 함유되어 있어서 가려움증, 피부염, 피부괴사, 천식, 건초열 등의 증상이 유발될 수 있다.

3) 질병의 기계적인 매개

사람의 대변을 잘 먹으므로 대변을 통하여 전파되는 여러 병원체를 기계적으로 전파한다. 또한 바퀴의 장 내용물에서 40여 종의 세균과 바이러스가 확인되었다. 여러 장내원충의 포낭과 곰팡이도 매개하는 것으로 알려져 있고, 특히 고양이의 톡소포자충 감염원으로도 알려져 있다.

5 구제(驅除)

바퀴는 외부에서 여러 배관이나 반입물을 통하여 집 안으로 들어간다. 이를 완전하게 막는 것은 불가능하지만 음식물의 관리는 필수적이다. 모든 음식물을 잘 봉하여 바퀴의 접근을 막고, 1% fenitrothion, 1% propoxur, 1% dioxacarb, 0.3% bendiocarb, 0.5% chlorpyrifos의 살충제를 사용하여 구제하면 효과적이다.

109

빈대

Bug

1 개요

노린재목(Order Hemiptera)에 속하는 곤충으로 대부분이 식물의 수액을 먹이로 하나, 일부는 사람이나 동물의 혈액을 빨아 먹는다. 의학적으로 Family Cimicidae와 Family Triatomidae가 중요하다. 빈대(bedbug)는 1970년대 이후 우리나라에서 사라졌으나 최근 미국 여행을 하고 돌아온 주민이 거주하는 서울 시내의 한 아파트에서 발견된 일이 있다(Lee et al., 2008).

2 형태와 생활사

Cimicidae 빈대들은 앞뒤로 납작하게 눌린 모양이며 날개의 흔적은 있지만 실제로는 없다. 흡혈하는 주둥이가 마디로 구성되어 보통 때에는 배 쪽에 접어둘 수 있다. 한 쌍의 복안(腹眼, complex eye)이 있고 더듬이는 네 개의 관절로 되어 있다.

1) 빈대(*Cimex lectularius*, the common bedbug)

주로 온대에 분포하며, 4–5 × 3 mm의 황갈색 난원형 곤충이다. 배가 여덟 개의 체절로 구성되며 특유의 빈대 냄새를 풍기는 취선(臭腺)이 있다. 이 냄새 물질은 방어와 생식과 관련된 것으로 보인다. 수컷은 끝이 뾰족하며 끝에 음경(edeagus)이 있다. 암컷은 배 체절이 넓고 끝이 둥글다.

2) 열대빈대(*Cimex hemipterus*, the tropical bedbug)

열대 또는 아열대에 널리 퍼져 있다. 우리나라에는 빈대와 열대빈대가 공존한다. 주로 야행성이고 침구나 가구, 건물 사이의 틈에 숨어 있다. 한번 물면 10-15분간 흡혈하며 완전한 소화에 1-2분 가량 소요된다. 매일 흡혈할 수도 있고, 1년 정도는 굶고 살 수도 있다. 사람 이외에 마우스, 쥐, 토끼, 닭 등에도 기생할 수 있다. 암컷이 100-250개의 알을 낳으면, 6-10일 후 부화한다. 성숙하는 과정에서 다섯 번 탈피하며, 매 탈피마다 흡혈을 필요로 한다. 성충으로 자라는 데 7-10주 걸린다.

3) 침노린재류(Triatomid bugs)

*Panstrongylus megistus*와 *Rhodnius* spp., *Triatoma protracta* 등이 있다. 큰 날개가 잘 발달했으며 눈이 단안인 점이 특징이다. 직접 포유동물을 공격하여 흡혈하며 야행성이다. 주로 밤에 잠자는 사람의 입 근처를 물어 흡혈한다.

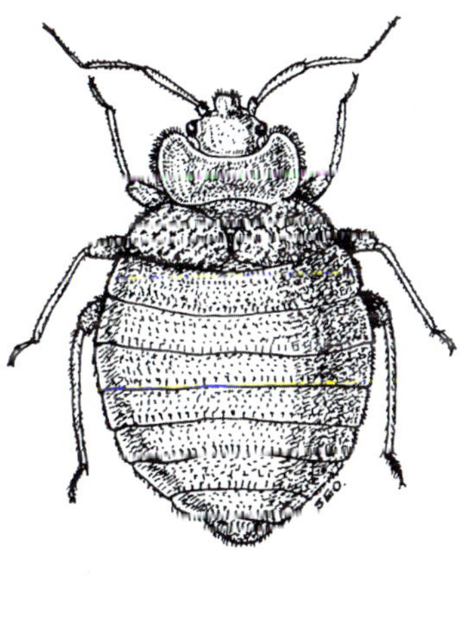

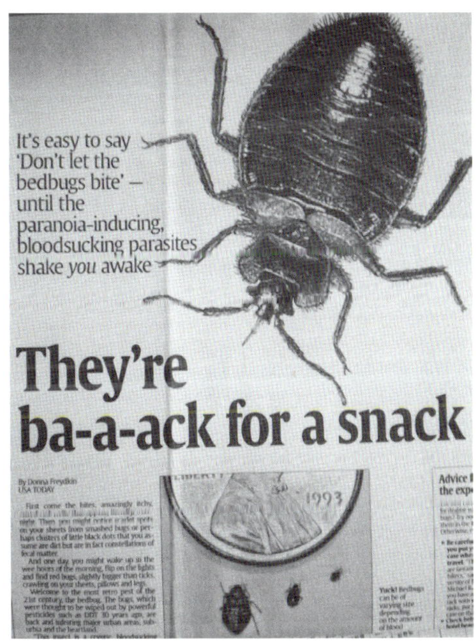

그림160. 빈대(왼쪽). 미국 모 일간지(2008년도)에 게재된 빈대에 관한 기사(오른쪽).
최근 미국 일부 지방에서 빈대가 종종 발견된다는 내용이다.

3 질병과의 관계

1) 피부염

흡혈에 따른 일차적 피부 손상이 있으며 침에 대한 알레르기반응이 있어 심하게 붓고 가렵다. 개인에 따라 신경과민이나 불면증이 있을 수 있다.

2) 기계적인 전파

빈대는 실험적으로 Kala-azar, relapsing fever, Chagas' disease, pest, typhus fever 등의 병원체를 기계적으로 전파할 수 있다.

3) 생물학적인 전파

Triatomid bug가 *Trypanosoma cruzi*를 매개하여 Chagas' disease를 일으킨다. 장내에서 발육한 metacyclic tryptomastigote 충체가 흡혈할 때 변과 함께 피부에 놓이게 되면 상처를 통하여 감염한다.

4 구제(驅除)

빈대를 구제할 경우에는 잔류효과가 강한 살충제(예: deltamethrin, dichlorvos 등)를 사용해야 한다.

참고문헌

Lee IY, Ree HI, An SJ, Linton A, Yong TS (2008) Reemergence of the bedbug *Cimex lectularius* in Seoul, Korea. Korean Journal of Parasitology 46: 269-271.

110

동양독나방

Euproctis flava

1 개요

나비목(Order Lepidoptera, moths and butterflies)에 속하는 나방의 독성 분비물이 피부에 주입되어 피부염을 일으키는 것이 주요 사항이다. 주로 침이나 가시가 피부를 찌르면서 독물샘에서 나오는 독을 피부에 주입한다. 이런 독침에는 두 가지 형태가 있는데, 원시적 독침(primitive hair)은 털 하나하나에 독물샘이 연결된 것이고, 변형된 독침(modified hair)은 독침 하나에 여러 개의 독물샘이 연결된 것이다.

2 형태와 생활사

동양독나방(*Euproctis flava*)은 성충이 12–15 mm이고 황색이다. 성충에는 유충(일명 모충, 毛蟲, caterpillar)에서 유래한 독침이 많다. 수명은 7–9일이고, 우리나라의 경우 성충은 7–8월에 한 번 나타난다.

3 독나방 피부염

독침이 피부에 접촉한 후 비비거나 긁으면 독이 상처를 통하여 피부에 주입된다. 화끈

거리는 통증이 생기며 충혈되고 붓는다. 경우에 따라 두드러기로 발전한다. 전신증상으로 두드러기, 근육경련, 두통, 결막염 또는 각막궤양으로 발전하기도 한다. 나방의 성충, 유충은 물론 알과 접촉한 뒤 천식발작이 유발된 증례가 있다.

4 예방과 치료

유충이나 성충과 접촉을 피하는 것 이상의 좋은 예방이 없다. 방충망을 설치하고 살충제를 사용한다. 피부염이 발생할 경우 항히스타민제를 사용하는 것이 도움이 된다.

111 모기

Mosquito

1 분류

현존하는 곤충 중 의학적으로 가장 중요한 종류라고 할 수 있다. 인체와 가축을 공격, 흡혈하고 자상(刺傷)을 입힌다. 또한 병원체를 매개하여 인류에 막대한 경제적 손실을 초래한다. 실제로 인간이 정착할 수 없을 만큼 모기의 번식이 심한 지역도 있다.

세계적으로 모기과(family Culicidae)에 3,000여 종이 알려져 있고, 우리나라에서는 총 51종이 발견, 보고되었다. 열대지역은 물론 온대와 한대지역에서도 광범위하게 서식한다. 일반적으로 수액, 과즙 등을 빨아서 영양원으로 이용하나 암컷은 산란에 필요한 혈액의 성분을 얻기 위하여 흡혈한다. 모기과는 학질모기아과(Anophelinae)와 보통모기아과(Culicinae)로 구성되고, 학질모기아과에는 얼룩날개모기속(*Anopheles*), 보통모기아과에는 집모기속(*Culex*), 숲모기속(*Aedes*)과 늪모기속(*Mansonia*)이 있는데 이 가운데 얼룩날개모기속, 숲모기속, 집모기속이 의학적으로 중요하다.

우리나라에서 중요하게 여기는 모기의 종은 다음과 같다.

1) **중국얼룩날개모기**(*Anopheles sinensis*)

2) **한국얼룩날개모기**(*Anopheles koreicus*)

3) **토고숲모기**(*Aedes togoi*)

4) **한국숲모기**(*Aedes koreicus*)

5) **작은빨간집모기**(*Culex tritaeniorhynchus*)

6) 반점날개집모기(*Culex bitaeniorhynchus*)

7) 빨간집모기(*Culex pipiens pallens*)

2 형태

모기는 완전변태하는 곤충으로 알(egg) → 유충(larva) → 번데기(pupa) → 성충(adult)의 네 시기를 거치면서 발육한다. 알, 유충, 번데기는 물에서 살고 성충만 육서생활을 한다.

1) 성충

체형은 작고 길며 둥근 머리와 긴 다리가 특징적이다. 휴식 도중에 앉아 있는 모양을 보아 속을 감별하기도 하는데 꼬리를 45° 정도 위로 들고 있는 것은 *Anopheles*, 지면과 평행하게 있는 것은 *Aedes*와 *Culex* 모기이다. 머리에는 한 쌍의 큰 복안(複眼)과 한 쌍의 촉수(palps), 한 개의 구기(proboscis)가 있다. 암수구별은 촉각(antenna)의 모양으로 쉽게 할 수 있는데 암컷은 촉각이 길고 가느다란 모양이며 각 관절마다 짧은 털이 나 있고, 수컷의 촉각은 우모(羽旄)와 같은 모양을 하고 있다. 촉수로도 암수구별이 가능한데 보통 수컷의 것은 길고 암컷의 것은 짧다. 구기의 경우 수컷은 피부를 뚫을 수 있는 능력이 없다. 암컷에게는 흡혈에 필요한 여섯 개의 침상 구조가 있다. 특히, Labrum-epipharynx와 hypopharynx가 흡혈관을 형성한다. 혈액 응고를 방지하는 타액을 주입할 수 있게 되어 있다.

흉부는 전, 중, 후흉 중에서 중흉만이 크고 날개가 붙어 있다. 날개에 날개맥(vein)에 따라 인편(scales)이 있고 특히 날개 후연에 특이한 인편이 존재한다는 점이 이 과의 특징이라고 할 수 있다. 날개맥의 모양은 여러 종이 흡사하지만 인편의 색상은 *Anopheles*속의 종 동정에 이용된다. 외부생식기(hypopygium)의 형태도 감별에 중요하다. 내부구조는 곤충 일반의 구조를 참고로 한다.

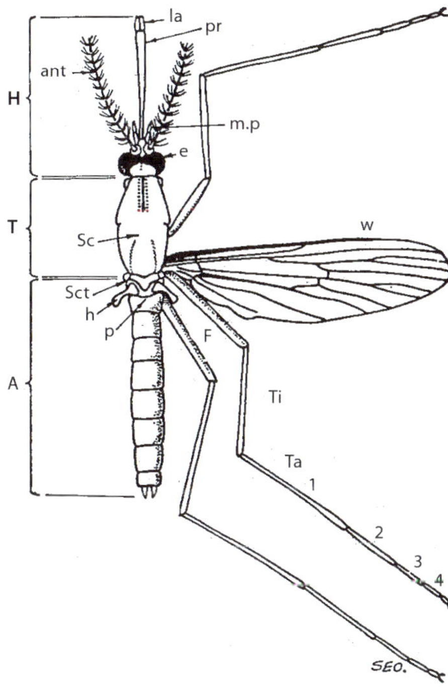

그림 161. 모기 암컷의 외형.

A. 복부, **ant.** 촉각, **e.** 안구, **F.** 퇴절, **H.** 머리, **h.** halter, **la.** 순판(labellum), **m.p.** maxillary palp, **p.** postnotum, **pr.** proboscis, **Sc.** 등판(scutum), **Sct.** scutellum, **T.** 흉부, **Ti.** 경절, **Ta.** 부절, **W.** 날개.

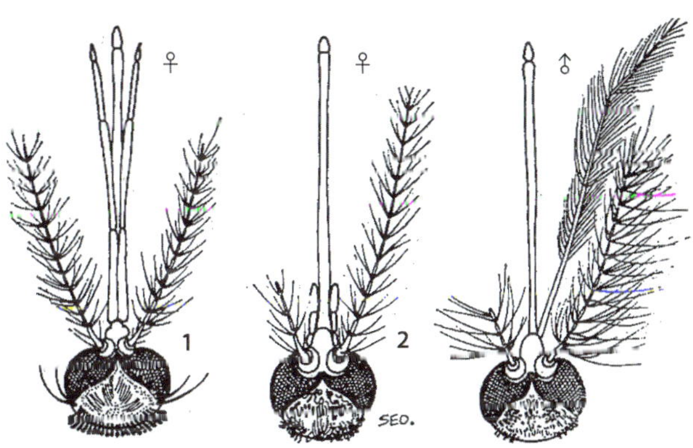

그림 162. 각종 모기의 머리 부위.

1. *Anopheles* 암컷, **2.** *Aedes* 암컷, **3.** *Culex* 수컷.

2) 알(egg)

보통 난형이나 표면에 많은 무늬 모양이 있다. *Anopheles* 모기는 방추형이며 좌우에 부낭(float)이 있다. *Anopheles*와 *Aedes* 같이 산란을 한 개씩 하는 종류와 *Culex*와 같이 난괴(raft of eggs)가 되게 하는 종류가 있다. 산란은 수면에 하는 것이 보통이다. 온대지역 모기는 대개 산란 후 수일 또는 24시간 이내에 부화한다. 알 상태로 월동하는 종류도 있다.

3) 유충(장구벌레, larva)

반드시 수중 생활을 하며 활발히 운동한다. 머리부가 넓고 크며 많은 강모가 다리의 역할을 한다. 구기에는 솔 모양의 털이 있어 포식하는 데 도움이 된다. 흉부는 체절이 융합되었고 특히 견모(shoulder hair)는 분류상 중요하다. 흉부는 아홉 절로 구성되며 제8체절에 호흡기(siphon)가 붙어 있다. *Anopheles*는 이것이 매우 짧거나 거의 없다. *Culex*가 가장 길며, *Aedes*는 중간 정도이다. 호흡기에는 측린(comb)이 있다. 이들의 배열, 수, 형상 등은 종 동정에 큰 도움이 된다. *Anopheles* 모기는 복체절에 손 모양의 털, 즉 장상모(palmate hair)가 존재한다는 점이 특이하다.

4) 번데기(pupa)

유충과 같이 수중 생활만 가능하다. 작은 새우와 비슷한 형태를 하고 있다. 유충의 호흡관과 같은 구조가 두흉부(cephalothorax)의 정상에 있다. 이것을 호흡관(respiratory trumpet)이라 한다. *Anopheles*는 말단이 벌어진 유형이고, *Culex* 모기는 말단까지 가늘고 긴 원통형 관을 이룬다. 번데기 흉부 배면에 종으로 긴 파열이 생기면 이로부터 성충이 탈출한다. 공중에 나오면 잠시 휴식하며 다리를 펴고 날개를 말린 후 날 수 있게 된다.

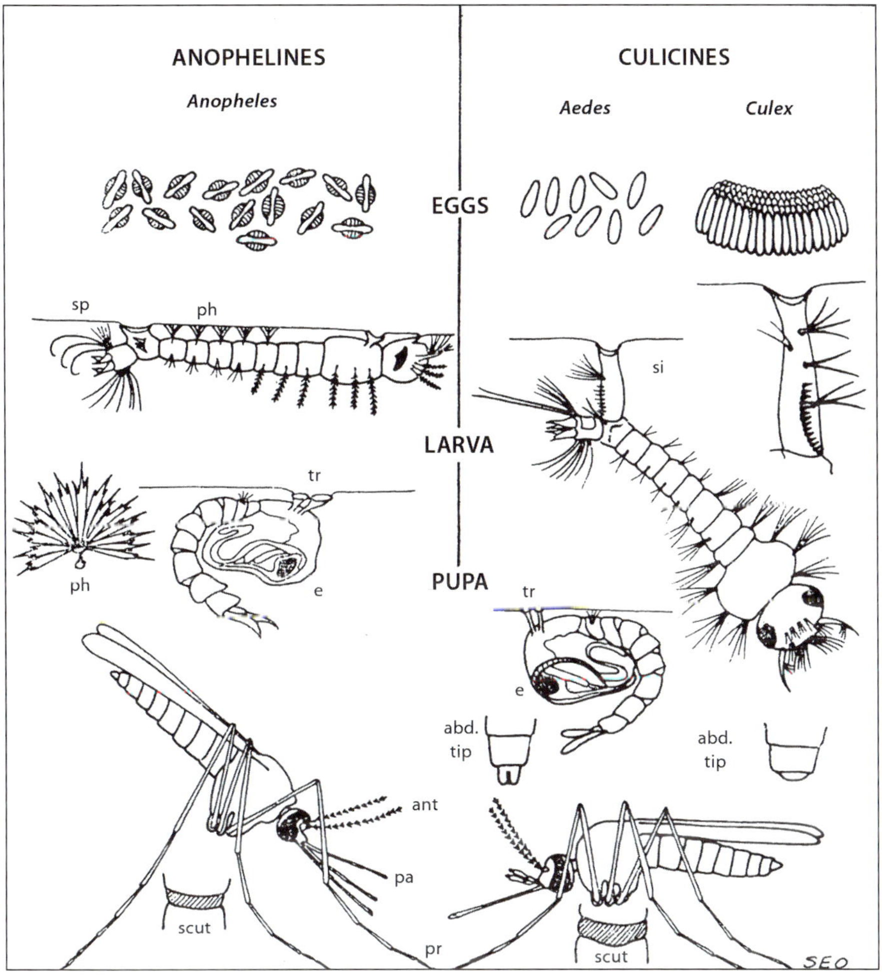

그림 163. Anopheline 모기와 Culicine 모기의 감별.

sp. 기공(spiracle), **ph.** 장상모(palmate hair), **si.** 호흡관(siphon), **e.** 눈(eye), **tr.** 호흡각(trumpet), **abd.tip.** 복부말단(abdominal tip), **scut.** scutellum, **ant.** 촉각(antenna), **pa.** 촉수(palpus), **pr.** 구기(proboscis).

3 생태와 생활사

1) 서식처

종류에 따라 서식처, 흡혈 습성, 월동양상, 사육지 선택 등 생태학적 습성에 큰 차이가 있다. 따라서 특정 모기의 생태를 충분히 이해하여야 그 모기에 맞는 관리 대책을 세울 수 있다. 모기 서식처에 따라 모기를 민가 모기, 염소지(鹽沼地)모기, 소택지 모기, 초원 임야 모기, 개울물 모기 등의 생태군으로 나누어 볼 수 있다.

모기유충 발육에 직접적이고 광범위한 영향을 주는 것은 기온이다. *Culex* 종은 알이 1–3일이면 부화하고 유충은 네 번 탈피한다. 탈피에 따라 1, 2, 3, 4령기 유충으로까지 발육 성장하고 번데기가 된다. 보통 7–10일이 필요하다. 번데기로는 2–3일을 경과한다. 따라서 알에서 성충까지 자라는 데 10–14일이면 충분하다. 기온이 떨어지면 발육이 지연된다. *Ae. aegypti*는 약 10일이면 알에서 성충까지의 생활사를 완료할 수 있다.

2) 이동범위와 활동시간

종류에 따라 모기의 이동 범위에도 상당한 차이가 있다. 모기의 수는 많은데 흡혈 대상이 적다든가 하면 넓게 퍼질 수도 있다. 바람에 따라 또는 선박, 차량 등 인공적 요인에 따라 이동 범위가 넓어질 수도 있다. 보통 *Culex* 모기는 *Anopheles* 모기보다 이동 범위가 더 넓은 것으로 추정한다. *Ae. aegypti*와 같은 모기는 사육지에서 그리 멀리 이동하지 않는다(약 450 m). *Anopheles* 모기는 약 1.6 km 범위가 보통인 것으로 추정한다. 모기의 대부분은 야간 활동성이지만 *Anopheles*를 포함한 많은 종류가 주로 일몰 시나 아침에 더욱 활발하게 활동한다. 밤이 추운 지역, 초원, 임야군에서는 주간 활동이 뚜렷하다. *Ae. aegypti*는 아침이나 늦저녁에 흡혈하기를 좋아한다.

흡혈 활동뿐 아니라 휴식장소도 종류에 따라 다르다. 이것은 각종 모기의 혈액기호성과도 관계있다. *An. sinensis*는 사실상 인혈기호성(anthropophilic)이라기보다는 소, 말 등과 같은 대동물혈기호성(zoophilic)이 더 강한 것으로 알려져 있다. *Cu. pipiens*, *Cu. bitaeniorhynchus*는 조류를, *Cu. tritaeniorhynchus*의 소형종은 가축을 좋아한다고 한다. 따라서 이들은 우사나 마사에 침입해 흡혈한 후 그대로 축사에 남아 낮을 보내기도 한다. 일부는 흡혈 후 즉시 탈출하고 근처 풀밭에서 낮 동안 휴식을 취한다.

3) 월동과 출현

추운 겨울, 또는 열대지역의 건조기를 넘기는 방법도 모기에 따라 다르다. 대체로 성충으로 월동(hibernation)하는 것이 많다. *Anopheles*와 *Culex* 속은 성충으로, *Aedes* 속은 알로 월동하는 경우가 많다. 유충으로 월동하는 종류도 있다. 성충의 월동장소는 축사, 동굴, 방공호, 볏짚, 헛간, 다리 밑, 지하수로 등이다. 월동 중인 것은 암컷이 대부분이나 때로 수컷도 발견된다. *Cu. tritaeniorhynchus*와 같은 것은 월동장소가 아직 잘 알려져 있지 않다. *An. sinensis*와 *Cu. pipiens*의 월동장소로 지하수로가 많다는 보고가 있다. 월동한 다음해 봄 가장 일찍 출현하는 것은 *Cu. pipiens pallens*라 한다. *An. sinensis*, *An. koreicus*도 비교적 일찍 출현한다. *Cu. tritaeniorhynchus*는 6월에 가서야 유충을 채취할 수 있다. 우리나라에서 *Anopheles* 모기는 매년 4월 말이나 5월에 나타나기 시작하고 10월에 없어진다. *Cu. tritaeniorhynchus*는 7월부터 증가하여 8월에 최고치를 이루고 9월 하순에는 거의 없어진다.

모기의 생존기간도 암수와 종류에 따라 크게 차이가 있다. 수컷은 1–3주 이상 생존하지 못한다. 암컷은 환경 조건이 좋으면 오히려 생존기간이 단축된다. 즉, 흡혈을 충분히 할 수 있고 적합한 사육지가 있으면 모든 알을 2–3주 내에 산란하고 죽는다. 반대로 환경이 좋지 못할 경우에는 수개월까지 생존할 수 있다. 월동할 암컷은 더욱 생존기간이 길어진다.

4 모기와 질병

모기는 자극성 피부염과 같은 직접 피해의 원인이 될 뿐만 아니라 말라리아, 사상충, 황열 등의 중요한 병원체를 매개하는 역할을 한다. 1879년 패트릭 맨슨(Patrick Manson)이 중국에서 처음으로 *Culex fatigans* 모기가 사상충의 중간숙주가 된다는 사실을 발견하였으나 사상충증이 당시에 충분히 알려지지 않았기 때문에 크게 주목받지 않았다. 그러나 맨슨은 런던으로 귀국한 후 1893년에 말라리아의 모기매개설을 주장하였다. 그는 이를 증명할 것을 젊은 군의관 로널드 로스(Ronald Ross)에게 권했고, 마침내 1898년 로스는 말라리아가 모기에 의해 매개됨을 증명하였다. 이어서 1900년에는 황열(yellow fever)의 매개체가 *Ae. aegypti*임이 밝혀졌다. 이후 모기는 의학적으로 중대한 관심사가 되었다.

1) 직접적 피해

사람에 따라 자상에 대한 피부반응이 다르다. 모기에 대해 면역이 있는 것처럼 보이는 사람도 대개는 자기 지역의 모기에 대해서만 그런 것으로 추정한다. 자상이 심하면 가려움 때문에 자극성 피부염으로까지 발전할 수 있고, 이차적 세균감염으로 농가진을 일으키기도 한다. 모기의 발생이 심해 사람의 옥외 노동이나 거주 등이 제한된 예가 있다. 가축에게도 비슷한 피해를 줄 수 있어 결국 경제적 손실을 초래한다.

2) 모기가 매개하는 질병

(1) 말라리아(Malaria)

모기는 모든 열원충(Plasmodiidae과)의 종숙주로 작용한다. 인체말라리아를 전파할 수 있는 것은 오직 한 속, *Anopheles*뿐이나 *Anopheles*의 모든 종이 전파 가능한 것은 아니다. 비록 실험 감염이 성립했다 하더라도 자연계에서 실제로 매개작용을 한다고는 볼 수 없다. *Anopheles* 모기의 말라리아 감염과 전파의 차이는 모기의 혈액 기호성, 즉 인혈기호성(anthropophilism)이나 동물혈기호성(zoophilism)에 좌우된다고 할 수 있다. *An. sinensis*(중국얼룩날개모기)의 자연감염률은 극히 낮아 5,086마리를 해부했더니 단 1례에서 삼일열원충의 감염이 발견되었다. *An. sinensis* 외에도 *An. sinensis*-complex로 불리는 *An. pullus*와 *An kleini*도 삼일열원충의 매개모기가 될 수 있음이 확인되었다. *An. sinensis*가 옥외기호성(屋外嗜好性, exophily)임에 비해 *An. pullus*는 옥내기호성(屋內嗜好性, endophily)이 더 강하다.

(2) 황열(Yellow fever)

황열은 Arbovirus group B를 병원체로 하는 급성 전염성 열병이다. 심한 전신쇠약, 황열, 출혈과 단백뇨가 특징이며 사망률은 상당히 높다. 잠복기는 3-6일이나 이보다 길기도 하다. 심한 두통, 근육통에 열은 39-40℃까지 상승한다. 잇몸, 코 점막에 출혈이 나타나며, 피부는 건조해지고 황달이 결막에 나타난다. 발병 초기에는 열이 있고 맥박은 120에서 다시 40으로 떨어진다(Faget's sign). 심한 토혈이 있으면 예후가 좋지 않다. 대부분의 환자가 상당히 가벼운 증상을 나타내고 회복하면 완전 면역을 획득한다. 황열은 백신이 개발되어 있으며 한번 접종하면 10년 이상 유효하다. 가장 중요한 매개모기는 *Ae. aegypti*이다.

(3) 뎅기열(Dengue fever, dengue hemorrhagic fever)

뎅기열도 Arbovirus group B를 병원체로 하는 전염성 열병으로 가벼운 황열과 비슷하다. 사망률은 높지 않다. 잠복기는 4–10일이며 오한과 사지통, 요통, 안구 후부 동통으로 발병하고 열은 39.5–40℃로 4–7일간 계속된다. 급성기를 지나면 열이 떨어지나 수 시간 후 다시 상승하면서 발진이 나타난다. 2–3일 후 발진이 없어지고, 때로는 결막에 황달이 나타나기도 한다. 가장 중요한 매개모기는 *Ae. aegypti*와 *Ae. albopictus*이다. 혈류내의 출현은 열이 있을 때 3–4일 전후이므로 모기는 발병 초 3–5일 사이에 환자를 물어야 한다. 모기가 감염력을 가지려면 11일이 필요하나 8일인 때도 있다.

(4) 사상충증(Filariasis)

인체기생인 반크롭트사상충과 말레이사상충의 중간숙주로서 유충은 모기 체내에서 발육, 변태한다. 모기의 흉근에서 성숙해 제3기 유충으로 발육하면 두부로 내려와 모기가 흡혈할 때 구내초(proboscis sheath)를 통해 환자 피부로 나오고, 모기 자상 부위 또는 건강한 피부를 거쳐서 인체내에 들어온다.

중요한 모기로는 *Cu. fatigans*, *Cu. pipiens pallens*, *Ae. aegypti*, *Ae. togoi*, *Ae. scutellaris* 또는 *An. sinensis* 등이 알려져 있으나 사상충 종에 따라 일정 모기만 관련하는 경우도 있다. 말레이사상충 매개체가 제주도에서는 *Ae. togoi*, 내륙지방에서는 *An. sinensis*인 것으로 밝혀졌다.

일본뇌염은 1871년부터 알려지다가 1924년 일본에서 크게 유행했다. 한국에서도 1949년에 전국적 대유행이 있었고 이후 사회적으로 주의를 환기하기 시작했다. 1949년 유행에서 5,548명이 발생, 그중 2,429명이 사망하였다고 한다. 한국에서는 사람과 가축이 혈청내에 중화항체가 고율로 나타났다는 보고가 있는데 특히 돼지는 중요한 병독증폭 숙주로 인정된다. 우리나라에서 가장 중요한 매개모기는 *Cu. tritaeniorhynchus*로 추정한다.

5 모기의 구제

모기가 매개하는 모든 질병의 관리가 모기의 구제만으로 이루어지는 것은 아니다. 매개체의 완전한 관리를 위해 질병 자체를 충분히 이해해야 하는 것은 더 말할 나위 없이 중요하다. 질병의 원인, 역학, 전파의 기전, 매개체의 생태 등도 잘 알려져야 한다. 동시에 관리 작업을 수행하기 위해 유행지역의 지역적 특징, 사회 경제적 수준, 인구형, 민족 등의 요소를 파악해야 한다. 정부의 경찰력, 충분한 자금도 있어야 한다. 그러나 여기서는 모기의 구제법만을 다루기로 한다.

1) 모기로부터의 방어

방충망은 각 가정에서 취할 수 있는 가장 효과적인 예방법이라 할 수 있다. 모기뿐 아니라 집파리 등 기타 곤충의 옥내 침입을 방지할 수 있다. 대개는 살충제, 특히 잔류효과가 있는 약제와 겸용하는 것이 좋다. 망은 16 mesh(1인치에 16망선)형이 좋고, 동선 이외에 플라스틱제가 나와 있다. 개인적 예방 활동으로 기피제(repellents)를 주간 활동 시 노출된 피부에 바를 수 있다. 이것은 Rutgers 612(2-ethyl-hexanediol-1-3), dimethyl phthalate, indalone으로 구성된 것으로 5–6시간 정도 유효하다.

2) 성충구제

월동장소의 성충을 공격하는 것은 큰 의의가 있다. DDT(dichlorodiphenyl trichloroethane)는 유충, 성충에 모두 유효하다. 분말로 사용하거나 등용 석유에 용해하여 분무한다. 잔류효과를 기대하기 위하여 12.5갤런의 석유에 5파운드를 용해시킨 5% DDT 용액을 표면 매 입방피이트당 200mg 정도 뿌린다. 5%액 1갤런이면 100입방피이트를 분무할 수 있다. 옥외에서는 50% 용액을 사용한다. 실내에서는 속효를 거두기 위하여 aerosol형을 사용한다. Aerosol은 pyrethrum, lindane, DDVP 약제를 Freon gas와 같이 넣은 것이다. 저항성이 문제가 될 경우에는 DDT 대신 BHC(lindane), dieldrin, malathion, diazinon 등을 사용한다.

3) 유충구제

발생지제거(source-reduction program)는 가장 중요한 관리법이다. 종류에 따라 생물학적 습성을 충분히 고려해야 한다. 간단히 수조, 용기 등에 고인 물을 없앤다. 불필요한 웅덩이는 배수하거나 메워버린다. 배수구를 정비하거나 유수 속도를 빠르게 하여 성충이 산란할 수 없게 한다. 수초를 제거하는 방법도 있다. 알, 유충, 번데기를 포식하는 소형어(larvivorous fish), 즉 *Gambusia* 등을 도입하거나 대형 모기유충에 기생하는 선충류(*Reesimermis nielseni*), 원충류(*Nosema*, *Pleistophora*, *Stempellia*, *Thelohania*), 진균류(*Coelomomyces*) 또는 세균류(*Bacillus thuringiensis*)를 이용하는 방법도 연구되고 있다. JH(juvenile hormone mimics) chemicals가 유충-번데기, 번데기-성충 시기에 작용하여 발육억제를 일으켜 정상 생활사를 완료하지 못하게 한다고 알려져 있다. 유충포식성 식물(*Utricularia*)을 이용하기도 한다.

유충살충제(larvicides)로 여러 종류가 알려져 있다. 성충에 유효한 DDT, DDD가 사용되며, DDT 저항이 있을 경우 methoxychlor, BHC, dieldrin, toxaphene 등이 유효하다. 그러나 잔류효과는 기대할 수 없다. 수면의 주유(oiling)는 유충의 살충에 큰 효과가 있는데, 물에 잘 용해되고 확산되어야 한다. 수면유막을 비교적 오래 지속할 수 있는 유류가 좋다. 그러나 수생 식물, 어류에도 해가 있을 수 있다. Pyrethrum과 oil을 혼합해 사용하기도 하며, Paris green과 같은 독물을 사용하기도 했다. 분말은 수면에 장시간 떠 있으면서, 특히 *Anopheles* 모기유충에 효과적으로 작용한다.

4) 유전학적 관리

유전학적 접근으로 모기를 구제하려는 시도는 아직 크게 실용적인 것이 못되지만 매개체 자신을 자멸하게 하려는 방법으로 수컷단종법(sterile male technique), cytoplasmic incompatibility, hybrid sterility, chromosome translocation, conditional lethal gene, gene replacement 등 여러 연구가 진행되고 있다.

참고문헌

Ree HI (2003) Studies on *Anopheles sinensis*, the vector species of vivax malaria in Korea. Korean Journal of Parasitology 43: 75-92.

112
파리
Fly

1 개요

파리는 흡혈성에 따라서 크게 두 군으로 나눈다. 이들은 생물학적 습성도 다르고 주둥이의 모양도 전혀 다르다. 의학적 중요성은 흡혈성 파리가 훨씬 높다. 그러나 비흡혈성 파리의 일부가 구더기증을 유발하여 문제가 된다. 파리는 모기와 함께 쌍시목(雙翅目, Order Diptera, 파리목)에 속하며, 세계적으로 분포한다. 이 목은 세 개의 아목(Suborder Nematocera, Brachycera, Cyclorrhapha)으로 분류하는데, 각 아목에는 여러 과(科, family)가 속한다. 먼저 흡혈파리를 보면, 나방파리과(Family Psychodidae, sand flies), 깔따구과(Family Ceratopogonidae), 곱추파리과(Family Simuliidae), 등에과(Family Tabanidae), 집파리과(Family Muscidae), 체체파리아과(Subfamily Glossininae)에 속하는 것들이다. 가장 흔한 것을 중심으로 간단하게 언급하고자 한다.

2 형태와 생활사

1) 형태

쌍시목은 얇은 막 모양의 날개 한 쌍으로 나는 곤충이다. 다른 한 쌍의 날개는 막대 모양의 평형기(halters, balancing organ)로 변형되었다. 파리의 외형은 머리, 가슴, 배로 구분되며, 머리가 상대적으로 큰 편이다. 머리는 단단한 키틴으로 덮여 있고 전면에서 볼 때 가로 세 부분으로 구분된다. 가운데 부분에 작은 단안(ocelli, simple eyes)이 3개, 주둥이 하나와 양 옆의 곁가지(maxillary palp), 한 쌍의 더듬이가 있고, 양 옆에 큰 복안(compound eyes) 한 쌍이 있다. 종에 따라서 각 기관의 발달 정도가 다르다. 주둥이는 나팔 모양으로 핥아먹게 생긴 것, 찌르고 빨아먹게 생긴 것 두 종류로 나뉜다. 이 주둥이 시작부에 침샘이 연결되어 있다. 주둥이는 전위, 중장 또는 위, 대장, 직장, 항문으로 이어진다. 신경중추는 식도신경절(sub- and supraesophageal ganglia)이고, 하나의 신경간(ventral nerve trunk)이 연결되어 있다. 순환기로 심장이 있어 혈액을 혈강(hemocoel)으로 순환시킨다. 호흡기로는 몸을 감싸는 한 쌍의 기관과 기관지가 산소를 공급하고 교환한다. 가슴에서는 날개가 달린 두 번째 마디가 특히 발달하였고, 날개는 얇은 막 모양으로 한 쌍이 존재한다. 배에는 열 개의 체절이 있고 암컷은 7–10 체절에, 수컷은 9–10 체절에 생식기가 있다.

2) 생활사

성충 대부분은 알을 낳지만 일부(flesh flies, tsetse flies, Pupipara)가 직접 유충을 낳는다. 모든 파리가 완전변태를 한다. 집파리의 경우 성충 한 마리가 한 번에 100–

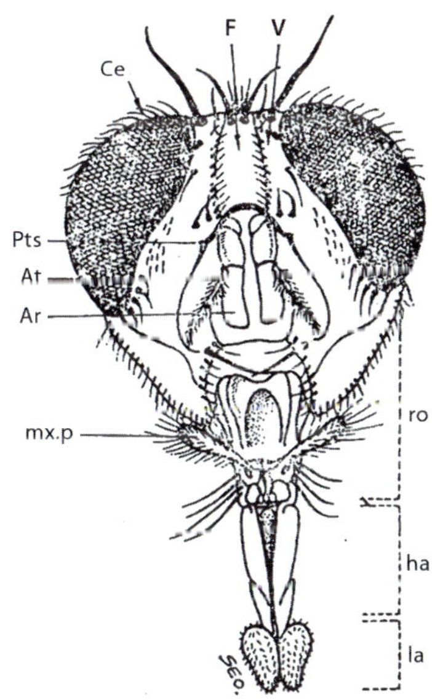

그림 164. Diptera의 머리 구조.

Ar. Arista, **At.** 촉각, **Ce.** 복안(compound eyes), **F.** frontalia, **ha.** haustellum, **la.** 순판(labellum), **Pts.** ptilinal suture, **ro.** rostrum, **V.** 두정(頭頂, vertex).

150개씩 4회 산란한다. 12–24시간이면 알이 부화하고 유충이 나온다. 유충인 구더기는 다리가 없고 11–13개의 체절이 있다. 유충을 기공(tracheal opening or spiracular opening)의 수에 따라서 holopneustic(모든 체절에 한 쌍씩), peripneustic(대부분의 체절에), amphipneustic(양 끝의 기공 한 쌍만 개방된 것으로 대부분이 여기에 해당), metapneustic(맨 끝의 것만 개방된 것, 모기와 쇠파리가 해당), apneustic(기공이 열려 있지 않음, Simulidae와 Ceratopogonidae의 파리가 해당됨)으로 나눌 수 있다. 집파리의 구더기는 4–8일 동안 서너 회 탈피한 후 번데기가 되고, 번데기 껍질을 찢고 성충이 나온다. 껍질이 T형으로 찢어지면 Orthorrhapha, 원형으로 찢어지면 Cyclorrhapha라고 하여 구분한다.

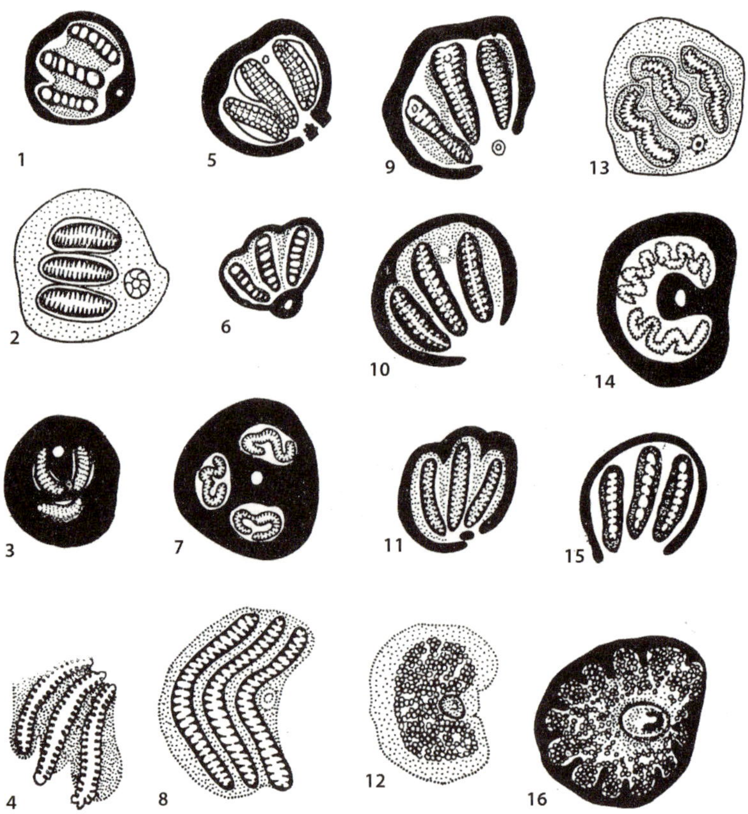

그림 165. 각종 파리의 기문반(氣門盤).

1. *Calliphora vomitoria*, **2.** *Auchmeromyia*, **3.** *Muscina stabulans*, **4.** *Dermatobia hominis*, **5.** *Chrysomyia bezziana*, **6.** *Phaenicia sevicata*, **7.** *Stomoxys calcitrans*, **8.** *Gasterophilus intestinalis*, **9.** *Callitroga macellaria*, **10.** *Phormia regina*, **11.** *Sarcophaga fuscicauda*, **12.** *Hypoderma bovis*, **13.** *Cordylobia anthropophaga*, **14.** *Musca domestica*, **15.** *Wohlfahrtia vigil*, **16.** *Oestrus ovis*.

3 생물학적 습성

1) 나방파리과(sand flies, Family Psychodidae)

중요한 것은 모래파리속(*Phlebotomus*)이다. 모래파리(sand flies)는 열대와 아열대, 온대 지역에 걸쳐 널리 분포하는데, 우리나라에는 서식하지 않는다. 성충이 2–3mm로 작고, 날개와 몸 전체에 털이 많다. 야행성이고 낮에는 집 안 구석진 곳에 숨어 있다. 성충의 수명은 2–3주 정도이며 40–60개의 알을 한 번에 흙이나 돌 사이에 낳는다. 알이 성충으로 자라는 데 1–2개월 소요된다.

2) 깔따구과(gnats, biting midges, Family Ceratopogonidae)

의학적으로 중요한 것은 *Culicoides*속으로 1–2mm의 작은 종류이다. 암컷만 흡혈하며, 짧고 넓은 날개에 털이 나 있다. 성충이 알을 물속의 식물이나 흙 속의 유기물에 낳는다. 유충이 자라서 성충이 되는데 2주 이상이 필요하다. 몸집이 작아 방충망을 통과할 수 있다.

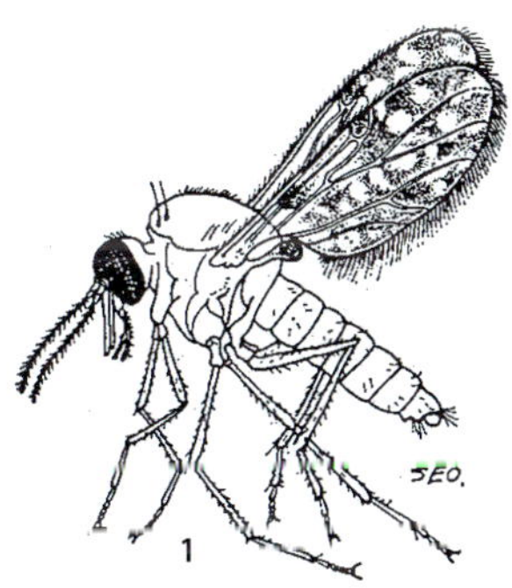

그림 166. 깔따구(*Culicoides* sp).

3) 먹파리과(black flies, Family Simulidae)

먹파리속(*Simulium*)이 중요하다. 크기 1–6mm의 짧고 단단한 모양으로 다리가 짧고 날개가 크다. 등에 둥근 혹이 있고 몸은 검다. 암컷만이 옥외흡혈성이다. 깨끗한 유수(流水)에 산란하고, 알은 덩어리지어 돌과 물풀 잎에 붙어 있다가 4–12일에 부화한다. 유충은 여섯 번 탈피하여 번데기가 되고, 수면에서 성충으로 우화(羽化)한다.

4) 등에과(horse flies, Family Tabanidae)

외관이 크고 힘이 세 보인다. 암컷만 흡혈하며, 강한 턱으로 피부를 잘라 상처를 내고 흘러나오는 혈액을 주둥이로 빨아먹는다. *Crysops*속이 중요하며, 수의학적인 중요성이 큰 흡혈곤충이다. 습지나 물가에 산란하며 4–5개월간 자라서 성충이 된다.

5) 체체파리아과(흡혈성 집파리과, tsetse flies, Subfamily Glossininae)

열대와 아열대에 사는 체체파리속(*Glossina*)이 중요하다. 크기는 집파리 정도이다. 난소에서 생긴 알이 자궁으로 내려와 부화하고 성숙한다. 10일 정도 임신하여 유충을 낳으면 외계에서 번데기가 된 후 20–60일에 성충이 된다. 한 번에 열 마리 정도 낳는다.

6) 집파리과(비흡혈성 집파리과, Family Muscidae)

집파리(*Musca domestica*)가 대표적이다. 전 세계에 분포하며 크기는 수컷이 5–6.5 mm, 암컷이 6.5–7.5 mm 크기이다. 양 겹눈의 간격이 수컷은 머리폭의 1/3이나 암컷은 1/5 정도로 좁다. 주둥이 끝이 나팔 모양으로 벌어져 액체를 핥아 먹기에 좋다. 다리의 끝에는 발톱 한 쌍과 강모 한 개가 있어 어느 표면에나 잘 붙을 수 있다. 우화한 성충은

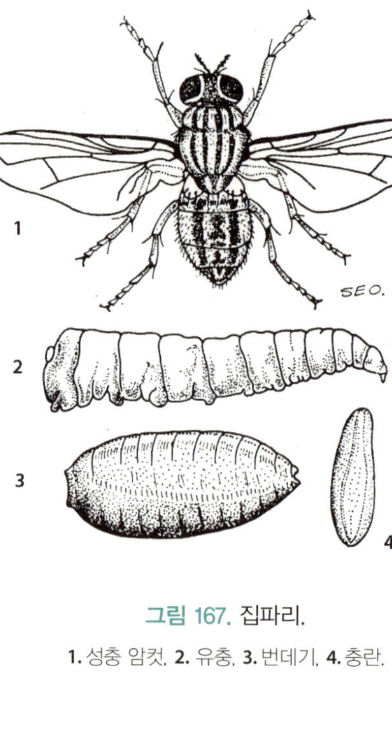

그림 167. 집파리.

1. 성충 암컷, **2.** 유충, **3.** 번데기, **4.** 충란.

5-15일이면 산란하는데 한 번에 100-150개씩 4회 정도 산란한다. 주로 동물의 사체나 습한 유기물 속에 산란한다. 구더기는 4-8일이면 다 자라서 12mm에 이른다. 우리나라에서는 성충이 5월부터 10월까지 번식할 수 있다. 성충, 유충, 번데기 모두가 월동할 수 있다. 보통 먹을 때 배가 불룩하도록 먹고, 이때 장 내용물을 토하고 배설물을 싼다.

4 질병과의 관계

1) 피부염

흡혈성 파리는 일차적으로 피부를 손상해 피부염을 일으킨다. 물린 자리에 피부염이 생기면 충혈되어 붓고, 가렵거나 아프며, 주위 조직에까지 심한 염증을 일으키고 림프선염도 일으킬 수 있다. 이 피부염의 정도는 곤충의 종류에 따라 다양하게 나타난다. 등에과 곱추파리 종류가 물면 심하게 아프다.

2) 중간숙주의 역할

흡혈을 통하여 특정 병원체를 갖게 되고 다른 숙주를 흡혈하면서 이를 전파하는 역할이 의학적으로 매우 중요하다.

(1) 나방파리과: *Phlebotomus*속

① 리슈만편모충증(leishmaniasis): 리슈만편모충의 모든 인체감염 종을 매개한다. 체내에서 promastigote형이 자라서 새로운 숙주에 주입하여 발병하게 한다.

② 나방파리열(sand fly fever): Arbovirus를 매개하여 일으킨다. 가벼운 열병으로 뎅기열과 비슷하다.

③ 오로야열(Oroya fever, bartonellosis): 안데스 북부에서 유행한 것으로 *Bartonella bacilliformis*가 병원체이다. 피부에 구진을 만들고 고열을 유발하며, 혈구와 내피망상세포를 파괴하므로 사망률이 높다.

(2) 깔따구과

*Culicoides*속이 중요하며, 물린 자리가 가장 심하게 아픈 종이다(gnats, midges). 국내에 여러 종이 기록되어 있다. 다음 사상충의 중간숙주로 작용한다.

① *Mansonella ozzardi*: 사상충의 일종이다.

② *Dipetalonema perstans*: 사상충의 일종이다.

③ *Onchocerca reticulata*: 말의 사상충이다.

(3) 먹파리과

*Simulium*속의 파리에 물리면 직접 피해가 심하다. 수포와 구진을 만들고 점상출혈도 유발한다. 이 종류가 회선사상충(*Onchocerca volvulus*)을 매개한다. 회선사상충은 피하림프관에 기생하며, 큰 피하결절을 만든다. 미세사상충(microfilaria)에 대한 조직반응으로 river blindness를 유발하여 실명할 수 있다.

(4) 등에과

물린 자리가 심하게 아프고 출혈도 있다. 말과 소도 크게 영향을 받는다. *Chrysops*가 tularemia를 매개하고, 로아사상충(*Loa loa*)의 중간숙주로 작용한다.

(5) 체체파리아과

아프리카수면병의 원인충인 감비아파동편모충(*Trypanosoma gambiense*)과 로데시아파동편모충(*T. rhodesiense*)을 매개한다. 물린 자리에 일시적으로 피부염이 나타나며 초기에는 발열과 림프선염이 나타난다. 장기적으로는 만성감염이 뇌염을 초래하여 수면병 상태가 된다.

3) 기계적인 질병의 매개

이는 주로 비흡혈성인 집파리에 의해 일어난다. 구더기가 자라는 곳은 매우 비위생적이고 여러 미생물이 많은 곳이며, 성충도 동식물의 배설물이나 부패하는 사체를 주로 먹는다. 따라서 다리나 장 내용물에 여러 미생물을 가지고 있다가 기계적으로, 혹은 구토하거나 배설하여 병원체를 전파할 수 있다. 물론 사람의 음식물을 오염시킬 수도 있고, 상처를 오염시켜 경피감염을 일으킬 수도 있다. 파리가 매개할 수 있는 세균으로 장티푸스균, 파라티푸스균, 이질균, 콜레라균, Anthrax, 소아마비바이러스, 페스트균, 결핵균 등이 있고, 이질아메바와 람블편모충, 장내원충도 매개한다.

4) 구더기증(승저증, myiasis)

구더기증은 인체에 파리류의 유충인 구더기(dipterous larvae)가 감염된 상황을 말한다. 일단 침입에 성공한 유충은 일정 기간 체내에서 성장한다. 침입한 부위와 종류에 따라 유충을 구분한다. 피하나 폐에 감염되면 잘 자란 구더기가 병소에 모여서 조직을 파괴하고 염증을 유발하는데 임상적으로는 종괴로 나타난다. 위나 장, 비뇨생식기, 외이도 같은 관이 있는 부위나 외부와 연결이 있는 피부에 감염되면 구더기가 자라면서 번데기가 되기 위하여 기어 나올 때 비로소 알게 된다. 이러한 경우 병소를 찾아 남은 구더기와 파괴된 조직 부스러기를 제거해야 빨리 낫는다.

(1) 구더기증의 종류

① 특이 구더기증

정해진 부위만 침입하는 종류로 피하, 코, 눈, 장 안으로 들어간다. *Cordylobia anthropophaga*, *Chrysomya bezziana*, *Wohlfahrtia magnifica*, *W. vigil*, *Callitroga americana* 등 Oestridae과의 모든 종이 해당한다.

② 반특이 구더기증

보통은 일정한 부위에 산란하지만 상처나 악취가 나는 병소가 있으면 산란하여 구더기증을 일으키는 종류이다. Calliphoridae, Muscidae, Sarcophagidae, Anthomyidae, Pgoridae과 등 여러 과의 많은 종이 여기에 속한다.

③ 우연 구더기증

알이나 유충이 우연히 소화관에 침입하거나, 종에 따라 항문주위나 요도에 산란한 유충이 소화관이나 비뇨생식기로 침입하여 유발되는 경우이다.

- Muscidae과: *Musca domestica*(장, 요도), *Muscina stabulans*, *Stomoxys calcitrans*(장)
- Anthomyidae과: *Fannia canicularis*, *F. scalaris*(장, 요도)
- Sarcophagidae과: *Sarcophaga haemorrhoidalis*, *S. fuscicauda*(장)

- Syrphidae과: *Tubifera tenax*, *Syrphus* spp.(장)
- Phoridae과: *Megaselia scalaris*(장)
- Piophilidae과: *Piophila casei*(장)
- Rhyphidae과: *Rhyphus fenestralis*(장)

(2) 파리 종별 구더기증의 특성

① 쉬파리과(Family Sarcophagidae, flesh flies)

중대형 파리로 회색을 띤다. 암컷은 태생으로 구더기를 직접 상처 부위나 부패한 동물 사체, 분변에 낳는다. 인체구더기증을 일으키는 대표적인 종류이고, 각 체절에 작은 가시가 있다. 양쪽으로 호흡하는 amphipneustic으로 후방기문(後方氣門)이 속 깊은 곳에 묻혀 있다. 부패한 유기물의 청소부(scavenger) 역할을 하며, 장이나 피부 구더기증을 일으킨다. *Sarcophaga haemorrhoidalis*, *S. fuscicauda*, *S. carnaria* 등이 흔한 종이고, 종 감별은 성충으로 키워서 하는 것이 유리하다.

② 검정파리과(Family Calliphoridae, calliphorid flies)

대형으로 배가 청색 또는 녹색의 금속광택을 띤다. 가축을 주로 공격하는 종이고 부패하는 동물사체에서 주로 발생한다. 모든 종류의 상처에서 인체구더기증을 일으킬 수 있다. *Callitroga americana*는 주로 일차감염의 원인이 되고, *C. macellaria*는 청소부로 이차적인 침입을 한다. *Chrysomya*는 아프리카에서 중요한 속으로 *C. marginalis*, *C. albiceps*, *C. rufifacies* 등이 중요하다. *Calliphora*는 발육이 특히 빠른 속으로 장과 코구더기증을 흔히 일으킨다. *C. vomitoria*, *C. vicina*, *C. livida*가 중요한 종이다. 금파리속(green bottle flies, *Lucilia*)에 많은 종이 있으나 *L. caeser*, *L. sericata*, *L. illustris*, *L. cuprina*, *L. silvarum*이 중요하다. 황록색이나 감색의 금속광택을 가지는 것이 많고, 부패한 고기나 유기물에서 발생한다. 빨리 성숙하여 9–14일이면 알에서 성충이 된다. Tumbu fly(*Cordylobia anthropophaga*)는 열대 아프리카에서 중요한 종으로 피부에 산란하며, 유충이 직접 피부를 뚫고 피하구더기증을 일으킨다.

③ 꽃파리과(Family Anthomyidae)

회색 또는 흑갈색의 흔한 파리이고, 부패하는 유기물에서 발생한다. 사람이 우연히 섭취하면 구더기증을 일으킨다. 거의 변소에서 발생하여 집 안으로 침입한다.

*Fannia*속이 중요하다.

④ 양파리과(Family Oesteridae)

*Oestrus*와 *Rhinoestrus* 두 속이 주로 양과 말에 구더기증을 일으킨다. 성충이 콧구멍에 산란하면 구더기가 코 속으로 들어가 부비동까지 들어가 자란 후 배출된다.

⑤ 피부파리과(Family Cuterebridae)

매우 큰 파리로 유충 시기에 포유류의 피부와 코 속, 인두에 기생한다. 사람과 소, 개, 고양이, 양, 토끼를 숙주로 삼고, 중남미에 광범위하게 분포한다. *Dermatobia hominis*(human bot fly)가 중요하다.

⑥ 쇠가죽파리과(Family Hypodermatidae, cattle bot flies)

*Hypoderma bovis*와 *H. lineatum*이 흔한 종으로 보통 소에서서 관찰되며, 사람과 말에서도 드물게 관찰된다. 구더기가 피부를 뚫고 침입하여 8-10개월간 체내에서 성숙한 후에 숙주 밖으로 나가 번데기가 된다.

⑦ 말파리과(Family Gasterophilidae, horse bot flies)

말에서 주로 발생하나 개, 돼지, 사람에게서도 발견된다. 유충이 주로 피하구더기증을 일으키며 creeping eruption의 원인체로 알려져 있다. 세계적으로 분포하며 *Gasterophilus intestinalis*, *G. nasalis*, *G. haemorrhoidalis*는 털에 놓인 알에서 유충이 부화하고, 이 유충이 입을 통하여 장에 들어가 일 년 정도 성장한 후 외계로 나와 번데기가 된다.

⑧ 꽃등에과(Family Syrphidae)와 노란굴파리과(Family Chloropidae)

Family Syrphidae의 *Tubifera tenax*는 긴꼬리구더기로 사람이 장구더기증을 유발한다. Family Chloropidae는 쥐파리에 속하며 눈물, 밥, 상처 분비물 등을 먹고 산다.

5 구제(驅除)

파리 관리에서 가장 중요한 것은 발생원을 제거하는 것이다. 집 주위에 부패하는 유기물 덩어리를 제거하는 것이 가장 이상적이다. 성충에 살충제를 뿌리거나 알 또는 유충을 살충제로 구제하는 방법도 있다.

참고문헌

Kim JS, Seo PW, Kim JW, Go JH, Jang SC, Lee HJ, Seo M (2009) A nasal myiasis in a 76-year old female in Korea. Korean Journal of Parasitology 4: 405-407.

Park JM, Kim HJ, Choi YJ, Yong TS, Ree HI, Lee MG (2009) A case of furuncular cutaneous myiasis after traveling to Cameroon. Korean Journal of Dermatology 47: 600-603.

113 사람벼룩, 쥐벼룩, 기타 벼룩류

Pulex irritans, Xenopsylla cheopis, and other fleas

1 개요

세계적으로 분포한다. 사람 이외에 여러 온혈동물에도 기생할 수 있다. 과거에는 매우 널리 흔하게 분포하였으나 최근에는 많이 감소하고 있다. 특히 우리나라에서는 찾아보기 어려울 정도로 감소하였다.

2 형태와 생활사

1) 형태와 분류

벼룩목(Order Siphonaptera)은 날개가 없고 몸은 옆으로 납작하며, 성충의 크기가 1–3 mm 정도로 작은 종류이다. 단단한 키틴질의 외피가 있어 외부 기생충으로 적합하며 갈색을 띤다. 다리는 세 쌍이며 맨 뒤의 한 쌍이 특히 길어서 뛰어오르는 데(jumping)에 적합하다. 머리는 하나, 가슴은 세 개, 배는 서른 개의 체절로 나뉘어 있다. 머리 가운데 굵고 짧은 몽둥이 모양의 촉각(觸覺, antennae) 한 쌍이 촉각구(觸覺溝)에 매몰되어 있고, 이를 중심으로 머리가 전엽(frons)과 후엽(occiput)으로 나뉜다. 전엽에 한 쌍의 눈이 단안(單眼)으로 존재하며, 앞쪽 끝에 흡혈할 수 있는 입 구조물이 있다. 입은 숙주의 피부를 쉽게 뚫는 침 모양의 주둥이(epipharynx) 하나를 중심으로 한 쌍의 뾰족한 턱(maxilla)이 흡혈관을 이루며, 한 쌍의 턱판(maxillary plater), 입술(labial plates)과 턱 흔적(rudimentary mandible)이 부속기를 이룬다. 종류에 따라 배 쪽으로 입큰가시(genal comb, ctenidium)가 있어 이(齒, teeth)의 구실을 하기도 한다. 가슴은 세 개의 마디로 나뉘고, 배 쪽으로 각각 한 쌍의 다리가 붙어 있다. 이 다리는 길이가 길고 끝에 만곡(claw)이 있어 숙주의 털 속에서 활동하기에 좋다. 첫째 마디의 등 쪽에 등큰가시(pronotal comb)가 나 있는 종류가 있어 분류에 이용된다. 열 개의 배마디에 털(毛, bristles)이 일정하게 나 있고, 일곱 번째 마디에 큰 꼬리털(antepygidial bristle)이 하나 있다. 열 번째 마디의 등에 가는 털로 덮인 안장 모양의 꼬리혹(pygidium)이 붙어 있는데, 이는 감각기의 일종으로 간주된다. 마지막 세 마디는 생식기로 변형되어 암수가 구분된다. 수컷은 긴 음경(陰莖, cirrus)이 말려서 들어가 있고, 암컷은 난소(卵巢, ovary)와 수정낭(受精囊, seminal receptacle, spermatheca)이 있다. 수정낭은 키틴 주머니로서 수컷에게 받은 정액을 보관하며, 그 모양이 종 감별에 이용된다. 소화기는 입, 인두, 위 또는 중장(stomach or midgut), 후장(hindgut), 직장(rectum), 항문으로 이어진다.

의학적으로는 페스트를 매개하는 열대쥐벼룩(*Xenopsylla cheopis*)이 가장 중요하며, 그밖에 사람벼룩(*Pulex irritans*), 개벼룩(*Ctenocephalides canis*), 고양이벼룩(*C. felis*), 유럽쥐벼룩(*Nosopsyllus fasciatus*), 장님쥐벼룩(*Leptopsylla segnis*) 등을 주요 종으로 들 수 있다.

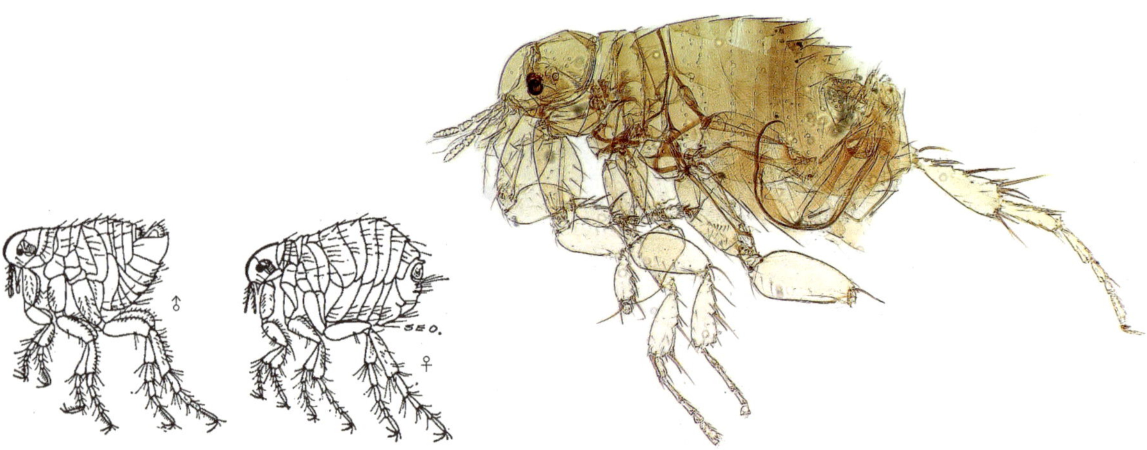

그림 168. 사람벼룩(*Pulex irritans*)의 모식도(암, 수)와 실물 표본.

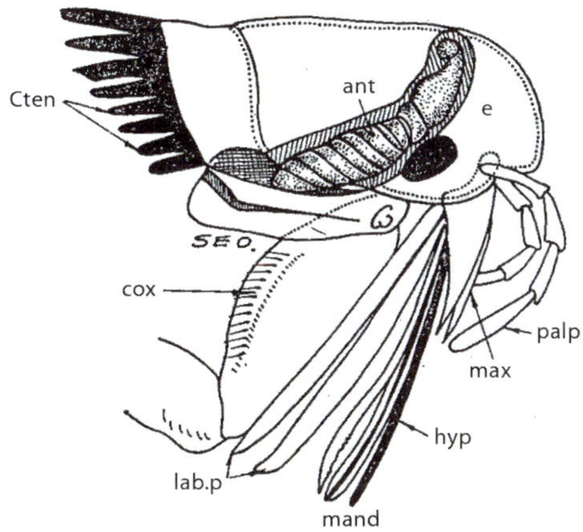

그림 169. 유럽쥐벼룩(*Nosopsyllus fasciatus*)의 목 부위와 주둥이.
ant. 촉각, **e.** 눈, **cten.** 입큰가지(ctenidium palp), **max.** maxilla, **palp.** maxillary palpus,
lab.p. labial palpus, **cox.** 기질, **hyp.** 하인두(hypopharynx).

2) 생활사

성충은 숙주의 체표와 둥지 모두에서 발견된다. 암컷 성충이 교접과 흡혈 후에 작은 난형의 알을 낳는데, 사람벼룩은 마루 틈, 카펫이나 방구석의 먼지에 산란한다. 이 알은 3–10일에 부화하여 유충이 되며, 이 유충은 주위의 유기물과 성충의 배설물을 먹으며 두 번 탈피하여 7–100일에 번데기로 자란다. 좋은 조건이면 1–2주에 성충이 되며, 유충이나 번데기 상태로 저온에서도 수개월간 생존할 수 있다. 성충은 수일 만에 생식력을 갖고 산란한다.

3 병리와 증상

1) 직접 피해

사람벼룩 또는 다른 동물의 벼룩에 물릴 경우 피부에 발진이 생기고, 경우에 따라서 이차적인 세균감염이 올 수 있으며 매우 가렵다. 피부과 의사가 환자에게 옮아 발병하기도 한다. 벼룩 중에 피부를 뚫고 흡혈함으로써 피부염을 유발해 사람을 괴롭히는 종류도 있다. 이 유형은 특히 모래벼룩(*Tunga penetrans*)에서 심하다. 사람뿐 아니라 개, 고양이, 쥐 등 여러 온혈 동물의 피부에 터널을 만들어 기생하며, 암컷이 크게 팽창하면서 피부 궤양을 만든다.

2) 다른 질병의 매개체

대부분의 벼룩은 직접적인 피해보다는 다른 질병을 전파하는 것이 더 문제가 된다.

(1) 흑사병(페스트, pest 또는 plague)

그람음성인 페스트균(*Yersinia pestis*)의 감염에 의하여 생기는 급성 전염병이다. 보통은 집쥐 사이에서 동양쥐벼룩이 매개하여 전파하는데, 사람이 균을 가진 벼룩에 물리면 감염된다. 림프절이 붓고 패혈증과 폐렴으로 발전하며 치사율이 높다. 이 균을 가진 벼룩은 흡혈이 어려워 여러 번 숙주를 공격하고, 이 때문에 질병이 더욱 확산된다. 구토물이나 변에 섞인 세균이 피부의 상처를 통하여 감염된다.

(2) 발진병(murine typhus fever, endemic typhus)

동양쥐벼룩이 병원체인 *Rickettsia typhi*를 매개하여 전파한다. 임상적으로 가벼운 발진티푸스와 비슷하다.

(3) 개조충(*Dipylidium caninum*)의 중간숙주

개벼룩과 사람벼룩이 개조충의 중간숙주로 작용한다. 벼룩의 성충이 개조충의 유낭미충(cysticercoid)을 보유하여 종숙주를 감염시킨다. 사람이 이조충에 감염되면 대개 특이 증상이 없으나, 편절이 대변으로 배출된다.

(4) 쥐조충(*Hymenolepis diminuta*)의 중간숙주

사람벼룩과 동양쥐벼룩이 이조충의 중간숙주가 되어 이를 전파한다. 별다른 증상은 없다.

4 진단

벼룩의 감염은 사람의 몸이나 옷, 침구에서 성충을 보고 진단한다. 개나 고양이의 경우에는 털 속의 성충을 보고 진단한다.

5 치료와 구제(驅除)

벼룩은 여러 종의 숙주에 기생할 수 있어 구제에 사람과 애완동물을 포함시켜야 한다. 특히 사람을 잘 무는 종은 사람벼룩과 쥐벼룩이므로, 쥐구멍이 가까이에 있을 경우에는 특별한 관리가 필요하다. 살충제로 1% rotenone, 4% malathion, 1% pyrethrine 등을 사용하며, 실질적으로 쥐를 없애는 것이 중요하다.

114

거미류 개요

거미강(Class Arachnida)의 여러 절지동물 중에서 의학적으로 문제가 되는 것은 세 개 목으로서, 전갈목(Order Scorpionida)과 거미목(Order Araneida), 진드기목(Order Acarina)이 이에 해당한다. 매개체로서 진드기가 의학적으로 특히 중요하다. 이들은 가장 발달한 절지동물군이며 머리처럼 보이는 주둥이 즉 구기(capitulum), 머리와 가슴이 하나로 붙은 두흉부(頭胸部, cephalothorax, prosoma), 배(腹部, abdomen, opisthosoma)로 구성된다. 더듬이가 없으며, 성충과 약충(nymph)의 다리는 네 쌍(8개), 유충(larva)의 다리는 세 쌍(6개)이다. 소화기가 잘 발달했고, 위는 먹이를 상당기간 저장할 수 있다.

115 전갈

Scorpion

1 개요

거미강의 전갈아강에 속하는 군으로 *Buthus*, *Tityus*, *Androctonus* 속의 종이 의학적으로 문제가 된다. 땅에 기거한다. 맨발로 다니는 열대지역 사람이 어두운 상황에서 전갈을 보지 못하고 밟았다가 물리는 경우가 많다. 주로 거미와 큰 곤충을 먹고 살며, 중남미와 북아프리카, 중동, 인도에서 발견된다. 우리나라에 자연적으로 서식하는 전갈은 없다.

2 형태와 생물학

두개의 커다란 pedipalps가 특징적으로, 끝에 집게가 있다. 두흉부와 배로 나뉘며, 배는 시작부에 일곱 개의 넓은 마디가 있고, 뒤 끝에 다섯 개의 가는 마디가 있다. 뒤쪽의 가는 마디들은 등 쪽으로 굽혀지며, 가장 뒤의 마디 끝에 독침이 있고 이 끝에 독물샘이 연결되어 있다.

전갈은 유충을 직접 낳는 태생이다. 수개월의 임신기간을 거쳐 새끼가 태어나 어미의 등에서 일정 기간 머무른다. 육지에 살며 야행성이다. 이동할 때는 앞 집게발을 높이 들고 배의 뒤 끝을 위로 말아 올린다. 주로 거미와 큰 곤충을 먹고 산다.

3 전갈독증의 병리와 증상

몸집이 큰 전갈일수록 해를 크게 입힐 수 있다. 특히 5세 이하의 어린이들은 중한 상태에 이를 수 있다. 독성이 강한 종에 찔리면 찔린 부위가 아프고, 통증이 점점 주위로 퍼져 나간다. 림프선염이 나타나며 전신증상으로 손가락, 발가락, 뺨이 감각을 잃거나 얼얼할 수 있다. 의식장애나 환각, 반신마비를 일으킬 수도 있으며, 독성이 강하고 주입된 양이 많은 경우에는 중독 1-2시간 만에 호흡마비로 사망할 수 있다. 전갈의 종에 따라 독작용은 신경독, 용혈, 출혈, 백혈구파괴, 응혈, 심근독, 혈관독, 레시틴 또는 콜레스테린(콜레스테롤), 단백질분해효소 등으로 작용한다.

4 진단과 치료

벌겋게 부어오른 한 부위에 하나의 침 자국이 있고, 아프거나 저린 감각이 퍼져 나가는 증상을 호소하면 일단 의심할 수 있다. 속히 진통제를 투여하거나 심하면 국소마취를 해야 한다. 기도유지와 혈압유지도 중요하고, 인공호흡까지도 준비하여야 한다. 대부분의 경우 항독혈청을 근육내로 주사한다. 그 외에 여러 자율신경계 약물을 보조 증상완화제로 사용한다.

5 예방

전갈이 위험한 지역에서는 옥외에 2% carbaryl, 10% granular diazinon 또는 0.5% gamma HCl을 뿌리고, 숨어 있을 만한 옥내에 malathion이나 lindane을 뿌린다. 집 근처에 덤불이나 쓰레기 더미를 없애고 집을 높게 돋우는 것도 도움이 된다.

116
거미
Spider

1 개요

거미는 3만 종 이상을 포함하는 거대한 생물집단으로, *Latrodectus*, *Altrax*, *Phoneutria*, *Loxosceles* 등에 속한 20–30종이 강한 독성물질을 가지고 있다. 특히 *Latrodectus*속 거미는 신경독성을 유발하여 인간에게 가장 해롭다. 우리나라에서는 현재 45과 211속, 568종이 보고되었으나 인체에 해를 입힐 정도의 독을 가진 종은 없다. 그러나 거미는 강력한 턱을 가지고 있어 피부에 심한 상처를 입힐 수 있다.

2 형태와 생활사

1) 형태

거미는 복부가 크고 두흉부가 작은 모양이다. 두흉부에서 머리와 가슴에는 얕은 골(groove)이 있어 겉으로 구분이 된다. 등은 단단한 가죽성 껍질로 덮여 있고, 무수한 털과 강모가 나 있다. 머리의 앞 끝에는 여러 쌍의 단안이 있다. 한 쌍의 구기(口器, chelicerae), 윗입술(rostrum, labrum), 외인두(epipharynx)가 주둥이를 구성하며, 인두(pharynx)를 통하여 액체 먹이를 식도로 넘긴다. 아랫입술과 pedipalp coxal lobe이 아래와 옆에 벽을 만들어 구강을 이룬다. 구기는 두 마디로 되어 있는데, 윗마디는 넓고 짧은 기저부이며 아래 마디는 끝에 독샘과 연결된 집게침을 가진다. 모두 여섯 마디로 구성된 pedipalp가 한 쌍 있고 이 중 수컷은 이들 끝의 다섯 마디로 수정을 한다. 독샘은 한 쌍의 머리 구기 기저부에 있다.

두흉부에 걸어 다니기 위한 다리가 네 쌍 있고, 각 다리는 일곱 개의 마디이다. 배는 주머니 모양이며, 아주 가는 허리를 통해 두흉부와 연결된다. 복측 표면에 한두 쌍의 호흡기 spiracles(lung-slits, book-lungs)와 한 쌍의 기관계(tracheal respiratory system)를 가진다. 외부 생식공은 배의 중앙선상의 앞쪽 1/3부에 있고, 거미줄샘(silk glands)은 뒤 배 쪽에서 몸 끝으로 열려 있다.

2) 생활사와 생물학

암컷은 수정란을 백여 개까지 알집에 싸서 덩어리로 낳는다. 유충은 알집 속에서 부화하여 일정 시기까지 그 안에서 자라는데, 8–9회 탈피하면서 몸집이 커진다. 외부생식기는 마지막 탈피단계에서 나타난다.

모든 거미는 육식성이며, 흔히 동족도 잡아먹는다. 대부분 땅 위에 살지만 물속에서 사냥하거나 집을 짓는 종류도 있다. 거미는 거미줄에 걸린 사냥감에 독침으로 독을 주입하여 죽이거나 마비시킨 후 체액을 빨아 먹는다.

3 거미독증(arachnidism)의 임상상

모든 거미가 독을 가지지만 사람에게 해를 주는 정도인 경우는 많지 않다. 거미독증은 전신성과 괴사성으로 구분된다.

1) 전신성 거미독증(systemic arachnidism)

사람이 거미의 암컷을 직접 만지거나 거미줄을 건드리면 거미가 흥분하게 되어 거미의 공격을 받는다. 주로 *Latrodectus*(black widow spider), *Atrax*, *Lycosa*, *Ctenus* 속의 거미가 해당한다. 물린 자리가 날카롭게 아프고 천천히 벌겋게 부어오른다. 림프나 혈액을 타고 독이 퍼지면서 어지럽고, 손발이 떨리며, 복통이 생긴다. 근육이 강직되고, 특히 배의 근육이 경련성 수축을 하여 급성 복증을 의심하게 한다. 가슴과 등의 근육에도 통증이 있고, 땀을 심하게 흘린다. 혈압이 오르고, 식은땀이 심하게 나며, 구토, 멀미, 두통, 발열, 창백, 부정맥, 불안, 수면장애가 오고, 심하면 어린이의 경우 발작이나 쇼크까지 이를 수도 있다. 물린 자리에 피부손상이 있어 리슈만편모충증으로 오인할 수 있다. 특징적으로 백혈구증가증이 있다.

2) 괴사성 거미독증(necrotic arachnidism, loxoscelism)

독거미에 물리면 대개 통증이 없으나 수 시간 내에 경도 혹은 중등도의 통증이 생기고, 물린 곳에 홍반과 소수포, 가려움증이 유발된다. 차차 피부가 검게 변한다. 오한과 두통, 오심이 흔히 동반된다. 일부 종의 거미에 물리면 심각한 괴사성 피부 병변을 일으키는데, 남미와 중미지역에서 발견되는 *Loxosceles*속 거미(brown reclude spider)가 가장 중요하다. 특히, *Loxosceles laeta*에 물리면 신장 손상이 일어나 사망에 이를 수 있다. 전신의 장기가 침범당해 용혈, 혈소판감소증, 파종성혈관내응고병증(dissemiated intravascular coagulation)과 급성 신부전이 일어나는 현상을 viscero-cutaneous loxoscelism(VCL)이라 하며, *Loxosceles*에 의한 거미증의 1%–13%에서 일어난다.

4 진단

진단에서 거미와 접촉한 경험 여부가 가장 중요하다. 물린 자리에 두 개의 독침자국이 있으면 특히 도움이 되며, 증상을 보고 임상적으로 진단한다.

5 치료

거미에 물렸을 때는 휴식을 취하고 수액공급을 받으며 물린 부위를 자주 씻어주며, 파상풍 예방 조치를 취하는 게 좋다. 통증이 있을 때는 진통제를 사용한다. 괴사성 거미증에는 자연치유가 가장 좋은 치료법이라 처음 3–6주 동안에는 물린 부위를 제거하지 않는 것이 좋다. 6–8주 차에도 치유가 안 될 때는 절개와 피부이식을 할 수 있다. 스테로이드는 피부괴사 치료를 막는 데 도움이 되지 않는다고 알려져 있으며, dapsone과 고압산소의 효능도 입증된 바 없다. 거미에 물린 병변만 가지고는 종 감별이 불가능하므로 진단을 위해서는 거미를 잡아야 하고, 거미를 못 잡았을 때는 환자로부터 가능한 한 형태학적 설명을 들어야 한다.

6 예방

거미가 있으리라 예상되는 경우 미리 침구와 숙소에 pyrethroid 계통의 살충제를 뿌려서 제거한다. 거미는 다른 절지동물보다 살충제에 견디기 쉬우므로 조심해야 한다.

117 진드기류

Tick, Mite

1 개요

거미강(Class Arachnida) 중의 질병매개체로는 가장 중요한 군이다. 육안으로 알아보기 힘든 작은 좀진드기(mite)부터 10 mm 이상의 참진드기(tick)에 이르기까지 크기는 종마다 다양하다. 체형은 대개 원형 또는 난원형이며, 머리와 가슴이 합쳐져 두흉부(cephalothorax)를 만들고 배가 분리되어 있다. 육지와 민물, 바닷물에서 자유생활하거나 부패한 유기물, 음식물에서 발견된다. 기생생활을 하는 종도 있다. 기생성종은 포유류와 조류, 파충류의 혈액이나 체액을 빨아먹고 산다.

2 형태와 생활사

1) 형태

구기(口器, capitulum)는 한 쌍의 촉지(觸肢, pedipalp), 배측에 있는 한 쌍의 침 모양 협각(chelicera), 복측에 있는 하구체(下口體, hypostome)로 구성된다. 언뜻 보기에 구기가 두흉부의 선부인 것처럼 보인다. 성충의 다리는 모두 네 쌍이고 유충에서는 세 쌍이다. 마지막 다리가 첫 변태 후에 나타난다. 다리는 6–7개의 마디로 이루어진다. 다리의 끝에 갈고리 모양의 발톱이 있다. 위가 발달하여 먹이를 오래 저장할 수 있고, 장은 짧다. 생식기는 복측에 위치하며 종에 따라 다양하다.

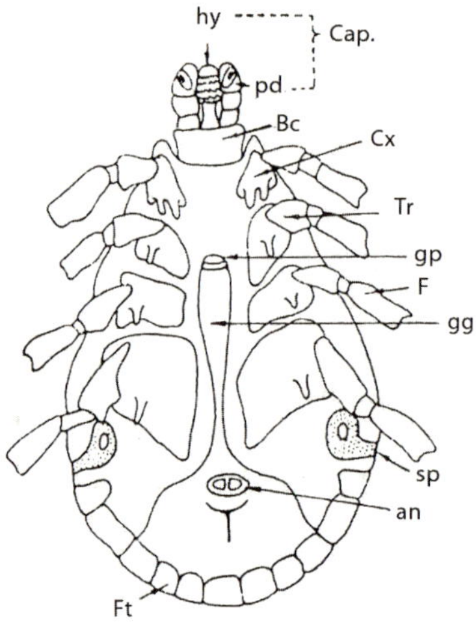

그림 170. *Dermacentor andersoni*의 외형.
an. 항문, **Bc.** 구기 기체(基體), **Cap.** 구기(口器), **Cx.** 기절(coxa), **F.** 퇴절(femur), **Ft.** festoon, **gg.** 생식구, **gp.** 생식공, **hy.** 하구체, **pd.** 촉지, **sp.** 기공, **Tr.** 전절(trochanter).

2) 생활사

진드기목 진드기의 생활사에는 알, 유충, 번데기, 성충의 네 시기가 있다. 보통 종에 따라 땅, 유기물 서식처, 숙주 체내 또는 피부에 알을 낳는다. 참진드기는 여러 개, 좀진드기는 하나의 알을 낳는다. 부화한 유충은 다리가 여섯 개이고, 성충과는 다른 모습을 한다. 한 번 먹이를 충분히 먹고 탈피하여 번데기가 되는데, 번데기는 다리가 여덟 개이다. 번데기가 1–3회 탈피하여 2차 휴식기에 들어가는데, 이때부터 체형이 성충과 비슷하고 암수 구분이 된다. 진드기는 굶으면서 1년 정도 견디고, 성충은 보통 4–5년 생존한다. 종에 따라 생활사가 한 숙주에서 완성되는 것(*Boophilus annulatus*, *Dermacentor albopictus*), 두 숙주를 필요로 하는 것(*Rhipicephalus evertsi*, *Hyalomma aegyptium*), 세 숙주를 필요로 하는 것(*Dermacentor andersoni*, *D. variabilis*), 그 이상의 숙주를 필요로 하는 것(*Argas persicus*, *Ornithodoros moubata*)으로 나눌 수 있다.

3 진드기목의 분류

일반적으로 진드기목 중에서 의학적으로 중요한 것은 아래 상과(上科, superfamily)에 속한다.

1) 참진드기상과(Superfamily Ixodoidea, ticks)

큰 진드기로 주둥이도 크고 껍질이 가죽같이 단단하다. *Argas*, *Ixodes*, *Dermacentor*, *Ornithodoros*가 이에 속한다.

2) 식물진드기상과(Superfamily Oribatoidea)

작은 좀진드기로서 식물의 뿌리에 살며, 조충인 *Moniezia*, *Anoplocephala*의 중간숙주이다.

3) 옴진드기상과(Superfamily Sarcoptoidea, itch mites)

작은 진드기로 전 생애에 기생생활을 한다. 주둥이가 작고, 눈과 기관이 없다. *Sarcoptes scabiei*가 대표 종이다.

4) 식품진드기상과(Superfamily Tyroglyphoidea, food mites)

체표가 원활하고 집 안이나 음식에서 흔히 관찰된다. *Tyroglyphus longior*가 대표 종이다.

5) 모낭진드기상과(Superfamily Demodicoidea, follicular mites)

체장이 길고 눈이 없다. 대표 종은 *Demodex folliculorum*이다.

6) 기생진드기상과(Superfamily Parasitoidea, parasitoid mites)

주둥이가 작고, 눈이 없으나 기관이 있다. *Liponyssus bacoti*, *Dermanyssus gallinae*가 이에 속한다.

7) 먼지진드기상과(Superfamily Tarsonemoidea, tarsonemoid mites)

체표가 두껍지 않고 기관이 있다. 두흉부와 복부를 구분할 수 있다. *Dermatophagoides farinae*, *Dermatophagoides pteronyssinus*, *Pediculoides ventricosus* 등이 대표 종이다.

8) 털진드기상과(Superfamily Trombidoidea, chiggers or red mites)

유충이 흡혈기생생활을 하고, 성충은 자유생활을 한다. 두흉부와 복부를 구분할 수 있고, 눈과 기관이 있다. *Trombicula akamushi*, *T. autumnalis*, *T. alfreddugesi* 등이 중요하다.

118
참진드기
Tick

1 개요

흡혈성 체외기생충으로 다리가 세 쌍인 유충(larva)과 다리가 네 쌍인 약충(nymph), 그리고 성충 시기가 있다. 좀진드기와 다른 점은 주둥이 겉이 톱 모양 이빨로 덮여 있

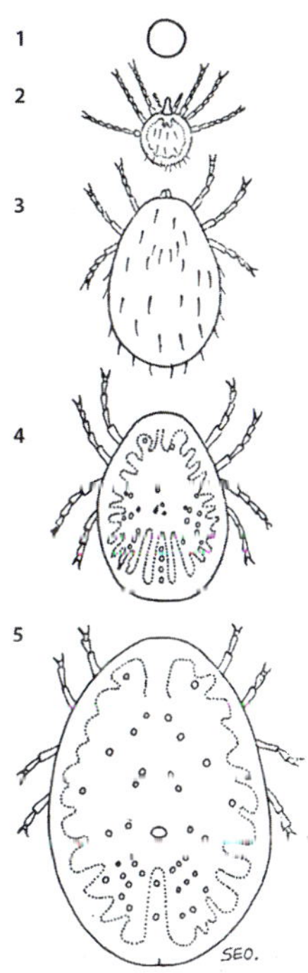

그림 171. *Argas persicus*의 발육단계.

1. 충란, **2.** 육각유충, **3.** 흡혈한 육각유충, **4.** 팔각유충, **5.** 흡혈한 약충.

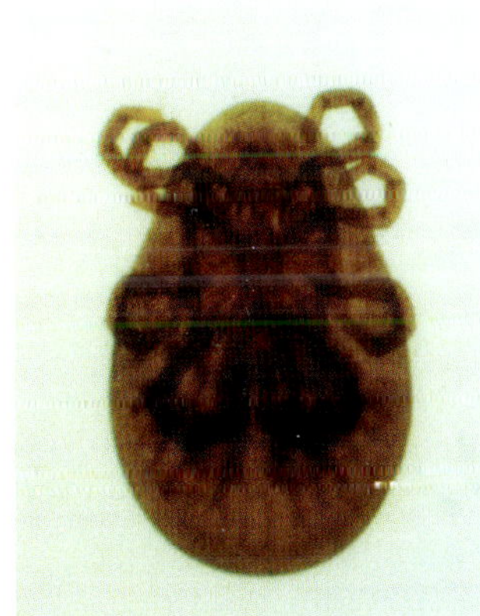

그림 172. *Argas persicus*의 실물 표본.

고(armed hypostome), 감각기인 Haller's organ이 첫 번째 다리의 첫 마디 등면에 위치한다. 한 쌍의 기공(tracheal spiracular opening)이 셋째 또는 넷째 다리의 기저부에 위치한다. 완전하게 자란 암컷은 15-20 mm 정도까지 되는 큰 종류이며, 수컷은 약간 작은 수준이다.

크게 두 군으로, 물렁진드기과(Family Argasidae, soft tick)와 참진드기과(Family Ixodidae, hard tick)로 나눈다. 각 진드기는 형태와 생물학적인 특성이 있지만 의학적인 문제에서는 공유하는 부분이 많아 함께 다루면서 특징만 간단하게 언급한다. 이 두 군 모두 주로 야생동물이나 가축에 기생하며 간혹 우발적으로 사람을 흡혈하기도 한다.

2 분류

1) 물렁진드기류(Family Argasidae, soft tick)

등에 단단한 등껍질(scutum)이 없고, 주둥이(capitulum)는 복면(ventral)의 앞발 사이에 위치하고 기공이 셋째 다리 뒤에 위치한다. 아래 속(genus)들이 이 집단에 속한다.

(1) *Argas*

(2) *Ornithodoros*

(3) *Otobius*

(4) *Antricola*

2) 참진드기류(Family Ixodidae, hard tick)

단단한 등껍질(scutum)이 수컷의 등 전체를, 암컷과 유충 또는 약충의 앞쪽 일부를 덮고 있다. 주둥이가 등껍질보다 앞으로 많이 돌출하고, 기공은 넷째 다리 옆에 위치한다. 아래 속(genus)들이 이 집단에 속한다.

(1) *Boophilus*

(2) *Dermacenter*

(3) *Ixodes*

(4) *Amblyomma*

(5) *Rhipicephalus*

(6) *Haemaphysalis*

(7) *Riphicenter*

(8) *Hyalomma*

(9) *Aponomma*

3 형태와 생활사

1) 형태

(1) 주둥이

참진드기의 구조물 중에서도 특징적인 것으로서, 생물학적으로 매우 중요한 구조이며 종 감별에도 이용된다. 주둥이의 기저부에 basis capituli가 있고, 여기에서 여러 구조물이 돌출한다. 가운데 있는 hypostome이 중심구조인데, 이것의 배측은 매끈하게 돌출하나 복측은 이빨이 톱니같이 종열로 나 있다. 이 구조가 숙주의 피부를 뚫고 매달리는 데 중요한 역할을 한다. 감염된 충체를 제거할 때 이 부분이 조직에 남아 피부에 오랫동안 손상을 줄 수 있다. Hypostome의 배측에 chelicera가 한 쌍 붙어 있다. 이 역시 날카로운 이빨 구조를 가져 숙주조직을 자르는 역할을 하며, 손상된 조직에 hypostome과 함께 매몰되는 구조이다. Chelicera 바깥에 한 쌍의 pedipalps가 위

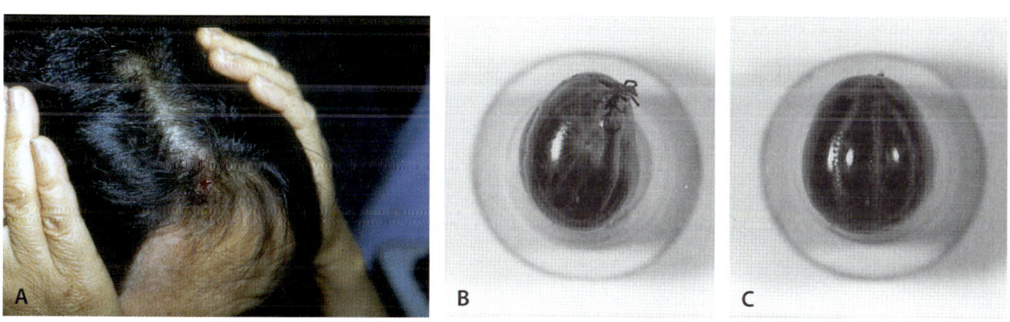

그림 173. 일본참진드기(*Ixodes nipponensis*)에 의한 두피감염 환자(A)와 상처 부위에서 추출한 진드기(B-C). Lee et al.(1989)에서 인용.

치한다. 이는 네 개의 마디로 이루어져 있고, 흡혈할 때 지탱하는 구조물이다. Basis capitulum의 배측에는 한 쌍의 porose area가 있는데, 이는 분비기능을 한다.

(2) 표면

진드기의 배부(dorsal)에는 여러 무늬와 색깔, 골이 있어 감별진단에 도움이 된다. 복부에는 전반부 또는 3/5 부위에 다리 네 쌍이 위치한다. 각 다리의 기저부에는 방패 모양의 판이 있다. 생식공이 복부 전반부의 중앙선 상에 위치하고 항문이 몸의 뒤 끝에서 약간 앞쪽으로 나 있다.

(3) 소화기관

내부 소화기는 hypostome과 chelicerae가 만나 만드는 넓은 관에서 시작한다. 여기에 침샘이 연결되고 근육성 인두가 이어져 피를 빨기에 적합한 구조를 이룬다. 이 연결부에 꼭지(stylet)가 있어 인두에서 입으로 내용물이 역류하는 것을 막는다. 인두에 이어 식도와 위가 있고, 여러 개로 나뉜 맹장(branched ceca, lateral diverticula)이 연결된다. 맹장은 복부의 양쪽 바깥을 차지하여 흡혈 후 혈액의 저장고 역할을 한다. 소장(예: ixodid and argasid ticks)과 직장이 있고 항문으로 이어진다. 침샘이 한 쌍 있는데 이는 인두 옆에 위치하여 주둥이와 연결된다. 침이 항응고제로 작용하며 때로 독작용을 하는 경우가 있다.

(4) 배설기관

모세관으로 구성된 말피기관(Malpighian tubules) 한 쌍이 몸 안에 분포하고, 직장으로 연결된다.

(5) 생식기관

수컷의 생식기관은 정소가 한 쌍 있고, 정관을 통해 하나로 합쳐져서 생식공으로 연결된다. 암컷의 생식기관 중 난소는 몸 뒤쪽으로 비스듬하게 위치하고, 여기서 한 쌍의 난관이 길고 꼬불꼬불하게 이어져 하나의 자궁과 질로 연결된다.

2) 생활사

성숙한 수컷은 주로 기생 중인 암컷을 찾아 교접한다. 드물게는 땅 위에 기어 다니는 암컷과 교접하기도 한다. 암컷이 Gene's organ에서 분비하는 기름분비물로 싸서 알을 깐다. 이 알에서 나온 유충(larva)은 다리가 여섯 개이다. 이 유충이 숙주를 찾아 흡혈한 다음 숙주에서 떨어져 나와 약충(若蟲, nymph)이 된다. 약충은 다리가 4쌍이지만 생식기가 완성되어 있지 않다. 약충이 다시 흡혈한 다음 성충으로 자란다. 참진드기는 약충에서 1회 탈피하지만 물렁진드기는 5회 탈피하며 탈피 때마다 흡혈을 한다.

진드기는 그 생애를 통해 3종의 숙주에서 흡혈하는 것이 보통이지만 한 가지 숙주에서 일생을 보내는 종류도 있다(예: *Boophilus* sp.).

4 병인과 증상

1) 진드기에 의한 피부염

흡혈할 때 진드기가 톱니 모양의 주둥이를 피부에 찔러 넣어 피부 손상을 일으키고, 침(針)을 주입하여 독작용과 알르레기를 유발한다. 흡혈 후 주둥이의 일부가 피부에 남아 있으면 염증반응이 더욱 심해진다. 진드기의 종류와 수에 따라 어떤 경우에는 피부에 궤양이나 농양을 만들기도 하고 패혈증(sepsis)까지도 유발할 수 있다.

2) 참진드기성 마비(tick paralysis)

진드기가 흡혈하면서 주입한 침이 독작용을 일으키는 경우를 말한다. 목이나 머리가 물릴 경우에 흔히 나타난다. 고열이 나타나며, 하지부터 서서히 근육이 마비되어 호흡곤란까지 생기며 심할 경우 사망하기도 한다. 진드기에 물리고 나서 1–5일 후 발생한다.

3) 진드기 매개 질병

진드기는 원충, 세균, 리케차, 바이러스 등 많은 병원체를 매개하며, 사람보다도 가축에서 그 피해가 더 심각하다.

(1) 티푸스열(typhus fever)

진드기가 매개하는 리케차에 의한 급성 발진성 티푸스질환을 말한다. 안델슨참진드기(*Dermacenter andersoni*)가 로키산홍반열(Rocky Mountain spotted fever)을 전파한다는 사실이 잘 알려져 있고, 지역별로 여러 종의 진드기가 American spotted fever, Boutonneuse fever, Queensland tick typhus, Siberian tick typhus 등의 열병을 매개한다.

(2) 재귀열(relapsing fever)

물렁진드기의 하나인 *Ornithodoros moubata*가 스피로헤타(spirochetes)균을 전파하여 생기는데 이는 endemic type에 해당한다.

(3) 야생토끼병(tularemia)

Ixodes, *Haemaphysalis*, *Dermacenter* 등의 진드기가 세균의 하나인 *Francisella tularensis*를 매개하여 일으키는 질환으로 림프절염과 피부궤양이 주요 병변이다.

(4) 라임병(Lyme disease)

Ixodes spp.의 진드기가 *Borrelia*균을 매개하여 생기는 전신성 질환이다. 류머티스열과 임상상이 비슷하다.

(5) 뇌염(tick encephalitis)

Ixodid 진드기가 flavivirus를 매개하여 유발하는 뇌염으로 유럽, 러시아 등에서 널리 유행한다.

(6) 출혈열(hemorrhagic fever)

Ixodes, *Dermacenter*, *Boophilus* 등의 진드기가 flavivirus를 전파하여 여러 가지 출혈열을 일으킨다. Omsk hemorrhagic fever, Crimean-Congo hemorrhagic fever, Colorado tick fever 등이 알려져 있다.

(7) 바베스열원충증(babesiosis)

Ixodes dammini 등의 진드기가 *Babesia* spp. 원충을 매개하여 가축과 사람에 고열과 빈혈을 일으킨다.

(8) 범안열원충증(theileriasis)

Haemaphysalis, *Riphicephalus*, *Hyalomma* 등의 진드기가 *Theileria* spp. 원충을 매개하여 가축에 치명적인 해를 입히므로 수의학적으로 중요하다.

5 진단

사람의 피부에 진드기가 붙어 있는 경우에는 육안으로 진단할 수 있다. 참진드기성 마비는 과거력과 증상을 근거로 진단하며, 다른 삼염성 질환은 병원체를 분리하거나 혈청학적 검사로 진단한다.

6 치료와 예방

진드기가 피부에 붙어 있는 경우에는 이를 제거하고 손상된 피부를 치료한다. 이때 진드기의 주둥이까지 완전히 제거되도록 주의해야 한다. 진드기가 유행하는 지역에서는 피부의 노출을 최소화하고, 장시간 머무르지 않는 것이 좋다. 특히 수의학적 측면에서 중요성이 높으며, 큰 목장에서는 정기적으로 소나 말을 살충제로 목욕을 시킨다.

참고문헌

Lee HU, Kwon SB, Hong YJ, Kim YE, Minn YK, Cho SJ, Kwon KH (2008) A case of suspected tick paralysis. Journal of the Korean Neurological Association 26: 277-280.

Lee SH, Chai JY, Kho WK, Hong SJ, Chung YD (1989) A human case of tick bite by *Ixodes nipponensis* on the scalp. Korean Journal of Parasitology 27: 67-69.

119
옴진드기
Sarcoptes scabiei

1 개요

옴진드기(*Sarcoptes scabiei*)는 위생상태가 열악한 지역에서 유행하며, 소아에게 많이 감염된다. 특히 옴 또는 개선(scabies)이라 부르는 피부병을 일으킨다. 충체를 개선충(scabies mite)이나 옴좀진드기(itch mite, mange mite)라 부른다. 옴진드기는 사람의 피부에 천공성 피부염을 일으킨다. 비슷한 종인 *Psoroptes*속은 양과 소, 토끼의 피부에 기생하며, 천공성은 아니다. 고양이와 쥐에게서는 *Notoedres*속 좀진드기가, 말이나 소에게서는 *Chorioptes*속이, 새에게서는 *Cnemidocoptes*속 좀진드기가 피부병의 병원체로 관찰된다.

2 형태와 생활사

1) 형태

옴진드기(*Sarcoptes scabiei*)는 암컷이 0.30−0.35 × 0.25−0.35 mm 정도로 작고, 수컷은 암컷의 절반 정도 크기이다. 전체적으로 계란형이고 주둥이는 자라의 머리 같은 모양이다. 주둥이는 한 쌍의 chelicera와 한 쌍의 palps로 이루어진다. 눈과 호흡기가 없고 강모가 길게 돌출한다. 강모의 수, 배열, 길이, 모양이 종 감별에 이용된다. 다리가 짧고 유충에서 1, 2, 4 위치 다리의 끝에 흡반 구조가 위치하며, 성충에서는 1, 2 다리의 쌍에 흡반이 위치한다. 다리의 수와 모양, 관절 유무도 종의 감별기준이다.

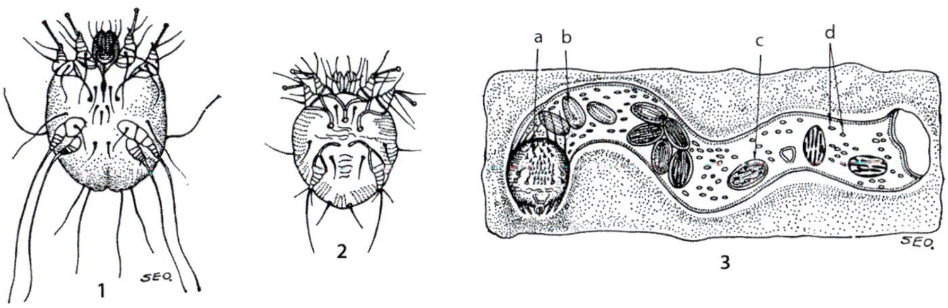

그림 174. 옴진드기.

1. 암컷의 복측 외형, **2.** 육각유충, **3.** 피하조직 내 침입상**: a.** 성충 암컷, **b.** 충란, **c.** 자충포장란, **d.** 충체 배출물.

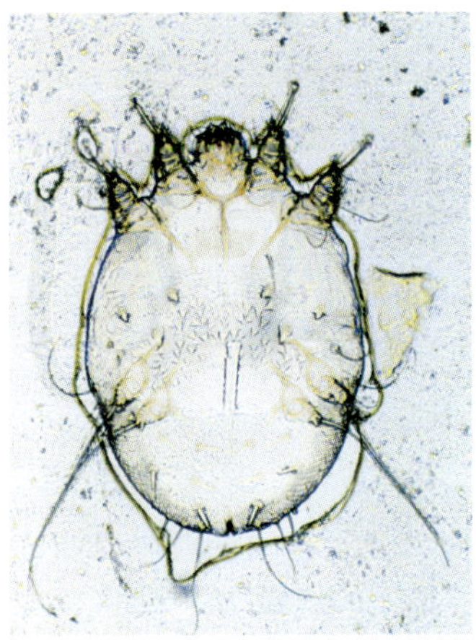

그림 175. 감염 환자 피부 생검으로 적출한 옴진드기(*Sarcoptes scabiei*). × 40.

2) 생활사

성숙한 암컷이 피부 속에 굴을 뚫고 40–50개의 알을 낳는다. 3–4일 후 부화하면 다리가 여섯 개 달린 육각유충(hexapod larva)이 나온다. 유충은 피부의 겉으로 나와 모낭으로 들어가거나 피부를 관통한다. 2–3일 동안 두 번 탈피하여 여덟 개의 다리를 가진 어린 벌레(약충, nymph)가 된다. 이 벌레들이 피부의 겉이나 굴 속에서 교접하여 수정하며, 암컷은 피부에 굴을 만들어 4–5일 후 산란한다. 알이 성충으로 자라 다시 산란할 때까지 8–15일이 필요하다. 성충은 3–5주간 살 수 있다.

3 병인과 증상

사람의 경우 감염된 사람이나 옷 또는 침구와 접촉할 때 충란, 유충 또는 수태한 암컷 성충이 옮게 되어 감염된다. 암컷 한 마리가 산란용 굴을 파는 데 걸리는 시간은 몇 분부터 약 한 시간까지이다. 그 후 하루에 2−5 mm씩 계속 굴을 판다. 주로 손, 팔꿈치, 발처럼 피부가 접히는 부위와 가슴, 허리, 외부 생식기 부위에 발생한다. 피부의 병변은 감염되면 급속하게 발전하며, 보통 한 환자에서 50마리 정도의 암컷이 발견된다.

이 질병을 옴 또는 개선(scabies)이라 하며, 가장 중요한 증상은 가려움증(itching)인데 이는 충체가 배출하는 대사산물에 의한다. 병소에 작고 붉은 구진을 만들고, 수포를 만들기도 한다. 가려움 때문에 심하게 긁게 되므로 피부염이 진행되고 2차감염도 일어난다. 경우에 따라 각화증(keratosis)이 생길 수도 있다.

4 진단

병소의 생검을 통해 굴 끝에서 충체를 관찰하는 것으로 확진한다. 생검은 보통 날카로운 메스나 핀으로 병소 부위 피부를 긁어서 현미경으로 확진한다. 임상적인 양상과 지역적인 정보도 진단에 도움이 된다.

5 치료와 예방

살충제로 benzyl benzoate lotion(BB lotion), gamma benzene hexachloride lotion(BHC lotion)이나 연고를 사용하면 효과적이다. 근래에 사용되는 pyrethroid계 살충제도 효과적이다. 산란된 알이 부화하는 시기를 고려하여 보통 5일 정도 사용하기를 권한다. BB lotion은 피부자극이 심하므로 외부 생식기의 점막 부위와 얼굴에는 사용하지 않는 것이 좋다. 옴은 보통 집단으로 발생하므로 군대같은 곳에서는 한 번 유행하면 담요를 BB 로션에 담가 살충한다. 과거 우리나라에서도 크게 유행하였으나 최근에는 환자를 찾아보기 어려울 정도로 감소하였다.

참고문헌

Kang GS, Hwang SM, Suh MK (2009) Seborrheic dermatitis-like Norwegian scabies on a patient living in an eldercare hospital. Korean Journal of Dermatology 47: 1182-1185.

Kim YS, Kim MH, Kim CW, Shin DH, Choi JS, Kim KH (2009) A case of scabies in an infant: presumably infested from his nursery nurse. Korean Journal of Dermatology 47: 925-929.

120 모낭진드기

Demodex folliculorum

1 개요

모낭진드기과에 속하는 좀진드기로 작은모낭진드기(*Demodex brevis*)와 함께 주로 사람 얼굴의 모낭이나 피하 지방샘 안에서 발견된다. 여드름이 많은 사람에게서 흔히 관찰된다. 세계적으로 널리 분포하며 사람과 사람 간 접촉으로 전파된다. 개에게서는 개모낭진드기(*Demodex canis*)가 감염된다.

2 형태와 생활사

1) 형태

암컷이 380 × 45 μm, 수컷이 300 × 40 μm 정도로, 작고 선충같이 길쭉한 모양의 좀진드기이다. 다리가 심하게 퇴화되어 짧고 뭉툭한 것이 네 쌍 있다. 주둥이는 짧지만 끝이 뾰족하여 조직이나 세포를 찌르기에 알맞다. 충란은 방추형으로 크기가 60–80 × 40–50 μm이다.

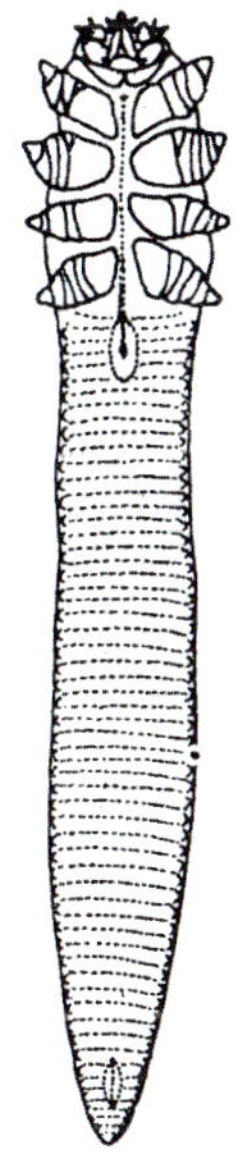

그림 176. 모낭진드기(*Demodex folliculorum*).

2) 생활사

주로 피하 지방샘이나 모낭 안에서 부화한 유충은 다리가 세 쌍이고(육각유충), 제3기 유충을 지나 성충으로 자란다. 충란이 성충으로 자라는 데 약 14일 정도가 소요된다.

3 병인과 증상

주로 안면피지선 내에서 발견되며, 코, 턱, 입술, 뺨, 이마 등에서 검출된다. 여드름 증상과 직접 관련은 없으나 여드름이 심한 사람에게서 흔히 관찰된다. 가려움이나 화끈거리는 증상을 유발하고, 구진과 농포를 만드는 피부염을 일으킨다.

4 진단

우선 특징적인 피부의 소견을 보고 의심하여야 하며, 구진이나 농을 현미경으로 관찰하여 확진한다. 감염 부위에 대한 스카치테이프 도말법(피부에 2-3시간 붙였다 떼어 검경함)으로도 쉽게 검출된다.

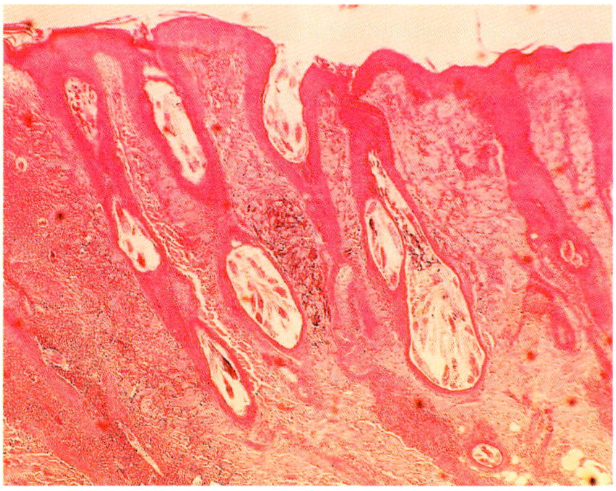

그림 177. 모낭진드기(*Demodex folliculorum*)에 의한 피부염 소견. × 100.

5 치료와 예방

비누로 자주 세수하고 benzyl benzoate(BB), gamma BHC, pyrethroid계 로션이나 연고를 사용하면 효과적이다.

참고문헌

Jang YH, Kim YJ, Kang HY (2006) A case of unilateral demodiciosis. Korean Journal of Dermatology 44: 890-891.

121
집먼지진드기
House dust mite

전 세계적으로 분포한다. 습기가 있는 집 안의 구석이나 침구, 의자, 카펫 등에서 사람의 피부세포나 곰팡이 같은 유기물을 먹고 산다. 세계적으로 사람이 사는 곳이라면 어디든 존재한다. 피부염을 일으키기도 하지만 그보다도 천식을 대표로 하는 알레르기성 질환의 원인이 되는 것이 더 중요하다. 집먼지진드기과(Family Pyroglyphidae) 중 미국에서는 큰다리먼지진드기(*Dermatophagoides farinae*)가, 유럽 등 구대륙에서는 세로무늬먼지진드기(*Dermatophagoides pteronyssinus*)가 주요한 종이다. 국내에는 이 두 종이 모두 존재하는 것으로 알려져 있다. 이들은 농축한 항원을 사람에 노출시켜 알레르기

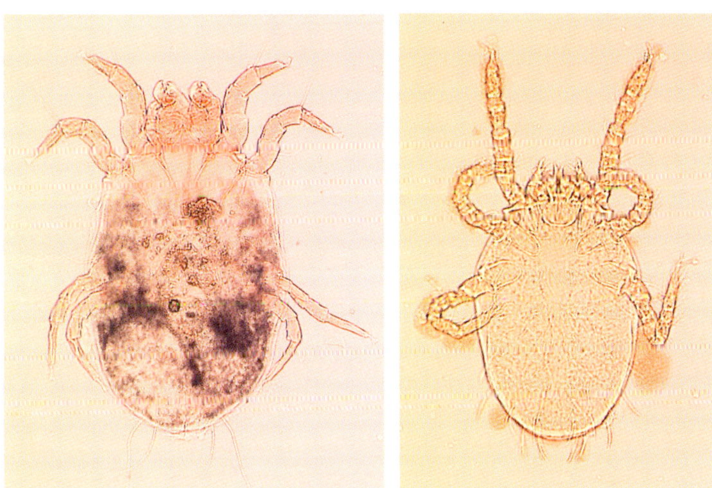

그림 178. 큰다리먼지진드기(*Dermatophagoides farinae*, 왼편)와 세로무늬먼지진드기(*Dermatophagoides pteronyssinus*, 오른편).

를 유발시킨다. 미국에서는 일반인의 4%가 이 진드기 항원에 대한 알레르기가 있다고 한다.

이 진드기를 완전히 제거하는 것은 매우 어렵다. 민감한 사람의 경우 집 안의 먼지를 잘 제거하는 것이 예방에 도움이 된다. 특히 침대의 매트리스와 카펫을 자주 진공 소제하는 것이 좋다.

참고문헌

Jeong KY, Hong CS, Yong TS (2007) Domestic arthropods and their allergens. Protein and Peptide Letters 14: 934-942.

Yong TS, Jeong KY (2009) Household arthropod allergens in Korea. Korean Journal of Parasitology 47: S143-S153.

122

빨간털진드기, 기타 털진드기류

Trombicula akamushi, Other trombiculid mite

1 개요

털진드기과(Family Trombidiidae)는 자유생활이나 기생생활을 하는 종류를 포함하는 좀진드기의 집단이다. 기생생활 종에서도 유충시기에만 기생하고, 약충(nymph)이나 성충은 자유생활하는 것이 있다. 의학적으로 문제가 되는 것은 유충시기에 사람이나 포유동물에 기생하는 Subfamily Trombiculinae에 속한 종들이다. 우리나라에도 여러 속이 분포하고, 들쥐에게서 높은 빈도로 관찰된다. 일본에서는 많은 환자가 발생한다.

2 형태와 생활사

1) 형태

성충이나 약충의 배 전반부가 뚜렷하게 잘록하여 몸체가 두 부분으로 보인다. 몸이 붉은 색을 띠며 약충은 200 × 150 μm 정도로 작은 크기이고, 깃같이 가는 털이 몸과 다리에 무수하게 나 있다.

2) 생활사

충란이 부화하는 데 약 3주가 필요하다. 유충에는 다리가 있다. 부화한 유충이 흙의 표면에 머물다 자연계 숙주인 쥐를 만나면 피부에 달라붙는다. 쥐에서는 주로 귀와

회음부, 사람에서는 양말 근처와 허리 근처를 공격한다. 피부에 흡혈관(stylostome or histosiphon)을 만들어 꽂고, 침으로 채운 다음 흡혈한다. 며칠간 흡혈을 지속하고, 흡혈이 끝나면 관을 꽂아둔 채 땅으로 떨어진다. 그 후 탈피하여 짧은 번데기 약충을 거친 후 다리가 4쌍인 약충(nymph)이 된다. 약충은 여러 주 후 번데기 약충기를 거쳐 성충이 된다. 알에서 성충이 되기까지 약 55일 소요된다.

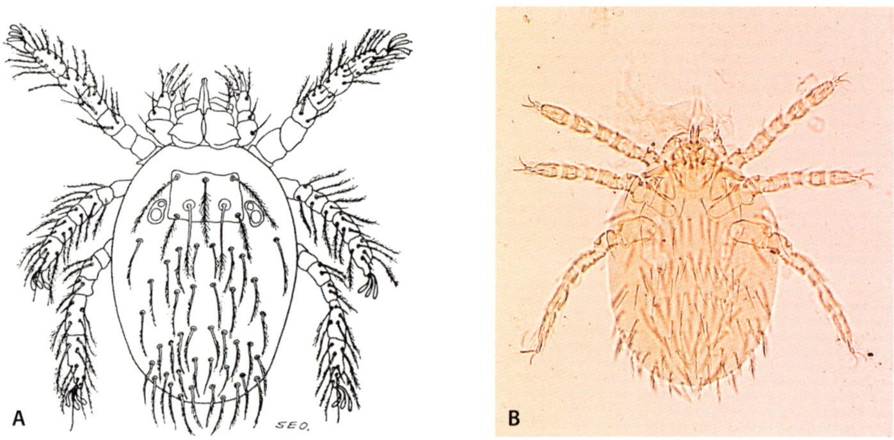

그림 179. 빨간털진드기(*Trombicula akamushi*)의 육각유충(A), 실물 표본(B).

3 병인과 증상

털진드기로 인한 피해는 유충에 의한 피부 손상과 리케치아의 매개에 의한 감염증으로 구분한다.

1) 피부손상

유충에 물리면 조직이 손상되고, 침에 의한 자극으로 인하여 하루가 경과하면서 작고 붉은 구진이 생긴다. 몹시 가렵고, 긁으면 2차감염이 생긴다. 발열과 신경계 독작용으로도 이어질 수 있다. 노출된 피부라면 어느 부위든 생길 수 있고, 처음 물리는 사람은 증상이 더 심하다. 반복하여 물린 사람은 증상이 약하며 면역이 생긴 사람은 잘 물리지 않는다.

2) 츠츠가무시병

티푸스군의 급성 발진성 질병(scrub typhus, tsutsugamushi disease)으로 털진드기가 매개하는 리케치아인 *Orientia tsutsugamushi*에 감염되어 발병한다. 국내에서는 전국적으로 매년 수백 명에서 수천 명의 환자가 가을에 집중적으로 발생한다. 국내 야생 등줄쥐에 기생하는 *Leptotrombidium pallidum*에서 이 병원체가 분리되었다. 일본에서는 갈밭쥐가 주요 숙주이고 매개체로는 *Trombicula akamushi*가 알려져 있다.

4 진단

1) 피부염

특징적인 피부의 소견과 야외에서 야생 털진드기에 노출된 과거력을 확인하여 진단한다.

2) 츠츠가무시병

발진을 동반한 급성열병이 생기면 우선 과거력을 확인하여 이 병을 의심하여야 한다. 대개 혈청검사로 확진한다. 유사한 기타 발진성 열병과 감별한다.

5 치료와 예방

피부염은 항히스타민제와 소염제를 병소에 바르거나 복용하여 효과를 볼 수 있다. 여름과 가을에 야외에 나갈 때 피부를 보호하는 것이 중요하다. 일본에서는 tetracycline계 또는 chloramphenicol계 항생제가 유효하다고 알려져 있다.

123
오구충
Class Pentastomida

오구충(pentastome)은 설형충(tongue worm, linguatulid)이라고도 하며, 이 성충은 여러 척추동물의 체강 또는 상기도에 기생한다. 암컷의 몸체가 수컷보다 훨씬 크다. 타액이나 점액에 섞여 나온 충란(자충포장란)은 중간숙주인 양, 토끼, 쥐 또는 사람에 전파되고 장내에서 4–6개의 다리를 가진 유충이 되어 간, 비, 림프선, 폐 등으로 이행한다. 중간숙주와 종숙주 간의 먹이사슬을 통해 종숙주로 전파된다. 사람에게서는 대부분 유충(larva) 또는 약충(nymph)으로 발견된다. 인체에서 보고된 종은 *Linguatula serrata*, *Armillifer armillatus*, *Armillifer moniliformis*, *Armillifer grandis*, *Porrocephalus* sp. 등이다. 국내에서는 폐에서 발견된 증례보고가 있다.

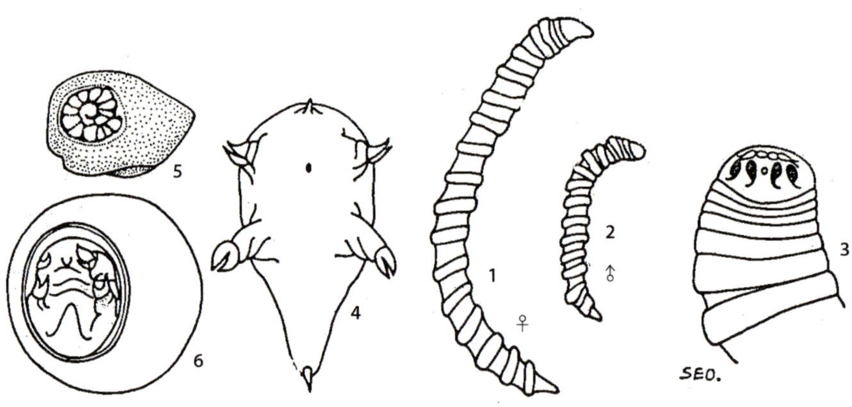

그림 180. 오구충(pentastome)의 발육단계.

1-5. *Armillifer armillatus*의 암수, 머리 부위, 육각유충(6-legged larva)과 유약충(nymph).
6. *Porocephalus*의 자충포장란(egg with embryo).

참고문헌

Park CS, Kim MW, Hong WK, Lee HB, Lee DW, Kang DY, Chai JY, Lee SH (1985) Pentastomiasis which caused eosinophilic pneumonia: report of a case. Journal of the Korean Medical Association 28: 1141-1146.

Ⅳ. 항원충제와 구충제

Anti-protozoal agents and anthelmintics

채종일

124
항원충제
Anti-protozoal agents

1 아모디아퀸(Amodiaquine)

클로로퀸(Chloroquine)과 매우 비슷한 약제로서 작용기전과 저항성 등을 공유한다. 저렴한 가격과 낮은 독성, 그리고 클로로퀸내성이 확인된 열대열원충의 일부 주에 대해 효과를 보여 말라리아 치료에 널리 이용되었다. 한때는 무과립구증과 재생불량성 빈혈, 간독성 등 심한 독성이 보고되어 사용을 제한하기도 했다. 그러나 최근 재검정을 통해 심각한 독성이 드물다는 사실이 입증되었기에, 클로로퀸내성이 강하지만 마땅한 대체약품이 없는 지역에서는 대체약품으로 사용한다. 현재 가장 흔하게 사용되는 방법은 다른 약제와의 복합투여이다.

세계보건기구(WHO)는 코어서캠(Coarsucam)이라 부르기도 하는 '아르테수네이트(artesunate)+아모디아퀸(amodiaquine) 합제(ASAQ)'를 기존 약제에 대해 내성을 보이는 열대열말라리아 유행지에서 제1차 약제로 사용하도록 권장한다. Artesunate를 하루에 10 mg/kg씩 3일간 투여하면서 amodiaquine도 4 mg/kg씩 3일간 병용한다. 또 다른 합제로 'amodiaquine + Fansidar(Fansidar: pyrimethamine-sulfadoxine)'가 있는데 약제내성이 있는 열대열말라리아 유행지에서 매우 유용하며, artemisinin합제를 구하기 어려운 경우에 사용하도록 권장한다. Artesunate을 이용한 화학예방요법은 오랜 기간 사용했을 때 독성 증가가 뚜렷하므로 가급적 피하고 있다.

2 암포테리신B(Amphotericin B)

항진균제의 하나로 글루코산나트륨(sodium stibogluconate)에 대해 높은 저항성을 가진 인도 여러 지역에서 내장리슈만편모충증에 대한 대체약제로 사용할 수 있다. 특히 liposomal amphotericin은 치료 제1–5일, 14일, 21일에 하루 3 mg/kg을 정맥 주사하면 매우 우수한 효과를 보인다. Non-liposomal amphotericin은 30일간 격일로 1 mg/kg씩 정맥 주사를 하는데, 값이 싸면서 효과가 동등하여 인도 여러 지역에서 사용된다. 피부리슈만편모충증에 대해서도 효과가 있다. 여러 가지 독성이 알려져 있다.

3 아르테미시닌(Artemisinin)과 유도체(Derivatives)

국화의 일종인 칭하오수(靑蒿素, Qinghaosu)는 중국에서 2,000년 이상 해열제로 사용되어 온 약초이다. 칭하오수에서 추출한 artemisinin은 불용성이며 반드시 경구투여해야 한다. 그러나 좀 더 잘 녹고 항말라리아 원충 효과도 향상된 여러 유도체들이 개발되었다. 가장 중요한 유도체인 artesunate는 수용성이며 경구, 정맥, 근육, 항문 등을 통한 투여가 가능하다. 다른 유도체로 아르테메터(artemether)는 지용성이며 경구, 근육, 항문 등을 통한 투여가 가능하며, dihydroartemisinin은 수용성으로 경구투여가 가능하다. 이들은 경구투여 후 신속히 흡수되어 1–2시간에 최고 혈장농도에 도달하고 1–3시간의 반감기를 가지며, 활성대사산물인 dihydroartemisinin으로 대사된다. 합병증이 없는 열대열말라리아에 대해서는 artemisinin 단독투여를 제한하며, 내성충주의 출현을 방지하고 치료효과를 높이기 위하여 다른 약제와의 병용요법을 권장한다.

Artemisinin과 그 유도체는 모든 인체감염 말라리아 원충의 혈액내 분열체에 대해 신속한 살멸작용을 나타낸다. 그러나 간 안의 원충을 살멸하는 효과는 없다. 내성은 아직까지 그리 중요한 문제로 부각되지 않았지만 시험관 내에서 잘 듣지 않는 충주의 존재가 최근 알려졌다. 항말라리아 원충 작용은 충체의 식포에 있는 'artemisinin endoperoxide bridge'의 절단으로 free radical이 형성되거나 또는 충체의 칼슘 ATPase 중 하나를 저해함으로써 나타나는 것으로 추정한다.

Artemisinin-based 복합제' 투여(ACT)는 거의 모든 열대열말라리아 유행지에서 합병증 없는 열대열말라리아 치료를 위한 기준요법이 되고 있다. 이 복합제들은 artemisinin 단독제제가 짧은 혈장반감기 때문에 재발(recrudescence)을 자주 일으키는 문제가 있어 이를 보완하기 위해 개발되었다. 복합제의 하나인 'artesunate-Fansidar'는 Fansidar에 대한 잦은 내성 때문에 모든 지역에서 권장되지는 않지만 아시아와 남미, 북아프리카 일부 지역에서는 1차 선택치료제로 사용한다. 새로운 복합제인 'dihydroartemisinin-piperaquine'은 회사에 따라 제조 공정이 다양하며, 시중에 원활히 공급된다. 'Artesunate-mefloquine'은 약제내성이 흔한 동남아시아 등의 지역에서 유용하며 1차 선택약제로 사용한다. 'artesunate-amodiaquine(Coarsucam)' 또는 'artemether-lumefantrine(Coartem)'은 아프리카 대부분의 국가와 다른 대륙의 유행지에서 합병증 없는 열대열말라리아 치료를 위한 표준요법이 된다. 또한 'dihydroartemisinin-piperaquine'은 베트남에서 열대열말라리아 치료를 위한 1차 선택약제로 사용된다. 'Artemisinin-based 복합제'의 약효와 안전성에 대해서는 아직 연구가 진행 중이다.

Artemisinin제제들은 합병증을 동반한 열대열말라리아의 치료에도 뛰어난 효과를 보인다. Artesunate 근육 주사는 퀴닌(quinine) 근육 주사에 못지않은 효과를 보이며, 충체제거 속도는 물론, 환자 생존의 관점에서 quinine보다 우월한 효과를 보인다. 또한 artesunate 정맥 주사는 quinine이나 퀴니딘(quinidine) 정맥 주사에 비해 부작용의 종류, 유형, 빈도, 강도에 있어서도 더욱 안전하다. 따라서 artesunate 정맥 주사는 중증 열대열말라리아(severe falciparum malaria) 치료에 quinine 대신 사용할 수 있는 표준요법이 될 것으로 보인다. Artesunate와 artemether는 중증 말라리아에 대해 혈관 주사가 가능하지 않을 경우 직장내로(rectally) 투여하면 우수한 효과를 볼 수 있다.

가장 흔한 부작용으로 오심과 구토, 설사, 현기증 등이 있지만 이들은 약제 부작용이라기보다 말라리아 질환 자체 때문에 초래되었을 가능성이 크다. 드물게 심각한 부작용으로 호중구 감소, 빈혈, 용혈, 간 효소치의 증가, 그리고 알레르기반응이 나타날 수 있다. 비가역적인 신경독성이 실험동물에서 확인되었지만 많은 양을 투여했을 때만 나타난다. 동물실험에서 태아독성(embryotoxic)이 있음이 관찰되었으나, 대조군보다 높은 빈도의 선천성 기형이나 사산(stillbirth), 유산 등은 관찰되지 않았다.

WHO는 임신 제1기의 중증 말라리아에는 artesunate나 quinine 정맥 주사를 권장한다.

임신 제2기와 제3기의 중증 말라리아에는 artesunate 정맥 주사만 권장하고, 임신 제2기와 제3기의 합병증 없는 열대열말라리아에는 'artemisinin-based 복합제'의 사용을 권장한다.

단독 사용 시에는 총량 10-12 mg/kg을 7일 동안 나누어 투여한다. 다른 약제와 함께 사용할 때는 10-12 mg/kg을 3-5일에 나누어 투여할 수도 있다. 또는 artesunate를 하루 4 mg/kg씩 3일간 경구투여하면서 mefloquine을 총량 25 mg/kg으로 하여 2-3일에 나누어 동시에 투여하거나, artesunate 동량과 함께 mefloquine 총량 30 mg/kg을 3일간 나누어 투여하기도 한다.

4 아토바쿠온(Atovaquone)

Hydroxynaphthoquinone의 하나로 말라론(Malarone) 구성 성분의 하나이며, 말라리아 예방과 치료 목적에 사용된다. 가벼운 정도나 중등도의 폐포자충증(pneumocystosis) 치료를 위해 사용되기도 한다. 경구투여하며 지방성 식이를 섭취할 때 흡수가 증가한다. 단백질결합력이 강하며 2-3일의 반감기를 가진다. 대부분의 약제는 대변을 통해 배출된다. 말라리아원충 미토콘드리아의 전자전달계를 교란시키는 것으로 알려져 있다. 조직형과 적혈구형 원충에 모두 작용하므로 유행지 방문이 끝난 후 1주일까지만 화학예방요법에 따라 복용하면 된다. 초기에 사용된 아토바쿠온(atovaquone)은 저항성 원충의 출현으로 빈번한 치료 실패가 나타나 만족스럽지 못했으나, 최근 개발된 아토바쿠온 250 mg과 프로구아닐(proguanil) 100 mg의 합제인 Malarone은 열대열말라리아 치료와 화학예방요법 모두에 높은 효과를 보인다.

아토바쿠온은 'trimethoprim-sulfamethoxazole'보다 폐포자충증 치료에 효과가 낮다. 하지만 폐포자충 치료의 대체약제이다. 일부 면역기능저하 환자의 톡소포자충증(toxoplasmosis)에도 효과를 보이는데, 작용기전은 잘 알려져 있지 않다. 표준용법은 750 mg을 음식과 함께 1일 2회, 21일 동안 섭취하는 것이다. 과량투여 시 부작용으로 인하여 발열과 발적, 오심, 구토, 설사, 두통, 불면증 등이 나타날 수 있으나, 심각한 부작용은 드물다. 가역적인 간 효소수치 증가가 보고된 바 있다. 임신부에 대한 안전성 여부가 잘 알려지지 않았다. 혈장농도는 tetracycline 또는 rifampin을 함께 섭취했을 때 약 50% 정도 감소한다.

5 아지트로마이신(Azithromycin)

항말라리아 작용을 하며 예방적 화학요법의 대체약제로 연구되고 있다.

6 벤즈니다졸(Benznidazole)

급성 샤가스병(Chagas' disease)에 경구투여하여 nifurtimox 만큼 좋은 효과를 볼 수 있다. 주요한 독성으로 말초신경 독성, 발적, 위장관계 증상, 골수억제 등이 있을 수 있다. 성인은 하루 5–7 mg/kg을 2분복하여 60일간 경구투여한다. 어린이는 같은 방법으로 하루 10 mg/kg을 2분복씩 60일간 한다.

7 클로로퀸(Chloroquine)

항말라리아 약제로서 인산염의 형태로 합성된 4-아미노퀴놀린(4-aminoquinoline)이며, 주로 경구투여한다. 위-장관에서 빠르게 흡수되어 약 3시간이면 최고 혈장농도에 달하고 이후 여러 조직에 빠르게 전달된다. 투여 초기 반감기는 3–5일이며 소변으로 주로 배출되나, 1–2개월의 긴 후기 반감기를 가진다.

감수성이 있는 열대열원충과 기타 모든 종의 말라리아원충에 사용하는 선택적 치료제이다. 약제투여 후 빠른 시간에(24–48시간) 열을 내리며, 신속히(48–72시간) 원충혈증(parasitemia)을 제거한다. 1940년대 이후 말라리아 치료와 화학 대체약제요법에 1차 선택약제로 이용되어 왔으나 열대열원충에 대한 효과는 약제내성 충주의 출현으로 인해 극히 제한적이다. 원충의 식포(food vacuole)에 농축되어 있으면서 혈색소분해산물인 heme이 hemozoin으로 생결정화(biocrystalization) 하는 것을 방지함으로써 free heme이 쌓이고 이것이 기생충에 대한 독성을 야기하는 것으로 추정한다.

내성은 열대열원충의 여러 충주(strain)에서 흔히 나타나며, 삼일열원충에서도 드물지만 내성이 증가하는 추세이다. 따라서 대부분의 열대열말라리아 유행국가에서는 표준치료용으로 chloroquine 대신 대체 약품, 특히 'artemisinin-based combined therapies (ACT)'를 사용한다. 열대열원충의 경우 내성은 충체의 'putative transporter (PfCRT)'의 변이와 관련이 있다. 내성문제만 아니면 매우 유용한 혈액내 분열체 치료제이다. 삼일열원충과 난형열원충, 사일열원충의 생식모세포에도 중등도의 효과를 보이지만 열대열원충의 생식모세포에 대해서는 효과적이지 않다. 간내 수면소체(hypnozoite)에 대해서는 효과가 없으므로 삼일열원충과 난형열원충의 근치적 치료를 위해서는 primaquine을 추가로 투여한다.

Chloroquine은 장기간 사용해도 안전하다. 드물지만 부작용으로 오심, 구토, 복통, 두통, 식욕부진, 피로, 시각의 흐릿함(blurring of vision), 두드러기 등이 나타날 수 있으며, 아프리카 사람에서는 소양증이 자주 나타난다. 식후 약제를 투약하면 부작용을 다소 줄일 수 있다. 'Glucose 6-phosphate dehydrogenase(G6PD)' 결핍 환자에게는 용혈, 청력 이상, 정신착란, 정신이상, 간질발작, 무과립구증, 박리성 피부염, 탈모증, 모발의 탈색, 저혈압, 심전도상 QRS 폭의 연장, T-파 이상 등의 부작용이 드물게 나타난다. 류머티스 치료를 위해서도 chloroquine을 투여하는데, 고용량을 장기간 투여했을 때 비가역적인 내이신경독성(ototoxicity), 근질환, 말초신경독성 등을 야기할 수 있다. 염산클로로퀸(chloroquine hydrochloride)을 고용량 근육내 또는 정맥에 주입하면 심각한 저혈압과 호흡기와 심장 기능의 저하가 초래될 수 있다. 따라서 chloroquine의 비경구적 투여는 가급적 피하는 것이 좋으며 사용 가능한 약제가 없는 경우에 한해 천천히 주입해야 한다.

건선(psoriasis), 포르피린뇨증(porphyria) 등의 급성발병을 촉진시킬 수 있기 때문에 이런 질병이 있는 환자에게는 금기시된다. 각막 혹은 시각 이상이 있거나 근질환이 있는 사람에게는 사용하지 않는다. 간질환, 신경 이상 또는 혈액학적 이상 등의 병력이 있는 사람에게는 주의를 기울여 사용한다. 카올린(Kaolin)과 같은 지사제와 칼슘 또는 마그네슘을 함유한 제산제는 chloroquine의 흡수를 방해하므로 이들 약제와 함께 복용하지 않는다. Chloroquine은 임산부와 소아에 투여해도 안전한 것으로 인식된다.
처음에 600 mg base(10 mg/kg)를 경구투여하고, 6, 24, 48시간 후 300 mg(5 mg/kg)씩 투여한다. 또는 하루 600 mg을 2일간 투여한 후 세째 날에 300 mg을 투여한다. 화학예방요법을 위해서는 일주일에 1회 300 mg을 경구투여한다.

8 클린다마이신(Clindamycin)

클린다마이신(Clindamycin)은 임신부나 소아의 말라리아에 대해 quinine과 quinidine, artesunate를 투여한 후 보조적으로 사용할 수 있다. 적혈구내 분열체에 천천히 작용하는 것으로 알려져 있다. 다른 약제와의 합제 형태로 톡소포자충증(toxoplasmosis), 폐포자충증(penumocystosis), 비베스열원충증(babesiosis), 와포자충증(cryptosporidiosis)의 치료에도 사용을 검토한다. 하루 총 20 mg/kg을 3회에 나누어 총 7일간 사용한다.

9 디히드로에메틴(Dehydroemetine)

알카로이드(alkaloid)의 하나인 에메틴(emetine)과 그 합성 화합물의 하나인 dehydroemetine은 조직에 침입한 이질아메바 영양형에 효과적이지만 독성이 있어 대부분 metronidazole로 교체해 사용한다. 이들 약제는 심한 아메바증으로 극히 효과가 높은 치료가 요망되거나 metronidazole 사용이 불가능할 경우에 한하여 사용한다. 용량은 1일 1 mg/kg을 4–6일간 근육 수사한다. Dehydroemetine은 독성이 약하기 때문에 선호한다. 그러나 보통 증세를 호전시킬 수 있는 최소한의 기간인 3–5일만 투여해야 한다.
Emetin과 dehydroemetine은 세심한 주의 하에 피하 투여가 권장되며 근육내 투여도 가능하나 정맥내로는 투여하지 않는다. 일반적으로 부작용은 가볍게 있을 수 있으나 지속적인 사용 시 부작용이 증가될 수 있다. 설사는 흔히 나타난다. 기타 부작용으로 오심, 구토, 근 쇠약과 불안정, 심전도상의 작은 변화가 나타날 수 있다. 심부정맥, 심부전, 저혈압 등 심각한 독성도 나타날 수 있다. 심장과 신장에 질환이 있는 환자와 소아에 대한 사용을 금하며, 임신부라면 투약이 불가피한 경우 이외에는 사용하지 않는다.

10 디록사니드퓨로어트(Diloxanide furoate)

Dichloroacetamide 유도체로서 장 내강의 아메바를 살멸할 수 있지만 조직의 영양형에는 효과가 없다. 투여 후 장내에서 디록사나이드(diloxanide)와 퓨로산(furoic acid)으로 나누어지는데, diloxanide는 90%가 빨리 흡수되고 글루쿠로니드(glucuronide)의 형태로 결합되어 즉시 대변으로 배설된다. 흡수되지 않은 diloxanide가 아메바에 치료 효과를 보인다. 약제의 작용기전은 잘 알려져 있지 않다. 무증상의 장내 아메바 감염증에 선택적 약제로 사용하며, 심각한 장내와 장외 아메바 감염증 치료를 위해 metronidazole과 같은 조직 아메바 치료제와 함께 사용하기도 한다. 심각한 부작용을 나타내지는 않는다. 위내 가스 생성(flatulence)이 흔하며, 오심, 복부 경련, 발진 등은 드물다. 임신부에게는 권장하지 않는다. 성인은 500 mg을 1일 1회, 10일간 경구투여하며, 어린이는 하루 20 mg/kg을 3분복하여 10일간 경구투여한다.

11 독시사이클린(Doxycycline)

엽산 대사 길항제나 sulfonamide 이외에 여러 종류의 항생제가 상당한 정도의 항말라리아원충 작용을 나타낸다. 세균의 단백질합성을 억제하는 항생제들은 말라리아원충에서도 원핵세포 유사기관(prokaryote-like organelle)인 apicoplast의 기능을 억제하는 것 같다. 그러나 어떠한 항생제도 표준 항말라리아약제보다는 작용이 느리기 때문에 결코 단독으로 투여하지는 않는다. 용량은 성인 100 mg, 9세 이상의 소아 2 mg/kg을 1일 2회, 7일간 사용한다.

독시사이클린은 모든 인체감염 말라리아원충의 혈액내 분열체에 효과가 있다. 그러나 간내 원충에는 효과가 없다. Quinine과 함께 열대열말라리아 치료에 1주일 투여요법을 흔히 사용하는데, 이는 quinine 투여기간을 줄임으로써 약물을 잘 이겨내도록 하기 위한 것이다. 또한, 중증 말라리아에 대해 quinine과 quinidine, artesunate 정맥 주사를 시작한 후 치료 마무리를 위해 사용하기도 한다. Mefloquine을 포함한 항말라리아 약제들에 대해 내성을 보이는 동남아시아 여러 지역에서 표준적 화학예방요법제로 이용한다. 위장관 증상, 칸디다성 질염(candida vaginitis), 그리고 광과민성(photosensitivity) 등의 부작용을 나타낸다. 또한 오랜 기간 화학예방적 투여를 실시했을 때의 안전성이 충분히 확인되지 않았다.

12 에플로르니틴(Eflornithine)

탈카르복실효소(Ornithine decarboxylase) 억제제 가운데 하나로서 에플로르니틴의 화학명은 difluoromethylornithine이다. 아프리카수면병(African sleeping sickness) 치료를 위해 사용한다. *Trypanosoma brucei gambiense*의 감염으로 발생한 진행된 서부아프리카수면병(West African sleeping sickness)에는 2차 치료제로 사용되며, *T. b. rhodesiense*의 감염으로 발생하는 동부아프리카수면병(East African sleeping sickness)에는 전혀 효과가 없다. Melarsoprol보다 독성은 약하지만 약제를 구하기가 쉽지 않다. 국소적 탈모방지크림으로 사용된 일이 있으며 최근까지 매우 제한적으로 판매된다. 정맥에 투여하며 중추신경계에 만족할 만한 농도에 도달할 수 있다. 빠른 시간 내에 최고 혈장농도에 이르고 소실 반감기는 약 3시간이다. 용법은 7–14일 동안 6시간마다 정맥내로 100 mg/kg을 투여하는 것이다. 총 14일간의 투여는 새로이 진단된 감염증에 우수한 효과를 보인다. 부작용은 심한 편이며, 설사, 구토, 빈혈, 혈소판감소증, 백혈구감소증, 간질발작 등이 나타날 수 있으나 대개 가역적이다. 향후 서부아프리카수면병의 치료에서 suramin, pentamidine, melarsoprol을 대신할 가능성이 있다.

13 에메틴(Emetine)

9항의 디히드로에메틴(Dehydroemetine) 참조.

14 에리트로마이신(Erythromycin)

항생제의 하나로서 장내 아메바증 치료의 대체약제로 사용할 수 있다.

15 판시다(Fansidar)

피리메타민(Pyrimethamine) 25 mg과 설파독신(sulfadoxine) 500 mg의 합제로서 말라리아 치료에 사용한다. 다음 33항의 피리메타민(Pyrimethamine)을 참조.

16 엽산대사억제제(Folate synthesis inhibitors)

엽산 대사에 관여하는 효소억제제이며 주로 병용 요법으로 말라리아, 톡소포자충증, 폐포자충증 등의 치료와 예방에 사용한다. Pyrimethamine, trimethoprim, proguanil, sulfonamides 등이 여기에 속한다.

17 할로판트린(Halofantrine)

페난트렌-메탄올(Phenanthrene-methanol)의 하나인 염산할로판트린(halofantrine hydrochloride)은 모든 인체감염 말라리아의 적혈구내 원충에 효과가 있다. 경구투여 후 약 16시간이면 최고 혈장치에 도달하며 반감기는 4일이다. 배출은 대변을 통해 주로 일어난다. 작용기전은 잘 알려져 있지 않다. 성인이라면 500 mg을 6시간마다 3회 투여하며, 면역기능이 약한 환자에게는 1주일 후 이를 반복한다. 열대열원충에 빠른 효과를 보이지만, 불규칙한 흡수와 심장독성 때문에 사용을 제한한다. 화학예방요법 목적으로는 사용할 수 없다. 부작용으로 복통, 설사, 구토, 기침, 발적, 두통, 가려움증, 간효소치 증가 등이 나타날 수 있다. 또한 심전도상 QT와 PR간격이 길이지는 번화를 초래할 수 있다. 드물게는 위험한 부정맥과 일부 사망사례가 보고되었다. 따라서 심전도에 이상이 있는 환자에게는 금기시되며, 최근 mefloquine을 투약한 사람에게는 투약하지 않는다. 동물실험에서 배아독성(embryotoxic)을 보여 임신부에게는 금기한다.

18 요오드퀴놀(Iodoquinol)

하이드록시퀴놀론(Hydroxyquinoline)이 할로겐화한 것으로 아메바증 치료에 사용되는 metronidazole과 함께 장 내강의 아메바치료에 효과적이다. 약동학적 성질은 충분히 알려지지 않았다. 경구투여한 약제의 약 90%는 장내에 남아 있고 그 후 대변으로 배설되며, 약 11-14시간의 반감기를 갖는다. 나머지 10%는 혈류로 유입되어 글루쿠로니드(glucuronide)의 형태로 소변과 함께 배설된다. 장 내강에 있는 원충에는 효과적이지만 장벽과 장외 조직의 영양형에 대해서는 효과가 없다. 드물게 나타나는 부작용으로 단기간의 설사, 식욕부진, 오심, 구토, 복통, 두통, 발진, 두드러기 등이 있다 일부 할로겐화된 hydroxyquinoline은 권장량보다 오래 기간 사용하였을 때 심각한 신경 독성을 나타낼 수 있으나, 요오드퀴놀(iodoquinol)을 권장량만 사용하였을 때는 이러한 부작용이 나타나지 않는다. 위장관계 독성을 줄이기 위해 음식물과 함께 섭취하는 것이 좋다. 시각신경질환(optic neuropathy), 신장 혹은 갑상선질환, 아메바성이 아닌 간질환 환자에게는 주의를 기울여 투여해야 하며, 지속적인 설사나 피부염, 두드러기, 소양증, 발열 등의 요오드독성이 나타나면 투약을 중단해야 한다. 요오드에 민감한 환자에게는 금기시된다. 성인에게 650 mg을 하루 3회 21일간 투여한다.

19 루메판트린(Lumefantrine)

Halofantrine과 비슷한 aryl alcohol 제제로서 artemether 20 mg과 lumefantrine 120 mg의 합제(Coartem 또는 Riamet)로만 사용 가능하며, 아프리카 여러 나라에서 합병증 없는 열대열말라리아의 1차 치료제로 사용된다. 반감기는 합제로 사용했을 때 4.5시간이며, 약제 농도는 CYP3A4 대사장애를 일으키는 것들을 포함한 다른 약제들과의 상호작용에 의해 변화할 수 있다. 경구투여 시 흡수율은 매우 다양하며 음식물과 함께 섭취할 때 높아진다. Coartem은 하루 2회씩 3일간 투여하면 열대열말라리아에 높은 효과를 보인다. 위험한 수준의 독성 걱정은 없으나, 항말라리아 효과를 극대화하기 위해 기름진 음식물과 함께 먹는 것이 좋다. 심전도상 QT 간격을 조금 늘이는 부작용이 있을 수 있으나, 임상적 문제가 되지 않을 정도의 미미한 수준이다. 위험한 정도의 부정맥(arrhythmia)을 초래하지도 않는다. 가장 흔히 보고된 부작용은 위장관 장애, 두통, 어지러움, 피부발적, 소양증 등이지만, 이는 Coartem 때문이기보다는 말라리아 자체 또는 동시 처방되는 다른 약제 때문일 것으로 추측된다. 하루 2회(매회 합제 1정), 총 3일간 투여한다.

20 말라론(Malarone)

Atovaquone 250 mg과 proguanil 100 mg의 합제로서 말라리아 예방과 치료, 그리고 가벼운 정도나 중등도의 폐포자충증 치료에 사용한다. (4항의 아토바쿠온(Atovaquone)과 32항의 프로구아닐(proguanil) 참조).

21 메플로퀸(Mefloquine)

Mefloquine hydrochloride는 quinine과 연관성이 있는 합성 4-quinoline methanol이다. Chloroquine에 저항성이 있는 열대열원충 충주와 그 외 말라리아원충에 효과적이다.

비경구투여 시 심각한 국소자극을 유발하기 때문에 반드시 경구투여해야 한다. 경구투여 후 흡수가 잘 되며 18시간 후 최고 혈장농도에 이른다. 단백질결합력이 높고 특히 조직에 광범위하게 분포하며 천천히 제거되므로 단독투여 요법이 적용된다. 최종소실 반감기는 약 20일이어서 화학예방요법을 위해 주별로 사용하는데, 몇 주 이내에 일정한 약물농도에 도달한다. Mefloquine과 그 산성 대사물은 주로 대변을 통해 배출된다. 투여 후 몇 개월 동안 혈중에서 검출될 수 있다.

열대열원충과 삼일열원충에 대해 강력한 혈액내 분열체살충작용(blood schizonticidal activity)이 있다. 그러나 중증 또는 합병증이 있는 말라리아 환자의 치료에는 mefloquine 사용이 적절하지 않다. 이는 mefloquine보다 quinine이나 quinidine, artemisinin이 오히려 효과가 빠르고 내성 발현 가능성도 낮기 때문이다. 그러나 mefloquine은 대부분의 열대열원충 충주를 비롯한 여러 말라리아원충에 대해 예방효과가 있다. 그래서 mefloquine내성이 높게 나타나는 동남아시아 및 지역과 chloroquine 내성 문제가 없는 지역에서는 예방 약제로 chloroquine을 사용하는 반면, 이런 지역을 제외한 거의 모든 말라리아 유행지에서는 mefloquine을 선택적 화학예방 약제의 하나로 추천한다. 그러나 간내 충체와 생식모세포에 대해서는 특별한 효과가 없기 때문에 삼일열원충과 난형열원충의 근치를 위해서는 primaquine 투여가 꼭 필요하다.

Mefloquine의 작용기전은 아직 밝혀지지 않았다. Mefloquine에 약간의 내성이 있는 동남아시아지역에서는 mefloquine과 artesunate의 병용이 우수한 항말라리아 효과를 나타내며, 현재 WHO는 아시아와 남미 여러 나라의 합병증 없는 열대열말라리아 치료에 대한 1차 선택약제로 'mefloquine-artesunate' 사용을 추천한다. 용량은 mefloquine 총 25 mg/kg을 2–3일에 나누어 투여하면서 artesunate를 하루 4 mg/kg씩 3일간 총 12 mg/kg 투여한다.

화학예방요법을 위해 mefloquine을 매주 투여할 경우 부작용으로 오심, 구토, 현기증, 수면장애, 행동장애, 상복부 통증, 설사, 복통, 두통, 발진 등이 나타날 수 있다. 백혈구증다증, 혈소판감소증, aminotransferase 증가와 부정맥, 느린맥, 간실, 정신이상, 기타 신경정신학적 증상도 보고되었다. 그러나 이 부작용은 다른 항말라리아 약제를 이용한 화학예방요법에 비해 그리 심하지 않다는 것이 확인되었다. 특히, 이러한 부작용들은 필요 용량보다 많이 사용했을 때 관찰되는 것이어서 6–8시간 간격으로 2회에 나누어 예방 약제를 투약하면 부작용을 감소시킬 수 있다. 부작용 때문에 quinine, quinidine, halofantrine 등과 함께 투여해서는 안 된다. Mefloquine은 소아에게 사용해도 안전하며, 임신기간 동안에도 비교적 안전하다고 알려져 있다.

22 멜라소프롤(Melarsoprol)

Melarsoprol은 3가 비소 제제(trivalent arsenical)의 하나로 중추신경계를 침범해 진행된 East African trypanosomiasis의 1차 치료제와 진행된 West African trypanosomiasis에 대한 2차 약제로 사용된다. 정맥내 투여 후 빠른 시간에 배출되지만 임상적으로 필요한 용량은 신경계에 4일 이내에 축적된다. Propylene glycol에 녹은 상태로 3–4일 동안 하루 3.6 mg/kg을 단회 투여하되, 정맥 내에 천천히 주입하며 필요시에는 매주 반복적으로 투여할 수 있다. 매일 2.2 mg/kg씩 투여를 10일간 계속해도 효율적이다. 독성이 매우 강하다. 따라서 진행된 심각한 수면병 증세가 있고 마땅한 약제가 없을 때만 사용한다. 급성 부작용으로 발열, 구토, 복통, 관절통 등이 있다. 또 매우 중요한 독성으로 반응성 뇌장애(reactive encephalopathy)가 있는데, 이는 중추신경계에 침입한 파동편모충의 분열에 의해 나타나며, 뇌 부종(cerebral edema), 간질 발작, 혼수(coma), 사망을 포함한다. 신장과 심장질환, 과민반응 등이 나타나기도 한다. 치료 실패가 아프리카 일부에서 계속 나타나고 있으므로 약제 저항성의 출현 가능성이 있다.

23 메트로니다졸(Metronidazole)

Nitroimidazole 계열의 하나이며, 장외 아메바증 치료를 위한 선택약제이다. 이질아메바의 영양형에 대해 살멸효과가 있으며 장내 감염은 물론 장외 조직 감염의 치료에도 효과적이다. 경구투여 후 단순확산(simple diffusion)을 통해 모든 조직에 쉽게 흡수, 침투된다. 세포내 농도는 신속하게 세포외 수준까지 도달한다. 혈장 최고 농도는 1–3시간 내에 나타난다. 단백질결합은 10%–20% 정도로 낮으며 변화하지 않은 약제의 반감기는 7.5시간이다. 주로 소변으로 배설된다. 혈장 청소율은 간기능에 이상이 있는 환자에게서는 저하된다. Nitro-기는 혐기성 세균이나 감수성이 있는 원충 체내에서 화학적 환원이 일어나며, 반응성 환원 산물이 항미생물 작용에 관여한다. 이질아메바에 의한 조직 감염증을 위한 선택약제이다. 하지만 장내에 있는 원충에 대해서는 믿을 만한 효과를 보이지 않으므로, 감염의 근치를 위해 내강 아메바치료제(luminal amoebicide)를 함께 사용한다. 람블편모충증에도 선택적 치료제이다. 람블편모충증에 사용하는 metronidazole의 용량은 아메바치료 용량보다 낮아 더욱 안전하다. 단회 투여 시 효과는 약 90%이다. 또한, 질편모충증에도 선택적 치료제로 사용한다. 총 2 g을 한번에 투여하는 것이 효과적이다. 약제내성 원충은 치료 시 실패할 수도 있다.
부작용으로 오심, 두통, 구강 건조 혹은 구강내 금속성 미각(metallic taste) 등이 흔히 나타난다. 구토, 설사, 불면증, 쇠약, 현기증, 아구창(thrush), 발진, 배뇨곤란, 혈적색뇨, 현훈(vertigo), 둔감증(paresthesia), 호중구감소증 등이 드물게 나타난다. 음식과 함께 약물을 섭취하면 위장관 자극을 완화할 수 있다. 췌장염이나 운동실조(ataxia), 뇌장애(encephalopathy), 간질발작 등 심각한 중추신경계 독성은 드물다. 치료 중 알코올을 섭취했을 때 오심과 구토가 나타날 수 있다. 정맥내 투여는 드물게 간질발작 혹은 말초신경 이상을 초래할 수 있다. 심각한 간질환이나 신장질환이 있는 환자에게는 용량을 조절한다. Metronidazole과 그 대사산물은 세균의 돌연변이를 유발한다. 고용량을 장기간 투여한 생쥐에게서 종양을 유발했다고 한다. 임신부나 수유 중인 여성에게는 투여를 피하는 것이 좋다.

24 밀테포신(Miltefosine)

Alkylphosphocholine 유도체의 하나이며, 총 28일간의 경구투여(하루 2.5 mg/kg의 용량을 다양하게 나누어)로 내장리슈만편모충증에 대해 매우 우수한 효과를 보인다. 최근에는 liposomal amphotericin 1회 투여 후 7-14일 동안 miltefosine을 주는 방법도 효과가 있다는 것이 입증되었다. New World 피부리슈만편모충증 치료에도 좋은 효과를 보인다. 독성으로 인하여 구토와 설사가 흔하게 발생하나 짧은 기간 나타난다.

간 효소들의 일시적 증가와 신 독성도 관찰되며, 기형을 유발할 수 있기 때문에 임신부(또는 치료 2개월 이내에 임신 가능성이 있는 경우)는 피해야 한다. 약제내성이 시험관 내에서 쉽게 관찰되므로 이 문제 해결을 위하여 miltefosine과 antimony 제제, miltefosine과 amphotericin, 또는 miltefosine과 paromomycin 등 여러 복합 약제의 효과를 검증하고 있다.

25 니퍼티목스(Nifurtimox)

Nitrofuran 계통의 약제로 *Trypanosoma cruzi*에 의한 American trypanosomiasis (Chagas' disease) 치료에 가장 흔히 사용되며, African trypanosomiasis의 치료를 위해서도 (efornithine과의 혼합요법으로) 사용하는 방안을 연구 중이다. 경구투여 후 잘 흡수되며 3시간의 혈장 반감기를 가진 다음 소실된다. 급성 Chagas' disease 치료를 위해 3–4개월 동안 8–10 mg/kg을 하루 3–4회 나누어 경구투약한다. 증상을 완화시키고 원충수를 감소시킬 수 있지만 감염을 완전하게 제거하지는 못한다. 약제 효과는 저항성 때문에 남아메리카에서 지역에 따라 각각 다르게 나타날 수 있다. 만성 Chagas' disease의 치료에는 효과를 보이지 않는다. 부작용으로 오심, 구토, 복통, 발열, 발적, 불안정(restlessness), 불면증, 신경독성, 간질발작 등이 있으나 가역적이다.

26 니타조사나이드(Nitazoxanide)

Nitrothiazolyl-salicylamide의 전구물질(prodrug)로서 소아의 람블편모충증(giardiasis)과 와포자충증(cryptosporidiosis)에 대한 효과가 인정된다. 빠른 시간 내 흡수가 일어나며 tizoxanide와 tizoxanide conjugate로 바뀐 후 대소변으로 배설된다. Metabolite인 tizoxanide가 충체의 pyruvate-ferredoxin oxidoreductase pathway를 저해한다. Metronidazole에 저항성을 보이는 원충에도 작용하며, 돌연변이를 일으키지 않는 것 같다. 감수성이 있는 다른 충체로는 이질아메바, *Helicobacter pylori*, 회충, 여러 조충류

(tapeworm)와 간질(*Fasciola hepatica*) 등이 있다. 성인에게 500 mg을 하루 2회, 3일간 투여한다.

27 파로모마이신(Paromomycin)

Aminoglycoside 항생제의 하나이며 내장리슈만편모충중 치료를 위한 약제로 사용된다. 근육 주사로 하루 11 mg/kg씩 21일간 투여했을 때 내장리슈만편모충증에 대해 95%의 치유율을 보이며, amphotericin과 비교할 때도 나쁘지 않은 효과를 보였다. 주사 부위가 약간 아픈 정도의 부작용이 있다. 그러나 귀에 대한 독성(ototoxicity)이 드물고, 간 효소치가 가역적으로 정상화되며, 신독성이 없는 등 투여를 잘 견딘다. 비경구적 투여법도 검토된다.

28 황산파로모마이신(Paromomycin sulfate)

위장관에서 충분히 흡수되지 않는 aminoglycoside 계열의 항생제로서 장 내강의 아메바를 치료하는 데만 사용된다. 장외 감염증에는 효과가 없다. 흡수된 소량은 신사구체의 여과에 의해 그대로 천천히 배설된다. 신장 기능에 이상이 있으면 축적이 일어나며, 신장 독성을 나타낸다. 다른 약제와 비슷한 효과와 낮은 독성을 보이고, 무증상 감염자의 치료에 우수한 효과가 있다. 가끔 복부 불쾌감과 설사가 나타난다. 심각한 신장질환이 있거나 위 장관 궤양이 있는 환자에게는 주의를 기울여야 한다.

29 펜타미딘(Pentamidine)

Isethionate salt 형태로 형성된 aromatic diamidine으로 1940년 이후 사용해 왔는데 파동편모충(trypanosomatid protozoans)과 사람의 폐포자충(*Pneumocystis jiroveci*)에 효과

적이다. 내장리슈만편모충증(visceral leishmaniasis) 치료에도 사용할 수 있다. 특히, antimonial 치료에 실패한 예에서 성공적인 효과를 볼 수 있다. 피부리슈만편모충증의 치료에도 효과가 있으나 통상적으로는 사용하지 않는다. 주로 비경구적으로 투여하며, 독성이 강하다. 약 6시간의 초기 반감기를 가지고 있어 빠른 시간 내 혈류에서 빠져나가며 조직에 빠른 시간 내 결합한 후 약 12일의 소실 반감기를 가지고 매우 천천히 제거된다. 치료 후 6주 혹은 그 이상의 기간 동안 소변에서 확인된다.

서부아프리카수면병(West African sleeping sickness)의 병원체(*Trypanosoma brucei gambiense*)의 초기 혈액-림프 침범 단계의 선택 치료약제이다. 그러나 이 약제는 동부아프리카수면병의 초기 치료에 있어서는 suramin에 비해 효과가 미약하다. 흡수된 약제의 극히 일부만이 중추신경계에 침투하므로 중추신경계를 침범한 후기 파동편모충증의 치료에는 사용하지 않는다. 다양한 용량-용법이 알려지며, 일반적으로 매일 혹은 2일에 1회 2-4 mg/kg씩 10-15회 투여한다. 아프리카수면병에 대한 화학예방요법을 위해서는 4 mg/kg 용량을 3-6개월마다 사용한다.

폐포자충증에 대해서는 trimetoprim-sulfamethoxazole을 대체할 수 있는 약제이지만 다소 낮은 효율과 심한 독성을 나타낸다. 표준치료법은 21일 동안 3 mg/kg/d을 정맥내로 투여하는 것이다. 다른 약제가 적절하지 않거나 치료에 실패한 중증 환자에게 주로 권장한다. 정확한 작용기전은 알려지지 않았다. AIDS 환자 등 면역기능이 저하된 환자에게 폐포자충증의 1차 혹은 2차 예방적 대체요법제로 사용한다. 예방을 위해 미세입자(분말) 형태로 흡입 투여할 수도 있으며, 매달 300 mg씩 흡입 투여한다. 이러한 방법으로 투여할 때 매우 안전하다. 약제 효율은 좋지만 효과는 매일 투여하는 trimetoprim-sulfamethoxazole에 비해 현저히 낮다.

약제내성이 보고되긴 하였으나 크게 문제가 되지는 않는다. 근육 주사로 2-4 mg/kg을 매일 또는 2일 1회씩 15회까지 투여하며, 이후 2차 투약과정이 필요하다. 이 약제는 하루 4 mg/kg을 투약한 사람의 50%가 부작용을 나타내는 등 높은 독성이 있다. 특히 단시간 내의 정맥 투여는 심각한 저혈압, 빠른맥, 어지러움, 호흡곤란 등을 야기한다. 따라서 2시간 이상에 걸쳐 서서히 투약해야 하고, 치료기간 동안 입원하여 관찰해야 한다. 근육내 주입 시 주입부에 통증이 흔히 나타나며 무균성 농양도 나타난다. 췌장 독성도 흔히 나타난다. 인슐린 분비 이상으로 치료 시작 후 5-7일에 저혈당증이 나타나 몇 주 동안 지속될 수 있고 이어 고혈당증이 나타날 수 있다. 가역적인 신부전증도 자주 나타난다. 다른 부작용으로 발적, 금속성 미각, 발열, 위장관계 증상, 간기능 검사 시 이상, 급성 췌장염, 심부전 등이 있다. 흡입된 pentamidine은 기침, 호흡곤란, 기관지 협착(bronchospasm) 등을 야기할 수 있다.

30 피페라퀸(Piperaquine)

1970–1980년대 중국에서 chloroquine 내성 열대열말라리아 치료를 위해 널리 사용했던 bisquinoline 제제의 하나인데, 내성이 생겨 확산되면서 사용을 중단했다. 최근에는 Piperaquine과 dihydroartemisinin을 합제(Artekin, Duocotexcin)로 만들어 사용하고 있는데 뚜렷한 내성은 없고, 효과나 안전성이 매우 우수한 것으로 알려졌다. Piperaquine은 반감기가 매우 길어(28일), 다른 artemisinin-based 복합제들보다 치료 후 열발작 예방효과가 오래 지속되고, 이러한 장점 때문에 고도 유행지에서 특히 유용하다. 현재 Artekin(또는 Duocotexcin)은 베트남에서 합병증 없는 열대열말라리아 치료에 제1차 선택약으로 사용된다.

31 프리마퀸(Primaquine)

합성 8–aminoquinoline의 하나로 삼일열원충과 난형열원충의 간내 수면기(dormant) 원충을 박멸하는 데 선택적으로 사용하는 치료제이다. 모든 종의 말라리아에 대한 예방약으로도 사용할 수 있다. 또한 인체감염을 일으키는 4종류 말라리아의 생식모세포를 죽일 수 있는 약제이다. 적혈구내 원충에 대해서도 약간의 효과를 보이지만, 중요한 역할을 하지는 못한다. 항말라리아 작용기전은 거의 알려져 있지 않다. 경구로 잘 흡수되며, 1–2시간 내에 최고 혈장농도에 이른다. 혈장 반감기는 3–8시간이다. 여러 조직에 분포하기는 하지만 소량만이 조직과 결합한다. 대사는 빨리 진행되며 소변으로 배설된다.

파푸아뉴기니, 동남아시아, 중남미 등에 있는 삼일열원충의 일부 충주는 primaquine에 상당한 저항성을 보인다. 이러한 충주의 경우 간내 원충은 한 코스의 primaquine 표준 투여(25-30 mg 7일 요법)만으로 근치되지 않으며 반복 투여를 필요로 하는 것 같다. 점차 효과가 나빠지는 경향이 있어 최근에는 2배 증가하여 1일 25-30 mg base를 총 14일간 투여하는 치료를 실시하고 있다.

Chloroquine은 발병 초기에 투약이 가능하지만 primaquine은 환자의 G6PD 상태가 확인될 때까지 며칠간 투약이 보류된다. 만약 G6PD 수치가 낮으면 용혈이 일어나므로 primaquine 투여를 피해야 하며, G6PD 수치를 급히 올려야 한다. 지중해 연안과 아시아 사람들 대부분이 G6PD 결핍 증상을 보이며, 아프리카 사람들은 상대적으로 가벼운 결핍을 보인다. 이러한 차이점은 치료 방향을 선택할 때 중요하다. 그리고 어떠한 경우라도 용혈과 빈혈 등의 증상이 나타나면 치료를 중단해야 한다. 임신부에게 primaquine 투여하면 태아가 상대적으로 G6PD가 부족해지고 따라서 용혈 위험성이 있기 때문에 사용을 피한다.

삼일열말라리아나 난형열말라리아의 재발을 줄이기 위해 일부 전문가들은 유행지로의 여행을 마친 후 primaquine을 사용할 것을 권장하기도 했다. 또한 열대열원충의 생식모세포가 모기에게 감염되는 것을 방지하기 위해 primaquine 45 mg base를 1회 투여할 수 있다. 이러한 치료법은 전파를 억제하는 데 효과가 크다. 급성 Chagas병에도 사용할 수 있다.

권장용량의 primaquine은 대체로 안전하다. 드물게 오심, 상복부 통증, 복부 경련, 두통 등이 나타나는데 공복에 섭취했을 경우와 높은 용량을 투여했을 때 더욱 자주 나타난다. 드물지만 심각한 증상으로 백혈구감소증, 무과립세포증, 백혈구증다증, 심부정맥 등이 나타날 수 있다. G6PD 부족과 다른 유전적 대사장애를 가지고 있는 사람에게 용혈이 나타나거나 청색증(cyanosis)에 의해 두드러진 methemoglobulinemia 등이 나타날 수 있다. 과립구감소증이나 methemoglobulinemia 과거력이 있는 환자, quinidine과 같은 골수억제성 약물(예: quinidine)을 투여받는 환자, 골수억제를 동반한 질환을 가진 환자에게는 투여를 피한다.

Primaquine과 clindamycin 합제는 가벼운 정도부터 중등도의 질환을 보이는 폐포자충증(pneumocystosis) 치료에 대체 약품의 하나로 사용한다. 중증 폐포자충증에 의한 폐렴에 대한 효과는 고용량의 'trimethoprim-sulfamethoxazole'이나 pentamidine 사용 시에 비해 향상된 안전성(tolerance)을 보인다.

32 프로구아닐(Proguanil)

엽산대사억제제(folate synthesis inhibitors)의 하나로서 atovaquone 250 mg과 proguanil hydrochloride 100 mg 병용 요법(합제 Malarone)으로 말라리아의 치료와 예방에 사용된다. 치료를 위해서는 1일 1회 4정씩 3일간 투여하며, 예방 목적으로는 1일 1회 1정씩 투여한다(출국 전 1–2일부터 귀국 후 7일까지). Biguanide 유도체이며, 위장관에서 서서히, 그러나 적절히 잘 흡수된다. 경구투여 후 약 5시간에 혈장 최고치에 이르며 약 16시간의 소실 반감기를 가진다. 이 약제는 전구약물(prodrug)로서 triazine 대사물인 cycloguanil만이 활성을 보인다. 감수성이 있는 4종의 인체감염 말라리아원충 모든 주의 적혈구내 원충에 대해 서서히 작용한다. 간내 원충에 대해서도 일부 효과가 있다. 단독으로는 거의 사용하지 않고 다른 약제와의 합제 형태로 사용한다. 충체의 엽산합성 시 중요한 효소인 plasmodial dihydrofolate reductase를 선택적으로 억제한다. Proguanil과 chloroquine의 병용이 과거에 많이 사용되었으나, 최근에는 내성이 증가하여 잘 사용하지 않는다. 대부분의 환자에게 안정적이지만, 드물게 위장관계 증상, 피부 발적, 소양감 등이 나타날 수 있다. 구강내 궤양과 탈모증이 나타난 경우도있다. 임신부에게도 대체로 안전한 것으로 판단된다.

33 피리메타민(Pyrimethamine)

엽산 대사 억제제(folate synthesis inhibitors)의 하나로서 2, 4-diaminopyrimidine 유도체이며, 병용 요법으로 말라리아, 톡소포자충증 등의 치료와 예방에 사용한다. 위장관에서 천천히, 그러나 적절히 잘 흡수된다. 경구투여 시 2–6시간 내 혈장 최고치에 달하고 혈장 단백질과 결합하며, 약 3.5시간의 소실 반감기(elimination half-life)를 가진다.

대부분 체내에서 대사된다. 말라리아원충의 엽산 합성 시 중요한 효소인 plasmodial dihydrofolate reductase를 선택적으로 억제한다.

Fansidar(pyrimethamine 25 mg과 sulfadoxine 500 mg의 합제)는 흡수가 잘되며, 2–8시간 내에 혈장 최고치에 달한 후 대부분 신장을 통해 배출된다. Sulfadoxine은 sulfonamide 계통의 또 다른 엽산 대사 억제제이며, 평균 반감기는 약 170시간이다. 이 두 효소억제제들의 병용은 약효의 상승작용을 나타낸다. Fansidar의 가장 큰 장점은 복용이 간편하고(1회 경구투여), 가격이 저렴한 점이다. 따라서 합병증 없는 열대열 말라리아 치료에 많이 사용한다. 그러나 내성 발생 빈도가 증가하고 있으며, 다른 약제보다 효과가 늦게 나타나기 때문에 중증 열대열 말라리아에는 사용하지 않는다. 또한, Fansidar는 삼일열원충의 혈액내 단계에 대해 충분한 효과를 나타내지 않으며, 난형열원충과 사일열원충에 대한 유용성도 충분히 검정되지 않았다. 또한 삼일열원충과 난형열원충의 간내수면소체와 생식모세포에 대한 효과는 없다. Fansidar에 대한 내성은 여러 지역의 열대열말라리아에서 흔히 볼 수 있으나, 삼일열말라리아에서는 드물게 나타난다. 저항성은 충체의 dihydrofolate reductase와 dihydropteroate synthase에 변이가 발생했기 때문에 생기는 것이며, 변이가 증가할수록 약제내성도 증가하게 된다. 현재 많은 지역에서 Fansidar의 효과가 심각하게 저해되고 있으나, 아프리카에서는 대부분의 충주가 중등도 이하의 내성을 보이므로 말라리아 예방 약제로서 계속 유용하다.

대부분의 환자들은 pyrimethamine에 안정적이나 드물게 위장관계 증상, 피부 발적, 소양감 등이 나타날 수 있다. 특히 Fansidar를 이용한 화학예방요법은 드물기는 하지만 심각한 다형홍반(erythema multiforme), Stevens-Johnson 증후군, 독성 표피 괴사(toxic epidermal necrolysis) 등 피부질환을 유발하는 경우가 있다. 그러나 단독 혹은 간헐적 투여 시 부작용이 훨씬 적게 나타나며, 열대열말라리아의 위험성이 부작용으로 인한 피해를 상회하기 때문에 사용이 타당하다. 또한, 엽산 길항제들은 신장과 간기능에 문제가 있는 경우 주의를 기울여 사용해야 한다. Pyrimethamine은 동물에서 기형 유발인자로 알려져 있지만 Fansidar는 임신부에 사용했을 때 안전하므로, 출산율 향상을 위해 임신부에 대한 간헐적 화학예방요법제로 사용해 왔다.

Pyrimethamie은 sulfadiazine과 병용하여 톡소포자충의 급성감염, 선천성 감염, 면역저하 환자의 감염에도 최우선적으로 사용한다. 면역 저하 환자에게는 오랜 기간의 억제 치료법(chronic suppressive therapy) 적용 이후 고용량 용법(high-dose therapy)이 필요하다. 골수억제를 줄이기 위해 엽산 제제를 사용한다. 독성은 대개 sulfadiazine 때문에 나타난다. 이때 sulfadiazine을 clindamycin으로 교체하여 효과적인 대체 효과를 얻을 수 있다.

항말라리아제로서 사용할 때는 Fansidar 3정(1정당 pyrimethamine 25 mg과 sulfadoxine 500 mg)을 1회 투여하며, 톡소포저충증에는 임산부의 경우 하루 25 mg을 3–4주 동안 경구투여한다. 톡소포자충에 의한 망막맥락막염에는 하루 75 mg씩 3일간 투여한 후 하루 25 mg씩을 4주간 투여한다.

34 퀴닌(Quinine)과 퀴니딘(Quinidine)

두 약제(quinine dihydrochloride, quinine sulfate 또는 quinidine gluconate 형태)는 신코나 나무(cinchona tree) 껍질에서 유래된 것으로 남미에서는 전통적으로 발열 치료에 사용했다. 독성 때문에 어려움이 있지만 심한 증상을 보이는 열대열말라리아에 대한 1차 치료약제로 사용한다. Quinine은 적은 양으로도 효과를 보지만 독성 때문에 화학예방약제로는 사용하지 않는다. Quinine은 clindamycin과 함께 쥐바베스열원충(*Babesia microti*)이나 그 외 인체 바베스열원충증(babesiosis)에도 널리 사용한다. 약제내성은 아직 흔치 않지만 증가 추세에 있다.

Quinidine은 quinine의 dextrorotatory stereoisomer로서 중증 말라리아 치료에서 정구투여하면 정맥 또는 근육내 quinine 투여만큼 효과적이다. Quinine은 경구투여 후 빨리 흡수되어 1–3시간 내에 최고 혈장농도에 이르고, 이후 신체 여러 조직에 광범위하게 분포한다. Quinine의 반감기는 중증 말라리아 환자의 경우 18시간으로 정상인의 11시간에 비해 높다. Quinidine은 단백질결합의 감소로 인해 quinine보다 짧은 반감기를 가진다. Quinine은 1차적으로 간에서 대사되고 소변으로 배설된다. 인체기생 말라리아원충 4종의 혈액내 분열체치료제로서 신속히 작용하며 높은 효과를 보인다. 삼일열원충과 난형열원충의 생식모세포도 죽일 수 있지만 열대열원충에 대해서는 그렇지 않다. 간조직내 원충에 대한 효과는 없다. 작용기전은 잘 알려지지 않았다.

Quinine은 천천히 정맥내로 투여할 수도 있고, 희석액(dilute solution) 형태로 근육 투여도 가능하다. Quinidine은 여러 차례에 나누어 또는 지속적으로 정맥내 주입이 가능하다. 빠른 시간 내에 효과적인 혈장농도에 이르기 위해서는 충분한 용량으로 시작해야 한다. 심장독성과 약동학을 예측하기 어렵기 때문에 혈관내 quinidine 투여는 심장관측(cardiac monitoring) 하에 투입한다. 환자 증상이 호전되고 경구투여를 이겨낼 정도가 되면 유용한 약제를 선택하여 경구투여하는 방법으로 바꿔야 한다. Quinine은 보통 3일간 투여해야 하지만 투약 기간과 독성을 줄이기 위해 2차 약제(doxycycline 또는 소아의 경우 clindamycin)와 같이 사용하기도 한다. Quinine은 열대열말라리아 이외의 말라리아에 대해서는 효과적이지 않으며 독성이 더 크기 때문에 열대열말라리아 이외의 말라리아 치료에는 사용하지 않는다.

Quinine과 quinidine은 이명(tinnitus), 두통, 오심, 현기증, 조홍(flushing), 시각장애, 키니네 중독(cinchonism) 등의 증상을 흔히 초래하지만 증상이 가벼운 경우 치료를 중단하지는 않는다. 시각과 청각의 두드러진 이상, 구토, 설사, 복통 등 오랜 치료 후에 나타나는 심각한 증상들도 있다. 피부 발진, 두드러기, 혈관부종(angioedema), 기관지 경련 등의 과민반응이나, 용혈(특히 G6PD 결핍을 동반한), 백혈구감소증, 무과립구증, 혈소판감소증 등 혈액학적 이상도 나타날 수 있다. 인슐린 분비 촉진으로 저혈당증을 초래할 수도 있고, 임신 초기에는 자궁 수축을 촉진할 수 있다. 그러나 이러한 증상은 미미하여 임신 중이라도 중증 열대열말라리아에 대한 선택약제로 사용한다. Quinine과 quinidine을 정맥내로 너무 빨리 주입하면 심각한 저혈압을 초래할 수 있으며, 심전도상 이상 소견(QT 간격의 연장)도 나타나지만, 위험한 정도의 부정맥(arrhythmias)은 잘 나타나지 않는다. 드물지만 흑수열(black water fever)은 quinine 치료 도중 나타날 수 있는데, 이는 심한 용혈과 혈색소뇨증(hemoglobinuria) 등을 보이는 심각한 질병이다. 이런 부작용은 약제에 대한 과민반응 때문인 것으로 추정한다. 심각한 키니네 중독(cinchonism), 용혈, 과민증 등이 나타날 때는 투여를 중단해야 하며, 시각 혹은 청각에 문제가 있는 환자에게는 가급적 사용을 피하는 것이 좋다. Quinine은 mefloquine과 함께 투약해서는 안 되며, 화학예방요법을 위해 mefloquine을 이미 투약한 말라리아 환자에게 투여할 경우 각별히 주의를 기울여야 한다. 신장 기능이 떨어지는 사람에게는 투여 용량을 줄여야 한다.

Quinine dihydrochloride는 20 mg/kg을 4시간에 걸쳐 정맥 주사하고, 그 후 유지 용량으로 8시간마다 10 mg/kg을 정맥 주사한다. Quinine sulfate는 650 mg을 1일 3회 투여하며 3-7일간 사용한 후 다른 약제로 바꾼다. Quinidine sulfate (경구용)는 600 mg을 매 8시간마다 3-7일간 사용하며, quinidine gluconate(정주용)는 10 mg/kg을 생리식염수 300 ml에 섞어 1-2시간에 걸쳐 정주한다. 이후 1분당 0.02 mg/kg의 용량을 최소 24시간 이상 투여한다.

35 퀴놀린(Quinoline)

(1항의 아모디아퀸(amodiaquine)과 30항의 피페라퀸(piperaquine)을 참조)

36 글루코산나트륨(Sodium stibogluconate)

Sodium stibogluconate(Pentostam)와 meglumine antimoniate를 포함한 pentavalent antimonial은 피부와 내장리슈만편모충증의 치료 시 1차적으로 고려하는 약제이다. 권장 형태인 정맥내 투여 또는 근육내 투여 시 짧은 시간 내에 흡수되며, 이 기생충증은 짧은(약 2시간) 반감기와 긴 최종 반감기(24시간 이상) 등 두 상(phase)을 거쳐 제거된다. 피부리슈만편모충증의 경우 정맥내 혹은 근육내로 20일 동안, 내장 혹은 피부점막리슈만편모충증의 경우 28일 동안 매일 1회 20 mg/kg 용량으로 치료한다. Antimonials의 작용기전은 잘 알려지지 않았다. 치유율은 좋은 편이지만, 약제내성이 일부 유행지에서 증가하고 있다. 내성이 있는 지역에서는 다른 약제(amphotericin B 또는 miltefosine)를 추천한다. 초기 부작용은 거의 나타나지 않으나 stibogluconate의 독성은 치료 횟수의 증가에 따라 증가한다. 위장관계 증상, 발열, 두통, 근육통, 관절통, 발적 등이 흔하다. 근육내 주입은 고통스러우며 무균적 농양을 형성할 수도 있다. 심전도상 변화가 나타나며 T파의 변화와 QT파의 연장(prolongation)이 가장 흔하다. 이러한 변화는 보통은 가역적이지만 지속적인 투여는 위험한 정도의 부정맥을 야기할 수도 있다. 용혈성 빈혈 또는 간, 신장, 심장의 심각한 부작용은 드물다.

37 스피라마이신(Spiramycin)

Macrolide 항생제로 임신기간 중 처음 톡소포자충에 감염되었을 때 사용한다. 이러한 치료를 통해 선천성 톡소포자충증으로 진행되는 위험을 줄일 수 있다.

38 수라민(Suramin)

수라민은 sulfated naphthylamine으로서 초기 혈액-림프관 감염기의 East African trypanosomiasis (특히 *Trypanosoma brucei rhodesiense* 감염) 치료에 사용한다. 그러나 약제가 중추신경계에 잘 도달할 수 없기 때문에 이미 중추신경계를 침범해 진행된 감염에는 효과가 없다. 초기 West African trypanosomiasis에 대해서는 pentamidine에 비해 효과가 낮다. 작용기전은 잘 알려져 있지 않다. 정맥내로 주입하며, 매우 강한 단백질결합으로 인해 복잡한 약력동학적 성상을 보인다. 짧은 초기 반감기를 가지지만 최종 소실 반감기는 약 50일이다. 신장을 통해 천천히 배설된다. 정맥내로 200 mg의 시험 용량을 주입해 본 후 투여한다. 용법으로 1, 3, 7, 14, 21일째 1 g씩 또는 5주 동안 매주 1 g씩 투여하는 용법 등이 있다. Pentamidine과 함께 투여하면 효율을 증가시킬 수 있다. African trypanosomiasis의 예방적 화학요법에도 사용할 수 있으나 부작용이 흔한 편이다. 즉각적인 부작용으로 피로, 오심, 구토가 있으며, 드물게 간질발작과 쇼크, 사망 등이 있을 수 있다고 알려져 있다. 후기 부작용으로는 발열, 발적, 두통, 감각 이상(paresthesia), 신경 독성, 단백뇨를 포함한 신장이상과 만성 설사, 용혈성 빈혈, 무과립세포증 등이 있다.

39 테트라사이클린(Tetracycline)

여러 종류의 항생제가 상당한 정도의 항말라리아원충 작용을 나타낸다. 특히, 세균의 단백질합성을 억제하는 항생제들이 말라리아원충에서도 원핵세포 유사기관(prokaryote-like organelle)인 apicoplast의 기능을 억제하는 것으로 추정한다. 그러나 어떠한 항생제도 표준 항말라리아 약제보다는 작용이 느리기 때문에 말라리아 치료 시 단독으로 투여하지 않는다. 모든 인체감염 말라리아원충의 혈액내 분열체에 효과가 있다. 그러나 간내원충에 대해서는 효과가 없다. 장내아메바증 치료의 대체약제로도 사용한다. 250–500 mg(성인) 또는 6.25 mg/kg(9세 이상의 소아)의 용량을 6시간마다 7일간 사용한다.

40 티니다졸(Tinidazole)

Nitroimidazole 계열의 하나로서 metronidazole과 함께 장외 아메바증 치료제로 쓴다. 이질아메바의 영양형에 대해 살멸효과가 있다. Metronidazole보다 독성면에서는 다소 나으며 용량과 용법이 더욱 간단해졌다. 경구투여 후 단순확산(simple diffusion)을 통해 모든 조직에 쉽게 흡수, 침투된다. 세포내 농도는 신속하게 세포외 수준까지 도달한다. 혈장 최고 농도는 1–3시간 내에 나타난다. 단백질결합은 10%–20% 정도로 낮고 반감기는 12–14시간이다. 이질아메바에 의한 모든 조직 감염에 효과를 보인다. 그러나 감염의 근치를 위해서는 내강 아메바치료제(luminal amoebicide)를 함께 사용해야 한다. 람블편모충증에도 효과가 있으며, 질편모충증에도 사용한다. 총 2 g을 한번에 투여하는 것이 효과적이다. Tinidazole은 일부 metronidazole저항성 질편모충증에도 효과를 보인다. 흔한 부작용으로 오심, 두통, 구강 건조 혹은 구강내 금속성 미각(metallic taste) 등이 있고, 구토, 설사, 불면증, 쇠약, 현기증, 아구창(thrush), 발진, 배뇨곤란, 혈적색뇨, 현훈(vertigo), 둔감증(paresthesia), 호중구감소증 등이 드물게 나타난다. 음식물과 함께 약물을 섭취하면 위장관 자극을 완화할 수 있다. Tinidazole은 metronidazole에 비해 부작용이 덜하다.

41 트리메토프림-설파메톡사졸(Trimethoprim-sulfamethoxazole)

Trimethoprim은 trimethoxybenzylpyrimidine의 하나이며, 폐포자충(*Pneumocystis jiroveci*)의 치료에 sulfamethoxazole과의 합제인 '코트리목사졸(Cotrimoxazole)'을 사용한다. 표준치료법은 Cotrimoxazole을 21일 동안 매일 고농도로 정맥 주사하거나 (15 mg의 trimethoprim과 75 mg의 sulfamethoxazole을 하루 3–4회로 나누어) 경구투여하는 것이다. 이러한 고용량 치료법은 필연적으로 심각한 독성을 (특히 AIDS 환자의 경우) 야기한다. 중요한 독성으로는 오심, 구토, 발열, 발적, 백혈구감소증, 저나트륨혈증, 간효소치 증가, 고질소혈증(azotemia), 빈혈, 혈소판감소증 등이 있다. 드물지만 심각한 피부반응, 정신상태의 변화, 췌장염, 저칼슘혈증(hypocalcemia) 등이 나타날 수도 있다. Cotrimoxazole은 면역 저하 환자에게 폐포자충증이 발생하는 것을 예방하기 위한 표준 화학예방요법제로 유용하다. 발적, 발열, 적혈구감소증, 간염 등의 부작용이 나타나면 다른 약제로 바꾸어야 한다.

참고문헌

이순형, 채종일, 홍성태 (1996) 임상 기생충학 개요. 고려의학. 서울.

Katzung BG, Masters SB, Trevor AJ (2009) Basic and Clinical Pharmacology. 11th ed. MacGraw-Hill International Edition.

World Health Organization. Drugs Used in Parasitic Diseases. 2nd ed. WHO, Geneva, 1995.

125 구충제

Anthelmintics

1 알벤다졸(Albendazole)

경구용 광범위 구충제로서 benzimidazole carbamate 유도체이다. 선충류(nematode) 유충과 성충에 효과적으로 작용한다. 조충류(cestode)의 경우에는 주로 성충기에 작용한다. 분자량은 265이며, 비수용성이다. 대사가 빨라 혈류에서 albendazole 자체로 검출되기는 힘들다. 경구투여 2.4시간에 sulphoxide 대사산물이 최고 농도에 이르고, 단백질과 결합하여 여러 조직에 잘 분포하며, 반감기는 8.5시간이다. Sulphoxide가 항기생충 작용을 하며, 약제 효과의 대부분을 차지한다. 약제는 충체의 포도당 대사(glucose metabolism)와 미세관(microtubule) 합성을 억제하는 것으로 알려져 있다. 부작용으로 일시적인 위장관 증상, 두통, 간 효소치의 증가와 백혈구 감소가 있을 수 있으나 가역적이다.

회충증(ascariasis), 구충 감염증(hookworm infections), 분선충증(strongyloidiasis), 요충증(enterobiasis), 편충증(trichuriasis), 동양모양선충증(trichostrongyliasis), 간과 장모세선충증(capillariasis), 유충이행증(larva migrans), 악구충증(gnathostomiasis) 등 장내와 조직 침입 선충증과 조직내 조충증, 특히 뇌유구낭미충증(cerebral cysticercosis), 포충증(hydatidosis) 등의 치료에 광범위하게 사용한다. 원충의 하나인 미포자충(microsporidia) 감염에도 사용할 수 있다. 단, 편충증에 대한 효과는 약한 편이며, 고래회충증(anisakiasis, 아니사키스증)에는 효과가 없다. 사상충증 치료에도 diethylcarbamazine이나 ivermectin과 함께 사용한다.

장내 선충증 치료에는 400 mg을 1회 경구투여한다. 조직내 선충증에는 하루 400 mg을 3-14일간 투여하면 좋은 효과를 보인다. 포충증은 하루 800 mg을 2분복하여 30일간 경구투여한다. 뇌유구낭미충증은 하루 800 mg을 2분복하여 21일간 경구투여한다.

2 구연산디에틸카바마진(Diethylcarbamazine citrate, DEC)

Piperazine 유도체이며, 수용성이다. 염기의 분자량은 199이며, citrate 유도체의 분자량은 391이다. 약제는 미세사상충과 성충에 모두 작용하는 것으로 알려져 있다. 경구투여 시 쉽게 흡수되며, 1-2시간 이내에 최고 혈중 농도에 도달한다. 산성 요(urine)의 경우에는 반감기가 짧아 2-3시간이지만, 알칼리성 요의 경우에는 10시간으로 연장된다. 소변으로 거의 모두 배출되며, 약제의 70% 이상이 대사산물로 나타난다. 미세사상충의 움직임을 차단하며, 표피구조도 변화한 다음 숙주 방어기전에 의해 파괴되도록 한다. 성충에 대한 상세한 작용기전은 알려지지 않았다.

부작용으로 발열, 두통, 어지러움 등 심한 몸살 증상이 흔히 나타나며, 그 외에 식욕부진, 권태, 담마진, 구토, 천식 등이 투여한 후 몇 시간 내에 나타날 수 있으나, 보통 치료 5일째쯤 없어진다. 초기의 심한 부작용은 미세사상충이 사멸하며 대량의 항원을 혈액내에 유리함으로써 이에 대한 알레르기반응을 유발하기 때문이라고 한다. Microfilaremia가 심하면 치명적인 수막뇌염이 생길 가능성이 있으므로 효과의 득실을 따져 치료를 결정해야 한다. 단백뇨가 나타날 수 있으나 가역적이다. 부작용을 줄이기 위해 항히스타민제나 부신 피질 호르몬제를 사용하기도 한다.

말레이사상충(*Brugia malayi*)과 반크롭트사상충(*Wuchereria bancrofti*) 등 림프관 사상충증의 감염 초기 혈액내 미세사상충(microfilaria) 양성자에 대해 성충과 유충을 죽이는 데 효과적으로 작용한다. 그러나 만성으로 경과하여 상하지 종대, 상피병(elephantiasis), 음낭수종(hydrocele) 등으로 진행되었을 때에는 거의 효과가 없다. 만성기 환자에게서는 이미 충체가 사멸한 경우가 대부분이기 때문이다. 로아사상충(*Loa loa*)의 경우에도 성충을 사멸시킬 수 있으나, 회선사상충(*Onchocerca volvulus*)에는 미세사상충에만 효과적인 것으로 알려졌다. 회선사상충 성충의 치료에는 ivermectin을 사용한다. 열대호산구증(tropical eosinophilia)에도 DEC를 1차 약제로 사용한다.

초기 치료를 위해 반크롭트사상충증에는 6 mg/kg/일을 분복하여 12일간 경구투여한다. 말레이사상충증에는 3−6 mg/kg/일을 분복하여 6−12일간 경구투여한다. 부작용을 줄이기 위해 감량요법을 시행하기도 한다. 로아사상충증은 제1일에는 1 mg/kg, 제2−3일에는 2 mg/kg, 그리고 다음 18일간은 2−3 mg/kg을 1일 3회 경구투여한다. 열대호산구증에는 2 mg/kg을 매일 3회, 7일간 경구투여한다.

반크롭트사상충 또는 말레이사상충의 경우 화학예방요법으로 매달 50 mg을 투여한다. 로아사상충에 대해서는 매주 300 mg을 투여하거나 매달 3일간 연속 300 mg/day, 총 900 mg을 사용한다.

3 독시사이클린(Doxycycline)

Tetracycline 항생제로서 반크롭트사상충의 성충에 대해 상당한 정도의 사멸 효과를 나타내는 것으로 알려져 있다. 회선사상충에 대해서도 효과가 있다. 사상충의 세포내 공생체인 세균 *Wolbachia*를 죽이는 방법으로 작용한다.

4 플루벤다졸(Flubendazole)

Mebendazole의 불소 치환 상사제로서 분말 결정체이다. 장관으로 거의 흡수되지 않으며, 일부 흡수된 것은 104시간에 혈장농도 최고치에 달한 후 10−16시간에 모두 배설된다. 작용기전은 충제의 microtubule 기능과 단백질 대사를 방해함으로써 살충작용을 나타내는 것이다.

투여 용량에서는 거의 부작용이나 독성이 없는 것으로 알려져 있다. 드물게 가벼운 두통, 어지러움, 복통이 나타날 수 있다.

회충증, 구충증, 요충증에 효과적이며, 편충증, 포충증(hydatid disease)과 개회충증에도 사용 가능성이 제시된 바 있다. 어른과 어린이 모두 500 mg을 1회 복용한다.

5 아이버멕틴(Ivermectin)

Avermectins의 기질로 알려지며, avermectin B_{1a}가 최소한 83%, B_{1b}가 20% 이하로 구성되어 있다. 작용기전에 대해서는 선충과 절지동물의 말초신경에 있는 gamma amino butyric acid(GABA)의 방출을 유도하는 신호전달을 강화시켜 충체의 말초신경을 마비시키는 것으로 알려졌다. 경구투여 후 4시간이면 최고 혈장농도에 도달하며, 0.5%–2.0%가 소변으로 배출되고, 나머지는 대변으로 배출된다. 반감기는 약 16시간이다.

회선사상충증(onchocerciasis)과 분선충증(strongyloidiasis)에 대한 1차 치료약제이다. 림프관 사상충증(lymphatic filariasis)과 기타 선충류 감염증에도 광범위하게 사용한다. 회선사상충의 미세사상충을 살멸하며, 성충에 대해서도 반복 투여하면 상당한 효과를 보인다. 안구 전방(anterior chamber)에 있는 미세사상충은 몇 개월 동안 서서히 줄어들어 거의 소멸되지만 이후에 차차 다시 출현한다. 따라서 반드시 반복 투여해야 한다.

회선사상충 치료 시 미세사상충 사멸에 의한 즉각적인 과민반응이 부작용으로 나타나는데 이를 Mazzotti reaction이라 하며, 치료 3일 이내에 발생한다. 이때 두통, 소양감, 발진, 관절통, 근육통, 림프절염, 부종, 발열, 쇠약, 빈맥, 메스꺼움, 결막염, 설사, 구토 등이 나타날 수 있다. 부작용을 줄이기 위해 항히스타민제나 부신 피질 호르몬제를, 그리고 충체의 세포내 공생체인 *Wolbachia*를 죽이기 위해 항생제를 사용할 수도 있다.

과거에는 주로 회선사상충증의 치료에 사용하였으나 최근에는 림프관사상충증, 유충이행증, 악구충증 등 조직 침입 선충증에도 사용하고 있다. 회선사상충증의 치료를 위해서는 공복에 150 μg/kg을 한번에 물과 함께 1회 경구투여하는데, 이를 월 1회씩 계속하거나 6–12개월에 1회씩 투여할 수도 있다. 사상충의 성충이 모두 죽을 때까지 12개월 간격으로 1회씩 총 10년 이상을 계속하는 경우도 있다. 분선충증에는 200 μg/kg을 하루 동안 2회 복용한다.

6 레바미솔(Levamisole)

동물의 선충류 구충에 널리 사용되던 tetramisole의 S(−) isomer이다. 염기의 분자량은 204이며, hydrochloride 유도체의 분자량은 241이다. 성인에게 150 mg을 경구투여하면 신속하고 완벽하게 흡수가 이루어지며, 투여 후 1−2시간 이내에 혈중 최고 농도에 도달한다. 주로 간에서 대사되며, 48시간 이내에 소변과 대변으로 완전하게 배출된다. 충체의 부교감과 교감 신경절을 자극해 항기생충 작용을 나타내는 것으로 알려져 있다. 이것은 아마도 말초 T림프구의 세포매개성 면역 기전에 의한 것으로 추측한다. 부작용으로 복통, 메스꺼움, 구토, 어지러움, 두통이 나타날 수 있다.

회충증(ascariasis) 단독 또는 회충증과 구충증(hookworm diseases)의 혼합 감염에 효과적으로 작용하며, 때로는 분선충증(strongyloidiasis)에도 효과적이다. 회충, 구충, 분선충증에 대해 2.5 mg/kg을 1회 경구투여한다. 심한 구충증일 경우에는 7일 후 한 번 더 반복 투여할 수 있다.

7 메벤다졸(Mebendazole)

합성 benzimidazole로서 대부분이 유기용제로 노란색을 띠며, 분자량은 295이다. 경구투여량의 일부만 흡수되며 24−48시간 내에 10%는 소변으로 배출된다. 신장에 의해 배출된 대부분의 산물은 decarboxylated metabolite이다. 충체의 포도당 섭취를 억제하여 glycogen 결핍을 유도해 충체를 죽게 한다. 부작용은 거의 없으나 일시적인 위장관 증상과 두통이 나타날 수 있으며, 임신 중에는 가급적 투여하지 않는다.

회충증, 구충증, 편충증, 동양모양선충증, 요충증, 분선충증, 장모세선충증(intestinal capillariasis) 등 광범위한 장내 선충류 감염에 사용하며, 유충기에 대해서도 다소 효과가 있다. 다만 편충증에 대한 효과는 미약한 편이며, 아니사키스증에도 듣지 않는다. 복용 후 3−4일 후에야 충체가 대변으로 배출된다. 회충증과 구충증에는 100−200 mg을 1−2회 경구투여하고, 편충증에는 100 mg을 1일 2회씩 3일간 경구투여한다. 요충증에는 100 mg을 1회 경구투여한다. 그리고 2−3주 간격으로 최소한 2−3회 더 반복 투여한다. 장모세선충증에는 200 mg을 1일 2회씩 20–30일간 경구투여한다.

8 메트리포네이트(Metrifonate, 트리클로르폰 Trichlorfon)

Organophosphate 화합물로 방광주혈흡충 치료에 사용할 수 있는 저렴한 약제이다. 그러나 일본주혈흡충이나 만손주혈흡충에는 효과가 없다. 경구투여 후 신속히 흡수되고, 1–2시간이면 최고 혈중 농도에 도달하며, 반감기는 약 1.5시간이다. 약제의 작용기전은 cholinesterase 억제와 관련된 것으로 추정한다. 효소의 억제로 인해 방광주혈흡충 성충의 움직임이 일시적으로 마비되면 충체는 방광정맥얼기(vesical plexus)에서 폐의 세동맥(arteriole)으로 옮겨지고, 이곳에서 면역세포에 둘러싸여 죽게 된다. 충란은 성충이 사멸한 후 몇 개월 동안에도 소변에서 계속 검출될 수 있다.

약제는 7.5–10 mg/kg을 하루 1회 경구투여하되 14일 간격으로 3회 반복해야 한다. 치유율은 44%–93%이며, 충란감소율도 매우 높다. 유행지 어린이에게는 예방약제로 사용하기도 한다. 만손주혈흡충과 방광주혈흡충의 혼합 감염에는 metrifonate를 oxamniquine과 병용하면 좋은 결과를 얻을 수 있다.

9 니클로사마이드(Niclosamide)

Salicylamide의 유도체로서 분자량은 327이며, 비수용성이다. 위장관에서 거의 흡수되지 않는 것으로 보인다. 따라서 장내 조충과 흡충 감염증에 주로 사용한다. 작용기전은 충체의 ATPase 활성을 억제하거나 oxidative phosphorylation에 영향을 줌으로써 포도당 대사를 방해하는 것으로 추정한다. 부작용으로 구역, 구토, 설사 등 가벼운 위장관 증상이 나타날 수 있다.

장내 조충류, 특히 유구·무구·아시아조충(*Taenia solium, T. saginata, T. asiatica*), 광절열두조충(*Diphyllobothrium latum*), 왜소조충(*Hymenolepis nana*)과 장내 흡충류, 특히 비대흡충(*Fasciolopsis buski*), 요코가와흡충(*Metagonimus yokogawai*), 유해이형흡충(*Heterophyes nocens*)

등에 사용할 수 있다. 포충증이나 유구낭미충증에는 효과가 없다. 장내조충증 치료에 성인은 2 g을 1회 경구투여한다. 공복 상태에서 투여하며, 물과 함께 완전히 씹어서 삼킨다. 어린이는 10 kg 미만인 경우에는 0.5 g을, 10-35 kg인 경우에는 1 g을 1회 경구투여한다.

10 옥삼니퀸(Oxamniquine)

Tetrahydroquinoline의 반합성체로 분자량은 279이며, 비수용성이다. 경구투여 후 약 3시간 만에 혈중 농도가 최고치에 이르며, 반감기는 2.5시간이다. 대부분 비활성 대사물로 전환된 후 소변으로 배출된다. 장내에 음식물이 있는 경우에는 흡수 속도가 지연된다.

만손주혈흡충(*Schistosoma mansoni*) 감염에 효과적이며, 일본주혈흡충이나 방광주혈흡충에는 별 효과가 없다. 작용기전은 잘 알려지지 않았으나 약제사용 시 기생충은 수축과 마비를 나타내며 장간막 정맥에서 간으로 옮겨져 다수가 거기에서 사멸한다. 수컷에 더욱 효과적인 것으로 알려져 있으며, 암컷의 일부가 살아서 장간막 정맥으로 되돌아올 수 있지만 더 이상 충란을 낳지는 못한다.

일시적인 현기증이나 졸림이 환자의 1/3에서 관찰된다. 두통, 구토, 설사 등이 문제가 될 수 있으며, 환각, 흥분, 간질성 발작이 드물게 나타날 수 있다. 충체가 죽을 때 가벼운 호산구증가가 일어난다. 간질 경력이 있는 환자에게는 경련이 잘 일어나므로 주의해야 한다.

만손주혈흡충증의 급성기와 간, 비장 침범 시에 사용한다. 서아프리카, 남미와 서인도제도에서는 성인의 경우 12-15 mg/kg을 1회 경구투여한다. 동아프리카와 아라비아반도에서는 30-40 mg/kg을 2분복하여 경구투여한다. 이집트, 수단과 남아프리카에서는 총 60 mg/kg을 2일간 4회에 나누어 경구투여한다. 만손주혈흡충과 방광주혈흡에 혼합 감염된 환자의 경우 metrifonate와 함께 투약하면 더욱 효과적이다.

11 옥산텔파모에이트(Oxantel pamoate)

Depolarizing neuromuscular blocking agent 가운데 하나이며 특히 pyrantel pamoate와는 m-oxyphenol 유사체이다. 장관내에서 소량이 매우 서서히 흡수된다. 충체 근육의 연축성 마비를 유도한다.

부작용으로 복통, 설사, 구역, 두통이 있을 수 있다. 임산부와 2세 미만의 소아는 사용을 금하는 것이 좋다. 편충증(trichuriasis) 치료에 탁월한 효과를 보이며, 15–20 mg/kg을 1회 경구투여한다.

12 피페라진(Piperazine)

오래된 고전적인 약제로 6가수화물(hexahydrate)과 다양한 염의 형태로 이용된다. 그중 하나인 piperazine phosphate는 분자량이 202이며, 물에 1:60의 비율로 녹는다. 쉽게 장관내로 흡수되며, 투여 6시간 내에 신장을 통해 변화하지 않은 상태로 배설된다. 소변으로의 배설률은 15%–70%로 개인차가 심하다. 특히 회충의 신경근육 이음부(neuromuscular junction)에서 acetylcholine을 차단하여 이완성 마비(flaccid paralysis)를 유도한다.

부작용으로 위장관 증상이 있을 수 있고, 과민반응으로 피부발진, 발열, 관절통 등이 종종 발생한다. 이 경우 치료를 즉시 중단해야 한다. Piperazine계 약제와 pyrantel계 약제는 길항작용이 있으므로 함께 투여해서는 안 된다. 또한, chloropromazine계 약제와 함께 투여하면 간질 발작의 위험을 증가시킨다.

회충증에 주로 사용하나 최근에는 구하기 쉽지 않다. 용량은 하루에 75 mg/kg/씩, 2일간 경구투여한다.

13 프라지콴텔(Praziquantel)

Isoquinoline-pyrazine 합성 유도체로서 약간의 쓴맛이 있으며, 무색 결정체로 분자량은 312이다. 경구투여 시 소장에서 쉽게 흡수되며 신장(60%–80%)과 담즙(15%–35%)으로 배설된다. 혈중 농도는 투약 후 1–3시간 후에 최고치에 이르며, 반감기는 0.8–1.5시간이다. 혈액–뇌–장벽을 잘 통과하며, 뇌척수액의 농도는 혈장농도의 약 14%–20%에 달한다. 세포막의 칼슘 투과성을 증가시켜, 세포내 칼슘의 손실을 가져온다. 이는 충체 근육의 수축과 표피 손상과 마비를 유도해 충체를 죽게 한다.

부작용으로 졸림, 두통, 복부 불쾌감, 오심, 어지러움증이 있을 수 있다. 유구낭미충증(cysticercosis)의 경우는 유충의 사멸로 인해 국소적인 염증과 부종이 생길 수 있으며, 이 부종은 뇌에 급성공간점유성 병변의 증상이나 이와 유사한 증상을 유발할 수 있다. 급성염증반응의 위험이 있으므로 안구 유구낭미충증에는 잘 사용하지 않는다.

간흡충(*Clonorchis sinensis*), 폐흡충(*Paragonimus westermani*), 요코가와흡충(*Metagonimus yokogawai*), 호르텐스극구흡충(*Echinostoma hortense*)을 포함한 장내 흡충류, 유구조충(*Taenia solium*), 무구조충(*Taenia saginata*), 아시아조충(*Taenia asiatica*), 광절열두조충(*Diphyllobothrium latum*), 왜소조충(*Hymenolepis nana*)을 포함한 장내 조충류 감염과 유구낭미충증(cysticercosis) 등에 좋은 효과를 보인다. 간질증(fascioliasis)과 스파르가눔증(sparganosis)은 이 약제에 의해 잘 치유되지 않는다. 용량은 장흡충증의 경우 10 mg/kg을 1회 경구투여한다. 간과 폐흡충증의 경우 하루에 25 mg/kg을 3분복하여 2일간 경구투여한다. 조충증 중 유·무구·아시아조충증, 광절열두조충증에는 5–10 mg/kg을 1회 경구투여한다. 유구낭미충증의 경우 하루 60 mg/kg을 3분복하여 6일간 경구투여하거나(피하감염의 경우), 하루 50 mg/kg을 3분복하여 14일간 경구투여한다(뇌 감염의 경우).

14 피란텔파모에이트(Pyrantel pamoate)

Tetrahydropyrimidine 유도체이며, pamoate 유도체의 분자량은 595이고, 불용성이다.

Nicotine과 비슷한 특성을 가지며, 탈분극성 약제로 작용한다. 장관내에서의 흡수율이 매우 낮으며(1-3시간에 혈장 최고 농도에 도달), 약제 대사산물 중 50% 이상이 변화 없이 대변으로 배설된다. 신경근차단제(neuromuscular blocking agent)로서 충체 근육의 연축성 마비를 유도한다. 이행단계의 유충이나 충란에 대해서는 거의 효과가 없다. 부작용으로 위장관 증상, 두통, 현기증, 졸림, 불면증, 발진이 일어날 수 있다. 간기능에 이상이 있는 사람이나 임산부인 경우 사용할 수 없다.

회충, 구충, 요충, 분선충, 동양모양선충 등 각종 장내 선충 감염에 사용한다. 편충에는 거의 효과가 없다. 투약 후 충체 근육이 마비되어 1-2일 이내면 90% 이상의 충체가 대변으로 배출된다. 단 고래회충증(아니사키스증)에는 효과가 없다. 회충, 구충의 경우 5-10 mg/kg을 1회 경구투여한다. 요충의 경우 3주 간격으로 반복 투여해야 하며, 동시에 가족도 치료해야 한다. 회충과 구충의 집단 치료 시에는 2.5 mg/kg을 연 2회 경구투여한다.

15 티아벤다졸(Thiabendazole)

Benzimidazole 화합물로서 경구투여하거나 국소적으로 투여할 때 빠르게 흡수된다. 1-2시간 이내에 혈장 최고 농도에 도달하며, 반감기는 1.2시간이다. 그 후 5-hydroxythiabendazole, 글루쿠로니드(glucuronides) 또는 sulphates로 대사되어 신장으로 배설된다. 충체의 fumarate reductase 작용을 억제하는 것으로 알려졌다.

부작용이 매우 심해 일단 다른 약제를 먼저 사용하기를 권장한다. 심한 어지러움과 위장관 증상, 특히 식용부진, 심한 오심과 구토와 전신 피로가 흔히 나타난다. 상복부통, 복부 경련, 설사, 가려움, 두통, 졸음, 신경정신병적 증상 등도 나타날 수 있다. 간기능 상실과 Stevens-Johnson 증후군도 보고되었다. 또한, 약물 과민반응의 경력이 있는 환자는 주의해야 한다.

분선충과 기타 선충류 유충감염, 특히 조직선충증(tissue nematodiases)에 효과적이다. 선모충증(trichinosis), 유충이행증(larva migrans), 악구충증(gnathostomiasis), 모세선충증(capillariasis) 등에 효과가 있다. 충란의 살멸에도 상당한 효과가 있는 것으로 알려져 있다. 개구충(*Ancylostoma caninum*), 고양이구충(*Ancylostoma braziliense*)에 의한 유충피부이행증(cutaneous larva migrans)과 분선충증에는 하루에 2회씩 25 mg/kg의 용량을 2일간 투여한다. 분선충의 중감염(hyperinfection) 증후군에는 5-7일간 계속 투여한다. 경구투여할 수 있고 국소적으로 사용할 수도 있다. 유충내장이행증(visceral larva migrans)일 경우에는 하루에 2회씩 25 mg/kg을 5일간 투여한다. 모세선충증의 경우에는 30일간 사용하기도 한다.

16 트리클라벤다졸(Triclabendazole)

Benzimidazole carbamate derivative로서 비수용성이며, 간질증(fascioliasis)과 폐흡충증(paragonimiasis)에 효과적이다. 경구투여 후 신속히 흡수되어 triclabendazole sulphoxide와 비교적 안정된 sulphone derivative로 분해된다. 반감기는 음식물 섭취여부와 상관이 있으며 11-17시간이다. 작용기전은 확실하지는 않으나 충체의 β-tubulin에 결합하여 depolymerization과 microtubule-based process를 차단하는 것으로 알려졌다. 위장관에 음식물이 있을 때 더 잘 흡수된다. 부작용으로 가벼운 복통, 상복부통, 발한이 나타날 수 있다. 그러나 임산부에 투여해도 안전하다. 간질증인 어른과 어린이 모두 10 mg/kg 1회 복용한다. 폐흡충증에는 10 mg/kg을 하루 두 번 또는 하루 한 번씩 이틀간 사용한다.

참고문헌

이순형, 채종일, 홍성태 (1996) 임상 기생충학 개요. 서울. 고려의학.

채종일, 홍성태 (1985) 장내 선충류 감염증에 대한 화학요법. 대한화학요법학회지 3: 119-129.

Katzung BG, Masters SB, Trevor AJ (2009) Basic and Clinical Pharmacology. 11th ed. MacGraw-Hill International Edition.

World Health Organization. Drugs Used in Parasitic Diseases. 2nd ed. WHO, Geneva, 1995.

찾아보기

1. 복합명사는 진단명이나 비교적 뚜렷한 질환명의 distinct entity는 따로 하였고, 그렇지 않으면 subcategory로 하였다.
2. 같은 용어라 할지라도, 필요에 따라 서로 다른 항목에서 두 번 이상 나열하는 것을 허용하였다.

한글

ㄱ

ㄴ

ㄷ

ㄹ

ㅁ

ㅂ

ㅅ

ㅇ

ㅈ

ㅊ

ㅋ

ㅌ

ㅍ

영문

A

B

C

D

E

F

G

I

J

K

L

M

N

O

P

T

U

V

W

X

Y

Z

임상 기생충학

대표저자 | 채종일
펴낸이 | 오세정
펴낸곳 | 서울대학교출판문화원

초판 1쇄 발행 | 2011년 1월 31일
초판 5쇄 발행 | 2019년 10월 30일
출판등록 | 제 15-3호

주소 | 08826 서울시 관악구 관악로 1
대표전화 | 02-880-5252　　팩스 | 02-888-4148
도서 주문 | 02-889-4424, 02-880-7995
이메일 | snubook@snu.ac.kr
홈페이지 | www.snupress.com

ISBN 978-89-521-1129-6 93510